国家出版基金项目
NATIONAL PUBLICATION FOUNDATION

「十三五」国家重点图书出版规划项目

中医古籍名家**点评**丛书

总主编 ◎ 吴少祯

明·龚廷贤 ◎ 撰

史欣德 ◎ 点评

寿世保元

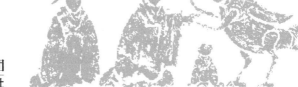

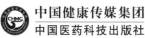中国健康传媒集团
中国医药科技出版社

图书在版编目（CIP）数据

寿世保元／（明）龚廷贤撰；史欣德点评 . —北京：中国医药科技出版社，2021.1

（中医古籍名家点评丛书）

ISBN 978 - 7 - 5214 - 2227 - 6

Ⅰ.①寿…　Ⅱ.①龚…②史…　Ⅲ.①中医临床 - 中国 - 明代　Ⅳ.①R24

中国版本图书馆 CIP 数据核字（2020）第 258841 号

美术编辑　陈君杞

版式设计　南博文化

出版　**中国健康传媒集团** | 中国医药科技出版社

地址　北京市海淀区文慧园北路甲 22 号

邮编　100082

电话　发行：010 - 62227427　邮购：010 - 62236938

网址　www. cmstp. com

规格　710 × 1000mm $^1/_{16}$

印张　44 $^1/_4$

字数　705 千字

版次　2021 年 1 月第 1 版

印次　2021 年 1 月第 1 次印刷

印刷　三河市万龙印装有限公司

经销　全国各地新华书店

书号　ISBN 978 - 7 - 5214 - 2227 - 6

定价　**129. 00 元**

获取新书信息、投稿、为图书纠错，请扫码联系我们。

◎ | 出版者的话

中医药是中国优秀传统文化的重要组成部分之一。中医药古籍中蕴藏着历代名家的思维智慧与实践经验。温故而知新，熟读精研中医古籍是当代中医继承、创新的基石。新中国成立以来，中医界对古籍整理工作十分重视，因此在经典、重点中医古籍的校勘注释，常用、实用中医古籍的遴选、整理等方面，成果斐然。这些工作在帮助读者精选版本、校准文字、读懂原文方面发挥了良好的作用。

习总书记指示，要"切实把中医药这一祖先留给我们的宝贵财富继承好、发展好、利用好"，从而对弘扬中医药学、更进一步继承利用好中医药古籍提出了更高的要求。为此我们策划组织了《中医古籍名家点评丛书》，试图在前人整理工作的基础上，通过名家点评的方式，更进一步凸显中医古代要籍的学术精华，为现代中医药的发展提供借鉴。

本丛书遴选历代名医名著百余种，分批出版。所收医药书多为传世、实用，且在校勘整理方面已比较成熟的中医古籍。其中包括常用经典著作、历代各科名著，以及古今临证、案头常备的中医读物。本丛书致力于将现有相关的最新研究成果集于一体，使之具备版本精良、校勘细致、内容实用、点评精深的特点。

参与点评的学者，多为对所点评古籍研究有素的专家。他们学验俱丰，或精于临床，或文献功底深厚，均熟谙该古籍所涉学术领域的整体状况，又对其书内容精要揣摩日久，多有心得。本丛书的"点评"，并非单一的内容提要、词语注释、串讲阐发，而是抓住书中的主旨精论、蕴含深义、疑惑谬误之处，予以点拨评议，或考证比勘，溯源寻流。由于点评学者各有专擅，因此点评的形式风格也或有不同。但其共同之点是有益于读者掌握、鉴识所论医籍或名家的学术精华，领会临床运用关键点，解疑破惑，举一反三，启迪后人，不断创新。

我们对中医药古籍点评工作还在不断探索之中，本丛书可能会有诸多不足之处，亟盼中医各科专家及广大读者给予批评指正。

中国医药科技出版社

2017年8月

余序

作为毕生研读整理、编纂古今中医临床文献的一员，前不久，我有幸看到张同君编审和全国诸多相关教授专家们合作编撰《中医古籍名家点评丛书》的部分样稿。感到他们在总体设计、精选医籍、订正校注，特别是名家点评等方面卓有建树，并能将这些名著和近现代相关研究成果予以提示说明，使古籍的整理探索深研，呈现了崭新的面貌。我认为这部丛书不但能让读者系统、全面地传承优秀文化，而且有利于加强对丛书所选名著学验主旨的认识。

在我国优秀、靓丽的文化中，岐黄医学的软实力十分强劲。特别是名著中的学术经验，是体现"医道"最关键的文字表述。

《礼记·中庸》说："道也者，不可须臾离也。"清代徽州名儒程瑶田说："文存则道存，道存则教存。"这部丛书在很大程度上，使医道和医教获得较为集中的"文存"。丛书的多位编集者在精选名著的基础上，着重"点评"，让读者认识到中医药学是我国优秀传统文化中的瑰宝，有利于读者在系统、全面的传承中，予以创新、发展。

清代名医程芝田在《医约》中曾说："百艺之中，惟医最难。"特别是在一万多种古籍中选取精品，有一定难度。但清代造诣精深的名医尤在泾在《医学读书记》中告诫读者说："盖未有不师古而有济于今者，亦未有言之无文而能行之远者。"这套丛书的"师古济今"十分昭著。中国医药科技出版社重视此编的刊行，使读者如获宝璐，今将上述感言以为序。

中国中医科学院

余瀛鳌

2017年8月

目录 | Contents

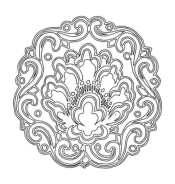

　　《寿世保元》为明代御医龚廷贤晚年所撰，成书于明朝万历四十三年（1615），为一部综合性医著。全书10卷，内容丰富，医道医术兼备，观点公正平实，治病、养生、养老、预防、内服、外治、呼吸导引、灸法等一应俱全，且语言简洁，通俗易懂，至今仍是医家学习、研究、实践中医的重要参考文献。

一、成书背景

　　龚廷贤，字子才，号云林、云林山人、云林真人、悟真子等，江西省金溪县人。生于明嘉靖元年（1522），卒于明万历四十七年（1619），享年97岁。

　　龚氏出身世医之家，一门数杰。其父龚信，字瑞芝，号西园。为明太医院医官，精于医术，著有综合性医书《古今医鉴》8卷，经龚廷贤整理，于明万历十七年（1589）刻行于世，后经明王肯堂订补，改为16卷。其所著《万病回春》《寿世保元》体例基本与《古今医鉴》一书相同。其两个兄长龚敏所、龚琯四和三个弟弟龚廷器、龚云来、龚云嵩也是当时名医。其子龚懋升、龚守宁、龚守国、龚安国、龚定国和侄龚懋官、龚南塘，门人吴济民等均得龚氏所传，亦以医名。其中，弟龚廷器为太医院医官，侄龚懋官为周王府医官。

　　龚廷贤自幼习儒，稍长即随父学医，继承祖业。《黄帝内经》《难经》《神农本草经》《金匮玉函经》《伤寒论》《脉经》《诸病源候论》《天元玉策》《备急千金要方》《千金翼方》《外台秘要》及金元诸家医著等前世经典无不涉猎，并穷原竟委，博采众家之长，久则医理精通，擅治内外妇儿各科疾病。龚氏先在江浙一带行医，后由河南转至河北、京师。因其医术高明，文渊阁大学士张位誉为："云林龚子，身儒行之粹美，跻医道之圣功，固回天国手。"在治愈了鲁藩王母亲的鼓胀重症后，被鲁王称为"国手"，并赐双龙匾额一块，题字"医林状元"。

龚氏一生著述极丰，除《寿世保元》外，还有《种杏仙方》4卷（1581）、《万病回春》8卷（1587）、《云林神彀》4卷（1591）、《复明眼方外科神验全书》6卷（1591）、《鲁府禁方》4卷（1594）、《小儿推拿秘旨》3卷（1604）、《济世全书》8卷（1616）、《痘疹辨疑全幼录》2卷（1620）、《云林医圣普渡慈航》8卷（1628）、《医学入门万病衡要》6卷（1655）等，已佚的还有《秘授眼科百效全书》《医学准绳》《本草炮制药性赋定衡》等。17世纪中叶，他的学生戴曼公将其著作携入日本，当今美国国会图书馆还藏有《云林神彀》全书。

龚氏不仅医术高明，且仁心仁德。从其对古代"六不治"中"轻身重财，二不治"的批判态度可见一斑。其曰："轻者彼轻也，重者彼重也。彼轻而我重之，则彼之生可活矣。不然，彼以一吝而丧生，固病者之不智，子以一吝而不治，亦医者之不仁噫！"充分体现了大医儒士的风范。

龚氏在撰《寿世保元》之前，已有《古今医鉴》《万病回春》《种杏仙方》《云林神彀》《鲁府禁方》五书面世。其晚年自觉医学复杂，此五书仍不够完备，故在自序中曰："虽然医妙无穷，其间标本异治，虚实瞬易，损增互换，歧中之歧，变外之变，胶古不得师，心又不得失，岂五书所能竟哉！"同时，随着"睹闻觉日益多，音练觉日益熟"，收集了更多的资料，有了更多的感悟。为补诸书之缺，以示大全，于是将名藩之异授、内府之珍藏、士大夫之家袭、方外异人之所秘传的内容，结合自己的体会，参互勘验，对屡试屡效者，分门别类，汇次成编，洋洋洒洒50多万字，书名《寿世保元》。

"夫人之一身，有元神，有元气，神官于内，气充乎体，少有不保，而百病生矣。余谬为保元云者，正欲保其元神，常为一身之主，保其元气，常为一身之辅，而后神固气完，百邪不能奸，百病无由作矣。如世道之在浇漓者，则用劝世歌砭而规之，使天下后世之人咸跻于仁寿之域，故曰《寿世保元》。"可见龚氏著书的目的在于保护人体元气、元神，使世人能健康长寿，不仅"可以寿一人，亦可以寿千万人，推而广之，可以寿一世，亦可以寿千万世"。

二、主要内容

全书共 10 卷。卷一为总论部分，涵盖现在中医学教材中的《医学史》《中医基础理论》《中医诊断学》《中药学》等内容，主要包括医学源流、五脏六腑脉病虚实、五脏补泻用药法、十二经络与奇经八脉、诊脉法、察色法、血气论、脾胃论、五运六气论、六气为病、亢害承制论、本草药论等。特别是本草部分，以简明扼要的四言歌诀形式，概述了 400 味中药的主治功效。因其文辞典雅，朗朗上口，适合初学者诵记，被后世截取成单行本，即著名的《药性歌括四百味》。

卷二至卷九为各论，分别论述内科、五官科、眼科、妇人科、小儿科、外科等病症的辨证论治。①内科外感病包括中风（预防中风）、伤寒、四时感冒、中寒、瘟疫、瘴气、中暑、中湿、火证。内科杂病包括内伤、饮食、郁症、痰饮、咳嗽、喘急、哮吼、疟疾、痢疾、泄泻、霍乱、呕吐、翻胃、呃逆、嗳气、吞酸、嘈杂、诸气、痞满、鼓胀、水肿、积聚、五疸、补益、老人、痼冷、斑疹、发热、劳瘵、吐血、衄血、咳血、咯血、呕血、唾血、便血、溺血、恶热、恶寒、汗症、眩晕、麻木、癫狂、痫症、健忘、惊悸、怔忡、虚烦、不寐、厥证、心胃痛、腹痛、腰痛、胁痛、臂痛、肩背痛、痛风、脚气、癞疝、痿躄、消渴、痊病、浊证、遗精、诸淋、关格、遗溺、小便闭、大便闭、二便闭、痔漏、体气、脱肛、诸虫、头痛、须发、面病、结核、瘿瘤、肺痈、肺痿、心漏。②耳鼻喉病症包括耳病、鼻病、喉痹。③口齿科病症包括口舌、茧唇、牙齿。④眼科病症为眼目。⑤妇人科包括妇科总论、调经诸方、断产方、经闭、崩漏、带下、虚劳、求嗣、妊娠、产育、产后、小产、乳病、乳岩、通乳、断乳、妇人通治、妇人杂病、茄病。⑥小儿科包括儿科总论、急惊、慢惊、慢脾、诸疳、癖疾、热证、感冒、脾胃、伤食、吐泻、痢疾、疟疾、痰喘、咳嗽、发痧、通治、小儿初生、变蒸论、初生杂症论、痘疮、麻疹。⑦外科病症包括痈疽、附骨疽、臀痈、肠痈、囊痈、悬痈、瘰疬、疔疮、便毒、下疳、杨梅疮、疥疮、癣疮、秃疮、癜风、疠风、臁疮、诸疮、膏药、杖疮、折伤、破伤风、汤火、虫兽等。

卷十为单品治验方、杂方、通治方，以及中毒、骨鲠、邪祟、五绝、蛊毒等特殊疾病的治疗，最后详细论述了灸法。

三、主要学术思想

1. 重视《内经》，推崇张、刘、李、朱四家

龚氏认为《内经》犹儒道之六经，是中医的根基。而仲景、东垣、河间、丹溪的著作是学习中医的必读之书，犹学、庸、论、孟为六经之阶梯，不可或缺。《寿世保元》凡例开头即曰："是集以《内经》为宗旨，用刘、张、朱、李为正印，其余诸家为变法，间亦窃附己意，旁求可法之言以广之。"又曰："人身五脏六腑、十二经络、血气脾胃、阴阳标本、五运六气、亢则害承乃制、虚实寒热、受病知原，皆《内经》之本旨也。学者宜熟读细玩，则知病之原，而生死吉凶可概见矣。"另在《医说》中曰："自《内经》以来，医书汗牛充栋，不为不多矣。盖医之有《内经》，犹儒道之'六经'，无所不备。后贤著述，若仲景、东垣、河间、丹溪四子之说可谓医书之全备。犹学、庸、论、孟为六经之阶梯，不可缺者也。故曰：外感法仲景，内伤法东垣，热病用河间，杂病用丹溪。然《素问》论病之因，《本草》著药之性，《脉诀》详证之原，《运气》法天之候，一以贯之于《内经》，斯医道之大成，乃千古不易之定论，实为万世之师法矣。"可见龚氏将《黄帝内经》奉为医家之圣典、医道之大成、万世之师法。其赞同明代王纶的观点，即："外感法仲景，内伤法东垣，热病用河间，杂病用丹溪，一以贯之，斯医道之大全矣。"（见《明医杂著》，成书于1502年）。说明医学发展至明代，医书已汗牛充栋，而必学的是张仲景、刘河间、李东垣、朱丹溪的著作及他们的医学思想。另外，还充分肯定了钱乙的学术地位。

2. 重视脉诊

龚氏十分重视脉诊。在《寿世保元》总论中就用大量篇幅论诊脉，把复杂、"文理浩繁"的脉法简单化，让初学者能"撮其枢要"，易学易懂。推崇刘三点脉法，《凡例》中曰："脉诀，宗王叔和七表八里，总归于刘三点浮沉迟数四脉，正所谓有博则有约也。然知要则能守约，守约则足以尽其博矣。"在《诊脉》篇中引刘氏观点："刘复真曰：昔王叔和以七表八里脉决人之生死，然又文理浩繁，今撮其枢要，以浮、沉、迟、数四脉为宗，知风气冷热主病。且浮而有力者为风，浮而无力为虚；沉而有力为积，沉而无力为气；迟而有力为痛，迟而无力为冷；数而有力为热，数而无力为疮。更分三部，在何部得之，若在寸部，主上焦头面胸膈之疾；关部，主中焦肚腹脾胃之疾；尺部，主下焦小腹腰足之疾。诊其五脏，何脏得之，六腑亦然。"故有"七表八里总归四脉""论五脏见四脉应病诗"专篇。又崇宋代陈言三因说，分列"内因脉""外因脉""不内外因脉"专篇。另外还有"定死脉形候歌""脉辨生死""诊杂病生死脉歌"等。

各论中，在论述每一病证时，均先论脉象，以脉定性。如《寿世保元·火症》开篇即曰："脉浮而洪数为虚火，沉而实大为实火；洪大见于左寸为心火，见于右寸为肺火，见于左关为肝火，见于右关为脾火，两尺为肾经命门之火；男子两尺洪大者必遗精，阴火盛也。"可见龚氏对诊脉之重视。

另外，擅用左右手比较脉法来观察判断气血问题。如《补益》："气虚，脉细或缓而无力，右手弱。血虚，脉大或数而无力，左手弱。"《翻胃》："血虚者，则以四物汤为主，左手脉无力。气虚者，则以四君子为主，右手脉无力。"

3. 重脏腑辨证

开篇《医说》后即论"五脏六腑脉病虚实"，详细论述了肝、心、脾、肺、肾、胆、小肠、胃、大肠、膀胱、三焦每一脏腑的象、季、脉、神、华、候、声、臭、液、色、经等的关系，五脏虚实的临床表现，五脏虚实补泻用药法，其选方用药大多出自钱乙的《小儿药证直诀》一书。如补肝用"六味地黄丸"，泻心用"导赤散"，补脾用"益黄散"，补肺用"阿胶散"等。另外论述了五脏病加重与病愈的时日，预后的判断等。

除此，还专列一篇《脏腑论》，论述了精神、魂魄与脏腑的关系："心者神所藏，肾者精所藏，脾者魂所藏，胆者魄所藏"；精神与魂魄之间的关系："精神其主，而魂魄其使也"，"精神强而魂魄盛"；以及饮食入口后如何转化为血、气、津液的过程，哪些脏腑参与这一转化。也有比较特殊的认识，如："膀胱乃津液之府也，至膀胱又分清浊，浊者入于溺中，其清者入于胆，胆引入于脾，脾散于五脏，为涎，为唾，为涕，为泪，为汗。"可见五液的代谢，胆也参与其中。每一脏腑的描述文字虽然不多，但包含的内容丰富，也是龚氏辨证论治的基础。

4. 重体质辨治

龚氏在辨证与治疗疾病时非常重视患者体质，从很多章节中都可以发现这一特点。如《脾胃论》篇曰："盖内伤之要，有三致焉。一曰饮食劳倦即伤脾，此常人之患也。因而气血不足，胃脘之阳不举，宜补中益气汤主之。二曰嗜欲而伤脾，此富贵之患也。资以厚味，则生痰而泥膈，纵其情欲，则耗精而散气。《内经》曰：肾者，胃之关。夫肾脉从脚底涌泉穴起，上股内，夹任脉，抵咽嗌。精血枯，则乏润下之力，故吞酸而便难，胸膈渐觉不舒爽。宜加味六君子汤加红花三分，知母（盐炒）一钱主之。三曰饮食自倍，肠胃乃伤者，藜藿人之患也。宜保和丸、三因和中丸权之。"将内伤按常人、富贵人、藜藿人分类，不同的人体质不同，故治疗也有别。又如《中风》篇曰："予观古人之方，多用攻击之剂，施于北方风土刚劲之人间或可也，用于南方风土柔弱之人恐难当耳。予僭约补古人之缺略，以备天下之通宜。若天地之南北，人身之虚实，固有不同，其男子妇人，大略相似，学人当变而治之，慎毋胶柱以调瑟也。"小儿《通治》篇有万亿丸与混元丸两首通治小儿诸病的方剂，即按体质不同而设："一论小儿诸病有余壮盛者，宜服万亿丸。小儿诸病不足虚弱者，宜服混元丸。"

5. 用药轻灵

纵观全书方剂之用量均较小，如治疗冬月正伤寒的"升阳发表汤"，实为麻黄汤的加味方，各药用量："麻黄一钱，杏仁三钱，桂枝一钱，川芎一钱五分，白芷二钱，羌活二钱，防风一钱五分，升麻八分，甘草一钱。"治疗冬月正伤风的"疏邪实表汤"，实为桂枝汤的加味方，各药用量："桂枝一钱，白术一钱五分，去芦，芍药二钱，甘草一钱，防风一钱五分，羌活二钱，川芎（剂量原缺）。"其他方剂各药用量基本在几分至三钱、五钱。通常只有汉代张仲景用量的五分之一左右。日本汉方家十分推崇龚氏，故一直延续了这一用药剂量风格。

6. 推崇经方

全书大量运用了张仲景、钱乙、陈言、刘完素、李东垣、朱丹溪等前世名家之方，以及《太平惠民和剂局方》中的经典方。如小柴胡汤、白虎汤、理中汤、八味肾气丸、黄芪建中汤、六味地黄丸、五味异功散、四七汤、补中益气汤、清燥汤、十味香薷饮、四君子汤、八珍汤、十全大补汤、归脾汤、人参养荣汤、六君子汤、逍遥散、藿香正气散、苏合香丸、五积散、导痰汤等。特别是擅用补益剂，其中使用频率最高的是补中益气汤、六味地黄丸、肾气丸、十全大补汤。其中补中益气汤使用了200余次，其次是六味地黄丸，使用了150余次，肾气丸100余次，十全大补汤80余次。这四首补益方一补气，一气血双补，一补阴，一阴阳双补。可见龚氏将此四方作为诸病气血阴阳亏虚的通治方。

7. 师古而不泥古

龚氏擅用前世经典名方，但并不一概照搬前人，而是有所创新。全书有大量家传自创方，明确示为家传方的有三首，分别是"家传清气化痰丸"，称："制造甚得法，化痰清火，开膈顺气，消痞除胀，醒酒消食，殊效"；以及"家传养肝丸"，称此方："补肝血，滋胆水，益肾气，大有殊功"；还有"专治疔疮、发背、脑疽、乳痈疽、附骨疽、一切无头肿毒恶疮，服之便有头，不痛者服之便痛，已成者服之立愈，此乃恶疮药中至宝，病危者立效复苏，万无一失，乃家传之秘方，不可轻视，宝之宝之"的"飞龙夺命丹"。此外还有治"一切头痛主方，不问左右偏正新久，皆效"的清上蠲痛汤，此方确如龚氏所说，对外寒内热的头痛屡用屡效，名不虚传；治疗"痈疽疮疖，皆由气血凝滞，风毒壅结，此药发散外邪，流行气血，排脓止痛，生肌长肉之剂，当用于五六日间，已溃未溃而作痛者，宜服之"的

"加味千金内托散";治疗"腹胀发热"的"枳实分消汤";用于"一论年高之人,阴虚筋骨柔弱无力,面无光泽,或暗淡,食少痰多,或喘,或咳,或便溺数涩,阳痿,足膝无力者,并治。形体瘦弱无力,多因肾气久虚,憔悴盗汗,发热作渴,并皆治之"的"八仙长寿丸"等。以上均为龚氏及其家族所创的有效方剂。

四、学习要点

《寿世保元》成书于龚氏93岁时,是其毕生的最后一部著作,可见此书较之龚氏所著其他医籍,在内容上更丰富,理论上更深入,经验上更老道,堪称精品中之精品。

1. 总论部分要点

总论部分虽然篇幅不大,但内容丰富,深入浅出,涵盖了中医最实用、最有临床指导意义的重要基础理论。是临床准确诊断、用好各论方药的基础,是中医的基本功,值得反复阅读、体会。以四言歌诀形式撰成的本草部分,高度概括了400味常用中药的药性功效,建议诵记。

2. 各论部分要点

(1)重点关注龚氏所创所验方:此书大量引用了前世名家的医论医方,所选之方"乃采掇名藩之异授,内府之珍藏,宇内士夫之所家袭,方外异人之所秘传,间亦窃附己意,发诸前人之所未发,参互勘验,百投百效者,分门别类,汇次成编。"可见既有前贤经典名方,也有家族与自己所创之效方,以及民间所传验方,且都经过龚氏临床亲试有效者,更为珍贵。药味数与仲景方相比虽然较多,但用量较小,更加安全。除经典方外,龚氏还记载了大量简便验廉的民间单方、验方、食疗方,有利于在穷乡僻壤、仓促之际选用。

(2)熟记各病首方:各论中每一病证大多按脉、因、证、治顺序论述,后列治疗该病证的方剂,既有前世医家之经典良方,亦有龚氏家传或本人所创的有效验方。而每一病证的"首方"多为治疗该病的重点方剂,使用率高、疗效确切,值得重点记忆。

(3)仔细品读各论篇后医案:大多数病证后记载了龚氏的有效

医案，所用方剂多非本篇所列，目的是告诉读者：治疗该病除了上述证型与方药外，还有其他类型与方剂，示人以变法。医案虽描述比较简单，但关键指正非常明确，值得读者仔细品读回味。

（4）斟酌阅读：限于当时的科学水平，对人体生命认识的局限性，书中也掺杂了一些鬼神迷信的内容，但瑕不掩瑜，阅读时请仔细斟酌。

一卷在手，定开卷有益！

史欣德

2020 年 6 月

寿世保元序 ⊛

　　余解绶①归卧林麓间，于故箧中取《医鉴》②《回春》③《仙方》④《神彀》⑤《鲁府禁方》诸书，时披阅焉。惋然叹曰：奇哉！金溪龚子，术至此乎！其用意良博，其济世之念良殷且苦也。余诚慨慕，冀昕夕遇之矣。

　　乃一日飘然来谒，余辗然喜甚。徐揖而聆之，领略绪论，津津名理，悉皆凑底芝兰也，乃龚子复出秘书十卷以示余，命曰：《寿世保元》。余反复玩视，见其立论高，著方妙，其调治疗理，核实而有法，大都九折臂而成，真得医门家钵矣。嘻！亦大奇矣哉！曩⑥者诸书，业已传世，今兹之集，思且殚矣，苦尤剧矣。方之前刻，则昔固精，而此尤精之精者也；昔固详，而此尤详之详者也。所谓发诸名医之所未发，传诸名医之所未传者，端不在是也耶？

　　夫医非仁爱不可托，非聪明理达不可任，非廉谨淳良不可信。是以古之用医，必选名医之后。知天地神祇之次，明性命吉凶之数，处虚实之分，定逆顺之理，原疾量药，贯微达幽，度节气而候温冷，参脉理而合轻重，必参知而檃括⑦焉，斯善矣。云林龚子，身儒行之粹美，跻医道之圣功，固回天国手，所借以上培圣天子之元和，而下跻

---

① 解绶：即解官，去职。绶，一种丝带，古代常用来拴印纽。

② 《医鉴》：即《古今医鉴》，明代龚信(龚廷贤之父)纂辑。

③ 《回春》：即《万病回春》，明代龚廷贤撰。

④ 《仙方》：即《种杏仙方》，明代龚廷贤撰。

⑤ 《神彀》：即《云林神彀》，明代龚廷贤撰。

⑥ 曩(nǎng 囊)：以往，以前。

⑦ 檃(yǐn 隐)括：矫正木材弯曲的器具，引伸为就原有的文章、著作进行剪裁、改写。

斯民于仁寿之天者也。顷闻鲁藩币聘，起其元妃于九死，彼且介然却其千金。鲁藩益高其谊，复宠以御医院荣衔，赐以鞶带①华饰，赐以龙牌匾额，题以医林状元，龚子盖亦有荣遇哉！

夫儒林有玉，其独步者命之曰国士。医林亦有玉，其十全者命之曰国手。龚子者，得不称为国手而当国士哉？得不称为国士而实国手哉？以国手汇成国医之集，以故分门别类，靡不具悉。溯流穷源，靡不究竟。起死回生，靡不效验。将前登岐黄，后咸刘李，自俞跗涪翁②而下，卓复③无与俪矣。集成以付剞劂氏，公诸宇内，则遵而守之，可以寿一人，亦可以寿千万人，推而广之，可以寿一世，亦可以寿千万世。其所裨益，宁以家计年算哉？

余故善龚子，喜其集成而启后，洵有地也，特为之弁言简端。

赐进士第荣禄大夫文渊阁大学士太子太保
户部尚书侍经筵新建洪阳张位撰

---

① 鞶（pán 盘）带：古代佩玉的皮带。
② 俞跗涪翁：古代医道高明、医术高尚之医家。俞跗，黄帝时人。涪翁，西汉末、东汉初涪县（今绵阳市区）人。
③ 复（xiòng 诇）：远。

余读父书，往往欲寿一世而未能也。间尝窃取岐、黄、仓、越、刘、张、朱、李诸家之秘旨，经验之良方，汇成五书，曰《古今医鉴》，曰《万病回春》，曰《种杏仙方》，曰《云林神彀》，曰《鲁府禁方》，业已灼灼于世。虽然医妙无穷，其间标本异治，虚实瞬易，损增互换，歧中之歧，变外之变，胶古不得师，心又不得失，岂五书所能竟哉！近来倦游家居，睹闻觉日益多，缮①练觉日益熟，乃采掇名藩之异授，内府之珍藏，宇内士夫之所家袭，方外异人之所秘传，间亦窃附己意，发诸前人之所未发，参互勘验，百投百效者，分门别类，汇次成编，命曰《寿世保元》，以示大全，于以补诸书之缺。夫人之一身，有元神，有元气，神官于内，气充乎体，少有不保，而百病生矣。余谬为保元云者，正欲保其元神，常为一身之主，保其元气，常为一身之辅，而后神固气完，百邪不能奸，百病无由作矣。如世道之在浇漓②者，则用劝世歌砭而规之，使天下后世之人咸跻于仁寿之域，故曰《寿世保元》，即调元也。调元者，宰相之事，而窃取为名，高哉噫嘻！余，放民也，遨游湖海，涉迹燕、赵、梁、豫之间。辱王宫缙绅，谬为恭敬，盖四十祀于兹。曩鲁藩君侯与余为淮南八公③之交，却其千金之酬，又颜其匾而赠之，命曰"医林状元"。以余伎俩子不获，致青云居。尝空语奇字，匾以荣衔。若谓经术有元，

---

① 缮：同"音"。

② 浇漓：浮薄不厚。指社会风气浮夸而不纯朴。

③ 淮南八公：为西汉淮南王刘安的八个门客。相传西汉时刘安好慕仙道，广招天下贤客方士共同著书立说，集为《淮南子》，作者为：苏飞、李尚、左吴、田由、雷被、毛被、伍被、晋昌，世称"八公"。

业术亦有元，余幸窥杏林之一斑，或者亦夺方伎之一元乎？然非余意也。书成而付剞劂氏，要亦备养生之饾饤①云尔，何敢与《青囊》《肘后》争埒②？而用文以自点也。

时 万历四十三年岁次乙卯春王正月上浣之吉太医院吏目

金豁云林龚廷贤撰

---

① 饾饤(dòu dìng 豆定)：供陈设的食品。比喻写文章堆砌、杂凑。
② 埒(liè 列)：同等，相等。

凡例

——是集以《内经》为宗旨，用刘、张、朱、李为正印，其余诸家为变法，间亦窃附己意，旁求可法之言以广之。繁者删之，简者采之，奇而良者遵之，掇拾其义，绸绎其旨，无非欲融会贯通，以成其全书耳。

——首论自轩岐以来，历代名医方书之宜法者，斑斑可考，列之于前。俾后学者溯流穷源，知所自来而识所宗焉。

——人身五脏六腑、十二经络、血气脾胃、阴阳标本、五运六气、亢则害承乃制、虚实寒热、受病知原，皆《内经》之本旨也。学者宜熟读细玩，则知病之原，而生死吉凶可概见矣。

——脉诀，宗王叔和七表八里，总归于刘三点①浮沉迟数四脉，正所谓有博则有约也。然知要则能守约，守约则足以尽其博矣。

——药性，予集《回春》已有二百四十味，今增补共四百味，编成四韵，下注制法，以示后学。此皆常用之药，足给常病之用。其余古怪冷药，用之少者，不能全具，故缺之。

——各门，先以脉息，某病宜某脉，某病忌某脉，脉之生死于此可见。次之以病原，病起于何脏腑、何经络，或在表，或在里，或在半表半里。而治之或汗，或吐，或下，或和解，或先攻后补，或先补而后攻，或攻补兼施。有病后宜补以杜后患，有病后不须补而复元者。有急则治标，缓则治本。大抵病有新久虚实之异，治有补泻宣通之殊耳。

——论病原后，随立一方，是某病用某方，以某方用某药，条款具陈，证治区别。俾学者对症选用，效不旋踵耳。此明白易知，虽未

---

① 刘三点：南宋民间医生刘开，字立之，号复真，庐山（今属江西九江）人。著有《脉诀理玄秘要》，又名《刘三点脉诀》。

业医者，一见了然，亦可对症而投剂也。

——古方乃历代名医所制，百发百中者。虽诸书叠出，如四君、四物、六味丸之类，乃诸病必用之药，千古不易之方，可厌烦而不录乎？此系古人所制，姓名人所共知，兹不复赘。

——今方乃内阁珍奇，诸藩异授，海内缙绅家藏秘录，并方外异人及家君与予所制。历试四方之病，曾经累效者录之，未效者舍之。每方之下，即载所传人氏、官衔、姓号，示不忘本也。

——医案，有古人所经验者，亦有余用之而效者，盖析门分类。方法虽详，然间有用奇效好于本方之外，不妨详载，仍具于各门之后，亦以观变达权之意，以俟学者采用。无者缺之。

——病证多端，时医偏执古方，妄逞臆见，非不能奏效，而反加重其病。此皆由晰理未精，审脉未确以故。或发之太过而致亡元阳，或下之太过骤而内损阴血。稍热则遽用牵牛、硝、黄，稍寒则遂用附子、姜、桂，不偏于热则偏于寒，攻击太过能损人天真之气，有损脾胃。盖脾土一伤，则不能生肺金，金衰不能生水，是肾绝生气之源，肾水枯竭而根本坏矣，其余诸脏者，皆失相生之义，则次第而衰惫焉。正气既虚，而运用无籍，血滞不行，以致气血耗散，传变失常。浸淫日甚，一虚而①百虚出矣，由是诸病蜂起，怪症百端，难以名状。治以滋补为主，故方虽杂见，而补中益气汤、六味地黄丸、十全大补汤，但是诸般不足之病，无不能收万全之功，盖立斋薛先生论之详矣。古来作者代不乏人，而薛先生慧心巧识，撷英咀华，其于三方，无窥厥奥，治病标的，殆无以易此者。予虽未尽胶于三方，而各诸病皆可收效，今载于各门之后，随机损益，变化无穷，则亦仿此而善通之。学者能自加体认，其于医道，思过半矣。

——书已纂成，而又传来妙方，不忍弃之，故补遗于各门之末，以备采用。

——灸法虽有劫病之功，但取其素所试验者集为一处，凡病有宜灸者，可依法灸之，必奏效矣。未奏效者，故缺之。

毕。

---

① 而：原作"百"，据文义改。

医　说

　　大哉医乎？其来远矣，肇自开辟，厥初生民，有寿夭则有札瘥，有札瘥则有医药，故神农尝百草，黄帝著《内经》，伊尹作汤液，雷公制炮炙。与夫著书立言垂世者，若《内经》，其言深而要，其旨邃以弘，其考辩信而有征，实为医家之祖。下此则秦越人、和、缓者，缓独能知晋侯之膏肓，而未有著述，惟越人所著《八十一难经》，则皆发明《内经》之旨。又下此，则淳于意、华佗，佗之熊经鸱顾，固亦导引家之一术，至于刳腹背、湔肠胃而去疾，则涉于神怪矣。意之医状，司马迁备志之。又下此，则张机之《金匮玉函经》及《伤寒》诸论，诚千古不刊之妙典。第详于六气所伤，而于嗜欲、饮食、疲劳之所致者，略而不议。又下此，则王叔和纂岐伯、华佗等书为《脉经》，叙阴阳内外，辨三部九候，分人迎、气口，条陈十二经络，洎①夫三焦、五脏、六腑之病，最为著明。又下此，则巢元方《病源》后论，似不为无所见者，但论风寒而不著湿热之篇，乃其失也。又下此，则王冰推五运六气之变，撰为《天元玉策》，周详切审，亦人之所难，苟泥之，则局滞而不通矣。又下此，则孙思邈、王焘，思邈以绝人之识，操慈仁恻隐之心，其叙《千金翼方》，及粗工害人之祸，至为愤切，后人稍闯其藩垣，亦足以其术鸣。但不制伤寒之书，或不能无遗憾也。焘虽阐明《外台秘要》，所言方证、符禁、灼灸之详，颇有所祖述。然谓针能杀生人，不能起死人者，则一偏之见也。又下此，则钱乙、庞安时、许叔微。叔微具在准绳尺寸之中而无所发明，安时虽

①　洎（jì计）：及也。

能出奇应变，而终未离于范围，二人皆得张机之粗者也。惟乙深造机之阃①奥而撷其精华，建五脏之方，各随所宜。谓肝有相火，则有泻而无补；肾为真水，则有补而无泻。皆启《内经》之秘，尤知者之所取法。奈世知乙之浅，其遗书散亡，由于阎孝忠所集居多。孝忠之意，初非乙之本真也。又下此，则上谷张元素、河间刘完素、睢水张从政。元素之与完素，虽设为奇梦异人以神其授受，实闻乙之风而兴起者焉。若从政则又宗乎完素者也。元素以古方今病决不能相值，治病一切不以方，故其书亦不传，其有存于今者，皆后来之所附会，其学则东垣李杲深得之。杲推明内外二伤，而多注意于补脾土之设。盖以土为一身之主，土平则诸脏平矣。从政以汗、吐、下三法，风、寒、暑、湿、燥、火六门为医之关键，其治多攻利，不善学者杀人。完素论风火之病，以《内经》论病机气宜一十九条，著为《原病式》，阃奥粹微，有非大观官局，诸医所可仿佛。究其设施，则不越攻补二者之间也。近代名医，若吴中罗天益、沧州吕复，皆承东垣之余绪。武林罗知悌、丹溪朱彦修，各把完素之流风。又若台之朱佐、越之滑寿、慈溪王节斋、余杭陶节庵、吴郡薛立斋，咸有著述，未易枚举。嗟夫！自《内经》以来，医书汗牛充栋，不为不多矣，盖医之有《内经》，犹儒道之《六经》，无所不备。后贤著述，若仲景、东垣、河间、丹溪四子之说可谓医书之全备。犹学、庸、论、孟为六经之阶梯，不可缺者也。故曰：外感法仲景，内伤法东垣，热病用河间，杂病用丹溪。然《素问》论病之因，本草著药之性，《脉诀》详证之原，《运气》法天之候，一以贯之于《内经》，斯医道之大成，乃千古不易之定论。实为万世之师法矣。

【点评】开篇"医说"对前世与同时代著名医家做了简明扼要的回顾与评价。其中最值得关注的观点是：《内经》犹儒道之六经，是中医的根基；仲景、东垣、河间、丹溪的著作是学习中医的必读之书，犹学、庸、论、孟为六经之阶梯，不可缺。"外感法仲景，内伤法东垣，热病用河间，杂病用丹溪。"高度概括了四

① 阃(kǔn 捆)：阃奥，比喻学问、事理精微深奥。

位医家的特点。其次是对钱乙学术地位的评价也值得我们重视。

五脏六腑脉病虚实例 凡十一条

肝脏脉病虚实

肝象木，旺于春。其脉弦，其神魂，其候目，其华在爪，其充在筋，其声呼，其臭臊，其味酸，其液泣，其色青，其藏血，足厥阴其经也。与胆合，胆为腑而主表，肝为脏而主里，肝气盛为血有余，则病目赤，两胁下痛引小腹，善怒，气逆则头眩，耳聋不聪，颊肿，是肝气之实也，则宜泻之。肝气不足，则病目不明，两胁拘急，筋挛，不得太息，爪甲枯青，善恐，如人将捕之，是肝气之虚也，则宜补之。于四时，病在肝，愈于夏，夏不愈，甚于秋，秋不死，持于冬，起于春。于日，愈在丙丁，丙丁不愈，加于庚辛，庚辛不死，持于壬癸，起于甲乙。于时，平旦慧，下晡甚，夜半静。禁当风。

肝部，在左手关上是也。关部脉来，绰绰①如按琴瑟之弦，如揭长竿。春以胃气为本，春肝木旺，其脉弦细而长，是平脉也。反得微涩而短者，是肺之乘肝，金之克木，谓之贼也，大逆不治。反得浮大而洪者，是心乘肝，子之乘母，为实邪，虽病当愈。反得沉濡而滑者，是肾乘肝，母之克子，为虚邪，虽病当愈。反得缓而大者，是脾之乘肝，为土之凌木，为微邪，虽病不死。肝脉来，盈实而滑，如循长竿，曰平。病肝脉来，急益劲，如新张弓弦，曰肝死。真肝脉至，中外急如循刀刃，责责然，如新张弓弦，色青白不泽，毛折乃死。

心脏脉病虚实

心象火，旺于夏。其脉如钩而洪大，其候舌，其声言，其臭焦，其味苦，其液汗，其养血，其色赤，其藏神，手少阴其经也。与小肠

---

① 绰绰：舒缓、柔美貌。

合，为腑而主表，心为脏而主里。心气盛为神有余，则病胸内痛，胁支满，胁下痛，膺背膊间痛，两臂内痛，喜笑不休，是心气之实也，则宜泻之。心气不足，则胸腹大，胁下与腰背相引痛，惊悸恍惚，少颜色，舌本强，善忧悲，是心气之虚也，则宜补之。于四时，病在心，愈于长夏，长夏不已，甚于冬，冬不死，持于春，起于夏。于日，愈于戊己，戊己不已，加于壬癸，壬癸不死，持于甲乙，起于丙丁。于时，日中慧，夜半甚，平旦静。禁温衣、热食。

心部，在左手寸口是也。寸口脉来，累累如连珠，如循琅玕①曰平。夏以胃气为本，夏心火旺，其脉浮洪大而散，名曰平脉也。反得沉濡而滑者，肾之乘心，水之克火，大逆不治。反得弦而长，是肝乘心，母之克子，虽病当愈。反得缓而大，是脾乘心，子之乘母，虽病当愈。反得微涩而短，是肺之乘心，金之凌火为微邪，虽病不死。病心脉来，喘喘连属，其中微曲曰心病。死心脉，前曲后倨，如操带钩，曰心死。真心脉至，牢而搏，如循薏苡累累然，其色赤黑不泽，毛折乃死。

脾脏脉病虚实

脾象土，旺于长夏。其脉缓，其候口，其声歌，其臭香，其味甘，其液涎，其养形肉，其色黄，其藏意，足太阴其经也。与胃合，胃为腑主表，脾为脏主里。脾气盛为形有余，则病腹胀，溲不利，身重苦饥，足痿不收，行善瘛，脚下痛，是为脾气之实也，则宜泻之。脾气不足，则四肢不用，后泄，食不化，呕逆，腹胀肠鸣，是为脾气之虚也，则宜补之。于四时，病在脾，愈在秋，秋不愈，甚于春，春不死，持于夏，起于长夏。于日，愈于庚辛，庚辛不愈，加于甲乙，甲乙不死，持于丙丁，起于戊己。于时，日中慧，平旦甚，下晡静。脾欲缓，急食甘以缓之，用苦以泄之，甘以补之。禁温食、饱食、湿地、濡衣。

脾部，在右手关上是也。六月脾土旺，其脉大，阿阿而缓，名曰

---

① 琅玕（láng gān 郎甘）：像珠子的美石。

平脉也。长夏以胃气为本，反得弦而急，是肝之乘脾，木之克土，为大逆不治。反得微涩而短，是肺之乘脾，子之乘母，不治自愈。反得浮而洪者，是心之乘脾，母之归子，当瘥不死。反得沉濡而滑者，是肾之克脾，水之凌土，为微邪，当瘥。脾长而弱，来疏去数，再至曰平，三至曰离经，四至曰夺精，五至曰命尽，六至曰死。病脾脉来，实而盛数，如鸡举足，曰脾病。死脾脉来，坚锐如鸟之啄，如鸟之距，如屋之漏，如水之溜，曰脾绝。真脾脉至，弱而乍数乍疏，其色不泽，毛折乃死。

肺脏脉病虚实

肺象金，旺于秋。其脉如毛而浮，其候鼻，其声哭，其臭腥，其味辛，其液涕，其养皮毛，其藏气，其色白，其神魄。手太阴其经也，与大肠合，大肠为腑主表，肺为脏主里。肺气盛为气有余，则病喘咳上气，肩背痛，汗出，尻、阴、股、膝、胫、足皆痛，是为肺气之实也，则宜泻之。肺气不足则少气不能报息，耳聋，嗌干，是为肺气之虚也，则宜补之。于四时，病在肺，愈在冬，冬不愈，甚在夏，夏不死，持于长夏，起于秋。于日，愈在壬癸，壬癸不愈，加于丙丁，丙丁不死，持于戊己，起于庚辛。于时，下晡慧，夜半静，日中甚。肺欲收，急食酸以收之，用辛泄之。禁寒饮食、寒衣。

肺部，在右手关前寸口是也。平肺脉，微短涩如毛，秋以胃气为本，病肺脉来，上下如循鸡羽，曰肺病，其色白，身体但寒无热，时时欲咳，其脉微迟为可治。秋金肺旺，其脉浮涩而短，是曰平脉也。反得浮大而洪者，是心之乘肺，火之克金，为大逆不治。反得沉濡而滑者，是肾之乘肺，子之乘母也，不治自愈。反得缓大而长阿阿者，是脾之乘肺，母之归子，虽病当愈。反得弦而长者，是肝之乘肺，木之凌金，为微邪，虽病当愈。肺脉来，泛泛而轻，如微风吹鸟背上毛，再至曰平，三至曰离经，四至曰夺精，五至曰死，六至曰命尽。肺脉来，如物之浮，如风吹毛，曰肺死。秋胃微毛曰平，胃气少毛多曰肺病，但如毛无胃气曰死。毛有弦曰春病，弦甚曰今病。真肺脉至，大而虚，如毛羽中人肤然。其色青白不泽，毛折乃死。

肾脏脉病虚实

肾象水，旺于冬，其脉如石而沉，其候耳，其声呻，其臭腐，其味咸，其液唾，其养骨，其色黑，其神志。足少阴其经也，与膀胱合，膀胱为腑主表，肾为脏主里。肾气盛为志有余，则病腹胀，飧泄，体重，喘咳，汗出憎风，面目黑，小便黄，是肾气之实也，则宜泻之。肾气不足则厥，腰背冷，胸内痛，耳鸣苦聋，是为肾气之虚也，则宜补之。肾病者腹大体重喘咳，汗出憎风，虚则胸中痛。于四时，病在肾，愈在春，春不愈，甚于长夏，长夏不死，持于秋，起于冬。于日，愈于甲乙，甲乙不愈，甚于戊己，戊己不死，持于庚辛，起于壬癸。无犯尘垢，无衣炙衣。于时，夜半慧，日中甚，下晡静。肾欲坚，急食苦以坚之，咸以泄之，苦以补之。

肾部，在左手关后尺中是也。肾脉来，如引葛，按之益坚，曰肾病。肾属水，其脉大紧，身无痛，形不瘦，不能食，善惊悸，以心萎者死。冬肾水旺，其脉沉濡而滑，名曰平脉也。反得浮大而缓者，是脾之乘肾，土之克水，为大逆不治。反得浮涩而短者，是肺乘肾，母之归子，为虚邪，虽病可治。反得弦细而长者，是肝之乘肾，子之乘母，为实邪，虽病自愈。反得浮大而洪者，是心之乘肾，火之凌水，虽病不死。死肾脉来，发如夺索，辟辟如弹石，曰肾死。冬胃微石曰平，胃少石多曰肾病，但石无胃气死。石而有钩曰夏病，钩甚曰今病，藏真下于肾，藏骨髓之气。真肾脉至，搏而绝，如弹石，辟辟然。其色黄黑不泽，毛折乃死。

诸真脏脉见者，皆不治。

胆经虚实病候

胆象木，旺于春，足少阳其经也，肝之腑也。谋虑出焉，诸腑脏皆取决断于胆。其气盛为有余，则病腹内冒冒①不安，身躯习②习，是为胆气之实也，则宜泻之。胆气不足，其气上嗌而口苦，善太息，呕宿汁，心下澹澹③如人将捕之，嗌中介介数唾，是为胆气之虚也，则宜补之。

小肠虚实病候

小肠象火，旺于夏，手太阳其经也，心之腑也。水液之下行为溲便者，流于小肠。其气盛为有余，则病小肠热，焦竭干涩，小腹膜胀，是为小肠之气实也，则宜泻之。小肠不足，则寒气客之，肠病，惊跳不言，乍来乍去，是为小肠气之虚也，则宜补之。

胃经虚实病候

胃象土，旺于长夏，足阳明其经也，脾之腑也。为水谷之海，诸脏腑皆受水谷之气于胃。气盛为有余，则病腹膜胀气满，是为胃气之实也，则宜泻之。胃气不足，则饥而不受水谷，飧泄，呕逆，是为胃气之虚也，则宜补之。胃脉实则胀，虚则泄。关脉滑，胃内有寒，脉滑为实，气满，不欲食。关脉浮，积热在胃内。

大肠虚实病候

大肠象金，旺于秋，手阳明其经也，肺之腑也。为传导之官，变化糟粕出焉。气盛为有余，则病肠内切痛，如锥刀刺，无休息，腰背寒痹挛急，是为大肠气之实也，则宜泻之。大肠气不足，则寒气客之，善泄，是大肠气之虚也，则宜补之。诊其右手寸口脉，手阳明经也。脉浮则为阳，阳实者大肠实也，苦肠切痛，如锥刺，无休息时。

---

① 冒：通"懑"，气郁也。

② 习：数飞也。

③ 澹澹：水摇也。

膀胱虚实病候

膀胱象水，旺于冬，足太阳其经也，肾之腑也。五谷五味之津液，悉归于膀胱，气化分入血脉，以成骨髓也。而津液之余者，入胞则为小便。其气盛为有余，则病热，胞涩，小便不通，小腹偏肿痛，是为膀胱气之实也，则宜泻之。膀胱气不足，则寒气客之，胞滑，小便数而多也，面色黑，是膀胱之气虚也，则宜补之。

三焦虚实病候

三焦者，上焦、中焦、下焦是也。

上焦之气出于胃上口，并咽以贯膈，布胸内，走腋，循太阴之分而行，上至舌，下至足阳明，常与营卫俱行，主纳而不出也。

中焦之气，亦并于胃口，出上焦之后，此受气者，泌糟粕，承津液，化为精微，上注于肺脉，乃化而为血，主不上不下也。

下焦之气，别回肠，注于膀胱而渗入焉，主出而不纳，故水谷常并居于胃，成糟粕而俱下于大肠也。

谓此三气，焦干水谷，分别清浊，故名三焦。三焦为水谷之道路，气之所终始也。三焦气盛为有余，则胀，气满于皮肤内，轻轻然而不牢，或小便涩，或大便难，是为三焦之实也，则宜泻之。三焦之气不足，则寒气客之，病遗尿，或泻利，或胸满，或食不消，是三焦之气虚也，则宜补之。诊其寸口脉迟，上焦有寒；尺脉迟，下焦有寒，尺脉浮者，客阳在下焦。

【点评】本段主要介绍了五脏六腑虚实证的临床表现，以及五脏病加重与病愈的时日，平脉、病脉与真脏脉的特点与预后等。开篇即论脏腑脉病虚实，可见龚氏比较重视脏腑辨证。难点是对"胆气之实"证中"身躯习习"中"习习"的理解。《说文解字》："习，数飞也。"元代戴侗《六书故》卷十九《动物》："习，鸟肄飞也……引之则凡数数扇阖者，皆谓之习。"可见"习"的本义是指鸟类频频拍动翅膀试飞。据此推测，"身躯习习"可能是指身体颤栗，即身体发抖，打哆嗦，也比较符合临床实际。

五脏补泻主治例

肝虚者，陈皮、生姜之类补之。虚则补其母，肾者肝之母也，以熟地、黄柏补之，如无他症，六味地黄丸主之。实则白芍泻之，如无他症，泻青丸主之。实则泻其子，以甘草泻心汤主之，心者肝之子也。

心虚者，炒盐补之。虚则补其母，肝者心之母，生姜补之，如无他症，以安神丸主之。实则甘草泻之，如无他症，重则泻心汤，轻则导赤散主之。

脾虚者，甘草、大枣之类补之。虚则补其母，心乃脾之母，以炒盐补之。实则泻其子，肺乃脾之子，以桑白皮主之。又云：实则黄连、枳实泻之，如无他症，益黄散主之。

肺虚者，五味子补之。实则桑白皮泻之，如无他症，阿胶散。虚则补其母，脾乃肺之母，以甘草、大枣补脾。实则泻其子，肾乃肺之子，以泽泻泻肾。

肾虚者，熟地、黄柏补之。肾无实不可泻。钱仲阳只有补肾地黄丸，无泻肾药。虚则补其母，肺乃肾之母，以五味子补肺。

【点评】本段谈五脏虚实补泻法，其选方用药大多传承了钱乙《小儿药证直诀》，如六味地黄丸、导赤散、益黄散、阿胶散均出自《小儿药证直诀》。

十二经络 径而直者为经，支而横者为络

手太阴之脉，起于中焦，下络大肠，还循胃口，上膈属肺，从肺系横出腋下，下循臑内，行少阴心主之前，下肘中，循臂内上骨下

廉，入寸口，上循鱼际，出大指之端。其支者，从腕后直出次指内廉，出其端。次注手阳明。

手阳明之脉，起于大指次指之端，循指上廉，出合谷两骨之间，上入两筋之中，循臂上廉，入肘外廉，上臑外前廉，上肩，出髃骨之前廉，上出于柱骨之会上，下入缺盆，络肺，下膈，属大肠。其支者，从缺盆上颈，贯颊，下入下齿中，还出挟口。交人中，左之右，右之左，上挟鼻孔。次注足阳明。

足阳明之脉，起于鼻交頞中，傍约太阳之脉，下循鼻外，入上齿中，还出挟口，循唇，下交承浆，却循颐后下廉，出大迎，循颊车，上耳前，过客主人，循发际至额颅。其支者，从大迎前下人迎，循喉咙，入缺盆，下膈，属胃，络脾。其直者，从缺盆下乳内廉，下挟脐，入气街中。其支者，起于胃口，下循腹里，下至气街中而合，以下髀关，抵伏兔，下膝膑中，下循胫外廉，下足跗，入中指内间。其支者，下廉三寸而别，下入中指外间。其支者，别跗上，入大指间，出其端。次注足太阴。

足太阴之脉，起于大指之端，循指内侧白肉际，过核骨后，上内踝前廉，上腨内，循胫骨后，交出厥阴之前，上膝股内前廉，入腹，属脾，络胃，上膈，挟咽，连舌本，散舌下。其支者，复从胃别上膈，注心中。次注手少阴。

手少阴之脉，起于心中，出属心系，下膈，络小肠。其支者，从心系上挟咽，系目系。其直者，复从心系却上肺，下出腋下，下循臑内后廉，行太阴心主之后，下肘内，循臂内后廉，抵掌后锐骨之端，入掌内后廉，循小指之内，出其端。次注手太阳。

手太阳之脉，起于小指之端，循手外侧，上腕，出踝中，直上，循臂骨下廉，出肘内侧两筋之间，上循臑外后廉，出肩解，绕肩胛，交肩上，入缺盆，络心，循咽下膈，抵胃，属小肠。其支者，从缺盆循颈上颊，至目锐眦，却入耳中。其支者，别颊，上𬱟，抵鼻，至目内眦，斜络于颧。次注足太阳。

足太阳之脉，起于目内眦，上额，交颠。其支者，从颠至耳上角。其直者，从颠入络脑，还出别下项，循肩膊内，挟脊，抵腰中，入循膂，络肾，属膀胱。其支者，从腰中下挟脊，贯臀，入腘中。其支者，从髆内左右别下，贯胛，挟脊内，过髀枢，循髀外，从后廉下合腘中，以下贯内，出外踝之后，循京骨，至小指外侧。次注足少阴。

足少阴之脉，起于小指之下，斜趋足心，出于然谷之下，循内踝之后，别入跟中，以上腨内出腘内廉，上股内后廉，贯脊，属肾，络膀胱。其直者，从肾上贯肝膈，入肺中，循喉咙，挟舌本。其支者，从肺出络心，注胸中。次注手厥阴。

手厥阴之脉，起于胸中，出属心包络，下膈，历络三焦。其支者，从胸出胁，下腋三寸，上抵腋，下循臑内，行太阴少阴之间，入肘中，循臂内，入掌中，循中指出其端。其支者，从掌中循小指次指出其端。次主手少阳。

手少阳之脉，起于小指次指之端，上出两指之间，循手表腕，出臂外两骨之间，上贯肘，循臑外，上肩，交出足少阳之后，入缺盆，布膻中，散络心包，下膈，循属三焦。其支者，从膻中上出缺盆，上项，系耳后，直上出耳上角，以屈下颊，抵顿。其支者，从耳后入耳中，出走耳前，过客主人前，交颊，至目锐眦。次注足少阳。

足少阳之脉，起于目锐眦，上抵头角，下耳后，循颈，行手少阳之前，至肩上，却交出手少阳之后，入缺盆。其支者，从耳后入耳中，出走耳前，至目锐眦后。其支者，别锐眦。下大迎，合于手少阳，抵于顿，下加颊车，下颈，合缺盆，以下胸中，贯膈，络肝，属胆，循胁里，出气街，绕毛际，横入髀厌中。其直者，从缺盆下腋，循胸过季胁，下合髀厌中，以下循髀阳，出膝外廉，下外辅骨之前，直下抵绝骨之端，下出外踝之前，循足跗上，入小指次指之间。其支者，别跗上，入大指之间，循大指歧骨内，出其端，还贯爪甲，出三毛。次注足厥阴。

足厥阴之脉，起于大指丛毛之际，上循足跗上廉，去内踝一寸，上踝八寸，交出太阴之后，上腘内廉，循股阴，入毛中，过阴器，抵小腹，挟胃，属肝，络胆，上贯膈，布胁肋，循喉咙之后，上入颃颡，连目系，上出额，与督脉会于颠。其支者，从目系下颊里，环唇内。其支者，复从肝别贯膈，上注肺。次注手太阴。

奇经八脉

督脉者，起于下极之腧，并于脊里，上至风府，入属于脑。

任脉者，起于中极之下，以上毛际，循腹里，上关元，至咽喉上颐，循面，入目，络舌。

冲脉者，起于气街，并足阳明之经，挟脐上行，至胸中而散。

带脉者，起于季胁，回身一周。

阳跷脉者，起于跟中，循外踝上行，入风池。

阴跷脉者，起于跟中，循内踝上行，至咽喉，交贯冲脉。

阳维，起于诸阳之会。

阴维，起于诸阴之交。

【点评】上两段记载了十二经脉与奇经八脉的具体走向。

诊脉

《皇极经》云：人之四肢，各有脉也。一脉三部，一部三候，以应天数也。一脉三部，寸关尺也；一部三候，浮中沉也，所以应之九数也。愚谓脉之理亦微矣。人有四时之正脉，有平生之常脉；有内伤之变脉，有外感之邪脉；有重阴之脉，有重阳之脉；有阳虚而阴乘之脉，有阴虚而阳乘之脉；有阳极而阴生之脉，有阴极而阳生之脉；有独见之脉，有兼见之脉；有初病之脉，有久病之脉；有可治之脉，有不治之脉。其左右上下表里之间，有余不足，惟在乎分别阴阳。能分别阴阳，斯可以识脉之体。刘复真曰：昔王叔和以七表八里脉决人之生死，然又文理浩繁，今撮其枢要，以浮沉迟数四脉为宗，知风气冷热主病。且浮而有力者为风，浮而无力为虚；沉而有力为积，沉而无力为气；迟而有力为痛，迟而无力为冷；数而有力为热，数而无力为疮。更分三部，在何部得之，若在寸部，主上焦头面胸膈之疾；关部，主中焦肚腹脾胃之疾；尺部，主下焦小腹腰足之疾。诊其五脏，何脏得之，六腑亦然。学者又当以意会而加精别，庶不致按寸握尺之诮云。

七表八里总归四脉

浮脉属阳主表，举指轻按而得之曰浮。浮而有力为洪，浮而无力为芤，浮而长大为实。

沉脉属阴主里，举指重按而得之曰沉。沉而有力为滑，沉而无力为弱，沉而似有似无为微，沉而至骨为伏。

迟脉属阴在脏，举指半重按之在内，再按乃见，一息三至曰迟。迟而有力为涩，迟而无力为濡，迟而似有似无为缓。

数脉属阳在腑，举指轻按而极急，一息六至曰数。数而有力为弦，数而无力为紧。

寸部，主上焦头面之疾。凡诊脉，按至骨而见者，谓之有力；按至骨而无者，谓之无力。余皆仿此。

浮而有力主风，无力主虚。主头面眼目，虚浮体重，风寒齿痛，口眼㖞斜。

沉而有力主积，无力主气。主胸膈痞满，咳嗽气急，膈气翻胃，胸满不食。

迟而有力主痛，无力主冷。主呕吐痞满，不入水谷，虚汗拘急，疼痛不已。

数而有力主热，无力主疮。主吐食烦躁，口苦咽干，客热烦渴，头痛口疮。

关部，主中焦胸腹之疾。

浮而有力主风，无力主虚。主两臂拘挛，不能举运，背脊筋疼，身体麻木。

沉而有力主积，无力主气。主膨胀虚鸣，心腹疼痛，上下关格，不思饮食。

迟而有力主痛，无力主冷。主痃癖腹痛，游走不定，上下攻刺，反胃吐食。

数而有力主热，无力主疮。主口热作渴，呕吐霍乱，怔忡烦躁，寒热交争。

尺部，主下焦腰足之疾。

浮而有力主风，无力主虚。主寒邪腰痛，腿膝麻木，阴茎肿痛，大小便不利。

沉而有力主积，无力主气。主脐下肿痛，脚膝酸痛，下虚盗汗，小便频数。

迟而有力主痛，无力主冷。主小腹急痛，外肾偏坠，小便频数，大便泄泻。

数而有力主热，无力主疮。主小便不通，大便闭塞，或作肾痈，烦渴不止。

五脏见浮脉，主风虚之病。

心脉浮，主心虚，触事易惊，神不守舍，舌强不语，语言错乱。

肝脉浮，主中风瘫痪，筋脉挛搐，面肿牙疼，肠风下血。

脾脉浮，主脾虚作膨，饮食不进，上气喘急，呕逆泄泻。

肺脉浮，主咳嗽气急，大便风秘，面浮面疮，吐血吐脓。

肾脉浮，主腰疼牙痛，小腹气痛，腿足生疮，足膝无力。

五脏见沉脉，主积气之病。

心脉沉，主小便淋沥，咯血尿血，小便不通，寤而不寐，心惊。

肝脉沉，主怒气伤肝，胁痛肥气，眼目昏痛，肚腹胀满。

脾脉沉，主中满不食，痞气色黄，手足不仁，呕吐泄泻，贪睡。

肺脉沉，主咳嗽多痰，上气喘急，呕血失声，息贲肺痈。

肾脉沉，主风滞腰疼，小便不利，阴癥作胀，奔豚腹满。

五脏见迟脉，主冷痛之病。

心脉迟，主小便频数，心疼呕水，怔忡多悸，伏梁脐痛。

肝脉迟，主筋挛骨痛，目昏多泪，触事易惊，转筋麻木。

脾脉迟，主咳嗽泄泻，腹中有虫，痰涎多壅，饮食不化。

肺脉迟，主寒嗽喘满，大便溏泻，皮肤燥涩，梦涉大水。

肾脉迟，主小便频数，滑精不禁，膝胫酸痛，阴湿盗汗。

五脏见数脉，主疮热之病。

心脉数，主烦躁狂言，舌上生疮，小便赤涩，眼目昏花。

肝脉数，主眼痛翳膜，目昏多泪，头风眩晕，妇人血热骨蒸及中风。

脾脉数，主口臭胃翻，齿痛牙宣，多食不饱，四肢不举。

肺脉数，主咳嗽吐血，喉腥目赤，大便闭结，面生痤痱。

肾脉数，主消渴不止，小便血淋，下疳生疮，阴囊湿痒。

论五脏见四脉应病诗

左寸心部：浮数头疼热梦惊，浮迟腹冷胃虚真，
　　　　　沉数狂言并舌强，沉迟气短力难成。主气不相接续

左关肝部：浮数患风筋即抽，浮迟冷眼泪难收，
　　　　　沉数背疮常怒气，沉迟不睡损双眸。

左尺肾部：浮数劳热小便赤，浮迟阴肿浊来侵，
　　　　　沉数腰疼生赤浊，沉迟白浊耳虚鸣。

右寸肺部：浮数中风喉热闭，浮迟冷气泻难禁，
　　　　　沉数风痰并气喘，沉迟气弱冷涎停。

右关脾部：浮数龈宣并益汗，浮迟胃冷气虚膨，
　　　　　沉数热多并口臭，沉迟腹满胀坚生。

右尺命门部：浮数泄精三焦热，浮迟冷气浊时临，
　　　　　　沉数渴来小便数，沉迟虚冷小便频。

内因脉 喜怒忧思悲恐惊，内应气口

喜怒伤心脉必虚，思伤脾脉结中居，因忧伤肺脉必涩，怒气伤肝脉便濡，恐伤于肾脉沉是，缘惊伤胆动相须，脉紧因悲伤胞络，七情气口内因之。

外因脉 风寒暑湿燥火，外应人迎

紧则伤寒肾不移，虚因伤暑向胞推，涩缘伤燥须观肺，细缓伤湿要观脾，浮则伤风肝部应，弱为伤火察心知，六邪合脉须当审，免使

将寒作热医。

不内不外因脉

劳神役虑定伤心，虚涩之中仔细寻。劳役阴阳伤肾部，忽然紧脉必相侵，房帷任意伤心络，微涩之中宜忖度。疲极筋力便伤肝，指下寻之脉弦弱。饮食饥饱定伤脾，未可轻将一例推，饥则缓弦当别议，若然滑实饱无疑。叫呼损气因伤气，燥弱脉中宜熟记。能通不内外中因，生死吉凶都在是。

定死脉形候歌

指上如汤沸涌时，且占夕死定无疑。尾掉摇摇头不动，鱼翔肾绝亦如期。去疾来迟势劈劈，命绝脉来如弹石。三阳谷气久虚空，胃气分明屋漏滴。散乱还同解索形，髓竭骨枯见两尺。虾游状如虾蟆游，魂去行尸定生忧。雀啄连连来数急，脾无谷气定难留。欲知心绝并荣绝，如刀压力细推求。更有肺枯并胃乏，如麻蹙促至无休。指下浑然如转豆，三光正气已漂流。

脉辨生死

洞虚子曰：虾游雀啄代止之脉，故名死症。须知痰气关格者，时复有之，若非谙练数历，未免依经断病，而贻笑于大方也。盖病势消铄殆尽者，其气不能相续，如虾游水动，屋漏滴点而无至者，死脉也。其或痰凝气滞，关格不通，则其脉固有不动者；有三两路乱动，时有时无者；或尺寸一有一无者；有关脉绝骨不见者；或时动而大小不常者；有平居之人，忽然而然者；有素禀痰病，而不时而然者；有僵仆卒中而然者，皆非死脉也。

诊杂病生死脉歌

五十不止身无病，数内有止皆知定。止犹代脉也，脉来五十动而不见一止者，无病也。五十配天地造化之数，《易·系辞》：大衍之数五十，五十乃备。一乃数之始，十乃数之极，人之脉息，昼夜循环，五脏脉一动循一脏，五动循环五脏，遍五十动，是十次五数，循环遍则数皆极处，而不见止者，五脏皆平，故无病也。

四十一止一脏绝，却后四年多没命。三十一止即三年，二十一止二年应，十五一止一年殂，以下有止看暴病。四十动而见一止者，是一脏欠动脉之极数，故知一脏绝也，先绝肾经，何以言之？夫天一生水，肾属水，生成之一数也。人之五脏所生，先生乎肾，肾水生肝木，肝木生心火，命门火生脾土，脾土生肺金，所以先绝肾，期应四年而死。三十动而见止者，两脏欠动脉之极数，是知肾与肝二经无气，期应三年而死。二十动而止者，三脏欠动脉之极数，是肾肝心三脏无气，期应二年而死。十五动而一止者，知肾脾肝心四脏皆无气，期应一年而绝也。

《新注》云：上言脉之动止，未知诊切何部而取据？谨按《素问》《难经》云：每于平旦寅时，日未出，饮食未进，血气未乱，医者可以存神定意，心无外驰，诊于指下，右手寸口，默数脉息至止以决之。夫寸口者，右手气口也。《内经》曰：气口何以独为五脏主？岐伯曰：胃者水谷之海，六腑之大源也。五味入口，藏于胃，变现于气口。又曰：脉会太渊。寸口是太渊穴也，是知寸口为脉大会之处。故能决断五脏六腑生死吉凶矣。

诊暴病歌

两动一止或三四，三动一止六七死，四动一止即八朝，以此推排但依次。池氏曰：暴病者，喜怒惊恐，其气暴逆，致风寒暑湿所侵，病生卒暴，损动胃气而绝即死，不过十日也。脉两动而一止，乃胃气将绝，犹得三四日方死，三动一止，而胃气将尽，犹得六七日死。谷气绝尽方死，仿此而推。若至十五动而一止，乃死期在一年矣。

又歌曰：寸平无病何谓死？尺泽原来脉不存。君知此理是何物？犹如草木已无根。

诸脉宜忌生死类

中风，宜浮迟，忌急实。

伤寒热病，宜洪大，忌沉细，主有变。

伤寒已得汗，脉沉小生，浮大者死。

咳嗽，宜浮濡，忌伏沉。

心腹痛，宜沉细迟，忌浮大弦长坚疾。

腹胀，宜浮大，忌虚小。

头痛，宜浮滑，忌涩短。

下利，宜微小，忌大浮洪。

喘急，宜浮滑，忌涩。

温病穰穰①大热，其脉细小者死。

心腹积聚，脉坚强急者生，虚弱者死。

癫病，脉虚可治，实则死。又云脉坚实者生，沉细小者死。

狂病，宜实大，忌沉细。

唾血，宜沉弱，忌实大。

霍乱，宜浮洪，忌微迟。

上气浮肿，宜沉滑，忌微细。

鼻衄，宜细沉，忌浮大。

中恶，宜紧细，忌浮大。

金疮，宜微细，忌紧数。

中毒，宜洪大，忌细微。

肠澼下脓血，宜小沉迟，忌数疾大。

吐血，宜沉小弱，忌实大。

坠堕内伤，宜紧弦，忌小弱。

---

① 穰穰：盛也。形容热势甚。

风痹痿软，宜虚濡，忌数。

腹中有积，忌虚弱。

病热，脉静者危。

血脱而脉实者危。

泄而脉大者危。

病在中，脉虚者危。

病在外，脉涩者危。

痈疽脓血大泄，脉滑数者危。

妇人带下，宜迟滑，忌浮虚急疾。

妇人妊六七个月，宜实大弦紧，忌沉细虚弱。

妇人产前，脉细小者危。

妇人虚劳，右寸数者危。

妇人已产，宜小实沉细缓滑微小，忌浮虚实大弦急牢紧。

头痛目痛，卒视无所见者死。

肠癖下血，身热则死，寒则生。

洞泄，食不化，不得留，下脓血，脉微小迟者生，紧急者死。

咳嗽羸瘦，脉形坚大者死。

消渴，脉数大者生，细小浮短者死。

水病，脉洪大者可治，微细者不可治。

厥逆汗出，脉坚强急者生，虚缓者死。

病风不仁痿躄，脉虚者生，坚急疾者死。

上气喘急低昂，其脉滑，手足温者生，脉涩，四肢寒者死。

【点评】本篇详细论述了脉诊内容。可取之处是：龚氏把复杂、"文理浩繁"的脉法简单化，让初学者能"撮其枢要"，易学易懂。如"其左右上下表里之间，有余不足，惟在乎分别阴阳。"指明从脉可辨阴阳证。"以浮沉迟数四脉为宗，知风气冷热主病。且浮而有力者为风，浮而无力为虚；沉而有力为积，沉而无力为气；迟而有力为痛，迟而无力为冷；数而有力为热，数而无力为疮。"将最容易判断的"浮沉迟数"四种脉象列为总纲脉，并分别从寸关尺三部与五脏脉清晰地指明其主病。另外，三因脉法、诊脉辨生死等内容也都有非常重要的临床参考价值。

扁鹊华佗察声色秘诀

病人五脏已夺，神明不守，声嘶者死。

病人循衣缝，谵言者不治。

病人阴阳俱绝，掣衣撮空，妄言者死。

病人妄语错乱，及不能语者不治，热病者可治。

病人阴阳俱绝，失音不能小言者，三日半死。

病人两目眦有黄色起者，其病方愈。

病人面黄目青者不死，青如草兹者死。

病人面赤目黄者不死，赤如衃者死。

病人面黄目白者不死，白如枯骨者死。

病人面黄目黑者不死，黑如煤者死。

病人面目俱等者不死。

病人面黑目青者不死。

病人面青目白者死。

病人面赤目青者，六日死。

病人面黄目青者，九日必死。是谓乱经。饮酒当风，邪入胃经，胆气妄泄，目则为青，虽有天赦，不可复生。

病人面赤目白，十日死。忧恚思虑，心气内索，面色反好，急求棺椁。

病人面白目黑者死。此谓荣华已去，血脉空索。

病人面黑目白，八日死。肾气内伤，病因留积。

病人面青目黄者，五日死。

病人着床，心痛气短，脾竭内伤，百日复愈。能起彷徨，困坐于地，其立倚床，能治此者，可谓神良。

病人面无精彩，若上气不受饮者，四日死。

病人目无精光，及齿牙黑色者，不治。

病人口张者，三日死。

病人耳目及颧颊赤者，死在五日中。

病人黑色出于额上、发际下、鼻脊、两颧上者，亦死在五日中。

病人及健人黑色，若白色起入目及口鼻者，死在三日中。

病人及健人面忽如马肝色，望之如青，近之如黑者死。

病人面黑，目直视，恶风者死。

病人面黑唇青者死。

病人面青唇黑者死。

病人面黑，两胁下满，不能自转反者死。

病人目不回，直视肩息者，一日死。

病人阴结阳绝，目精脱，恍惚者死。

病人阴阳竭绝，目眶陷者死。

病人眉系倾者，七日死。

病人口如鱼口，不能复闭，而气出多不返者死。

病人耳目口鼻有黑色起，入于口者必死。

病人唇青，人中反者，三日死。

病人唇反，人中满者死。

病人唇口忽干者不治。

病人唇肿齿焦者死。

病人齿忽变黑者，十三日死。

病人舌卷卵缩者必死。

病人汗出不流，舌卷黑者死。

病人发直者，十五日乃死。

病人发如干麻，善怒者死。

病人发与眉冲起者死。

病人爪甲青者死。

病人爪甲白者不治。

病人手足爪甲下肉黑者，八日死。

病人荣卫竭绝，面浮肿者死。

病人卒肿，其面苍黑者死。

病人手掌肿无文者死。

病人脐肿反出者死。

病人阴囊茎俱肿者死。

病人脉绝，口张足肿者，五日死。

病人足跗肿，呕吐头重者死。

病人足跗上肿，两膝大如斗者，十日死。

病人卧，遗尿不觉者死。

病人尸臭者，不可治。

肝病皮白，肺之日庚辛死。

心病目黑，肾之日壬癸死。

脾病唇青，肝之日甲乙死。

肺病烦赤目肿，心之日丙丁死。

肾病面肿唇黄，脾之日戊己死。

青欲如苍碧之泽，不欲如蓝；赤欲如白裹朱，不欲如赭；白欲如鹅羽，不欲如盐；黑欲如重漆，不欲如炭；黄欲如罗裹雄黄，不欲如黄土。

诊五脏六腑气绝症候

病人肝绝，八日死。何以知之？面青，但欲伏眠，目视而不见人，汗出如水不止。一日二日死。

病人胆绝，七日死。何以知之？眉为之倾。

病人筋绝，九日死。何以知之？手足爪甲青，呼骂不休。一日八日死。

病人心绝，一日死。何以知之？肩息，回视立死。一日目亭亭，二日死。

病人肠一云小肠绝，六日死。何以知之？发直如干麻，不得屈伸，自汗不止。

病人脾绝，十一日死。何以知之？口冷足肿，腹热胪胀，泄利不觉，出无时度。一日五日死。

病人胃绝，五日死。何以知之？脊痛，腰中重，不可反复。一日脬肠平，九日死。

病人肉绝，六日死。何以知之？唇舌皆肿，溺血，大便赤泄。一日足肿，九日死。

病人肺绝，三日死。何以知之？口张，但气出而不收。一日鼻口虚张短气。

病人大肠绝，不治，何以知之？泄利无度，利绝则死。

病人肾绝，四日死。何以知之？齿为暴枯，面为正黑，目中黄色，腰痛欲折，自汗出，如流水。一日人中平，七日死。

病人骨绝，齿黄落，十日死。诸浮脉无根者皆死。

以上五脏六腑为根也。

【点评】以上两篇是介绍以望诊、闻诊来判断疾病愈后的方法，大都是当时临床观察到的真实现象，故称"秘诀"。随着医学的进步，古人认为的"死证"在现今的医疗条件下未必是死证。

脏腑论

心藏神，肾藏精，脾藏魂，胆藏魄。胃受物而化之，传气于肺，传血于肝，而传水谷于脬肠矣。肾北方，天乙水，故以藏精。精始为魂魄，乃精之所自出，是精气之佐使，而并其出入。水能生木，木为之子，故胆中藏魄。心南方，太虚火，用以藏神。生阳曰魂魄，乃神之所自出，是为神气之所弼①，而随其出入。火能生土，土为之子，故脾中藏魂。人之一身，精神其主，而魂魄其使也。人之生也，精神魂魄，性之用也；血气水谷，形之用也。惟内外交相养，则精神强而魂魄盛。性者受之天，必有藏焉。心者神所藏，肾者精所藏，脾者魂所藏，胆者魄所藏。统其藏者心也，故能发见于声臭言视之间，而不违其则者，所以灵也，形者资于地，必有腑焉。肺为传气之府，胃为化水谷之府，又为之脬肠，以流其渣滓浊秽。故天地之性人为贵，岂若异端者之言魂魄哉！愚谓人之饮食入口，由胃管入于胃中，其滋味

———————————

① 弼：辅佐也。

渗入五脏，其质入于小肠，乃化之，则入于大肠，始分别清浊。渣滓浊者，结于广肠；津液清者，入于膀胱。膀胱乃津液之府也，至膀胱又分清浊，浊者入于溺中，其清者入于胆，胆引入于脾，脾散于五脏，为涎，为唾，为涕，为泪，为汗。其滋味渗入五脏，乃成五汁，五汁同归于脾，脾和乃化血，行于五脏五腑，而统之于肝，脾不和乃化为痰。血生气于五脏五腑，而统之于肺；气血化精，统之于肾；精生神，统之于心。精藏二肾之间，谓之命门。神藏于心之中窍，为人之元气。气从肺管中出，鼻为呼吸也。

【点评】本段论述了精神、魂魄与脏腑的关系"心者神所藏，肾者精所藏，脾者魂所藏，胆者魄所藏"，精神与魂魄之间的关系"精神其主，而魂魄其使也""精神强而魂魄盛"，以及饮食入口后如何转化为血、气、津液的过程、参与的脏腑。其中比较特殊的认识是："膀胱乃津液之府也，至膀胱又分清浊，浊者入于溺中，其清者入于胆，胆引入于脾，脾散于五脏，为涎，为唾，为涕，为泪，为汗。"可见五液的代谢胆也参与其中。临床实际中确实可见胆病有出汗异常的现象，用温胆汤有效。

血气论

人生之初，具此阴阳，则亦具此血气，所以得全性命者，气与血也。血气者，乃人身之根本乎。气取诸阳，血取诸阴，血为荣，荣行脉中，滋荣之义也。气为卫，卫行脉外，护卫之义也。人受谷气于胃，胃为水谷之海，灌溉经络，长养百骸，而五脏六腑皆取其气。故清气为荣，浊气为卫。荣卫二气，周流不息，一日一夜，脉行五十度，平旦复会于气口。阴阳相贯，血荣气卫，常相流通，何病之有？一室碍焉，则百病由此而生。且气之为病，发为寒热喜怒忧思，积痞疝瘕癥癖，上为头旋，中为胸膈，下为脐间动气。或喘促，或咳噫，聚则中满，逆则足寒。凡此诸疾，气使然也。血之为病，妄行则吐衄，衰涸则虚劳。蓄之在上，其人忘；蓄之在下，其人狂。逢寒则筋不荣而挛急，挟热毒则内瘀而发黄；在小便为淋痛，在大便为肠风；妇人月事进退，漏下崩中，病症非一。凡此诸疾，皆血使之也。夫血者，譬则水也，气者，譬则风也。风行水上，有血气之象焉。盖气者，血之帅也，气行则血行，气止则血止，气温则血滑，气寒则血凝。气有一息之不运，则血有一息之不行。病出于血，调其气犹可以导达。病原于气，区区调血，又何加焉？故人之一身，调气为上，调血次之，先阳后阴也。若夫血有败瘀滞泥诸经，壅遏气之道路，经所谓去其血而后调之，不可不通其变矣。然调气之剂，以之调血而两得；调血之剂，以之调气则乖张。如木香、官桂、细辛、厚朴、乌药、香附、三棱、莪术之类，治气可也，治血亦可也。若以当归、地黄辈，施之血症则可，然其性缠滞，有亏胃气，胃气亏，则五脏六腑之气亦馁矣。善用药者，必以胃药助之。凡治病当识本末。如呕吐痰涎，胃虚不食，以致发热。若以凉剂退热，则胃气愈虚，热亦不退。宜先助胃止吐为本，其热自退。纵然不退，但得胃气已正，旋与解热。又有伤寒大热，屡用寒凉疏转，其热不退，若与调和胃气，自然安愈。

心为血之主，肝为血之藏，肺为气之主，肾为气之藏。只知血之出于心，而不知血之纳于肝，知气之出于肺，而不知气之纳于肾，往往用药，南辕北辙矣。假如血痢，以五苓、门冬等剂行其心，巴豆、大黄逐其积，其病犹存者，血之所藏，无以养也。必佐以芎、归，则病自止。假如喘嗽，以枳壳、桔梗、紫苏、桂、姜、橘等剂调其气，以南星、半夏、细辛豁其痰，而终不升降者，气之所藏，无以收也。必佐以补骨脂辈，则气归原矣。病有标本，治有先后，纲举而目斯张矣。噫！此传心至妙之法，敢不与卫生君子共之。

【点评】该篇论述了气与血的关系以及调治气血的原则方法。龚氏的观点是："故人之一身，调气为上，调血次之，先阳后阴也。若夫血有败瘀滞泥诸经，壅遏气之道路，经所谓去其血而后调之，不可不通其变矣。然调气之剂，以之调血而两得；调血之剂，以之调气则乖张。"另外，如何从心肝治血、从肺肾治气的方法也非常值得参考。

脾胃论

夫脾胃者，仓廪之官也。属土以滋众脏，安谷以济百骸，故位于中宫，职司南政，旺于四季，体应四肢，胃形如囊，名水谷之海。脾形若掌，乘呼吸而升降，司运化之权。其致呼吸者，元气也。脾居其间，附胃磨动，所以谷气消而转输也。胃属于戊，脾乃己也。至哉坤元，万物滋生。

人之一元，三焦之气，五脏六腑之脉，统宗于胃，故人以胃气为本也。凡善调脾胃者，当惜其气，气健则升降不失其度，气弱则稽滞矣。运食者，元气也；生血气者，饮食也。无时不在，无时不然，故无专名，亦无定位。经言胃气脉不可得见，衰乃见耳。六脉之偏胜而出独弦、独浮、独洪、独沉之脉，是脉无胃气之神也。甚至屋漏雀啄等脉，必元气先竭，然后胃气不相接济故也。气将绝，则升降之道废，运化之机弛也。大凡膈不快、食不美者，是气之虚也。苟或饮食自倍所伤，乃一时膨闷，过则平矣。若伤之日久，仍不宽快者，得非元气亏损，而胃气弱乎？！古今论脾胃，及内外伤辨，惟东垣老人用心矣。但繁文衍义，卒难措用。盖内伤之要，有三致焉。一曰饮食劳倦即伤脾，此常人之患也。因而气血不足，胃脘之阳不举，宜补中益气汤主之。二曰嗜欲而伤脾，此富贵之患也。资以厚味，则生痰而泥膈，纵其情欲，则耗精而散气。《内经》曰：肾者，胃之关。夫肾脉从脚底涌泉穴起，上股内，夹任脉，抵咽嗌。精血枯，则乏润下之力，故吞酸而便难，胸膈渐觉不舒爽。宜加味六君子汤加红花三分，知母<small>盐炒一</small>钱主之。三曰饮食自倍，肠胃乃伤者，藜藿人[①]之患也。宜保和丸、三因和中丸权之。此内伤之由如此。而求本之治，宜养心健脾疏肝为要也。夫心气和则脾土荣昌。心火，脾土之母；肝木，脾土之贼。木曰曲直作酸，故疏肝则胃气畅矣。肺乃传送之官，肺主气属金，肺金有力，则能平肝木，不能作膈闷矣。人多执于旧方香燥耗气之药，致误

---

① 藜藿人：指贫贱的人。

多矣。予家传三因和中健脾丸，为脾胃家之通用，其功效不可尽述。原夫世俗但知枳术丸为脾胃之要药者，肤略之传也。人或信为健脾养胃之药而可久服，谬之甚矣！不特无效，抑且剥削真气。凡知《素》《难》大旨者，察安危全在于胃气。盖三焦司纳、司化、司出者，本诸元气。凡治内伤，不知惜气者，诚实实虚虚之谓，学者宜致思焉。

【点评】龚氏专设脾胃论一篇，可见其推崇李东垣的《脾胃论》思想。将内伤按常人、富贵人、藜藿人分类，不同的人病因不同，故治疗也有别。反映了龚氏重视体质辨证，也是其临床观察所得的真实经验，值得参考。

五运六气论

夫五运者，金木水火土也。六气者，风寒暑湿燥火也。天干取运，地支取气。天干有十配合则为五运，地支有十二，对冲则为六气。天气始于甲，地气始于子，天地相合则为甲子。故甲子者，干支之首也。天气终于癸，地气终于亥，天地相合，则为癸亥。故癸亥者，干支之末也。阴阳相隔，刚柔相须，是以甲子之后，乙丑继之，壬戌之后，癸亥继之，三十年为一纪，六十年为一周。太过不及，斯皆见矣。然以天干兄弟次序言之，甲乙东方木也，丙丁南方火也，戊己中央土也，庚辛西方金也，壬癸北方水也。以其夫妇配合之，甲与己合而化土，乙与庚合而化金，丙与辛合而化水，丁与壬合而化木，戊与癸合而化火。故甲己之岁，土运统之，戊癸之岁，火运统之。诗曰：甲己化土乙庚金，丁壬化木尽成林，丙辛化水滔滔去，戊癸南方火焰侵。然以地支循环之序言之，寅卯属春木也，巳午属夏火也，申酉属秋金也，亥子属冬水也，辰戌丑未属四季土也。以其对冲之位言之，子对午而为少阴君火，丑对未而为太阴湿土，寅对申而为少阳相火，卯对酉而为阳明燥金，辰对戌而为太阳寒水，巳对亥而为厥阴风木，故子午之岁，君火主之；丑未之岁，湿土主之；寅申之岁，相火主之；卯酉之岁燥金主之；辰戌之岁，寒水主之；巳亥之岁，风木主之。诗曰：子午少阴君暑火，丑未太阴湿土雨，寅申少阳相火炎，卯酉阳明燥金主，辰戌太阳司水寒，巳亥厥阴风木举。

然五运有主运，有客运，六气有主气，有客气。主运主气，万载而不易。客运客气，每岁而迭迁。然则客运也，有太过焉，有不及焉。太过之年，甲丙戊庚壬五阳干也。不及之年，谓乙丁己辛癸五阴干也。太过者，其至先；不及者，其至后。客气也，有正化焉，有对化焉。正化之岁，谓午未寅酉辰亥之年也；对化之岁，谓子丑申卯戌巳之年也。正化者，令之实；对化者，令之虚。假令甲子年，甲为土运，统主一年，子为君火，专司一岁。一期三百六十五日零二十五刻，正合乎周天三百六十五度四分度之一也。一期之中，主运以位而相次于下，客运以气而周流于上。主运者，木为初之运，火为第二运，土为第三运，金为第四运，水为第五运。客运者，假令甲己年，甲为土运，初之运即土也，土生金，二之运即金也，金生水，三之运即水也，水生木，四之运即木也，木生火，五之运即火也，火生土。每一运，各主七十三日零五刻。太过之年，大寒前十三日交，名曰先天。不及之年，大寒后十三日交，名曰后天。

平气之年正大寒日交，名曰齐天。一岁之内，主气定守于六位，客气循行于四时。主气者，风为初之气，火为二之气，暑为三之气，湿为四之气，燥为五之气，寒为终之气。客气者，假令子午年少阴君火司天，阳明燥金司地，太阴湿土为天之左间，厥阴风木为天之右间，所以面南而命其位也。一气在上，一气在下，二气在左，二气在右。经曰：天地者，万物之上下也。左右者，阴阳之道路也。地之左间，为初之气，天之右间，为二之气，司天为三之气，天之左间，为四之气，地之右间，为五之气，司地为终之气。每一气，各主六十日七十八刻半有奇。申子辰之年，大寒日寅初一刻交初之气，至春分日子时之末交二之气，至小满日亥时之末交三之气，至大暑日戌时之末交四之气，至秋分日酉时之末交五之气，至小雪日申时之末交终之气，所谓一六天也。巳酉丑之年，大寒日巳初一刻交初之气，至春分日卯时之末交二之气，至小满日寅时之末交三之气，至大暑日丑时之末交四之气，至秋分日子时之末交五之气，至小雪日亥时之末交终之气，所谓二六天也。寅午戌之年，大寒日申初一刻交初之气至春分日午时之末交二之气，至小满日巳时之末交三之气，至大暑日辰时之末交四之气，至秋分日卯时之末交五之气，至小雪日寅时之末交终之气，所谓三六天也。亥卯未之年，大寒日亥初一刻交初之气，至春分日酉时之末交二之气，至小满日申时之末交三之气，至大暑日未时之末交四之气，至秋分日午时之末交五之气，至小雪日巳时之末交终之气，所谓四六天也。盖因客运加于主运之上，主气临于客气之下，天时所以不齐，民病所由生也。

五运主病

诸风掉眩，皆属肝木。

掉，摇也。眩，昏乱旋运也。风主动故也。所以风气盛而头目眩晕者，由风木旺，必是金衰不能制木，而木复生火，风火皆属阳，多为兼化。阳主乎动，两动相搏，则为之旋转。故火本动也，焰得风自然旋转。如春分至小满，而为二之气分，风火相搏，则多起飘风，俗谓旋风是也。四时皆有之，由五运六气，千变万化，冲荡击搏，推之无穷，安得失时而便谓之无也，但有微甚而已。人或乘车跃马，登舟环舞，其动不止，而左右纤曲，经曰曲直动摇，风之用也。眩晕而呕吐者，风热甚故也。

诸痛痒疮疡，皆属心火。

人近火气者，微热则痒，热甚则痛，附近则灼而为疮，皆火之用也。或痒痛如针轻刺者，犹飞迸火星灼之然也。痒者，美疾也，故火旺于夏，而万物蕃鲜荣美也。炙之以火，渍之以汤，而痒转甚者，微热之所使也。因而痒去者，热令皮肤宽缓，腠理开通，阳气得泄，热散而去故也。或夏月皮肤痒，而以冷水沃之不去者，寒能收敛，腠理闭密，阳气郁结，不能散越，怫热内作故也。痒得爬而解者，爬为火化，微则亦能令痒，爬令皮肤辛辣，而属金化，辛能散，故金化见而火力分解矣。或云痛为实，痒为虚，非谓虚为寒也，正谓热之微甚也。或疑疮疡，皆属火热，而反腐出脓水者何也？犹谷肉菜果热极则腐烂而溃为汁水也，溃而腐烂，水之化也。盖所谓五行之理，过极则胜己者反来制之，故火热过极，则反兼于水化。又如盐能固物，令不腐烂者，咸寒水化，制其火热，使不过极，故得久固也。万物皆然。

诸湿肿满，皆属脾土。

地之体也，土湿过极，则痞塞肿满，物湿亦然，故长夏属土，则庶物隆盛也。

诸气膹郁病痿，皆属肺金。

膹，谓膹满也。郁，谓奔迫也。痿，谓手足痿弱，无力以运动也。大抵肺主气，气为阳，阳主轻清而升，故肺居上部。病则其气膹满奔迫不能上升。至于手足痿弱无力运动者，由肺金本燥，燥之为病也，血液衰少，不能荣养百骸故也。经曰：目得血而能视，掌得血而能握，指得血而能摄，足得血而能步。故秋金旺，则雾气蒙郁而草萎落，病之象也。萎，犹痿也。

诸寒收引，皆属肾水。

收敛引急，寒之用也，故冬寒则拘缩矣。

六气为病

风类

诸暴强直，支痛，戾，里急筋缩，皆属于风。厥阴风木，乃肝胆之气也。

暴，卒也；强直，坚劲也；支痛，支持也，谓坚固支持，筋挛不柔而痛也。緛①，缩也；戾，乖戾也，谓筋缩里急，乖戾失常而病也。然燥金主于紧敛，短缩劲切，风木为病，反见燥金之化者，由亢则害，承乃制也。况风能胜湿而为燥也，风病势甚而成筋緛者，燥之甚也，故甚者皆兼于燥也。

热类

诸病喘呕吐酸，暴注下迫，转筋，小便混浊，腹胀大，鼓之如鼓，痈疽疡疹，瘤气结核，吐下霍乱，瞀郁肿胀，鼻窒鼽衄，血溢血泄，淋闭，身热恶寒战栗，惊惑悲笑，谵妄，衄衊②血汗，皆属于

---

① 緛(ruǎn 软)：收缩。

② 衊(miè 灭)：鼻出血也。

热，少阴君火主之，乃真心小肠之气也。

喘，火气甚而为夏热，衰为冬寒。故病寒则气衰而息微，病热则气盛而息粗而为喘也。

呕，胃膈热甚则为呕，火气炎上之象也。

吐酸者，肝木之味也，由火盛制金，不能平木，而肝木自甚，故为酸也。如饮食热则易于酸矣。或言吐酸为寒者误也。且如酒之味苦而辛热，能养心火，故饮之则令人色赤气粗，脉洪大而数，语涩谵妄，歌唱悲笑，喜怒如狂，冒昧健忘，烦渴呕吐，皆热症也，其吐必酸，为热明矣。况热则五味皆厚。经曰：在地为化，化生五味，故五味热食，则味皆厚也。是以肝热则口酸，心热则口苦，脾热则口甘，肺热则口辛，肾热则口咸。或口淡者胃热也，胃属土，土为万物之母，胃为五脏之本，故伤生冷坚硬之物，则令人噫醋吞酸，犹寒伤皮毛，能令阳气壅滞而为病热也。俗医妄以为冷，主温和脾胃而复愈者，犹伤寒用麻黄桂枝药发表，令汗出而愈也。若久吐酸不已，则不宜温之，当用寒药以下之，后以凉药调之，所以中酸而不宜食油腻之物者，皆因能令气之壅塞也。

暴注，卒泻也，肠胃热甚，而传化失常，火性疾速故也。下迫，里急后重也。火能燥物，能令下焦急迫也。

转筋，热燥于筋而筋转也。或言转筋为寒者误也。所谓转者，动也。阳动阴静，热症明矣。霍乱吐泻之人，必有转筋之症。大法吐泻烦渴为热，不渴为寒。霍乱转筋而不渴者，未之有也。或曰以温汤渍之则愈，以冷水沃之则剧，何也？盖温汤能令腠理开发，热气消散，转筋即止。冷水能令腠理闭密，热气郁塞，转筋不止。世俗见温汤渍之而愈，妄疑为寒也。

小便混浊，天气寒则水清洁，天气热则水混浊。如清水为汤，则自混浊也。

腹胀大，鼓之如鼓，气为阳，热甚则气盛，故腹胀满也。

痈，浅而大也。经曰：热盛血则为痈脓也。

疽，深而恶也。

疡，有头小疮也。

疹，浮小隐疹也。

瘤气，赤瘤丹熛，热胜气也。

结核，热气郁结坚硬，如果中核也，不必溃发，但令热气散，自然消也。

吐下霍乱，三焦为水谷传化之道路，热气甚则传化失常，而吐泻霍乱也。或言吐泻为寒者，误矣。大法吐泻烦渴为热，不渴为寒，或热吐泻初得之，亦有不渴者，若止则亡液而后必渴，或寒不渴，若亡津液过多，则亦燥而渴也。大抵完谷不化而色白，吐利腥秽，澄澈清冷，小便清白不涩，身凉不渴，脉沉细而迟者，寒症也。如小儿病热吐利，乳未消而色尚白，不可便言为寒，当以饮食药物之色别之。若谷虽不化，而色变非白，小便赤黄，吐利烦渴，脉洪大而数者，热症也。盖泻白为寒，余皆为热。泻白者，肺金之色也，由寒水甚而制火，不能平金，肺金自甚，故色白也。泻青者，肝木之色，也由火盛制金，不能平木，肝木自甚，故色青也。如伤寒少阴下利清水，色纯青，仲景以大承气汤下之，为热明矣。泻黄者，脾土之色也，由火甚水衰，脾土自旺，故色黄也。泻红者，心火之色也。泻黑者，肾水之色也，由亢则害，承乃制，火热过极，反兼水化制之，故色黑也。下痢色黑者即死。又如疮疖皆属火热，其本一也，其标则有五焉。以其在皮肤之分，属肺金，故出白脓。以其在血脉之分，属心火，故为血疖。以其在肌肉之分，属脾土，故出黄脓。以其在筋之分，属肝木，故其脓见苍色。深至骨，属肾水，故紫黑血也。若以下痢黑者为寒，然则疮疖之出紫黑血者，亦为冷欤?! 又如赤痢，本湿热之相兼也，举世皆言赤痢为热，白痢为寒者，误之久矣。殊不知阴阳之道，犹权衡也，一高则必一下，一盛则必一衰，故阳盛者阴必衰，阴盛者阳必衰，自然之理也。岂有阴阳二气，俱盛于肠胃，而同为赤白之痢乎?! 夫痢何也? 盖因六七月之交，世之谷肉果菜，饮啖无度，湿热大甚，人食之，感其毒气于肠胃，而化为污水，腐烂为脓血，而赤白也。治痢之法，当以苦寒之药治之。如宋朝钱仲阳处香连丸以治小儿之痢，深得玄理。木香苦温，黄连苦寒，苦能燥湿，寒能胜热，温能开发肠胃之郁结，愈痢多矣。今世俗医，但以辛热姜桂之药，以治诸痢，病之微者，能令肠胃开通，郁结消散，偶或一愈。病之甚者，怫热不开，痢疾转甚，轻则为小溲不通、水肿之疾，重则为瞀乱之病而死矣，深可叹哉!

又如妇人赤白带下之病，同乎痢也。盖人有十二正经脉，有奇经八脉、带脉者，奇经之一也，起于季胁，回身一周，如束带然。妇人下焦湿热太甚，津液涌溢，从带脉淋沥而下也。举世皆言白带为寒者，亦误矣。凡病此者，必头目昏眩，口苦舌干，咽嗌不利，小便赤涩，大便闭滞，脉实而数，皆热症也。治带下之法，亦以辛苦寒药为主，不可骤用燥药及热药，以损人生命也。又如酒盅而大便濡泻者，亦中湿热也。或水肿，或发黄，皆湿热也。呜呼！人即有形，不能无病，有生不能无死，然医者但当按法治之。若标本不明，阴阳不审，误投汤药，实实虚虚而死者，是谁之过软?！故曰，世无良医枉死者半，诚不诬矣！

瞀，神昏而气浊也。

郁，热极则腠理郁结，而气道不通也。

肿胀，阳热太甚，则肿满胀也，如六月庶物隆盛，肿胀之象，明可见矣。

鼻室，谓鼻塞也。伤风寒于腠理，而为鼻室，寒能收敛，阳气不通畅也。人侧卧，则下窍通利，上窍反塞①者，谓阳之经，左右相交于鼻也。

鼽，鼻出清涕也。

衄，鼻出血也。血溢，血出于上窍也。血泄，血出于下窍也。

淋，热客膀胱，小便涩痛也。或曰小便涩而不通为热，遗溲不禁为冷。岂知热甚客于肾部，干于足厥阴之经，廷孔郁结极甚，气液不能宣通，故痿痹而神无所用，津液渗入膀胱而为溲也，如伤寒少阴热极则遗溲，其理明矣。世传众方，又有冷淋之说，可笑也已。及观其所制之方，还用榆皮、瞿麦苦寒之药，其说虽妄，其方乃是，由不知造化变通之理，宜乎认是而作非也。学不明而欲为医，难矣哉！

闭，大便涩滞也，由火盛制金，不能平木，肝木生风，风能胜湿，湿能耗液故也。

身热恶寒，邪热在表而反恶寒也，故仲景治伤寒之法以麻黄汤汗之。或曰寒在皮肤，则热在骨髓；热在皮肤，则寒在骨髓，此说非

---

① 下窍通利，上窍反塞：当为"上窍通利，下窍反塞"。

也。战栗，谓火热过极，反兼水化制之，故战栗而动摇也。伤寒日深，大汗欲出，必先战栗，热极故也，人恐惧而战栗者，恐则伤肾，水衰故也。

惊，心卒动而不宁也。

惑，疑惑而志不一也。

悲，谓心血热甚，则凌肺金，金不受制，故发悲哭也。悲哭而涕泪俱出者，如火炼金，反化为水也。

是以肝热盛则出泣，心热盛则出汗，脾热盛则出涎，肺热盛则出涕，肾热盛则出唾。犹夏热太盛，则林木流津也。

笑，心火热甚，喜志发也。或以轻手扰人胁肋胭腋，令痒而笑者，扰乱动摇，火之化也。

谵，多言也。心热神乱，则语言妄出也。

妄，狂妄也。心热神乱则目有所见也。

衄蔑血汗，谓鼻出黑血也。

湿类

诸痉强直，积饮，痞隔中满，吐下霍乱，体重胕肿，肉如泥，按之不起，皆属于湿。太阴湿土，乃脾胃之气也。

痉，痓也。强直，谓项强也。太阳经中湿，则令人项强。有汗者曰阴痉，仲景所谓柔痓是也；无汗者曰阳痉，仲景所谓刚痓是也。

积饮，谓留饮也。

痞，否也。谓气不升降也，如否卦阳在上，阴在下，则天地闭塞矣。隔，阻滞也，肠胃湿甚，则传化失常也。中满，土位中央，湿则令人中焦满也。

吐下霍乱，谓肠胃湿饮相兼故也。

体重，清阳为火，浊阴为地，湿土为病，体重宜也。胕肿，湿胜于下也。

肉如泥，按之不起，湿胜于身也。

火类

诸热瞀瘛暴喑，冒昧躁扰，狂越骂詈，惊骇，胕肿疼酸，气逆冲上，禁栗如丧神守，嚏，呕，疮疡，喉痹，耳鸣及聋，呕涌溢，食不下，目昧不明，暴注𥆧瘛，暴病暴死，皆属于火。少阳相火，乃心包络三焦之气也。

瞀，昏也。君火化同。瘛，热令肌肉跳动也。

暴喑，卒哑也。心火热盛，上克肺金，不能发声也。

冒昧，昏愦也。躁扰，谓热盛于外，手足不宁也。

狂越，谓乖越礼法而失常也。经曰：登高而歌，弃衣而走，骂詈不避亲疏，热极故也。骂詈，言之恶也，水数一，道近而善；火数二，道远而恶。心火热极，则发恶言也。

惊骇，君火化同。

胕肿，热胜于内也。疼酸，酸疼者，由火胜制金，不能平木故也。

气逆冲上，火气炎上也。

禁栗如丧神守，栗，战栗也。禁，冷也。丧神守，火极而似水化也。

嚏，鼻中因痒而气喷作于声也。

呕，疮疡，君火化同。

喉痹，热客上焦而咽嗌肿也。

耳鸣，热冲听户，耳中作声也。聋，水衰火盛，气道闭塞，耳不闻声也。微则可治，久则难通。

呕涌溢，食不下，胃膈热盛，火气炎上之象也。

目昧不明，五脏热极，则目昏不能视物也。

暴注，卒泻也。君火化同。

瞤瘛，惕跳而肉动也。

暴病暴死，火性疾速故也。由其平日饮食衣服，性情好恶，不循其宜，而失其常，久则气变兴衰而为病也。盖因肾水衰虚，心火暴盛，水不能制之，热气怫郁，心神昏冒，则筋不用，卒倒而无所知也。若热甚至极则死，微则发过如故，俗云暗风。若血气郁结，不得宣通，郁极乃发。若一侧得通利，则否者痹而瘫痪也。

燥类

诸涩枯涸，干劲皴揭，皆属于燥。阳明燥金，乃肺与大肠之气也。

涩，遍身涩滞，不滑泽也。枯，不荣生也。涸，不流通也。

干，不滋润也。劲，不柔和也。皴揭，皮肤开裂也，皆血液病尔。

寒类

诸病上下所出水液澄澈清冷，癥瘕癫①疝，坚痞腹满急痛，下痢清白，食已不饥，吐利腥秽，屈伸不变，厥逆禁固，皆属于寒。足太阳寒水，乃肾与膀胱之气也。

上下所出水液澄澈清冷，如天气寒，则水自然澄清也。

癥，气聚之积，或聚或散，无有常处也。瘕，血积之块，盖由女子月水沉滞，久而成瘕也。经曰：小肠移热于大肠，为虚瘕，为沉。然则血瘕亦有热者也，当以标本明之。癫疝，足厥阴经受寒，则阴肿也。

坚痞腹满急痛，如水寒则冰，坚硬如地也。

下痢清白，水寒则清而明白也。

食已不饥，胃热能消谷，寒则不能消谷，虽已而亦不饥也。

吐利腥秽，寒水甚而制火，则不能平金，肺金自盛，故水腥也。

屈伸不变，厥逆禁固，谓手足蜷挛而冷也。

【点评】本篇先简述了五运六气基本内容，继则较详细地论述了五运与六气主病。龚氏将《内经》病机十九条中的"诸风掉眩，皆属于肝；诸寒收引，皆属于肾；诸气膹郁，皆属于肺；诸湿肿满，皆属于脾……诸痛痒疮，皆属于心（火）。"列为五运主病。按"风、热、湿、火、燥、寒"六类论述了六气主病，其中以热类篇幅最大，可见"热病"的临床表现最多最杂。同时，龚氏对每一病症的发生机制均做了详细的解释，或附治疗原则。对一些认识误区做了提醒，其中不乏龚氏的宝贵经验。如"太阳经中湿，则令人项强。""闭，大便涩滞也，由火盛制金，不能平木，肝木生风，风能胜湿，湿能耗液故也。""结核，热气郁结坚硬，如果中核也，不必溃发，但令热气散，自然消也。""举世皆言赤痢为热，白痢为寒者，误之久矣。""举世皆言白带为寒者，亦误矣。""聋，水衰火盛，气道闭塞，耳不闻声也。微则可治，久则难通。"本篇值得大家细读。

---

① 癫(tuí 颓)：阴病也。

亢则害承乃制体用说

夫气淫太过,曰亢则害。物极而得复,则曰承乃制也。盖阴阳互藏,平气以为和。五行偏胜而为眚①。轩岐法则天地,把握阴阳,人禀太极全体至理而生成者也。故《内经》所言君火之下,阴精承之,相火之下,水气承之;木气之下,金气承之;水气之下,土气承之;土气之下,木气承之。谓土必克水,以水之子木也,承于土之下,此乃先天和平之配偶耳。经言:亢则害,承乃制者,谓其亢之为害,必得受害者之子,以承其胜而制之也,即子复母仇之义耳。

原夫木极似金,火极似水,土极似木,金极似火,水极似土。如风木为病,掉眩甚则肢体拘挛,刚劲而不能动,动极静也。火之太过,则毁木溶金,人为渴汗。土极之病,肉眴筋惕,慢惊瘈疭之类,静极动也。金暴敛则反热。水极则冰凝如石,人病则收引癖结。时工昧知阴阳生杀之机,不究火亢则害阴金,症出战栗恶寒,当辨目之黄赤,口之干渴,二便通塞,脉之迟数,以别是是非非,庶无误人之弊。

设若口燥便赤,脉不迟,纵寒战之甚,急宜清凉为当。时医辄见战栗厥逆恶寒,不谙厥深热亦深之理,迳投热药,则如《伤寒赋》云:桂枝下咽,阳盛则毙。

又有阴症似阳者,亦有谵言妄语,欲奔泥水,但不甚渴,便清脉迟,俗工认为阳治。《赋》亦云:承气入胃,阴盛乃亡。

凡为良医者,须博理广见可也,所以承气解毒等汤,可治似阴之症。理中、四逆等汤,可疗似阳之急。庸常昧知亢极之变,误指附子可以治热病,凉药可以疗寒厥,殊不知有义理当然而用之也。吁,附子、承气备为明医以救人,何期又为庸医之杀人,仁人君子,其亢则害,承乃制之理,岂容不加究此心哉?!

且如杂症,木亢则害其土也,土受木之克害,则不善食。木曰曲直,曲直作酸,故为膈噎中满等症生焉。其所承于木之下者肺金也,

---

① 眚(shěng 省):疾苦也。

土之子，缘肺金主气，气属阳，阳行健，其播敷运化，气之力也。肺金大肠，职司传送。今夫木之亢也，则侮金而害土，必当扶土之子，金气之壮，则能制其木之过，所以法当资益肺金之气，则木可平，而土可保矣。俗夫反以耗气、散气之药，则土益衰而木愈克，可胜惜哉！

又如火亢可害其肺金，金受火克之极，病则恶寒战栗，而发晚热咳渴，直俟夜半之后，气血传过肺金，得微汗方解，此系承乃制之义也。苟不扶水以济金，即元气日索矣。法当培其阴精真水，以御君相二火之暴，则恶寒退而潮热减，自汗而凉，正气回也。人或以辛甘之剂兼以解散疗之，则精液愈涸而真精愈竭，则虚其虚也。余可类推。人身安危之机，在于阴阳互藏以为和，否则五行更胜，克害而生病也。故经曰：气之胜者，则薄其所不胜，而害其所能胜。

嗟夫！亢之所以为害，责在承之不足而起之也，确乎论欤！致中和以全生者，良医也。《大易》曰：造物不致终穷。其久病有待时令迁转而承乃制，而自愈矣。如伤寒，待日期传过而凉者，即承乃制而痊也，此造物化工之妙耳。僻处乏医，则从《汉书》有云：不药当中医可也。与其亢则害、承乃制之说，庶乎得矣。

【点评】龚氏以"夫气淫太过，曰亢则害。物极而得复，则曰承乃制也"开篇，论述了"亢则害承乃制"的原理。即自然界存在五行生克的关系，故当人体出现五行偏胜致病时（即"亢则害"），因存在五行制约关系，故有些病是可以自愈的（即"承乃制"），以此解释了《汉书》所云"不药当中医可也"的原理。另外，因有这种亢与制的关系，故会出现"木极似金，火极似水，土极似木，金极似火，水极似土。如风木为病，掉眩甚则肢体拘挛，刚劲而不能动，动极静也。火之太过，则毁木熔金，人为渴汗。土极之病，肉瞤筋惕，慢惊瘛疭之类，静极动也。金暴敛则反热。水极则冰凝如石，人病则收引癥结"的假象。如"火亢可害其肺金，金受火克之极，病则恶寒战栗，而发晚热咳渴，直俟夜半之后，气血传过肺金，得微汗方解，此系承乃制之义也。"这种"恶寒战栗"是"火极似水"之象，是一种假象。若"以辛甘之剂兼以解散疗之，则精液愈涸而真精愈竭，则虚其虚也"。这就是误治。而当"培其阴精真水，以御君相二火之暴，则恶寒退而潮热减，自汗而凉，正气回也"，提示医者临床"治病必求其本"。

医论

扁鹊论医，病有六不治。骄恣不论于理，一不治也；轻身重财，二不治也；衣食不能适，三不治也；阴阳并藏气不足，四不治也；形羸不能服药，五不治也；信巫不信医，六不治也。云林子曰：越人之论，一、三、四、五、六是矣，二则于予心有未适然者，何也？轻者彼轻也，重者彼重也。彼轻而我重之，则彼之生可活矣。不然，彼以一吝而丧生，固病者之不智，予以一吝而不治，亦医者之不仁噫！古之神医，于此意犹存，则世医可知矣。

【点评】本篇是龚氏对古代"六不治"中"轻身重财，二不治"提出了不同的观点。寥寥数语却充分体现了龚氏为医之仁心仁德，值得我们后人学习！

本草门

药论

夫药者，天地间之万物也。昔古神农悯苍生之疾苦，格物理之精微，其用心可为仁矣。故本草药品虽多，然其味不过五，乃甘、辛、咸、苦、酸是也。而其性不过六，温、凉、补、泻、升、降是也。且甘辛温补升者阳也，苦咸凉泻降者阴也。淡渗泄而属阳，酸性阳而味阴。故药有纯阳者，有纯阴者，有阴中之阳，有阳中之阴。有专用其气者，有独用其味者。大抵味之厚者必补，气之重者必降，味淡则泻，性轻则升。升者治在上在表之病；降者治在下在里之疾。诸寒凉者治乎血热，诸温热者治乎气郁、气虚。润以濡燥，涩以收脱。

又甘为诸补之原，苦为诸泻之本，辛香者亦升泄之类，酸咸者皆补降之属。所谓补者，性味各有所补。而其泻者，亦各有所泻。然补中有泻，而泻中有补。如酸入肝，生津以制燥；至苦入心，滋阴以降火；辛能温肺以退寒；咸可坚肾以御热。如欲去其邪，在使复其正。泻阳有以补阴，泻阴有以补阳。

降则通其自升，升则欲其自降。惟病有兼成，而法当合用。故方有奇偶，而药有君臣。制之以散者，散也；或成之以锭者，镇也；用汤者，荡也，取气味荡漾，而无所不至；用丸者，缓也，取气味缓达，而有所及远。汤有生熟，泻则宜生，补则宜熟。丸有大小，病在上者宜小，俱服于食后，或散末以轻调，或含丸以缓化。病在下者宜大，俱服于食前，或服后以食压，或汤药以顿服。吞补剂于早于未语之前，服疾药当脱衣临睡之际。郁气妙舐嚼之方，温症利丸散之功。凡用甘草者，解诸药毒，取甘以缓脾；剂投生姜者，行诸药力，取辛以开胃。故病以脾胃为主，始得以攻病之力。用酒者欲其上达，用盐者取其下行。丸用蜡者匮其毒，裹用蜡者藏其气。水丸求其速化以清利，蜜丸取其缓行以滋润。用新者速其功，用陈者远其毒。调脾胃之药，丸宜五谷。和气血之剂，利用醋酒炒，以缓其性，泡以剖其毒，浸能滋阴，炼可助阳。

但制有太过不及之弊，忌用有相反畏恶之情。有疗之于理者，有疗之以意者。又有不药之术，出乎才智之巧。如针灸、熏熨、淋渍之类，治六淫外病之药也。有以人事真伪之机，委曲旁求之变，动人耳目，移病者之心志，郁者散之，散者郁之，劳者逸之，静者动之，乃治七情内病之药也。故导引运行，调乎饮食起居，从中正之心，无欺妄之忧者，乃修养之药也。故药者非徒药物之为药，而人事所宜之门，莫不为之药也。

古有剖积吐利蛇虫鱼鳖等法，有真有假，真固能去其病，假也可治其疾，故世之引媚淫神，符师压禳，异端虚巫，故虽出诳诱之事，亦或能解其病。但世迷而成俗，反致耽误，何其不明理之甚哉！间或有好异之士，亦乃君民邪胜之灾，实无能以治正病，反有以起其邪惑。所以天下之理，有常有变，常者人事之大义，变者异端之虚妄。

如人之有邪术，妖也。而物之有灵异者，精也。神者，清阳之所化。鬼者，阴气之所成。四者虽殊，然其变则一也。且人身之疾，有正有邪。正者，血气之本病。邪者，莫测之怪疾，如狐媚妖惑、蛟蜩摄影、鬼魅中恶、传尸之类也。大抵妖不胜正，而明足以通神。精乃有形之灵，畏秽浊猛厉之物，惧有毒以伤其体，故狐媚利猎犬厌恶之制也。妖乃无形之气，畏辛香清阳之药，惧有声能破其气，治鬼魅因此焚香击鼓之法也。昔古针能愈鬼，而药可驱瘟，灸邪崇于鬼眼，知病厄于膏肓，烹白衣之丈男，毁土木之侍女。此乃前贤经验之传，以为后学治怪之则也。

【点评】龚氏以甘辛咸苦酸"五味"与温凉补泻升降"六性"来概括药之用似乎更加恰当、全面。另，其"不药之术"的观点也非常客观、中肯。至于本篇末节有关异端世俗治病之说，只是龚氏记录了前人治怪病之经验而已，让后人了解当时治病有常法也有变法。

药有五法

汤剂，煎成清液也。补须要熟，利不嫌生。并先较定水数、煎蚀多寡之不同耳。去暴病用之，取其易升易散，易行经络。故曰：汤者荡也。治至高之分加酒煎，去湿加生姜煎，补元气加大枣煎，发散风寒加葱白煎，去膈病加蜜煎，止痛加醋煎。凡诸补汤，渣滓两剂并合，加原水数，复煎，待熟饮之，亦敌一剂新药。其发表攻里二者，惟前药取效，不必煎渣也。从缓从急之不同故耳。

膏剂，熬成稠膏也。药分两虽多，水煎膏宜久，渣滓复煎数次，绞取浓汁，以熬成耳。去久病用之，取其始蚀力大，滋补胶固。故曰：膏者胶也。凡可服之膏，或水或酒随熬，渣犹酒煮饮之。可摩之膏，或酒或醋随熬，滓宜捣敷患处。此盖尽药力也。

散剂，研成细末也。宜施制合，不堪久留，恐走泄气味，服之无效耳。去急病用之，不循经络，只去胃中及肠腑之积。故曰：散者散也。气味厚者汤调服，气味薄者煎熟和酒服。

丸剂，作成丸粒也。治下焦之疾者，如梧桐子大；治中焦疾者，如绿豆大；治上焦疾者，如粒米大。因病不能速去，取其舒缓，逐渐成功。故曰：丸者缓也。用水丸者，或蒸饼作稀糊丸者，取其易化而治上焦也。用稠面和丸者，或饭糊丸者，取略迟化，能达中焦也。或酒或醋丸者，取其收散之意。泡半夏、南星，欲去湿痰者，以生姜自然汁取稀糊为丸，亦取其易化也。神曲丸者，取其消食。山药糊丸者，取其涩。炼蜜丸者，取其迟化，而易循经络。蜡丸，取其难化，能固护药之味气，势力全备，直过膈而作效也。

渍酒，渍煮药酒也。药须细锉，绢袋盛之，入酒罐密封。如常法煮熟，地埋日久，气烈味浓，早晚频吞，经络速达，或攻或补，并著奇功。滓滤出曝干，捣末别渍，力虽稍缓，服亦益人，为散亦佳，切勿倾弃。补虚损症，宜少饮，缓取效。攻风湿症，宜多饮，速取效。

凡丸药用蜜，每药末一斤，则用蜜十二两，文火煎炼，掠去沸沫，令色黄，滴水成珠为度，再加清水四两和匀，如此丸庶可曝干，经久不坏。或用重汤熬炼成珠，尤妙。

【点评】此段论述了汤、膏、散、丸、酒剂的制作方法与注意事项，清晰而实用，有不少经验之谈。如"凡诸补汤，渣滓两剂并合，加原水数，复煎，待熟饮之，亦敌一剂新药"等。

药性歌括 共四百味

诸药之性，各有奇功，温凉寒热，补泻宣通。

君臣佐使，运用于衷，相反畏恶，立见吉凶。

人参味甘，大补元气，止渴生津，调荣养卫。去芦用，反藜芦。

黄芪性温，收汗固表，托疮生肌，气虚莫少。绵软如箭干者。疮疡，生用；补虚，蜜水炒用。

白术甘温，健脾强胃，止泻除湿，兼祛痰痞。去芦，淘米泔水洗，薄切，晒干，或陈东壁土炒。

茯苓味淡，渗湿利窍，白化痰涎，赤通水道。去黑皮，中有赤筋要去净，不损人目。

甘草甘温，调和诸药，炙则温中，生则泻火。一名国老，能解百毒，反甘遂、海藻、大戟、芫花。

当归甘温，生血补心，扶虚益损，逐瘀生新。酒浸，洗净，切片。体肥痰盛，姜汁浸晒。身养血，尾破血，全活血。

白芍酸寒，能收能补，泻痢腹痛，虚寒勿与。有生用者，有酒炒用者。

赤芍酸寒，能泻能散，破血通经，产后勿犯。宜用生。

生地微寒，能清湿热，骨蒸烦劳，兼消瘀血。一名芐，怀庆出者。用酒洗，竹刀切片，晒干。

熟地微温，滋肾补血，益髓填精，乌须黑发。用怀庆生地黄，酒拌，蒸至黑色，竹刀切片，勿犯铁器。忌萝卜、葱、蒜，用姜汁炒，除膈闷。

麦门甘寒，解渴祛烦，补心清肺，虚热自安。水浸，去心用，不令人烦。

天门甘寒，肺痿肺痈，消痰止嗽，喘热有功。水浸，去心皮。

黄连味苦，泻心除痞，清热明眸，厚肠止痢。去须，下火童便、痰火姜汁、伏火盐汤、气滞火吴萸、肝胆火猪胆、实火朴硝、虚火酒炒。

黄芩苦寒，枯泻肺火，子清大肠，湿热皆可。去皮，枯朽，或生或酒炒。

黄柏苦寒，降火滋阴，骨蒸湿热，下血堪任。去粗皮，或生，或酒，或蜜，或童便，或乳汁炒。一名黄檗。

栀子性寒，解郁除烦，吐衄胃痛，火降小便。生用清三焦实火，炒黑清三焦郁热，又能清曲屈之火。

连翘苦寒，能消痈毒，气聚血凝，湿热堪逐。去梗心。

石膏大寒，能泻胃火，发渴头疼，解肌立妥。或生，或煅，一名解石。

滑石沉寒，滑能利窍，解渴除烦，湿热可疗。细腻洁白者佳，粗纹青黑者勿用。研末，以水飞过。

贝母微寒，止嗽化痰，肺痈肺痿，开郁除烦。去心，黄白色、轻松者佳。

大黄苦寒，实热积聚，蠲痰润燥，疏通便闭。

柴胡味苦，能泻肝火，寒热往来，疟疾均可。去芦，要北者佳。

前胡微寒，宁嗽化痰，寒热头痛，痞闷能安。去芦，要软者佳。

升麻性寒，清胃解毒，升提下陷，牙痛可逐。去须，青绿者佳。

桔梗味苦，疗咽肿痛，载药上升，开胸利壅。去芦，青白者佳。

紫苏叶辛，风寒发表，梗下诸气，消除胀满。背面皆紫者佳。

麻黄味辛，解表出汗，身热头痛，风寒发散。去根节，宜陈久。止汗用根。

葛根味甘，祛风发散，温疟往来，止渴解酒。白粉者佳。

薄荷味辛，最清头目，祛风化痰，骨蒸宜服。一名鸡苏。用姑苏龙脑者佳。辛香通窍而散风热。

防风甘温，能除头晕，骨节痹疼，诸风口噤。去芦。

荆芥味辛，能清头目，表汗祛风，治疮消瘀。一名假苏。用穗又能止冷汗、虚汗。

细辛辛温，少阴头痛，利窍通关，风湿皆用。华阴者佳。反藜芦。能发少阴之汗。

羌活微温，祛风除湿，身痛头疼，舒筋活血。一名羌青。目赤亦要。

独活甘苦，颈项难舒，两足湿痹，诸风能除。一名独摇草，又名胡王使者。

知母味苦，热渴能除，骨蒸有汗，痰咳皆舒。去皮毛。生用泻胃火，酒炒泻肾火。

白芷辛温，阳明头痛，风热瘙痒，排脓通用。一名芳香。可作面脂。

藁本气温，除头巅顶，寒湿可去，风邪可屏。去芦。

香附味甘，快气开郁，止痛调经，更消宿食。即莎草根。忌铁器。

乌药辛温，心腹胀痛，小便滑数，顺气通用。一名旁其，一名天台乌。

枳实味苦，消食除痞，破积化痰，冲墙倒壁。如龙眼，色黑，陈者佳。水浸，去穰，切片，麸炒。

枳壳微温，快气宽肠，胸中气结，胀满堪尝。水浸，去穰，切片，麸炒。

白蔻辛温，能去瘴翳，益气调元，止呕和胃。去壳、取仁。

青皮苦寒，能攻气滞，削坚平肝，安胃下食。水浸，去穰，切片。

陈皮甘温，顺气宽膈，留白和胃，消痰去白。温水略洗，刮去穰，又名橘红。

苍术甘温，健脾燥湿，发汗宽中，更去瘴疫。米泔水浸透，搓去黑皮，切片，炒。

厚朴苦温，消胀泄满，痰气下痢，其功不缓。要厚如紫茎者佳。去粗皮，姜汁炒。

南星性热，能治风痰，破伤强直，风搐自安。姜汤泡透，切片用，或为末，装入牛胆内，名曰牛胆南星。

半夏味辛，健脾燥湿，痰厥头疼，嗽呕堪入。一名守田。反乌头。滚水泡透，切片，姜汁炒。

藿香辛温，能止呕吐，发散风寒，霍乱为主。或用叶，或用梗，或梗叶兼用者。

槟榔味辛，破气杀虫，祛痰逐水，专除后重。如鸡心者佳。

腹皮微温，能下膈气，安胃健脾，浮肿消去。多有鸠粪毒，用黑豆汤洗净。

香薷味辛，伤暑便涩，霍乱水肿，除烦解热。陈久者佳。

扁豆微凉，转筋吐泻，下气和中，酒毒能化。微炒。

猪苓味淡，利水通淋，消肿除湿，多服损肾。削去黑皮，切片。

泽泻苦寒，消肿止渴，除湿通淋，阴汗自遏。去尾。

木通性寒，小肠热闭，利窍通经，最能导滞。去皮，切片。

车前子寒，溺涩眼赤，小便能通，大便能实。去壳。

地骨皮寒，解肌退热，有汗骨蒸，强阴凉血。去骨。

木瓜味酸，湿肿脚气，霍乱转筋，足膝无力。酒洗。

威灵苦温，腰膝冷痛，消痰痞癖，风湿皆用。去芦，酒洗。

牡丹苦寒，破血通经，血分有热，无汗骨蒸。去骨。

玄参苦寒，清无根火，消肿骨蒸，补肾亦可。紫黑者佳。反藜芦。

沙参味苦，消肿排脓，补肝益肺，退热除风。去芦。反藜芦。

丹参味苦，破积调经，生新去恶，祛除带崩。反藜芦。

苦参味苦，痈肿疮疥，下血肠风，眉脱赤癞。反藜芦。

龙胆苦寒，疗眼赤疼，下焦湿肿，肝经热烦。

五加皮寒，祛痛风痹，健步坚筋，益精止沥。此皮浸酒，轻身延寿。宁得一把五加，不用金玉满车。

防己气寒，风湿脚痛，热积膀胱，消痈散肿。

地榆沉寒，血热堪用，血痢带崩，金疮止痛。如虚寒水泻，切宜忌之。

茯神补心，善镇惊悸，恍惚健忘，兼除怒恚。去皮。

远志气温，能驱惊悸，安神镇心，令人多记。甘草汤浸一宿，去骨，晒干。

酸枣味酸，敛汗驱烦，多眠用生，不眠用炒。去核取仁。

菖蒲性温，开心利窍，去痹除风，出声至妙。去毛，一寸九节者佳。忌铁器。

柏子味甘，补心益气，敛汗扶阳，更疗惊悸。去壳，取仁，即柏仁。

益智辛温，安神益气，遗溺遗精，呕逆皆治。去壳，取仁，研碎。

甘松味香，善除恶气，治体香肌，心腹痛已。

小茴性温，能除疝气，腹痛腰疼，调中暖胃。盐水炒。

大茴味辛，疝气脚气，肿痛膀胱，止呕开胃。即茴香子

干姜味辛，表解风寒，炮苦逐冷，虚热尤堪。纸包水浸，火煨，切片，慢火炒至极黑，亦有生用者。

附子辛热，性走不守，四肢厥冷，回阳功有。皮黑，头正圆，一两一枚者佳。面裹火煨，去皮脐，童便浸一宿，慢火煮，晒干，密封，旋切片用。亦有该用生者。

川乌大热，搜风入骨，湿痹寒疼，破积之物。顶歪斜，制同附子。

木香微温，散滞和胃，诸风能调，行肝泻肺。形如枯木。苦口粘牙者佳。

沉香降气，暖胃追邪，通天彻地，卫气为佳。

丁香辛热，能除寒呕，心腹疼痛，温胃可晓。雄丁香如钉子长，母丁香如枣核大。

砂仁性温，养胃进食，止痛安胎，通经破滞。去壳，取仁。

荜澄茄辛，除胀化食，消痰止哕，能逐邪气。系嫩胡椒，青时摘取者是。

肉桂辛热，善通血脉，腹痛虚寒，温补可得。去粗皮，不见火。妊娠用要炒黑。厚者肉桂，薄者官桂。

桂枝小梗，横行手臂，止汗舒筋，治手足痹。

吴萸辛热，能调疝气，心腹寒疼，酸水能治。去梗，汤炮，微炒。

延胡气温，心腹卒痛，通经活血，跌扑血崩。即玄胡索。

薏苡味甘，专除湿痹，筋节拘挛，肺痈肺痿。一名穿谷米。去壳，取仁。

肉蔻辛温，脾胃虚冷，泻痢不休，功可立等。一名肉果。面包，煨熟，切片，纸包，捶去油。

草蔻辛温，治寒犯胃，作痛吐呕，不食能食。建宁有淡红花、内白色子是真的。

诃子味苦，涩肠止痢，痰嗽喘急，降火敛肺。又名诃藜勒，六棱黑色者佳。火煨，去核。

草果味辛，消食除胀，截疟逐痰，解瘟辟瘴。去壳，取仁。

常山苦寒，截疟除痰，解伤寒热，水胀能宽。酒浸，切片。

良姜性热，下气温中，转筋霍乱，酒食能攻。结实秋收，名红豆蔻，善解酒毒，余治同。

山楂味甘，磨消肉食，疗疝催疮，消膨健胃。一名糖球子，俗呼山里

红。蒸，去核用。

神曲味甘，开胃进食，破积逐痰，调中下气。要六月六日制造方可用，要炒黄色。

麦芽甘温，能消宿食，心腹膨胀，行血散滞。炒。孕妇勿用，恐坠胎元。

苏子味辛，驱痰降气，止咳定喘，更润心肺。

白芥子辛，专化胁痰，疟蒸痞块，服之能安。微炒。

甘遂苦寒，破癥消痰，面浮蛊胀，利水能安。反甘草。

大戟甘寒，消水利便，腹胀癥坚，其功瞑眩。反甘草。

芫花寒苦，能消胀蛊，利水泻湿，止咳痰吐。反甘草。

商陆辛甘，赤白各异，赤者消风，白利水气。一名章柳。

海藻咸寒，消瘿散疬，除胀破癥，利水通闭。粤海带、昆布，散结溃坚功同。反甘草。

牵牛苦寒，利水消肿，蛊胀痃癖，散滞除壅。黑者属水，力速；白者属金，力迟，并取头末用。

葶苈辛苦，利水消肿，痰咳癥瘕，治喘肺痈。隔纸略炒。

瞿麦辛寒，专治淋病，且能堕胎，通经立应。

三棱味苦，利血消癖，气滞作痛，虚者当忌。去毛，火煨，切片，醋炒。

五灵味甘，血痢腹痛，止血用炒，行血用生。

莪术温苦，善破痃癖，止渴消瘀，通经最宜。去根，火煨，切片，醋炒。

干漆辛温，通经破瘕，追积杀虫，效如奔马。捣，炒令烟尽，生则损人伤胃。

蒲黄味甘，逐瘀止崩，补血须炒，破血用生。

苏木甘咸，能行积血，产后月经，兼治扑跌。

桃仁甘寒，能润大肠，通经破瘀，血瘕堪尝。汤浸，去皮尖，研如泥。

姜黄味辛，消痈破血，心腹结痛，下气最捷。

郁金味苦，破血生肌，血淋溺血，郁结能舒。

金银花甘，疗痈无对，未成则散，已成则溃。一名忍冬，一名鹭鸶藤，一名金钗股，一名老翁须。

漏芦性温，去恶疮毒，补血排脓，生肌长肉。一名野兰。

蒺藜味苦，疗疮瘙痒，白癜头疮，翳除目朗。

白及味苦，功专收敛，肿毒疮疡，外科最善。

蛇床辛苦，下气温中，恶疮疥癞，逐瘀祛风。

天麻味辛，能驱头眩，小儿惊痫，拘挛瘫痪。

白附辛温，治面百病，血痹风疮，中风痰症。

全蝎味辛，却风痰毒，口眼㖞斜，风痫发搐。去毒。

蝉蜕甘平，消风定惊，杀疳除热，退翳侵睛。

僵蚕味咸，诸风惊痫，湿痰喉痹，疮毒瘢痕。去丝，酒炒。

蜈蚣味辛，蛇虺恶毒，止痉除邪，堕胎逐瘀。头足赤者佳。炙黄，去头足。

木鳖甘寒，能追疮毒，乳痈腰疼，消肿最速。

蜂房咸苦，惊痫瘛疭，牙疼肿毒，瘰疬肺痈。

花蛇温毒，瘫痪㖞斜，大风疥癞，诸毒称佳。两鼻孔，四撩牙，头戴二十四朵花，尾上有个佛指甲是。出蕲州者佳。

蛇蜕辟恶，能除翳膜，肠痔蛊毒，惊痫搐搦。

槐花味苦，痔漏肠风，大肠热痢，更杀蛔虫。

鼠粘子辛，能除疮毒，瘾疹风热，咽疼可逐。一名牛蒡子，一名大力子，一名恶实。

茵陈味苦，退疸除黄，泻湿利水，清热为凉。

红花辛温，最消瘀热，多则通经，少则养血。

蔓荆子苦，头疼能治，拘挛湿痹，泪眼可除。微炒，研碎。

兜铃苦寒，能熏痔漏，定喘消痰，肺热久嗽。去膈膜，根名青木香，散气。

百合味甘，安心定胆，止嗽消浮，痈疽可啖。

秦艽微寒，除湿荣筋，肢节风痛，下血骨蒸。新好罗文者佳。

紫菀苦辛，痰喘咳逆，肺痈吐脓，寒热并济。去头。

款花甘温，理肺消痰，肺痈喘咳，补劳除烦。要嫩蕊，去本。

金沸草寒，消痰止嗽，明目祛风，逐水尤妙。一名旋复花，一名金钱花。

桑皮甘辛，止嗽定喘，泻肺火邪，其功不少。风寒新嗽生用，虚劳久嗽蜜水炒用。去红皮。

杏仁温苦，风寒喘嗽，大肠气闭，便难切要。单仁者，泡去皮、尖，麸炒入药。双仁者有毒，杀人，勿用。

乌梅酸温，收敛肺气，止渴生津，能安泻痢。

天花粉寒，止渴祛烦，排脓消毒，善除热痰。

瓜蒌仁寒，宁嗽化痰，伤寒结胸，解渴止烦。去壳，用仁，重纸包，砖压糁之，只一度去油用。

密蒙花甘，主能明目，虚翳青盲，服之效速。酒洗，蒸过，晒干。

菊花味甘，除热祛风，头晕目赤，收泪殊功。家园内味甘黄小者佳，去梗。

木贼味甘，益肝退翳，能止月经，更消积聚。

决明子甘，能祛肝热，目疼收泪，仍止鼻血。

犀角酸寒，化毒辟邪，解热止血，消肿毒蛇。

羚羊角寒，明目清肝，却惊解毒，神智能安。

龟甲味甘，滋阴补肾，逐瘀续筋，更医颅囟。即败龟板。

鳖甲酸平，劳嗽骨蒸，散瘀消肿，去痞除崩。去裙，蘸醋炙黄。

海蛤味咸，清热化痰，胸痛水肿，坚软结散。

桑上寄生，风湿腰痛，安胎止崩，疮疡亦用。

火麻味甘，下乳催生，润肠通结，小水能行。微炒，砖擦去壳，取仁。

山豆根苦，疗咽肿痛，敷蛇虫伤，可救急用。俗名金锁匙。

益母草甘，女科为主，产后胎前，生新去瘀。一名茺蔚子。

紫草苦寒，能通九窍，利水消膨，痘疹最要。

紫葳味酸，调经止痛，崩中带下，癥瘕通用。即凌霄花。

地肤子寒，去膀胱热，皮肤瘙痒，除湿甚捷。一名铁扫帚子。

楝根性寒，能追诸虫，疼痛立止，积聚立通。

樗根味苦，泻痢带崩，肠风痔漏，燥湿涩精。去粗皮，取白皮，切片，酒炒。

泽兰甘苦，痈肿能消，打扑伤损，肢体虚浮。

牙皂味辛，通关利窍，敷肿痛消，吐风痰妙。去弦、子、皮，不蛀者佳。

芜荑味辛，驱邪杀虫，痔漏癣疥，化食除风。火煅用。

雷丸味苦，善杀诸虫，癫痫蛊毒，治儿有功。赤者杀人，白者佳。甘草煎水泡一宿。

胡麻仁甘，疗肿恶疮，熟补虚损，筋壮力强。一名巨胜。黑者佳。

苍耳子苦，疥癣细疮，驱风湿痹，瘙痒堪尝。一名枲耳，实多小刺。

蕤仁味甘，风肿烂弦，热胀胬肉，眼泪立痊。

青葙子苦，肝脏热毒，暴发赤障，青盲可服。

谷精草辛，牙齿风痛，口疮咽痹，眼翳通用。一名戴星草。

白薇大寒，疗风治疟，人事不知，鬼邪堪却。

白蔹微寒，儿疟惊痫，女阴肿痛，痈疔可啖。

青蒿气寒，童便熬膏，虚寒盗汗，除骨蒸劳。

茅根味甘，通关逐瘀，止吐衄血，客热可去。

大小蓟苦，消肿破血，吐衄咯唾，崩漏可啜。

枇杷叶苦，偏理肺脏，吐哕不已，解酒清上。布拭去毛。

木律大寒，口齿圣药，瘰疬能治，心烦可却。一名胡桐泪。

射干味苦，逐瘀通经，喉痹口臭，痈毒堪凭。一名乌翣根。

鬼箭羽苦，通经堕胎，杀虫破结，驱邪除乖。一名卫茅。

夏枯草苦，瘰疬瘿瘤，破癥散结，湿痹能瘳。冬至后发生，夏至时枯瘁。

卷柏味苦，癥瘕血闭，风眩痿躄，更驱鬼疰。

马鞭味甘，破血通经，癥瘕痞块，服之最灵。

鹤虱味苦，杀虫追毒，心腹卒痛，蛔虫堪逐。

白头翁温，散癥逐血，瘿疬疮疝，止痛百节。

旱莲草甘，生须黑发，赤痢可止，血流可截。

慈菇辛苦，疗肿痈疽，恶疮瘾疹，蛇虺并施。

榆皮味甘，通水除淋，能利关节，敷肿痛定。取里面白皮，切片，晒干。

钩藤微寒，疗儿惊痫，手足瘛疭，抽搐口眼，苗类钓钩，故曰钩藤。

豨莶味甘，追风除湿，聪耳明目，乌须黑发。蜜同酒浸，九晒为丸服。

葵花味甘，带痢两功，赤治赤者，白治白同。

辛夷味辛，鼻塞流涕，香臭不闻，通窍之剂。去心毛。

续随子辛，恶疮蛊毒，通经消积，不可过服。一名千金子，一名拒冬实。去壳，取仁，纸包，压去油。

海桐皮苦，霍乱久痢，疳䘌①疥癣，牙疼亦治。

石楠藤辛，肾衰脚弱，风淫湿痹，堪为妙药。一名鬼目。女人不可久

---

① 䘌（nì 逆）：虫食病。

服，犯则切切思鬼。

鬼臼有毒，辟瘟除恶，虫毒鬼疰，风邪可却。

大青气寒，伤寒热毒，黄汗黄胆，时疫宜服。

侧柏叶苦，吐衄崩痢，能生须眉，除湿之剂。

槐实味苦，阴疮湿痒，五痔肿疼，止涎极莽。即槐角黑子也。

瓦楞子咸，妇人血块，男子痰癖，癥瘕可瘥。即蚶子壳，火煅，醋淬。

棕榈子苦，禁泄涩痢，带下崩中，肠风堪治。

冬葵子寒，滑胎易产，癃利小便，善通乳难。即葵菜子。

淫羊藿辛，阴起阳兴，坚筋益骨，志强力增。即仙灵脾，俗呼三枝九叶草也。

松脂味甘，滋阴补阳，驱风安脏，膏可贴疮。一名沥青。

覆盆子甘，肾损精竭，黑须明眸，补虚续绝。去蒂。

合欢味甘，利人心智，安脏明目，快乐无虑。即交枝树。

金樱子甘，梦遗精滑，禁止遗尿，寸白虫杀。霜后红熟，去核。

楮实味甘，壮筋明目，益气补虚，阴痿当服。

郁李仁酸，破血润燥，消肿利便，关格通导。破核选仁，汤泡去皮，研碎。

没食子苦，益血生精，染须最妙，禁痢极灵。即无食子。

空青气寒，治眼通灵，青盲赤肿，去暗回明。

密陀僧咸，止痢医痔，能除白癜，诸疮可治。

伏龙肝温，治疫安胎，吐血咳逆，心烦妙哉。取年深色变褐者佳。

石灰味辛，性烈有毒，辟虫立死，堕胎极速。

穿山甲毒，痔癖恶疮，吹奶肿痛，鬼魅潜藏。用甲，锉碎，土炒成珠。

蚯蚓气寒，伤寒瘟病，大热狂言，投之立应。

蜘蛛气寒，狐疝偏痛，蛇虺咬涂，疔肿敷用。腹大黑色者佳。

蟾蜍气凉，杀疳蚀癖，瘟疫能治，疮毒可祛。

刺猬皮苦，主医五痔，阴肿疝痛，能开胃气。

蛤蚧味咸，肺痿血咯，传尸劳疰，邪魅可却。

蝼蛄味咸，治十水肿，上下左右，效不旋踵。

蜗牛味咸，口眼㖞僻，惊痫拘挛，脱肛咸治。

桑螵蛸咸，淋浊精泄，除疝腰疼，虚损莫缺。

田螺性冷，利大小便，消肿除热，醒酒立见。浊酒煮熟，桃肉食之。

象牙气平，杂物刺喉，能通小便，诸疮可瘥。

水蛭味咸，除积瘀坚，通经堕胎，折伤可痊。即马蟥蜞。

贝子味咸，解肌散结，利水消肿，目翳清洁。

蛤蜊肉冷，能止消渴，酒毒堪除，开胃顿豁。

海粉味咸，大治顽痰，妇人白带，咸能软坚。即海石，火煅，研，如无，以蛤粉代之。

石蟹味咸，点睛肿翳，解蛊胀毒，催生落地。

海螵蛸咸，漏下赤白，癥瘕惊气，阴肿可得。一名乌贼鱼骨。

无名异甘，金疮折损，去瘀止痛，生肌有准。

青礞石寒，硝煅金色，坠痰消食，神妙莫测。用焰硝同入锅内，火煅如金色者佳。

磁石味咸，专杀铁毒，若误吞针，系线即出。

花蕊石寒，善止诸血，金疮血流，产后血涌。火煅，研。

代赭石寒，下胎崩带，儿疳泻痢，惊痫鬼怪。

黑铅味甘，止呕反胃，鬼疰瘰瘤，安神定志。

银屑味辛，谵语恍惚，定志养神，镇心明目。

金屑味甘，善安魂魄，癫狂惊痫，调和血脉。

狗脊味甘，酒蒸入剂，腰背膝痛，风寒湿痹。根类，金毛狗脊。

骨碎补温，折伤骨节，风血积疼，最能破血。去毛，即胡孙良姜。

茜草味苦，蛊毒吐血，经带崩漏，损伤虚热。

预知子贵，缀衣领中，遇毒声作，诛蛊杀虫。

王不留行，调经催产，除风痹痉，乳痈当啖。即剪金子花。取酒蒸，火焙干。

狼毒味辛，破积瘕癥，恶疮鼠漏，毒杀鬼精。

藜芦味辛，最能发吐，肠澼泻痢，杀虫消蛊。取根去头。用川黄连为使。恶大黄，畏葱白，反芍药、细辛、人参、沙参、玄参、丹参、苦参，切忌同用。

蓖麻子辛，吸出滞物，涂顶肠收，涂足胎出。去壳，取仁。

荜茇味辛，温中下气，疝癖阴疝，霍乱泻痢。

百部味甘，骨蒸劳瘵，杀疳蛔虫，久嗽功大。

京墨味辛，吐衄下血，产后崩中，止血甚捷。

黄荆子苦，善治咳逆，骨节寒热，能下肺气。又名荆实。

女贞实苦，黑发乌须，强筋壮力，去风补虚。一名冬青子。

瓜蒂苦寒，善能吐痰，消身肿胀，并治黄胆。即北方甜瓜蒂也，一名苦丁香。散用则吐，丸用则泻。

粟壳性涩，泄痢嗽怯，劫病如神，杀人如剑。不可轻用。蜜水炒。

巴豆辛热，除胃寒积，破癥消痰，大能通痢。一名江子，一名巴椒。反牵牛。去壳。看症制用。

夜明砂粪，能下死胎，小儿无辜，瘰疬堪裁。一名伏翼粪，一名蝙蝠屎。

斑蝥有毒，破血通经，诸疮瘰疬，水道能行。去头、翅、足，米炒熟用。

蚕沙性温，湿痹瘾疹，瘫风肠鸣，消渴可饮。

胡黄连苦，治劳骨蒸，小儿疳痢，盗汗虚惊。折断一线烟出者佳。忌猪肉。

使君甘温，消疳消浊，泻痢诸虫，总能除却。微火煨，去壳，取仁。

赤石脂温，保固肠胃，溃疡生肌，涩精泻痢。色赤粘舌为良。火煅，醋淬，研碎。

青黛咸寒，能平肝木，惊痫疳痢，兼除热毒。即靛花。

阿胶甘温，止咳脓血，吐血胎崩，虚羸可啜。要阿井者佳。蛤粉炒成珠。

白矾味酸，化痰解毒，治症多能，难以尽述。火煅过，名枯矾。

五倍苦酸，疗齿疳䘌，痔痛疮脓，兼除风热。一名文蛤，一名百虫仓。百药煎即此造成。

玄明粉辛，能蠲宿垢，化积消痰，诸热可疗。用朴硝以萝卜同制过者是。

通草味甘，善治膀胱，消痈散肿，能医乳房。

枸杞甘温，添精补髓，明目祛风，阴兴阳起。紫熟、味甘、膏润者佳。去根、蒂。

黄精味甘，能安脏腑，五劳七伤，此药大补。与钩吻略同，切勿误用。洗净，九蒸九晒。

何首乌甘，添精种子，黑发悦颜，长生不死。赤白兼用，泔浸，过一宿捣碎。

五味酸温，生津止渴，久嗽虚劳，金水枯竭。风寒咳嗽用南，虚损劳伤用北，去梗。

山茱性温，涩精益髓，肾虚耳鸣，腰膝痛止。酒蒸，去核取肉，其核勿用为要，恐其滑精难治。

石斛味甘，却惊定志，壮骨补虚，善驱冷痹。去根，如金色者佳。

破故纸温，腰膝酸痛，兴阳固精，盐酒炒用。一名补骨脂。盐酒洗，炒。

薯蓣甘温，理脾止泻，益肾补中，诸虚可治。一名山药，一名山芋。怀庆者佳。

苁蓉味甘，峻补精血，若骤用之，更动便滑。酒洗，去鳞用，除心内膜筋。

菟丝甘平，梦遗滑精，腰痛膝冷，添髓壮筋。水洗净，热酒砂，罐煨烂，捣碎，晒干，合药同磨末为丸，不堪作汤。

牛膝味苦，除湿痹痿，腰膝酸疼，小便淋沥。怀庆者佳，去芦，酒洗。

巴戟辛甘，大补虚损，精滑梦遗，强筋固本。肉厚连珠者佳。酒浸过宿，捶去骨，晒干。俗名二蔓草。

仙茅味辛，腰足挛痹，虚损劳伤，阳道兴起。咀，禁铁器，制米泔。十斤乳石不及一斤仙茅。

牡蛎微寒，涩精止汗，带崩胁痛，老痰祛散。左顾大者佳。火煅红，研。

楝子味苦，膀胱疝气，中湿伤寒，利水之剂。即金铃子。酒浸，蒸，去皮、核。

萆薢甘苦，风寒湿痹，腰背冷痛，添精益气。白者为佳。酒浸，切片。

寄生甘苦，腰痛顽麻，续筋坚骨，风湿尤佳。要桑寄生。

续断味辛，接骨续筋，跌扑折伤，且固遗精。酒洗切片，如鸡脚者佳。

龙骨味甘，梦遗精泄，崩带肠痈，惊痫风热。火煅。

人之头发，补阴甚捷，吐衄血晕，风痫惊热。一名血余。

天灵盖咸，传尸劳瘵，温疟血崩，投之立瘥。即人脑盖是也。烧灰存性。

雀卵气温，善扶阳痿，可致坚强，当能固闭。

鹿茸甘温，益气滋阴，泄精尿血，崩带堪任。燎去毛，或酒，或酥炙令脆。

鹿角胶温，吐衄虚羸，跌扑伤损，崩带安胎。

腽肭脐热，补益元阳，驱邪辟鬼，痃癖劳伤。酒浸，微火炙令香。

紫河车甘，疗诸虚损，劳瘵骨蒸，滋培根本。一名混沌皮，一名混元衣，即胞衣也。长流水洗净，或新瓦烘干，或用甑蒸烂。忌铁器。

枫香味辛，外科要药，瘙疮瘾疹，齿痛亦可。一名白胶香。

檀香味辛，升胃进食，霍乱腹痛，中恶邪气。

安息香辛，辟邪驱恶，逐鬼消蛊，鬼胎能落。黑黄色，烧香鬼惧。神效。

苏合香甘，诛恶杀鬼，蛊毒痫痉，梦魇能起。

熊胆味苦，热蒸黄胆，恶疮虫痔，五疳惊痫。

硇砂有毒，溃痈烂肉，除翳生肌，破癥消毒。水飞，去土石。生用败肉，火煅可用。

硼砂味辛，疗喉肿痛，膈上热痰，噙化立中。大块光莹者佳。

朱砂味甘，镇心养神，祛邪杀鬼，定魄安魂。生饵无害，炼服杀人。

硫黄性热，扫除疥疮，壮阳逐冷，寒邪敢当。

龙脑味辛，目痛头痹，狂躁妄语，真为良剂。即冰片。

芦荟气寒，杀虫消疳，癫痫惊搐，服之即安。俗名象胆。

天竺黄甘，急慢惊风，镇心解热，驱邪有功。出天竺国。

麝香辛温，善通关窍，伐鬼安惊，解毒甚妙。不见火。

乳香辛苦，疗诸恶疮，生肌止痛，心腹尤良。去砂石用，灯心同研。

没药温平，治疮止痛，跌打损伤，破血通用。

阿魏性温，除癥破结，却鬼杀虫，传尸可灭。

水银性寒，治疥杀虫，断绝胎孕，催生立通。

轻粉性燥，外科要药，杨梅诸疮，杀虫可托。

灵砂性温，能通血脉，杀鬼辟邪，安魂定魄。系水银硫黄，水火炼成形者。

砒霜大毒，风痰可吐，截疟除哮，能消沉痼。一名人言，一名信。所畏绿豆、冷水、米醋、羊肉，误中毒，服用一味即解。

雄黄甘辛，辟邪解毒，更治蛇虺，喉风瘜肉。

珍珠气寒，镇惊除痫，开聋磨翳，止渴坠痰。未钻者，研如粉。

牛黄味苦，大治风痰，定魄安魂，惊痫灵丹。

琥珀味甘，安魂定魄，破瘀消癥，利水通涩。拾起草芥者佳。

血竭味咸，跌扑伤损，恶毒疮痈，破血有准。一名麒麟竭。敲断，有镜脸光者佳。

石钟乳甘，气乃剽悍，益气固精，明目延寿。

阳起石甘，肾气之绝，阴痿不起，其效甚捷。<small>火煅，酒淬七次，再酒煮半日，研细。</small>

桑椹子甘，解金石燥，清除热渴，染须发皓。

蒲公英苦，溃坚消肿，结核能除，食毒堪用。<small>一名黄花地丁草。</small>

石韦味苦，通利膀胱，遗尿或淋，发背疮疡。

萹蓄味苦，疗瘙疸痔，小儿蛔虫，女人阴蚀。

赤箭羽苦，原号定风，杀鬼蛊毒，除疝疗痈。<small>即天麻苗也。</small>

鸡内金寒，溺遗精泄，禁痢漏崩，更除烦热。

鳗鲡鱼甘，劳瘵杀虫，痔漏疮疹，崩疾有功。

螃蟹味咸，散血解结，益气养筋，除胸烦热。

马肉味辛，堪强腰脊，自死老死，并弃勿食。<small>好肉，少食，宜醇酒下，无酒杀人。怀孕、痢疾、生疮者禁食。</small>

白鸽肉平，解诸药毒，能除疥疮，味胜猪肉。

兔肉味辛，补中益气，止渴健脾，孕妇勿食。<small>秋冬宜啖，春夏忌食。</small>

牛肉属土，补脾胃弱，乳养虚羸，善滋血涸。

猪肉味甘，量食补虚，动风痰物，多食虚肥。

羊肉味甘，专补虚羸，开胃补肾，不致阳痿。

雄鸡味甘，动风助火，补虚温中，血漏亦可。<small>有风人并患骨蒸者，俱不宜食。</small>

鸭肉散寒，补虚劳怯，消水肿胀，退惊痫热。

鲤鱼味甘，消水肿满，下气安胎，其功不缓。

鲫鱼味甘，和中补虚，理胃进食，肠澼泻利。

驴肉微寒，安心解烦，能发痼疾，以动风淫。

鳝鱼味甘，益智补中，能去狐臭，善散湿风。<small>血涂口眼㖞斜，左患涂右，右患涂左也。</small>

白鹅肉甘，大补脏腑，最发疮毒，痼疾勿与。

犬肉性温，益气壮阳，炙食作渴，阴虚禁尝。<small>不可与蒜同食，颇损人。</small>

鳖肉性冷，凉血补阴，癥瘕勿食，孕妇勿侵。<small>合鸡子食杀人，合苋菜食即生鳖癥。切忌多食。</small>

芡实味甘，能益精气，腰膝酸疼，皆主湿痹。<small>一名鸡头。去壳，取仁。</small>

石莲子苦，疗噤口痢，白浊遗精，清心良剂。

藕味甘甜，解酒清热，消烦逐瘀，止吐衄血。

龙眼味甘，归脾益智，健忘怔忡，聪明广记。

莲须味甘，益肾乌须，涩精固髓，悦颜补虚。

柿子气寒，能润心肺，止渴化痰，涩肠止痢。

石榴皮酸，能禁精漏，止痢涩肠，染须尤妙。

陈仓谷米，调和脾胃，解渴除烦，能止泻痢。愈陈愈佳。粘米、陈粟米功同。

莱菔子辛，喘咳下气，倒壁冲墙，胀满消去。即萝卜子。

芥菜味辛，除邪通鼻，能利九窍，多食通气。

浆水味酸，酷热当茶，除烦消食，泻痢堪夸。

砂糖味甘，润肺和中，多食损齿，湿热生虫。

饴糖味甘，和脾润肺，止渴消痰，中满休食。

麻油性冷，善解诸毒，百病能除，功难悉述。

白果甘苦，喘嗽白浊，点茶压酒，不可多嚼。一名银杏。

胡桃肉甘，补肾黑发，多食生痰，动气之物。

梨味甘酸，解酒除渴，止嗽消痰，善驱烦热。勿多食，令人寒中作泻。产妇、金疮属血虚，切忌。

榧实味甘，主疗五痔，蛊毒三虫，不可多食。

竹茹止呕，能除寒热，胃热咳哕，不寐安歇。刮去青色，取里黄皮。

竹叶味甘，退热安眠，化痰定喘，止渴消烦。味淡者佳。

竹沥味甘，阴虚痰火，汗热渴烦，效如开锁。截尺余，直劈数片，两砖架起，火烘，两头流沥，每沥一盏，姜汁二匙。

莱菔根甘，下气消谷，痰癖咳嗽，兼解面毒。俗云萝卜。

灯草味甘，能利小水，癃闭成淋，湿肿为最。

艾叶温平，驱邪逐鬼，漏血安胎，心痛即愈。宜陈久者佳，揉烂，醋浸炒之。

绿豆气寒，能解百毒，止渴除烦，诸热可服。

川椒辛热，祛邪逐寒，明目杀虫，温而不猛。去目，微炒

胡椒味辛，心腹冷痛，下气温中，跌扑堪用。

石蜜甘平，入药炼熟，益气补中，润燥解毒。

马齿苋寒，青盲白翳，利便杀虫，癥痫咸治。

葱白辛温，发表出汗，伤寒头疼，肿痛皆散。忌与蜜同食。

胡荽味辛，上止头疼，内消谷食，痘疹发生。

韭味辛温，祛除胃热，汁清血瘀，子医梦泄。

大蒜辛温，化肉消谷，解毒散痈，多用伤目。

食盐味咸，能吐中痰，心腹卒痛，过多损颜。

茶茗性苦，热渴能济，上清头目，下消食气。

酒通血脉，消愁遣兴，少饮壮神，过多损命。用无灰者，凡煎药入酒，药热方入。

醋消肿毒，积瘕可去，产后金疮，血晕皆治。一名苦酒。用味酸者。

乌梅味酸，除烦解渴，霍疟下痢，止嗽劳热。去核用。

淡豆豉寒，能除懊恼，伤寒头痛，兼理瘴气。用江西淡豉，黑豆造者。

莲子味甘，健脾理胃，止泻涩精，清心养气。食不去心，恐成卒暴霍乱。

大枣味甘，调和百药，益气养脾，中满休嚼。

人乳味甘，补阴益阳，悦颜明目，羸劣仙方。要壮盛妇人香浓者佳，病妇勿用。

童便味凉，打扑瘀血，虚劳骨蒸，热嗽尤捷。一名回阳汤，一名轮回酒，一名还元汤。要七八岁儿清白者佳，赤黄者不可用。

生姜性温，通畅神明，痰嗽呕吐，开胃极灵。去皮即热，留皮即冷。

药共四百，精制不同，生熟新久，炮煅炙烘，汤丸膏散，各起疲癃。合宜而用，乃是良工。

云林歌括，可以训蒙，略陈梗概，以侯明公，再加斫削，济世无穷。

【点评】本节以歌括方式提纲挈领地概述了400味常用中药的药性。其中不乏后人失于关注或不熟的药物功效，如荆芥穗能止冷汗、虚汗；知母生用泻胃火，酒炒泻肾火；猪苓多服损肾；决明子止鼻血；桑寄生疮疡亦用；通草能医乳房；石斛善驱冷痹；鸡内金治溺遗精泄，禁痢漏崩，除烦热；猪肉多食虚肥；川椒明目；马齿苋治青盲白翳；胡荽内消谷食等。也有不符合实际者，如生姜"去皮即热，留皮即冷"等。

中风

脉微而数，中风使然。风邪中人，六脉多沉伏，亦有脉随气奔，指下洪盛者。夹寒则脉带浮迟，夹暑则脉虚，夹湿则脉浮涩。大法浮迟者吉，急疾大数者凶。

风者百病之长也，即《内经》所谓偏枯、风痱、风懿、风痹是也。而有中腑、中脏、中血脉、中经络之分焉。夫中腑者为在表，中脏者为在里，中血脉、中经络俱为在中。在表者宜微汗，在里者宜微下，在中者宜调荣。

中腑者，多着四肢，如手足拘急不仁，恶风寒，为在表也，其治多易，用疏风汤之类。

中脏者，多滞九窍，唇缓失音，耳聋，目瞀，二便闭涩，为在里也，其治多难，用滋润汤之类。

中血脉者，外无六经之形症，内无便溺之阻隔，肢不能举，口不能言，为在中也，用养荣汤之类。

中经络者，则口眼㖞斜，亦在中也，用复正汤之类。其间又有血气之分焉。血虚而中者，由阴血虚而贼风袭之，则左半身不遂，用四物汤，加钩藤、竹沥、姜汁，以补血之剂为主。气虚而中者，由元气虚而贼风袭之，则右半身不遂，用六君子汤，加钩藤、竹沥、姜汁，以补气之剂为主。气血俱虚而中者，则左右手足皆不遂，用八珍汤，加钩藤、竹沥、姜汁，或用上池饮，乃治诸风左瘫右痪之神方也。

然则类中风者如中寒、中暑、中湿、中火、中气、食厥、劳伤、房劳等症。

如中于寒者，谓冬月卒中寒气，昏冒口噤，肢挛恶寒，脉浮紧也，用理中汤之类。

中于暑者，谓夏月卒暴炎暑，昏冒痿厥，吐泻喘满，用十味香薷饮之类。

中于湿者，乃丹溪所谓东南之人，多因湿土生痰，痰生热，热生风也，用清燥汤之类，加竹沥、姜汁。

中于火者，河间所谓肝木之风内中，六淫之邪外侵，良由五志过极，火盛水衰，气热怫郁，昏冒而作也，用六味地黄丸、四君子汤之类。内有恚怒伤肝，火动上炎者，用小柴胡汤之类。

中于气者，由七情过极，气厥昏冒，或牙关紧急，用苏合香丸，或藿香正气散之类，若误作风治者死也。

食厥者，过于饮食，胃气自伤，不能运化，故昏冒也，用六君子汤加木香之类。

劳伤者，过于劳役，耗损元气，脾胃虚衰，不任风寒，故昏冒也，用补中益气汤之类。

伤于房劳者，因肾虚精耗，气不归元，故昏冒也，用六味地黄丸之类。

此皆类中风也。盖《内经》主于风，河间主于火，东垣主于气，丹溪主于湿，而为暴病暴死之症。类中风，非真中风也，治者审之。

有卒中昏冒，口眼㖞斜，痰气上壅，咽喉有声，六脉沉伏，此真气虚而风邪所乘，用三生饮一两，加人参一两，煎服即苏。若遗尿手撒，口开鼻鼾者不治。用前药亦有得生者，是乃行经络、祛寒痰之药，有斩关夺旗之功。每服必用人参两许，以祛其邪而补助真气，否则不收效矣。

有因虚火与湿，痰涎壅盛，口眼㖞斜，不能言语，牙关紧急，昏倒不知人事，将病人足大指中间半甲半肉上，并人中各重掐一下至体，即用夺命通关散搐鼻，候有嚏可治，无嚏不治。如牙噤不开，用乌梅肉揉和南星、细辛末，以中指蘸药擦牙，自开，随以蜜汤调夺命通关散二匙，即吐其痰，以通经络，亦上涌意也。得嚏气转，即进摄生饮，或清热导痰汤之类，皆效。人事稍醒，关节动活，且先以理气为急，中后气未尽顺，痰未尽消，调理之剂惟当以藿香正气散加南星、木香、当归、防风，一二剂之后，次随症而调之。

予观古人之方，多用攻击之剂，施于北方风土刚劲之人间或可也，用于南方风土柔弱之人恐难当耳。予僭约补古人之缺略，以备天下之通宜。若天地之南北，人身之虚实，固有不同，其男子妇人，大略相似，学人当变而治之，慎毋胶柱以调瑟也。

理中汤_{见中寒} 十味香薷饮_{见中暑} 清燥汤_{见痿躄} 四君子汤_{见补益}
小柴胡汤_{见伤寒} 藿香正气散_{见霍乱} 苏合香丸_{见诸气}

【点评】本节概述了真中风与类中风的分类、病机、症状、主方、预后吉凶等。实际是对突然出现的肢体拘急不仁，或半身不遂，或口眼㖞斜，或昏倒不知人事一类病证诊治方法的全面概括。最后提醒医者治疗时当注意因地域不同所造成的体质差异，变而治之，切毋胶柱调瑟。

中风恶症

夫口开者心气绝，遗尿者肾气绝，鼻鼾者肺气绝，手撒者脾气绝。及发直吐沫，睛如直视，声如鼾睡者，不治之症也。及筋枯不活，举动则筋痛，是无血以滋养其筋故也。面赤如妆，环口黧黑，汗缀如珠，不治之症也。

一论中风、中气，痰厥。不省人事，牙关紧急，汤水不下，宜：

夺命通关散

皂角_{如猪牙者，去皮弦，二两。用生白矾一两，以苎布包，入水与牙皂同煮化，去矾，再煮令干，取出晒干，为末} 辽细辛_{去土叶，为末，五钱}

上合匀。每遇痰厥，或喉闭不省人事者，先以少许吹鼻，候有嚏可治，无嚏不可治。却用蜜汤调服二匙，即吐痰。不吐，再服。一方用半夏为末，少许吹鼻，即效。

一治牙噤不开，用乌梅肉及南星、细辛末，以中指蘸药擦牙，自开。

一治中风痰厥，不省人事者，用巴豆去壳，纸包，捶油在纸上，将麝少许入纸，卷作筒，油浸透，烧烟，吹灭，熏鼻。

一治中风不语，或倒地不省人事，及左瘫右痪，口眼㖞斜，须以诸药末服之。先用真麝香三分为细末，加麻油三两搅匀，将病人口撬开灌下，通其关窍，即便苏醒。

一论卒中，不问中风、中寒、中暑、中湿，及痰饮、气厥之类，不省人事初作，用此方。

摄生饮

南星湿纸煨，一钱五分　半夏汤泡，一钱五分　木香一钱五分　苍术生，一钱
辽细辛一钱　石菖蒲一钱　甘草生，一钱

上㕮咀一剂。生姜七片，水煎，温服。痰盛加全蝎炙二枚，仍先用通关散吹鼻。

一论中风，痰涎壅盛，不能言语，不省人事，牙关紧急，有火有痰有气，或面赤身热，手足温暖，脉紧盛，宜服此方。

清热导痰汤

黄连八分　黄芩二钱　瓜蒌仁四钱，去壳　枳实二钱，麸炒　桔梗八分
白术一钱五分，去芦　白茯苓三钱，去皮　陈皮二钱，去白　半夏二钱　南星二钱
人参三钱　甘草八分

上㕮咀一剂。生姜三片，枣一枚，水煎熟，入竹沥、姜汁同服。一方加防风、白附子，尤效。

一论中风昏冒，不知人事，口眼㖞斜，半身不遂，咽喉作声，痰气上壅，无问外感风寒，内伤喜怒，或六脉沉伏，或指下浮盛，并宜服之。兼治痰厥、食厥，及气虚眩晕，症属虚寒者宜服：

三生饮

南星生，五钱　川乌去皮尖，生，一钱　大附子去皮尖，生，一钱　木香一
钱半

上㕮咀一剂。生姜十片，水煎，温服。气虚之人，虚弱之甚，加人参一两。如气盛人，只用南星五钱，木香一钱，生姜十四片，水煎服。名星香散。

一论中风，卒然倒仆，牙关紧急，不省人事。并解上膈壅热，痰涎不利，咽喉肿闭，一应热毒。又能消食化气，兼治食疟，取积下热，并缠喉风，卒死，心头犹温，灌下立苏。雄黄解毒丸方见小儿通治。

壮盛之人暂服。

一论中风、暗风、痰厥、气厥不省人事，宜服：

牛黄紫金丹

牛黄三分　朱砂二钱　阿芙蓉一钱　沉香一钱　冰片三分　广木香五分
麝香二分

上为细末。人乳为丸四十数，阴干。每服一丸，梨汁送下，如无梨汁，薄荷汤研化灌下，立苏。

一论初中风邪，四肢麻痹，骨节疼痛，手足瘫痪，语言謇涩，宜服此方：

乌药顺气散

乌药　陈皮各二钱　麻黄去节　川芎　白芷　桔梗　枳壳麸炒，各一钱
僵蚕炒　干姜各五分，炮　甘草炙，三分

上剉一剂，姜枣煎服。口眼㖞斜，加姜炒黄连、羌活、防风、荆芥、竹沥、姜汁。左瘫右痪加天麻、当归。皮肤燥痒，加蝉蜕、薄荷。

一论风中腑者，多着四肢，手足拘急不仁，面如土色，恶风寒，为在表也，宜用此方：

疏风汤

当归　川芎　白茯苓去皮　陈皮　半夏姜炒　乌药　香附　白芷
羌活　防风各八分　麻黄五分　甘草　细辛各三分

上剉一剂。生姜三片，水煎，热服。

一论风中脏者，多滞九窍，唇缓，失音，耳聋，鼻塞，目瞀，二便闭涩，为在里也，宜服此方。

滋肠汤

当归　生地黄　枳壳去穰　厚朴姜炒　槟榔　大黄　火麻仁　杏仁
去皮，各二钱　羌活七分　红花三分

上剉一剂。水煎，空心温服。

一论中风，一切风热，大便闭结，小便赤涩，头面生疮，眼目赤痛，或热极生风，舌强口噤，或鼻生紫赤风刺瘾疹，而为肺风。或成风疠，而世呼为大风，或肠风，而为痔漏，或肠郁，而为诸热，谵妄

惊狂，并皆治之。

防风通圣散

防风　当归　川芎　白芍　连翘　薄荷　麻黄各四分　石膏　桔梗　黄芩各八分　白术　栀子　荆芥各三分　滑石二钱四分　大黄　芒硝各四分　甘草一钱

上剉一剂。生姜煎服。自利，去硝、黄，自汗，去麻黄；解利四时伤寒两感，每一两加益元散一两，葱白十根，豆豉一撮，生姜五片，水煎，热服。

一论风中血脉者，外无六经之形症，内无便溺之阻隔，肢不能举，口不能言，为在中也，宜此方。

养荣汤

当归三钱, 酒洗　川芎一钱五分　生地黄四两　白芍二钱, 酒炒　麦门冬三钱, 去心　远志八分, 甘草汤泡, 去心　石菖蒲一钱, 去毛　南星二钱, 姜制　半夏二钱, 姜制　陈皮一钱五分　白茯苓三钱, 去皮　枳实二钱, 麸炒　乌药一钱　黄连八分, 姜炒　防风一钱五分　羌活二钱　秦艽二钱　甘草八分

上各等分①。加竹茹一团，生姜三片，水煎服。

一治中风瘫痪，舌蹇不语，并失音不能言语，用此方。

转舌膏

连翘一两　栀子五钱　黄芩酒炒, 五钱　薄荷一两　桔梗五钱　大黄酒蒸, 五钱　玄明粉五钱　防风五钱　川芎三钱　远志甘草汤泡, 一两　石菖蒲六钱　甘草五钱　犀角二钱　柿霜一两　牛黄五钱　琥珀一钱　珍珠一钱

上为细末，炼蜜为丸，如弹子大，朱砂五钱为衣。每服一丸，细嚼，薄荷汤送下，食后临卧服。

一治中风失音，用韭菜汁灌之，或用白僵蚕末，酒调服。

一治舌大不能言语。

青黛三分　冰片三分　硼砂二钱　牛黄三分　南薄荷叶三钱

上为细末。先以蜜水洗舌上，后以姜汁擦之，将药蜜水调稀，搽舌上。

---

① 上各等分：疑当作"上剉一剂"。

一治中风不语，痰迷心窍，舌不能言。

南星一两　防风五钱

上为细末，面糊为丸，如梧桐子大。每服五十丸，姜汤送下。

一治中风卒不得语，以苦酒煮白芥子，敷颈，以帛包之。一日一夕即瘥。

一治中风喑哑不能言。

大黄一两　芒硝二两　当归二两　甘草五钱

上剉。水煎服。泻下后，用四物汤加僵蚕一两，作二服服之。

一治肾气虚弱，舌喑不能言，足痿不能行。

地黄饮子

熟地黄四钱　巴戟三钱，去心　石枣三钱，酒蒸，去核　肉苁蓉三钱，酒洗　薄荷八分　石斛三钱　大附子八分，泡　五味子三分　白茯苓三钱，去皮　石菖蒲一钱　远志八分，甘草水泡，去心　官桂八分　麦门冬三钱，去心

上剉。生姜、枣子，水煎，温服。

一论风中经络，则口眼㖞斜也。宜此方。

复正汤

防风一钱　荆芥一钱　细辛八分　黄芩二钱　乌药二钱　天麻二钱　当归三钱，酒洗　白芍二钱，酒炒　川芎一钱五分　白术一钱五分，去芦　陈皮一钱五分，去白　半夏二钱　枳壳一钱，去穰，麸炒　白芷八分　桔梗八分　僵蚕三钱　甘草八分　白茯苓二钱去皮

上剉。生姜煎服。

一治口眼㖞斜，及手足顽麻。

苍术米泔炒，一两半　陈皮三两　南星一两五钱　半夏二两五钱　白茯苓二两五钱　防风一两五钱　羌活六钱　天麻三两五钱　白僵蚕一两　大川乌炮，六钱　粉草六钱

上剉。生姜三片，水煎，临服入生姜汁三匙温服。

一治诸风口眼㖞斜。

金刀如圣散

川乌炮，二钱　草乌炮，二钱　防风二钱　川芎二钱　白芷四钱　雄黄二分　细辛二钱　苍术四钱　天麻五分　白术五分　麻黄五分

上为细末。每服五分，临卧温酒调服。

一治中风，口眼不正，语则牵急，四肢如故，无他苦。由居处不便，因卧而邪风入耳，客阳明之经，故令筋不调，而口㖞僻也。

皂角膏

大皂角五两，去皮子，为末，以三年米醋和成膏，左㖞涂右，右㖞涂左，干更涂之。

一方用新矿石灰一合，以酸醋炒，调如泥，口面㖞向右，即于左边涂之；向左，即于右边涂之，候正如旧，即须以水洗下，大效。

一治卒暴中风，口眼㖞斜。

天仙膏

天南星　草乌　白及_{俱用大者，各一枚}　僵蚕_{七个}

上为细末。姜汁调，如前涂正，便洗去。

一治口眼㖞斜。

正颜丹

白芷_{二两}　独活_{二两}　薄荷_{一两}

上为细末，蜜丸，如弹子大。每服一丸，细嚼，茶清下。

一论瘫痪之症，因虚而痰火流注为病，当时速治为妙，若失之于初，痰火停久便成郁，郁久便生火，火能伤气耗血，而痰犹难治矣。如疼痛，则为实，用疏通关节之药，而与脑、麝少许为引经。如不痛，则为虚，服此疏通关节之药，亦要兼服补气血药，如此攻补兼施，而瘫痪可愈矣。

一论瘫者，坦也。筋脉弛纵，坦然而不举也；痪者，涣也，血气散漫，涣然而不用也。或血虚，或气虚，皆正气虚，不足之症也。

一论中风手足软弱，不能举动，外症自汗者，虚中风也。若手足强急，口眼㖞斜，伸纵痛者，实中风也。

一论中风左瘫，左半身不遂，属血虚，乃痰火流注于左，而为左瘫也，宜后方。

一论中风右痪，右半身不遂，属气虚，乃痰火流注于右，而为右痪也，宜后方。

一论一切中风，左瘫右痪，半身不遂，口眼㖞斜，语言謇涩，呵欠喷嚏，头目眩晕，筋骨时痛，头或痛，心中松悸，痰火炽盛，此乃血气大虚，脾胃亏损，有痰有火，有风有湿，此总治诸风之神方也。

上池饮即愈风润燥汤加人参、乌药

人参去芦，二钱　台白术去芦，炒，一钱五分　白茯苓去皮，五钱　当归酒洗，一钱二分　川芎一钱二分　杭白芍酒炒，一钱　怀生地黄姜汁炒，一钱　熟地黄姜汁炒，一钱　南星姜汁炒，一钱　半夏姜制，一钱　陈皮盐水洗，八分　羌活六分　防风六分　天麻一钱，去油　牛膝去芦，酒洗，八分　川红花酒洗，四分　柳枝六分，寒月一分　黄芩酒炒，八分　黄柏酒炒，三分，夏月加一分　酸枣仁炒，八分　乌药四分　甘草炙，四分

上剉一剂。水煎，入竹沥、姜汁，清旦时温服。言语謇涩，加石菖蒲。

一患风痰人，多有痰热，每汤药宜加竹沥、荆沥、姜汁同服。甚妙。三味和一处温服亦可。

一论中风等症，因内伤者，非外来风邪，乃本气自病也。多因劳役过度，耗散真气，忧喜忿怒，伤其气者，而卒倒昏不知人，则为左瘫右痪，口眼㖞斜，四肢麻木，舌本强硬，语言不清等症，宜此方。

补中益气汤

黄芪蜜水炒，一钱五分　人参去芦，一钱　白术去清芦，炒，一钱　陈皮一钱　当归酒洗，一钱　柴胡去芦，五分　升麻五分　甘草炙，一钱

上剉一剂。生姜、枣子，水煎服。加酒炒黄柏三分，以滋肾水，泻阴中之伏火也，红花三分，而入心养血。中风卒倒，因劳伤者，过于劳役，耗损元气，脾胃虚弱，不任风寒，故昏冒也，宜本方。左瘫右痪，加防风、羌活、天麻、半夏、南星、木香。一语言謇涩，加石菖蒲、竹沥。一口眼㖞斜，加姜炒黄连、羌活、防风、荆芥、竹沥、姜汁。一中风痰喘，因中气虚，饮食素少，忽痰壅气喘，头摇目劄①，扬手掷足，难以候脉，视其面色，黄中见青，此肝木乘脾土，依本方加白茯苓、半夏，水煎，临熟，加姜汁同服。一中风面目十指俱麻，乃气虚也，加大附子、制木香、羌活、防风、乌药、麦门冬。一善饮，舌本强硬，语言不清，此脾虚湿热，加神曲、麦芽、干葛、泽泻。

一论中风等症，因房劳者，名曰内风。房劳过度，则真精暴亡，

---

① 目劄(zhā 扎)：指不停眨眼。

舌本欠柔，言不利也，精血一亏，即水竭而心火暴甚，肾水虚衰，不能制之，则阴虚阳实，而热气怫郁，心神昏冒，筋骨不用，而卒倒无所知也，或一肢之偏枯，或半身而不遂，或口眼之㖞斜，或言语之謇涩，悉宜此方，或汤或丸皆可。

六味地黄丸

怀生地黄_{酒拌，蒸一日，令极黑，晒干，八两}　山茱萸_{酒蒸，去核，取肉，四两}牡丹皮_{去骨，三两}　怀山药_{四两}　白茯苓_{去皮，三两}　泽泻_{三两}

上为细末，炼蜜为丸，如梧桐子大。每服三钱，空心盐汤任下。忌三白。兼补右尺相火。加大附子_{面裹，火煨，去皮脐，切片，童便浸，焙干，二两}　官桂_{二两}，名八味丸。

一论中风，气血衰弱，痰火上升，虚损之症，左瘫右痪，中风不语，手足臂体疼痛，动履不便，饮食少进。人乳二酒盏_{壮盛妇人香甜者好}，甜梨汁一酒盏，倾放银旋中，或锡器内，入汤锅内顿滚热，有黄沫起开清路为度。每日五更后一服。能消痰，补诸虚，生血延寿，乃以人补人，其效无加。其中风不语，半身不遂，曾照此方治验。予尝以此乳与地黄丸兼进，屡屡获效。

一论补中益气汤、六味地黄丸二方，一治元气脾胃之虚，一治肾水真阴之弱。若病人素禀虚弱者，或患病久不愈者，或误服攻击之过者，又非外中于风者，悉宜此二方兼而济之，乃王道平和之剂，能收万全之功也。若病者虚寒之甚，年过四旬之外者，又当以十全大补汤、斑龙固本丹之类，专治左瘫右痪，年久不愈，大补虚寒之圣药也。

加味十全大补汤

黄芪_{蜜水炒}　人参_{去芦}　白术_{去油芦，炒}　白茯苓_{去皮}　甘草_{炙，各五分}当归_{酒洗}　川芎　白芍_{酒炒}　熟地黄_{各八分}　大附子_{面裹煨，去皮脐}　沉香木香_{各三分}　乌药　牛膝_{去芦，酒炒}　杜仲_{去皮，酒炒}　木瓜　防风_{去芦}羌活　独活　薏苡仁_{各五分}　肉桂　甘草_{炙，各三分}

上剉一剂。姜、枣煎服。

一论中风左瘫右痪，手足不能动，舌强，謇于言，与上池饮，或地黄饮子兼服。神效。

健步虎潜丸

黄芪_{盐水炒，一两五钱}　人参_{一两}　白术_{去芦二两}　白茯神_{去皮木，一两}

当归_{酒洗，一两五钱}　白芍_{盐水炒，二两}　生地黄_{酒洗，二两}　熟地黄_{二两}　甘枸杞子_{一两五钱}　五味子_{五钱}　虎胫骨_{酥炙，二两}　龟板_{酥炙，一两五钱}　牛膝_{去芦，酒洗，二两}　杜仲_{姜酒炒，二两}　破故纸_{盐酒炒，一两半}　黄柏_{人乳拌，盐酒炒，三两}　知母_{同上制，二两}　麦门冬_{去心，二两}　远志_{甘草水泡，去心，一两}　石菖蒲_{一两}　酸枣仁_{炒，一两}　沉香_{五钱}　木瓜_{一两}　薏苡仁_{炒，一两}　羌活_{酒浸，一两}　独活_{酒洗，一两}　防风_{酒洗，一两}　大附子_{童便浸三日，面裹煨，去皮脐，切四片，童便浸，煮干，五钱半}

上为细末，炼蜜和猪脊髓五条和为丸，如梧桐子大。每服百丸，空心盐汤、温酒任下。

一论经验之方，滋补之圣药，专治诸虚百损，五劳七伤，形容羸瘦，颜色衰朽，中年阳事不举，精神短少，未至五旬，须发先白，并左瘫右痪，步履艰辛，脚膝酸软，小腹疝气，妇人下元虚冷，久无孕育，服之神效。

斑龙固本丹

人参_{去芦，二两}　干山药_{二两}　怀生地黄_{二两}　熟地黄_{酒蒸，二两}　天门冬_{去心，二两}　菟丝子_{酒煨，捣饼，焙干，四两}　山茱萸_{酒蒸，去核，二两}　巴戟_{酒浸，去心，二两}　甘枸杞子_{二两}　麦门冬_{去心二两}　杜仲_{姜炒，二两}　五味子_{二两}　肉苁蓉_{酒浸，二两}　牛膝_{酒洗，去芦，二两}　远志_{甘草水泡，去心，一两}　覆盆子_{二两五钱}　泽泻_{一两}　地骨皮_{一两五钱}　老川椒_{一两}　白茯苓_{去皮，二两}　石菖蒲_{一两}　车前子_{一两五钱}　大附子_{面裹煨，去皮脐，切片，童便浸炒，一两}　木香_{二两}　虎胫骨_{酥炙，二两}　柏子仁_{二两}

上为细末，用好酒化五仁斑龙胶为丸，如梧桐子大。每服百丸，空心温酒送下_{斑龙胶方见补益}。服至半月阳事雄壮，服至一月颜如童子，目视十里，小便清滑，服至三月，白发至黑，久服神气不衰，身轻体健，可升仙位。

一治瘫痪秘方。

蛤蚧_{一对}　麻黄_{四两}　川乌_{二两}　草乌_{二两}　透骨草_{四两}　艾_{一把}　川椒_{四两}　白花蛇_{二钱}　防风_{四两}　紫花地丁_{一升}　大盐_{四两}　槐枝_{一条}

上用水二桶煎，用大缸半埋在地，待水温时，坐上洗，再用水二桶煎渣，候冷时。再入热水，或一日，或一夜，临出时，用水洗顶心数次，再用芥末稀贴患处，纸绢裹，热炕上睡，汗出尽为度。忌早起，饮食就卧。甚妙。

一论仙传史国公浸酒良方：臣谨沐圣恩，叨居相职，节宣弗谨，遂染风疾，半体偏枯，手足拘挛，不堪行步，宣医诊治，良剂屡投，治越十载，全无寸效。乞归故里，广访名医，途至奉先驿，获遇异人，陈病状，蒙授一方，臣依方浸酒。未服之先，非人扶之不能起，及饮一升，便手能梳头；服二升，手足屈伸有力；服三升，言语舒畅，行步如故；服四升，肢体通缓，百节遂和，举步如飞，其效如神，言之不可尽述。乞赐颁行天下，使其黎庶咸臻寿域。谨录是方，随表拜进以闻。

防风去芦，一两　秦艽去芦，四两　甘枸杞子五两　白术去芦，二两　萆薢酒炙，二两　羌活二两　干茄根饭上蒸熟，八两　牛膝去芦，酒洗，二两　虎胫骨酥炙，二两　鳖甲九肋者佳，一两　当归三两　油松节捶碎，二两　晚蚕沙炒，二两　苍耳子捶碎，四两　川杜仲姜酒炒，三两　一方加花蛇酒浸去皮骨，四两，其效如神。

上细剉，用好酒三十五斤，将生绢袋盛药，悬浸于内，封固。过十四日，将坛入锅，悬空着水煮，令坛内滚响，取出埋入土内三日，去火毒。每开坛取酒，不可以面对坛口，恐药力冲伤眼目。每饮一二钟，毋令药性断绝。忌动风之物，凡制此酒，不可煮之太过，久则无效，只可尽一炷香为度。凡左瘫右痪，口眼㖞斜，四肢麻痹，筋骨疼痛，三十种风疾，并二十四般气，无不效也。

一治偏风，手足不遂，皮肤不仁等症。

仙灵酒

仙灵脾一名淫羊藿一斤，切碎。以生绢袋盛不渗器内，用好酒浸之，厚纸重重封固，春夏三日，秋冬五日后开坛。随量饮之，当令醺醺，莫得大醉。合时勿令妇人、鸡犬见之。治一切冷风劳气，补腰膝，强心力，丈夫绝阳不起，女子绝阴无子，老人昏耄健忘，服之最良。兼治偏风，手足不遂，皮肤不仁等症。

一论男妇小儿诸风症，左瘫右痪，半身不遂，口眼㖞斜，腰腿痛疼，手足顽麻，语言謇涩，行步艰难，遍身疮癣，上攻头目，耳内蝉鸣，痰涎不利，皮肤瘙痒，偏正头风，无问新旧，及破伤风，角弓反张，蛇犬咬伤，金刀所伤，出血不止，敷贴立效。痔漏脓血，痛楚难禁，服之顿愈。

千金不换刀圭散 太府刘水山传

人参　川乌　草乌 二味俱用火炮，去皮脐　白茯苓 去皮，各一钱五分　两头尖一钱　苍术 米泔洗，二两　甘草 炙，一两五钱　僵蚕 炒，三钱五分　真白花蛇 酒浸三日，去酒，火炙，去皮骨　石斛 酒洗，各五钱　川芎　白芷　细辛　当归 酒洗　防风　麻黄　藁本 各二钱五分　全蝎 瓦上焙干　天麻　何首乌 米泔浸，忌铁器　荆芥 各二钱五分

上为细末。每服三分或五分，渐加至六七分，临卧酒调下，不饮酒者，茶亦可服。

一论治男妇血气衰败，筋骨寒冷，外感风湿，传于经络，手足麻木，遍身筋骨腰腿疼痛，久则成左瘫右痪，口眼㖞斜，诸中风气，不能步履。

仙传黑虎丹

苍术 米泔浸，二宿，去皮，切片　草乌 洗净，去皮，切片　生姜 洗净，研碎，各四两　生葱 连须、白叶研，二两

上四味，和一处，拌匀腌之，春五、夏三、秋七、冬十日，每日一番，拌匀，候日数足，晒干，入后药：

五灵脂　乳香　没药 各一钱二分半　穿山甲 炮，去灰土，五钱　自然铜 火煅，醋淬七次，二钱五分

上同前药为末，好醋糊为丸，如梧桐子大。每服三十丸。空心热酒送下，间日服尤妙。妇人血海虚冷，肚腹疼痛，临卧醋汤下，只服二三十丸，不可多服，服后不可饮冷水冷物，但觉麻木为效。孕妇不宜服。一女子鸡爪风，十指搐搦，服之立愈。

一治手足拘挛不伸。

牙皂　木香 各等分

上剉。水煎，一服立效。

一治中风失音不语，偏风口眼㖞斜，时吐涎水，四肢麻痹，骨间疼痛，腰膝无力，一切风湿。

豨莶丸

豨莶草五月五日、六月六日、九月九日采者，取叶洗净，晒干，入瓶中，层层洒酒与蜜，蒸之，又晒，如此九遍，为末，炼蜜为丸，

如梧桐子大。每服五七十丸，温酒送下。

一人年近四旬，忽发潮热，口干，喜饮冷水，求医，治以凉药，投之罔效。四五日浑身沉重，不能动止，四肢强直，耳聋，谵言妄语，眼开，不省人事，六脉浮大无力。此气血脾胃亏损之极。予以十全大补汤，去芍药、地黄，加熟附子，一服，须臾，病者鼾睡痰响，人咸以为服桂、附、参、芪之误，予曰：此药病交攻，不必忧疑，又进一服，过一时许，即能转身动止。次日连进数剂，则诸病次第而潜瘳矣。此从脉不从症而治之也。

一人原素弱，饮食起居失宜，左半身并手足不遂，汗出神昏，痰涎上壅。一医用参大补之剂，汗止而神思渐清，颇能动履，后不守禁，左腿自膝至足，肿胀甚大，重坠如石，痛不能忍，其痰极多，肝脾肾脉洪大而数，重按则软涩。朝用补中益气加黄柏、知母、麦门、五味，煎送地黄丸；晚用地黄丸料加黄柏、知母。数剂诸症悉退。但自弛禁，不能全愈耳。

一治瘫痪诸风。_{秦高中玄阁老曾服，奏效。}

乳香三钱　没药三钱　棉花子六钱　白糖六钱

上为细末，黄酒化服。出汗。

一男子体肥善饮，舌本强硬，言语不清，口眼㖞斜，痰气涌盛，肢体不遂。余以脾虚湿热，用六君子加葛根、山栀、神曲而痊。

一人中风痰嗽，因中气虚，饮食数少，忽痰壅气喘，头摇目劄，扬手掷足，难以候脉，视其面色黄中见青，此肝木乘脾土。用补中益气汤加白茯苓、半夏。水煎，临服加姜汁同服。

【点评】本节详细论述了中风危重证的急救与治疗，包括中风昏迷、口眼㖞斜、失语、抽搐、瘫痪等，篇中涉及大量治疗中风的经典效方，如三生饮、乌药顺气散、防风通圣散、地黄饮子、上池饮子、健步虎潜丸、仙传史国公浸酒良方等，对方证的描述也很明确。另，中风左瘫属血虚，右瘫属气虚，以及为何用补中益气汤、六味地黄丸治疗中风的原理，并将此两方作为治疗中风的王道平和之剂，都是重要的经验之谈，值得仔细研读。

另，最后一个案例与本篇补中益气汤条下案例相同。

预防中风

一论中风者，俱有先兆之症。凡人如觉大拇指及次指麻木不仁，或手足少力，或肌肉蠕动者，三年内必有大风之至。经曰：肌肉蠕动，名曰微风，故手大指、次指，手太阴、阳明经，风多着此经也，当预防之。宜朝服六味地黄丸或八味丸；暮服竹沥枳术丸与搜风顺气丸。二药间服，久而之，诸病可除，何中风之有?! 是以圣人治未病而不治已病。

一论此方，专化痰清火，顺气除湿，祛眩晕，疗麻木，消酒食，开郁结，养气血，健脾胃，平常可服。

竹沥枳术丸

白术去芦，土炒　苍术米泔浸，盐水炒，各二两　木香二钱　枳实麸炒　陈皮去白　白茯苓去皮　半夏白矾、皂角、生姜煎，水浸一日，煮干　南星制同上　黄连姜炒　条芩酒炒　当归酒洗　山楂去子　白芥子炒　白芍酒炒，各一两　人参五钱

上为细末，以神曲六两，姜汁一盏，竹沥一碗，煮糊为丸，如梧桐子大。每服百丸，食远、临卧淡姜汤送下。

一论三十六种风，七十二般气，上热下冷，腰脚疼痛，四肢无力，多睡少食，日渐羸瘦，颜色不完，恶疮下注，口苦无味，憎寒毛悚，积年癥癖气块，丈夫阳气断绝，妇人久无嗣息，久患寒疟，呕吐泻痢，肠胃积热，以致胁间痞闷，大便结燥，小便赤涩，肠风痔漏，肢节顽麻，手足瘫痪，步履艰辛，言语謇涩，不问男子、妇人、小儿皆可服。

搜风顺气丸

锦纹大黄酒浸，九蒸九晒，要黑色，五两为主　火麻仁微炒，去壳，二两　郁李仁泡，去皮，二两　枳壳麸炒，二两　山茱萸酒蒸，去核，二两　车前子炒，二两五钱　槟榔二两　干山药酒蒸，二两　怀牛膝去芦，酒洗，二两　菟丝子水洗净，酒煨烂，捣成饼，焙干，二两　独活一两

上为细末，蜜丸，如梧桐子大。每服七八十余丸，茶酒任下，百无所忌，早晚各一服。觉脏腑微动，以羊肚肺羹补之。久患肠风便血，服之除根。瘫痪语涩，服之平复。酒后能进一服，宿酒尽消。中

年以后之人，过用厚味酒肉，多有痰火，且不能远房事，往往致阴虚火动，动则生风，所谓一水不能胜五火也，故以此疏风降火为主。不论年高气弱、雄壮妇人，并皆治之。孕妇勿服。

【点评】从本节篇名即可知，龚氏对治未病的重视。其认为"凡人如觉大拇指及次指麻木不仁，或手足少力，或肌肉蠕动者"，是中风的先兆之症。并列出了朝服六味地黄丸或八味丸，暮服竹沥枳术丸与搜风顺气丸的预防方法，值得效法。

伤寒

脉阳浮而阴弱，谓之伤风。邪在六经，俱弦，加之阳浮，卫中风也。阴弱，荣气弱也，风伤阳，故浮虚。

脉浮紧而无汗，谓之伤寒。寒伤荣，荣实卫虚，阳脉紧。邪在上焦，主欲汗。

脉浮，头项痛，腰脊强，病在太阳。

脉长，身热，鼻干，目痛，不得卧，病在阳明。

脉弦，胸胁痛，耳聋，往来寒热，病在少阳。

脉沉细，咽干，腹满自利，病在太阴。

脉微缓，口燥，舌干而渴，病在少阴。

脉沉涩，烦满，囊缩，病在厥阴。

脉阴阳俱盛，重感于寒而紧涩，变为温疟。阴阳紧盛，伤寒之脉，前病热未已，复感于寒也。

脉阳浮而滑，阴濡而弱，更遇于风，变为风温。阳脉浮滑，阴脉濡弱，皆风脉也。前脉未除，风木乘热也。

脉阳洪数，阴实大太过，湿热相合，变为湿毒。洪数大皆热，两热相合也。

脉阳濡弱，阴弦紧，更遇湿气，变为瘟疫。

病发热，脉沉细，表得太阳，名曰痓病。

病太阳，关节疼痛而烦，脉沉细，名曰湿痹。

病太阳，身热疼痛，脉微弱弦芤，名曰中暍。

若发汗已，身灼然热，名曰风温。风温为病，脉阴阳俱浮，自汗出，身重，多眠睡，鼾，语难，更被下者，小便不利；若被火者，微发黄色，剧者则惊痫，时瘛疭，色如火熏则死矣。

脉沉细而疾，身凉，四肢冷，烦躁不欲饮水，狂闷，名曰阳厥。

伤寒热盛，脉浮而大者生，沉小者死。已汗，沉小者生，大者死。

脉歌

伤寒伤风何以判，寒脉紧涩风浮缓，

伤寒恶寒风恶风，伤风自汗寒无汗，

阳属膀胱并胃胆，阴居脾肾更连肝，

浮长弦细沉微缓，脉症先将表里看，

阴病见阳脉者生，阳病见阴脉者死。

【点评】伤寒开篇即论脉，分述了伤风、伤寒、六经病，以及温疟、风温、湿毒、瘟疫、痉病、湿痹、中暍等病的脉象与主症，同时提到了从脉判断生死（预后）的重要原则，即"阴病见阳脉者生，阳病见阴脉者死"。

伤寒总论

夫伤寒者，乃大病也，生死反掌之间，要随机应变而治之也。盖伤寒发热恶寒，腰痛脊强，则知病在太阳经也；身热，目痛，鼻干，不得眠，则知病在阳明经也；胸胁痛，耳聋，口苦舌干，往来寒热而呕，则知病在少阳经也；腹满咽干，手足自温，或自利不渴，或腹满时痛，则知病在太阴经也；烦满，囊缩，则知病在厥阴经也；引衣蜷卧，恶寒，或舌干口燥，则知病在少阴经也；潮热自汗，谵语发渴，不恶寒，反恶热，揭去衣被，扬手掷足，或发黄斑，狂乱，五六日不大便，则知病在阳明腑也。设若脉症不明，误用麻黄，令人汗多亡阳；误用承气，令人大便不禁；误用姜附，令人失血发狂。正为寒凉耗其胃气，辛热损其汗液，燥热助其邪热，庸医杀人，莫此为甚。伤寒之邪实无定体，或入阳经气分，则太阳为首，其脉必浮，轻手便得。或入阴经血分，则少阴为先，其脉必沉，重手乃得。浮而有力无力，是知表之虚实；沉而有力无力，是知里之寒热；中而有力无力，是知表里缓急。脉有浮沉虚实，症乃传变不常。

治疗之法，先分表里、虚实、寒热、标本。先病为本，次病为标。先以治其急者，此为第一义也。问症以知其外，察脉以知其内，全在活法二字，不可拘于日数。但见太阳症在，直攻太阳；但见少阴症在，直攻少阴；但见真寒，直攻真寒；但见一二症具，便作主张，不必悉具，当何如处，此为活法。若同而异者明之，似是而非者辨之。在表者汗之、散之，在里者下之、利之，在上者因而越之，下陷者升而举之，从乎中者和解之，直中阴经者温补之。若解表不可攻里，日数虽多，但有表症而脉浮者，尚宜发散。此事不明，攻之为逆。经云：一逆尚引日，再逆促命期。若表症解而里症存者，不可攻表。日数少，但有里热而脉沉实者，急当下之。此事不明，祸如反掌。经云：邪热未除，复加燥热，如抱薪救火矣。如直中阴经，真寒症也，无热恶寒不渴，宜温补，切忌寒凉。此事不明，杀人甚速。阴症似阳症者温之，阳症似阴症者下之。阳毒者分轻重下之，阴毒者分缓急温之。阳狂者下之，阴厥者温之。湿热发黄者利之、下之，血症发黄者清之、下之。发斑者清之、下之，谵语者下之、清之，痞满者消之、泻之。结胸者解之、下之。太阳症似少阴者温之，少阴症似太阳者汗之。衄血者解之、止之。发喘者汗之、下之。咳嗽者利之、解之。正伤寒者大汗之、大下之。感冒寒者微汗之、微下之。劳力感寒者温之、散之。温热病者微解之、大下之。此经常之大法也。

有病一经而用热药、寒药之不同，如少阴症有用白虎汤、四逆散之寒药者；少阴症有用四逆汤、真武汤之热药者。庸俗狐疑，讵能措手哉？呜呼！能察其伤寒之症名，而得其伤寒之方脉，如此亲切，乃为良医。是知寒药治少阴，乃传经里热也。热药治少阴，乃直中真寒也。辨脉定经，识症用药，真知其为表也而汗之，真知其为里热而下之，真知其为直中阴经而温之。如此而汗，如彼而下，又如彼而温。麻黄、承气投之不瘥，姜附、理中用之必当，病奚逃乎？然必须分轻重缓急，老少虚实，久病新发，妇人胎产，室女经水。大凡有临产而伤寒者，与男子伤寒治法不同。若无胎产，治亦相同。妇人室女经水适来适断，寒热似疟者，即是热入血室，但当和解表里。久病者过经不解，坏症也。新发者始病也。老者血气衰，少者血气壮，缓者病之轻也，急者病之重也。寒药热服，热药凉服，中和之剂温而服之。战汗分四症，要知邪正盛衰，类伤寒四症，照常例而治之也，学人宜究心焉。

【点评】本篇是伤寒分经辨证与表里、虚实、寒热、标本辨治的总纲。分别指出了太阳、阳明、少阳、太阴、厥阴、少阴、阳明腑病，以及表之虚实、里之寒热的辨证要点。强调治疗之法，当先分表里、虚实、寒热、标本。如"浮而有力无力，是知表之虚实；沉而有力无力，是知里之寒热；中而有力无力，是知表里缓急。""先病为本，次病为标。先以治其急者，此为第一义也。"另指出：伤寒是大病，治疗要随机应变，如"问症以知其外，察脉以知其内，全在活法二字，不可拘于日数。""必须分轻重缓急，老少虚实，久病新发，妇人胎产，室女经水。""老者血气衰，少者血气壮，缓者病之轻也，急者病之重也。寒药热服，热药凉服，中和之剂温而服之。"以上都是龚氏辨治伤寒的重要经验，值得我们仔细体会学习！

伤寒金口诀

真伤寒，世罕稀，多少庸医莫能知。仲景石函节庵泄，千金不易伤寒秘。方不同，法更异，四时伤寒各有例。惟有冬月正伤寒，不与春夏秋同治。发表实表两妙方，用在三冬无别治。真伤寒，真中风，表实表虚各自中。表虚自汗脉浮缓，疏邪实表有奇功。表实无汗脉浮紧，升阳发表汗自松。背恶寒，背发热，头痛脊强一般说，俱属太阳膀胱经，有汗无汗须分别。有汗表虚无汗实，脉浮缓紧胸中别。春夏秋，别有方，通用羌活冲和汤。春温夏热秋治湿，随时加减细斟量。病症与冬皆相似，浅深表里脉中详。脉有浮，脉有沉，半浮半沉表里停，有力无力表虚实，或温或下细推寻。更有汗吐下三法，当施当设莫留停。两感症，日双传，一日太阳少阴连，肾与膀胱脉浮大，口干头痛是真原，二日阳明与太阴，沉长之脉脾胃兼，目又痛，鼻又干，腹满自利不能安，三日少阳厥阴病，肝胆脉息见浮弦，耳聋胁痛囊蜷缩，古人不治命由天。今有方治两感症，见后补遗。

陶节庵，泄漏方，不问阴阳两感伤，通用冲和灵宝饮，一服两解雪浇汤。更明表里多少病，治分先后细推详。表病多，里病微，麻黄葛根汤最奇。表缓里急宜攻里，调胃承气急通之。寒中阴经口不干，身疼发热自下利，脉沉细，又无力，回阳急救汤最的。都言两感无治法，谁知先后有消息。结胸症候分轻重，双解六一二方觅。阳明证，不得眠，鼻干目痛是根源，柴葛解肌汤一剂，犹如渴急遇甘泉。耳聋胁痛半表里，柴胡双解立苏瘥。腹又痛，咽又干，桂枝大黄汤可蠲。太阳发黄头有汗，茵陈当归汤独羡。无热自利是脏寒，加味理中汤最端。时行疫病身大热，六神通解须当啜。小便不利导赤饮，下焦蓄血凭斯诀。一切下症并结胸，六一顺气分明说。身有热，头无痛，面赤饮水不下咽，庸医误认为热病，岂知心火泛上炎，自是戴阳多不晓，复元汤服得安然。汗如珠，眼似火，发斑狂叫误认我，病在三焦无人识，三黄石膏汤最可。发斑之症先咳呕，耳聋足冷定无他，休发汗，愈斑斓，消斑青黛饮莫慢。劳力感寒症又异，调荣养卫金不换，内伤血气外感寒，莫与伤寒一例看。身出汗，热又渴，如神白虎汤最确。食积症，类伤寒，发热呕逆不恶寒，身不痛，休疑谈，只消加味调中饮，气口紧盛休变延。小水利，大便黑，桃仁承气对君说，热邪传里蓄血症，血热自利病妥贴。吐血衄血另有方，生地芩连汤最切。阴隔阳，难遍详，阴极发厥面戴阳，欲赴井中脉无力，急救回阳返本汤。水不下咽瘀血症，加减犀角地黄汤。真中寒，真厥症，回阳救急汤连进。阳毒发斑脉洪数，三黄巨胜汤之症，精采不与人相摄。热结膀胱休误下，桂苓饮子真奇绝。心下硬痛利清水，热积利症医莫测，又谵语，又作渴，身热黄龙汤莫错。口噤摇头名痉痓，如圣饮内抽添诀。痓后昏沉百合病，柴胡百合汤休越。亡阳症，过汗多，头痛振振病不和，筋惕肉瞤虚太甚，温经益元汤最和。男女劳复阴阳易，逍遥汤治脉沉疴。脚气症，类伤寒，禁用补剂与汤丸。暑中身热寒中冷，浮风湿热脉之端，便闭呕逆难伸屈，加减续命汤保全。撮空症，仔细认，休认风症误人命，循衣摸床为证验，又手摸胸不识人，只因肝热相伤肺，升阳散火效如神。睡觉中，忽言语，梦寐昏昏神不主，汤粥与之虽吞咽，形如中酒多不举，心火克肺越经症，泻心导赤汤急取。身热渴，不头疼，神思昏昏乱言语，小水不利大便黑，误投凉药丧黄泉，病传心肺夹血症，当归活血汤最玄。夹痰症，类伤寒，寒热昏迷头又眩，涎出口中为证验，七情内损伤之根，神出舍空乱语言，加味导痰汤可增。大头病，是天行，项肿恶寒热并煎，一剂芩连消毒饮，痰火喉痹尽安痊。此是先贤千古秘，不是知音莫浪传。

【点评】本篇名"金口诀"，可见是龚氏认为的辨治伤寒病的精华要点。口诀中涉方剂 35 首，也是治伤寒的经典名方，若使用得当，定"效如桴鼓"。正如口诀中所说："阳明证，不得眠，鼻干目痛是根源，柴葛解肌汤一剂，犹如渴急遇甘泉。"其中提到的每首方剂都值得我们去熟悉、掌握。

出汗良法

一严冬伤寒，不得汗出，宜姜葱各半斤，煎汤一斛，倾大盆中，用小板一块，横加盆上，令患人坐卧其上蒸之。外以席被围定，露其口鼻外。可进发汗药。

一病人用大指捏住中指中节，紧捏莫放，十指俱屈，合掌夹在两大腿中，紧紧坐住，待良久，汗自出。

一用发表药不出汗，将苏叶煎汤，以器盛之，置于被内两膝下熏之。又法，用姜渣，绵裹，周身擦之，其汗即出。

一伤寒连日不出汗，昏睡不省，身热语乱，此汗不得出也，用滚水一大茶壶，布包，放病人脚下踏之，一时汗自下而上，其病即愈。

一伤寒不得汗出，用樟树白皮捣烂炒热，绢巾包，烙浑身上，一时汗出即已。

一伤寒发热，头疼身痛，用生姜、连须葱、淡豆豉等分，共捣烂为饼，搭脐上，帛紧勒，汗自出而已。王景明传。

一伤寒无汗，或日久汗不出者，用甜梨一个，生姜一块，同捣为汁，再入童便一碗，重汤煮，热服之，即汗。

一伤寒单潮发热无汗，五七日不大便，死在须臾，以桃仁承气汤打下硬粪如石二次，即出大汗而已，后以温胆汤二剂，调理而安。

一治伤寒发热头痛，亦治感冒。

生姜一块　核桃七个，打碎连壳　葱白连须，七根　茶叶一撮

上水三碗，煎，热服，盖被出汗。

一论伤寒昏迷不省人事，以皂荚燃烟入鼻，有嚏可治，无则不治，肺气上绝也。可治者，随用皂荚、半夏、生白矾共一钱五分，为末，入姜汁调服，探吐，痰去苏醒为效。

一论汗出不止，将病人发按在水盆中，足冷于外，用炒麦麸皮、糯米粉、龙骨、牡蛎煅，为末和匀，周身扑之，其汗自止。

【点评】汗法是治疗伤寒发散表邪的重要方法，故龚氏列专篇论发汗法。其中有物理发汗法，也有药物疗法，大多简便易行有效，值得参考。又恐发汗太过，汗出不止，最后一条为止汗方法。

伤寒诸方

一论冬月正伤寒，头疼发热恶寒，项脊强重，脉浮紧无汗，是足太阳膀胱经表症。若头如斧劈，身似火炙者，宜此方。

升阳发表汤

麻黄一钱　杏仁三钱　桂枝一钱　川芎一钱五分　白芷二钱　羌活二钱
防风一钱五分　升麻八分　甘草一钱

上剉。姜、葱、豆豉水煎，热服，出汗。汗出药止，勿多服。

一论冬月正伤风，头疼发热恶寒，鼻塞，项脊强重，脉浮缓，自汗，为表症也。此足太阳膀胱经受邪，当实表散邪，无汗者不可服。

疏邪实表汤

桂枝一钱　白术一钱五分，去芦　芍药二钱　甘草一钱　防风一钱五分
羌活二钱　川芎①

上剉。生姜三片，枣二枚，水煎，温服。汗不止，加黄芪蜜水炒；喘，加柴胡八分，杏仁三钱；胸中饱闷，加枳壳一钱麸炒，去穰，桔梗八分。

一论春夏秋非时感冒暴寒，头疼，发热恶寒，无汗，脊强，脉浮紧，此足太阳膀胱受邪，是表症，宜发表，不与冬时正伤寒同治法。

---

① 川芎：剂量原缺，建议用二钱。

此方非独治三时暴寒，春可治温，夏可治热，秋可治湿，治杂病亦有神也。可代麻黄汤、桂枝汤、大青龙汤、各半汤，乃太阳经神药也。

羌活冲和汤又名神解散

苍术沔制，一钱　羌活一钱　防风一钱五分　川芎一钱五分　白芷一钱　细辛二分　黄芩一钱　生地一钱　甘草三分

上剉。生姜、葱白水煎，热服出汗。胸中饱闷，加枳壳去穰、桔梗去芦；夏月加石膏、知母。有汗，去苍术，加白术，再不止去细辛，加黄芪蜜炙，如再不止，以小柴胡汤加桂枝、芍药各一钱，名神术汤。不作汗，加苏叶。

一论足阳明胃经身热，鼻干，不眠，微恶寒，头痛，眼眶痛，脉微洪，宜解肌。此属阳明经病，其正阳明腑病，别有治法。

柴葛解肌汤

柴胡八分　黄芩二钱　芍药二钱　葛根二钱　羌活二钱　石膏三钱　桔梗八分　甘草八分　白芷一钱

上剉。姜、枣煎服。本经无汗恶寒，去黄芩，加麻黄一钱。

一论足少阳胆经耳聋，胁痛，寒热，呕而口苦，脉来弦数，属半表半里，宜和解此经。胆无出入，有三禁，不可汗、下、利小便也。

柴胡双解散即小柴胡汤是也，加茯苓、白芍。

柴胡一钱　黄芩二钱　半夏二钱，汤泡　人参三钱　甘草八分　白茯苓三钱　白芍药二钱

上剉散。姜、枣煎服。呕，加陈皮一钱五分，竹茹四钱，姜汁；痰多，加瓜蒌三钱，贝母三钱；口干，加知母一钱五分，石膏三钱；心中饱闷，加桔梗三分，枳壳一钱；心下痞满，加枳实二钱，黄连八分；内热甚，错语心烦，不得眠，合黄连解毒汤；小便不利，大便泄泻，合四苓散；夹热而利，加炒黄连八分，白芍二钱。

一论足太阴脾经腹满而痛，咽干而渴，手足温，脉沉而有力，此因热邪从阳经传入阴经也。

桂枝大黄汤①

桂枝一钱　大黄二钱　芍药二钱　甘草八分　枳实二钱　柴胡八分

———————

① 桂枝大黄汤：为桂枝加大黄汤与四逆散的合方。

上剉。生姜煎，临服加槟榔磨水二匙入药，温服。

一论伤寒自受其寒，病直中阴经是也。初得病，无热，无头痛，只有腹痛，怕寒厥冷，或下利呕吐，不渴，脉沉迟无力。

加味理中汤

人参三钱　白术一钱五分　干姜一钱，炮　甘草八分　肉桂八分　陈皮一钱五分

上剉。生姜三片，水煎，临服加木香磨一匙、姜汁同服。

一论足太阴脾经腹满，身目发黄，小便不利，大便实，发渴，或头汗至颈而还，脉来沉重者，宜此方。

茵陈将军汤①

茵陈　大黄　栀子　黄芩　枳实各一钱　甘草梢三分　滑石末二钱厚朴八分

上剉。滚水煎，热服，以利为度。但头汗出，身无汗，小便不利，渴饮水浆，身目发黄，宜此药调下五苓散。

一论伤寒小水不利，小腹满，或下焦蓄热，或引饮过多，或小水短赤而涩，脉沉数者，以利小便为先。惟汗后亡津液与阳明汗多者，则以利小便为戒。

导赤饮

茯苓三钱　猪苓二钱　泽泻二钱　桂枝八分　白术一钱五分　甘草八分滑石三钱　山栀三钱

上剉散。生姜一片，灯心十根，入盐二字调服。中湿身目黄者，加茵陈三钱；水结胸症，加木通二钱，灯心十根。如小水不利，而见头汗出者，乃阳脱也，如得病起无热，但谵语，烦躁不安，精采不与人相当，此药治之。

一论伤寒，邪热传里，大便结实，口燥咽干，怕热谵语，揭衣狂妄，扬手掷足，斑黄阳厥，潮热自汗，胸腹满硬，绕脐疼痛等症，可代大小承气、调胃承气、三一承气、大柴胡、大陷胸等汤之神药也。谵语妄语，身当有热，脉宜洪大，反手足厥冷，脉沉细而微者，死。

---

① 茵陈将军汤：为茵陈蒿汤与小承气汤、六一散的合方，再加黄芩、厚朴。

六一顺气汤

柴胡八分　黄芩二钱　芍药二钱　枳实二钱　厚朴八分　大黄二钱　芒硝一钱　甘草八分

上剉散。水煎，临服入铁锈水二匙调服。

一论身热，渴而有汗不解，或经汗过，渴不解者，脉来微洪。无渴不可服。

如神白虎汤

石膏三钱　知母一钱五分　甘草八分　糯米一撮　人参二钱　麦门冬三钱　五味子四分　山栀子三钱　天花粉四钱

上剉。生姜一片，枣一枚，淡竹叶十片，同煎服。心烦，加竹茹。湿温症，热不退而大便溏者，依此方加苍术一钱。

一论阳毒发斑，身黄如涂朱，眼珠如火，狂叫欲走，六脉洪数，烦渴欲死，鼻干、面赤齿黄，过经不解，已成坏病。表里皆然，欲发其汗，病热不退。又复下之，大便遂频，小便不利，亦有错治温病而成此症者。又治汗下后，三焦生热，脉洪谵语，昼夜喘息，鼻时加衄，狂叫欲死者。

三黄石膏汤

黄连八分　黄芩二钱　黄柏二钱　栀子三钱　麻黄一钱　石膏三钱　豆豉二钱

上剉。生姜细茶煎服。

一治伤寒发黄症，身口俱黄如金色，小便如浓煎柏汁，诸药不效者。

茵陈退黄散

柴胡八分　升麻八分　茵陈二钱　龙胆草二钱　木通二钱　甘草八分　滑石三钱　黄连八分　黄芩二钱　栀子三钱　黄柏一钱五分

上剉散。灯草煎服。大便实，加大黄一钱；目睛黄，倍龙胆草；虚弱人，加人参三钱。外用生姜捣烂，时时于黄处擦之，其黄自退。

一论阳毒发斑，狂妄乱言，大喝叫喊，面赤，脉数有力，发斑发黄，大渴，大便燥实，上气喘急，舌卷囊缩者，难治。

三黄巨胜汤

石膏三钱　黄芩二钱　黄连八分　黄柏二钱　甘草八分　大黄二钱　芒

硝一钱　枳实二钱

上剉。姜、枣煎服。

一论两感伤寒，头疼身热恶寒，舌干口燥，以阳先受病者，先以此汤投之。如阴先受病者，当先以六一顺气汤攻里下之，如里先下利，身体痛者，又当以回阳救急汤。

冲和灵宝饮

羌活二钱　防风一钱五分　生地黄四钱　川芎一钱五分　细辛八分　甘草八分　黄芩二钱　柴胡八分　白芷二钱　葛根二钱　石膏三钱

上剉。姜、枣煎服，加薄荷十片，煎一沸，热服，中病即止。冬月，去黄芩、石膏，加麻黄。

一论热邪传里，热蓄膀胱，其人如狂，小水自利，大便黑，小腹满痛，身目黄，谵语燥渴，为蓄血症。脉沉有力，宜此下尽黑物则愈。未服前而血自下者，为欲愈，不必服。

桃仁承气汤

桃仁八分　桂枝一钱　大黄二钱　芒硝一钱　柴胡八分　甘草八分　青皮一钱五分　枳实二钱　芍药二钱　当归三钱

上剉。姜、枣煎，临服入苏木二钱，煎二沸，热服。

一论热邪传里，里实表虚，血热不散，热气乘虚，出于皮肤而为斑也。轻如疹子，重如锦纹，重甚则斑斓，皮肤或本属阳，误投热药，或当汗不汗，当下不下，或下后未解者，皆能致此。不可发汗，重令开泄，更加斑斓也。其或大便自利，怫郁短气，燥粪不通，黑斑，主不治。凡汗下不解，耳聋足冷，烦闷咳呕，便是发斑之候。

消斑青黛饮

柴胡八分　玄参三钱　黄连八分　知母一钱五分　石膏三钱　甘草八分　生地黄三钱　山栀子三钱　犀角五分　青黛八分　人参三钱

上剉。姜、枣煎，临熟入醋一匙服之。大便实，去人参，加大黄一钱。

一论鼻血成流不止者，或热毒入胃，吐血不止者并治。若见耳目口鼻并出血者，则为上厥下竭，不治之症也。

生地芩连汤

生地黄四钱　柴胡八分　黄连八分　黄芩二钱　犀角五分，如无，以升麻

代之 山栀子三钱 甘草八分 川芎一钱五分 桔梗八分 芍药二钱

上剉。枣煎，临服入捣韭汁、磨墨各一匙调之，温服。

一论烦躁，渴欲饮水，水入不下者，属瘀血在上焦，则邪热入里也。

加减犀角地黄汤

犀角五分 生地黄三钱 当归三钱 黄连八分 苦参二钱 甘草八分 枳壳一钱 桔梗八分 赤芍二钱 红花八分 牡丹皮三钱

上剉。生姜一片，临服入藕汁二匙，如无，韭汁亦可。

一论有伤寒衄血，将解未净，或热极及吐血不尽，医不知其症，遂用凉药之剂，止住其衄血，留积于心胸之分，故满痛而成血结胸也，用加减犀角地黄汤治之。

一论伤寒初起，无头痛，无身热，便就怕寒，四肢厥冷，或过于肘膝，或腹痛吐泻，或口吐白沫，或流冷涎，或战栗，面如刀刮，引衣蜷卧，不渴，脉沉迟无力。

即是寒中阴经真寒症，不从阳经传来。

回阳救急汤

大附子八分，制 干姜八分 人参二钱 肉桂五分 半夏二钱 五味子四分 白茯苓三钱 甘草八分，炙 白术一撮，炒 陈皮一钱五分

上剉。姜、枣煎服。无脉者，加猪胆汁一匙；呕吐不止，加姜汁；泄泻不止，加升麻八分，黄芪二钱；呕泄吐沫，或有小腹痛，加盐炒吴茱萸。

一论阴极发躁，微渴面赤，欲坐卧于泥水井中，脉沉迟无力，或脉全无欲绝者，不可服凉药。若误认为热症而用凉药，死不可复生矣。服热药而躁不止者，宜再服，躁自定矣。决不可服凉药！

回阳返本汤

大附子八分，面裹火煨，去皮脐 干姜八分，炒 甘草八分，炙 人参二钱 肉桂五分 麦门冬三钱 五味子四分 陈皮一钱五分 腊茶一钱

上剉。姜、枣煎，临服入蜜二匙，顿合服之。无脉，加猪胆汁一匙；呕者，入姜汁炒半夏二钱。

一论伤寒瘥后，昏沉发热，渴而谵语失神，及百合、劳复、食复等症。

柴胡百合汤

柴胡八分　人参二钱　黄芩二钱　百合三钱　知母一钱五分　茯苓三钱
芍药二钱　鳖甲三钱　甘草八分

上剉。姜、枣煎，临服入生地黄捣汁一匙，温服。

一论伤寒重感寒湿，则成刚柔二痉，头面赤，项强直，手足搐，头摇口噤背张，与瘈疭同治法。

如圣饮

羌活二钱　防风一钱五分　川芎一钱五分　白芷二钱　柴胡八分　甘草一钱　芍药二钱　当归三钱　乌药二钱　半夏二钱　黄芩二钱

上剉散。生姜三片，水煎，临服入姜汁、竹沥，温服，有汗是柔痉，加白术一钱五分，桂枝八分；无汗是刚痉，加麻黄一钱，苍术一钱五分；口噤咬牙者，大便实，用大黄利之。

一论汗下后，头眩振振欲倒地，及肉瞤筋惕，或大汗后卫虚亡阳，汗出不止，或下后利不止，脉来无力。

温经益元汤

大附子八分, 制　人参二钱　白术一钱五分, 去芦, 炒　甘草八分, 炙
白芍二钱, 炒　当归三钱, 酒炒　黄芪蜜炒, 二钱　生地黄四钱　干姜八分
肉桂五分

上剉。姜、枣、糯米炒，水煎，温服。

一论伤寒瘥后，血气未平，劳动助热，复还于经络，因与妇人交接，淫欲而复发，不易有病者，谓之劳复。因交接淫欲而无病人反得病者，谓之阴阳易。予曾见舌出数寸而死者多矣，此症最难治。然瘥后发大热，昏沉错语失神，小腹绞痛，头不能举，足不能移，眼中生花，百节解散，热气冲胸，男子则阴肿入腹刺痛，妇人则里急腰胯重，引腹内痛，此男女劳复，阴阳易也，宜服：

逍遥汤

人参三钱　知母二钱　竹青三钱　滑石三钱　生地黄四钱　柴胡八分
犀角五分

如卵缩腹痛，再加黄连一钱，甘草一钱。

上剉。姜、枣煎，临服入烧裤裆末一钱半，调服。有汗出为效，汗不出，再服。以小水利，阴头肿即愈。

一论伤寒热症，叉手摸心，循衣摸床，谵语昏沉，不省人事。俗医不识，见病便为风症，因而用风药，误人多矣。殊不知肝热乘于肺金，元气虚不能自主持，名曰撮空症。小便利者可治，不利者不可治。

升阳散火汤

人参二钱　当归三钱　黄芩二钱　柴胡八分　麦门冬三钱，去心　芍药二钱　白术一钱五分，去芦，炒　陈皮五分　白茯苓三钱，去心木　甘草八分

上剉。姜、枣煎，入金首饰同煎，热服。有痰，加半夏二钱；大便燥实，谵语发渴，加大黄一钱；泄泻者，加升麻三分，炒白术一钱。

一论患头疼发热，项脊强，恶寒无汗，用发汗药二三剂，汗不出者，此阳虚不能作汗，名曰无阳症。宜：

再造散

黄芪二钱　熟附子八分　人参二钱　桂枝八分　白芍二钱，炒　甘草八分　细辛八分　煨生姜二片　羌活二钱　防风一钱五分　川芎一钱五分

上剉。枣一枚，水煎，温服。夏月，加黄芩、石膏，冬月不必加。

一论有患心下硬痛，下利纯清水，谵语发渴，身热。庸医不识此症，但见下利，便呼为漏底伤寒，而便用热药止之，就如抱薪救火，误人死者多矣。殊不知此因邪热传里，胃中燥屎结实，此利非内寒而利，乃逐日自饮汤药而利也，宜急下之，名结热利症。身有热者，宜用此汤。

黄龙汤

大黄二钱　芒硝一钱　枳实一钱　厚朴八分　甘草八分　人参二钱　当归三钱

上剉。姜、枣煎，再加桔梗八分，煎一沸，热服。年老气血虚者，去芒硝。

一论有患头痛身热，恶寒微渴，溅然汗出，身痛，脚腿酸疼，无力沉倦，脉空浮而无力。庸医不识，因见头痛恶寒发热，便呼为正伤寒，而大发其汗，所以轻变重，而害人者多矣。殊不知劳力内伤气血，外感寒邪，宜甘温之剂则愈，名曰劳力伤寒症。宜服：

调荣养卫汤

黄芪二钱　人参三钱　白术二钱　陈皮一钱五分　当归三钱　柴胡八分
甘草八分

即补中益气汤去升麻，加川芎、羌活、防风。

上剉。生姜、枣子、葱白煎服。内伤夹外感者，以补中益气汤八味为主，从六经所见之症，加减用之。如见太阳症，头项痛，腰脊强，加羌活一钱，藁本二钱，桂枝八分；如阳明，则身热目痛而鼻干，不得眠，加葛根一钱，倍升麻；如少阳，则胸胁痛而耳聋，加黄芩二钱，半夏二钱，倍柴胡；如太阴，则腹满而嗌干，加枳实一钱，厚朴八分；如少阴，口燥舌干，加生甘草八分，桔梗八分；如厥阴，烦满囊缩，加川芎一钱五分；如变症发斑，加葛根一钱，元参二钱，倍升麻；内伤夹痰，加半夏、竹沥，仍入姜汁传送。

一论伤寒渐变神昏不语，或睡中独语一二句，目赤舌焦，将水与之则咽，不与则不思，形如醉人。此邪传入心经，因心火上逼肺金，所以神昏，故名曰越经症。宜用：

泻心导赤汤

黄连八分　黄芩一钱五分　甘草八分　犀角五分　麦门冬三钱　滑石三钱
山栀三钱　茯神三钱　知母二钱　人参二钱

上剉散。姜、枣、灯心煎，临服入生地黄汁二匙。

一论有患伤寒，无头疼，无恶寒，身微热，面赤微渴，目无精光，口出无伦语，脉数无力。此汗下太过，下元虚弱，此无根虚火泛上，名曰戴阳症。宜：

复元汤

熟附子八分　甘草八分　干姜八分　人参二钱　五味子四分　麦门冬
三钱　黄连八分　知母一钱五分　芍药二钱

上剉散。姜、枣、葱煎，临卧入童便三匙，温服。

一论伤寒初得，症无热，狂言烦躁不安，精采不与人相当，不可认为发狂，而用下药，死者多矣。不知因邪热结膀胱，名曰如狂症。宜服：

桂苓饮子

猪苓二钱　泽泻二钱　桂枝八分　甘草八分　黄柏一钱五分　知母一钱

五分　白术一钱五分　山栀三钱　滑石二钱

上剉。生姜、灯心二十四茎，煎服之。

一论有患无头疼，无畏寒，只发大渴，小便利，大便黑，口出无伦语，此内伤血郁肝脾之症，使人昏迷沉重，错语，名曰夹血，如见鬼祟。

当归活血汤

当归三钱　赤芍二钱　甘草八分　红花八分　桂枝八分　干姜八分　枳壳八分，麸炒　柴胡八分　人参一钱　生地黄三钱　桃仁泥八分

上剉。姜一片，水煎，入酒三匙同服。三剂后去桃仁、红花、干姜、桂枝，加白术一钱，茯苓三钱。

一论有患憎寒壮热，头痛昏沉迷闷，上气喘急，口出涎沫，此因内伤七情，以致痰迷心窍，神不守舍，神出舍空，空则痰生也，名曰夹痰。如鬼祟痰症类伤寒，与此同法。

加味导痰汤

茯苓三钱，去皮　半夏二钱，汤泡　南星一钱五分，姜炒　枳实一钱，麸炒黄芩二钱　人参三钱　白术一钱五分，去芦　桔梗八分　黄连八分　瓜蒌仁二钱甘草八分　陈皮一钱五分

上剉。姜、枣煎，临服入竹沥、姜汁同服。

一论食积类伤寒，头疼身热恶寒，气口脉紧盛，但身不痛，此为异耳。经曰：饮食自倍，肠胃乃伤。轻则消化，重则吐下，宜用：

加味调中饮

苍术一钱五分，米泔浸，炒　厚朴八分，姜汁炒　陈皮一钱五分　白术一钱五分，去芦　山楂二钱　干姜八分，炮　神曲二钱，炒　草果一钱　黄连八分，姜汁炒　甘草八分　枳实一钱

上剉。生姜煎服。腹中痛，加桃仁八分；痛甚，大便结实，加大黄二钱下之，去草果、干姜，剉散，姜、枣煎服，入竹沥、姜汁同服。

一论脚气类伤寒，头疼身热恶寒，肢节痛，便闭呕逆，脚软屈不能转动，但起于脚膝耳，禁用补剂及淋洗。宜服：

加减续命汤

防风一钱五分　芍药二钱　白术一钱五分　川芎一钱五分　防己二钱　桂枝八分　麻黄八分　甘草八分　苍术一钱五分　羌活二钱

上剉。姜、枣、灯心煎服。暑中三阳，所患必热，脉来数，去附子①、桂枝、麻黄；加黄芩一钱，黄柏一钱五分，柴胡八分；寒中三阴，所患必冷，脉来迟，加附子一钱五分；起于湿者，脉来弱，加木瓜二钱，牛膝三钱；起于风者，脉来浮，加独活二钱；元气虚，加人参少许；大便实，加大黄二钱。

一论天行大头病，发热恶寒，头项肿痛，脉洪。取作痰火治之。其喉痹者，亦照此方治之。

芩连消毒汤

柴胡八分　甘草八分　桔梗八分　川芎一钱五分　黄芩二钱　荆芥一钱　黄连八分　防风一钱五分　羌活二钱　枳壳一钱　连翘二钱　射干二钱　白芷二钱　鼠粘子二钱

上剉散。生姜煎，临服加竹沥、姜汁同服。先加大黄利一二次，后依本方去大黄，加人参二钱，当归二钱，调理。

一方，三月前后，谓之晚发，感冒寒疫，头疼发热恶寒，体痛而渴，脉浮紧有力，无汗，年力壮盛之人，用羌活冲和汤恐缓，故用此。

六神通解散

麻黄八分　甘草八分　黄芩二钱　石膏三钱　滑石三钱　苍术一钱五分　川芎一钱五分　羌活二钱　细辛八分

上剉。姜、葱、豆豉煎，热服。出汗，中病即止。

一论伤寒，虚烦，心惊微热，四肢无力，体倦者。又治六七日别无刑克症候，昏沉不知人事，六脉俱静者。无脉欲出汗者，宜此：

安神益志汤

柴胡八分　人参二钱　知母二钱　甘草八分　竹茹四钱　茯神三钱　当归三钱　黄连八分，姜炒　麦门冬三钱　五味子四分　生地黄三钱　远志一钱，甘草汤，泡去心

上剉散。姜枣煎服。

一论伤寒头疼发热，身痛恶寒，口干，不思饮食，时医误投发表攻击之药过多，发得表虚，上气喘急，口干不食，肢体昏沉，冷汗大

---

① 附子：原方无附子。

出，以致亡阳等症。用此加减补中益气汤方见内伤，依本方加柴胡八分，升麻一钱蜜炒，白芍二钱酒炒，桂枝八分，酸枣仁二钱炒，熟附、麻黄根各八分，浮小麦三钱，倍加黄芪。

一论伤寒头痛，发热，口干，屡服发表解肌之药，而日晡发热尤甚，或日轻夜重，此阴虚火动也，宜用六味地黄丸方见劳瘵，依本方六味作汤药，加酒炒黄柏一钱五分，知母一钱五分。

一论伤寒狐惑，多眠，声嗄，及唇口生疮，宜用：

槐子　桃仁　艾各一两　枣子十五个

上剉。每服五钱，水煎，温服。

一论汗吐下后，心胸满闷，或头痛微汗，虚烦不得眠，反复颠倒，心中懊恼，乃燥热怫郁于内，而气不宣通故也，宜服：

栀豉汤

肥栀子三钱　淡豆豉三钱

上水煎，温服，烦躁者，懊恼不得眠也。懊恼者，郁闷不舒之貌；烦者，气也，火入于肺也；躁者，血也，火入于肾也，故用栀子以治肺烦，豆豉以治肾躁。少气虚满，加甘草；呕哕，加生姜一钱，橘皮二钱；有宿食而烦躁者，加大黄二钱；下后腹满而烦，加枳实二钱，厚朴八分；下后身热而烦，加甘草一钱，干姜二钱；瘥后劳复，加枳实二钱。

一论伤寒已经汗下，表里俱虚，津液枯竭，心烦发热，气逆欲吐，及诸烦热，并宜服之。

竹叶石膏汤

石膏二钱　半夏一钱五分　人参一钱　甘草一钱　麦门冬去心，一钱五分

上剉一帖，青竹叶、生姜各五六片，粳米百余粒，水煎服。热极发狂，倍加知母、石膏。

一论阳毒伤寒，药下虽通，结胸不软，痛楚喘促，或发狂乱者，宜用：

地龙水

大头缩地龙四条，洗净研烂，入生姜自然汁一匙，白蜜半匙，薄荷汁一匙，更入片脑一分，或半分，研匀，徐徐灌令尽。良久渐快，稳睡一顿饭时久，即与揉心下片时，再令睡，当有汗即愈。若服下半

时不应，须再服一次效。

一论伤寒自汗，大便闭结不通，最便于老人，并日久不能服药者，又恐硝黄变为别症者，有屎已入直肠者，以此法最便益也。

蜜煎导法_{方见大便闭}。

一论伤寒阳明自汗，反小便利而大便燥硬不可攻者，用此。

猪胆汁导法_{方见大便闭}。

一伤寒小便不通，先将麝香、半夏末填患人脐中，外用葱白、田螺捣烂成饼，封丁脐上，用布带缚住良久，下用皂荚烧烟，熏入阴中，其水窦自通。妇人亦用皂荚煎汤戽洗小便处，小水亦通。

一论伤寒日数过多，其热不退，梦寐不宁，心惊恍惚，烦躁多痰，宜：

竹茹温胆汤

柴胡_{二钱}　竹茹_{二钱}　桔梗_{一钱}　枳实_{麸炒，一钱五分}　黄连_{一钱}　人参_{五分}　麦门冬_{去心，五分}　陈皮_{一钱}　半夏_{姜炒，八分}　茯苓_{一钱}　甘草_{三分}　香附_{八分}

上剉一剂。生姜三片，枣二枚，水煎，温服。

一论伤寒曾经汗下后，而热不退，头疼不消，脉数实，心尚烦躁，渴不止，是阴阳交，此症甚危，其人平素有积热，而或因心事起火也。宜用：

加减解毒汤

黄连_{一钱五分}　栀子_{一钱五分}　黄芩_{一钱五分}　柴胡_{二钱}　知母_{二钱}　葛根_{三钱}　羌活_{二钱}　防风_{一钱}　连翘_{一钱}　人参_{一钱五分}　当归_{一钱}　生地黄_{一钱}　甘草_{一钱}

上剉一剂。水煎，温服。

一论伤寒新瘥方起，劳动应事，或多言劳神，而身复发热者，曰劳复，宜：

益气养神汤

人参_{一钱}　白茯神_{七分}　当归_{三分}　生甘草_{三分}　麦门冬　知母　栀子_{各一钱}　柴胡_{七分}　陈皮_{五分}　升麻_{三分}　白芍_{三分}

上剉一剂，枣一枚，水煎，温服。

一治伤寒身热，大小便赤如血色者。

胡黄连_{一两}　山栀子_{二两，去皮，入蜜半两拌和，炒令微焦}

二味捣烂为末，用猪肠子和丸，如梧桐子大。每服用生姜二片，乌梅一个，童便三合，浸半日，去渣，食后，暖小便同温，下十丸立效。

一伤寒妇人得病，虽瘥，未满百日，不可与男子交合，为阴阳易病，必拘急，手足拳，欲死。丈夫病名为阴易，妇人名为阳易。速当汗之，当瘥。满四日不可疗，宜服此药。

干姜四两，为末。

每服二钱，米汤调，顿服。覆衣被出汗，得解，手足伸，遂愈。

一论伤寒汗下后不解，或投药错误，致患人困重至死，或阴阳二症不明，七日以后，皆可服。或终日昏闷，不省人事，发热发渴，似有狂言，一切危急之症。宜此。

夺命独参汤

拣参_{一两}

上切，作一剂。水煎，不拘时服，渣再煎服。服后额下鼻尖微汗，是其应也。

一论伤寒见吐蛔者，虽有大热，不可下之，盖胃虚寒则蛔上膈，大凶之兆。急用炮干姜、理中汤，加乌梅一个，花椒十粒，盖蛔闻酸苦则安。却用小柴胡汤退热。

理中汤

人参_{三钱}　白术_{二钱}　干姜_{一钱，炮}　甘草_{一钱，炙}

上剉。姜、枣煎服。

一论阴阳二症结胸神效方，此胜陷胸、承气、泻心三方。

鹤顶丹①

白矾_{一钱}　银朱_{五分}

上同研为末，用小瓦盏置炭火上炒末一钱，入盏中熔化，急括为丸。如遇前症，每用一丸研细，茶清调匀，温服。或入姜汤少许，听其心上有隐隐微声，结者自散，不动脏腑，不伤真气，无问虚实皆可用之。盖白矾化痰解毒，银朱是水银炼成，能破积，故治结胸，又治痰火声嘶。神效。

---

① 鹤顶丹：因方中所含银朱色鲜红，故方名"鹤顶丹"。

姜熨法

有伤寒胸膈不宽，一切寒结、热结、水结、食积、痞积、血结、痰结、支结、大小结胸、痞气结者，俱用生姜捣烂如泥，去汁，取渣，炒热，绢包，渐渐揉熨心胸胁下，其满痛豁然自愈，如姜渣冷，再入姜汁，再炒再熨。热结不用炒。

一伤寒结胸，有痰、有热、有滞气，并咳嗽失声，喘急口渴等症。

解热下痰汤

苏子三钱　白芥子三钱　枳实二钱　黄连八分　黄芩二钱　黄柏一钱五分
杏仁三钱　乌梅二钱　石膏三钱　瓜蒌三钱　桔梗八分　甘草一钱

上剉。生姜三片，水煎，频服。

一伤寒结胸声哑，用白果去壳，捣烂，加蜜调匀，重汤煮熟，划成块，取出，无时服，浓茶送下、立已。

一伤寒湿䘌方

黄连八分　生姜一钱　艾叶一钱　苦参二钱

上剉。水煎服。

一热病有䘌，上下食人。

猪胆一枚，苦酒一合，同煎三两沸，满口饮之，虫立死。即愈。

【点评】本门共涉伤寒诸方50余首，基本涵盖了伤寒六经病变所用之方。所载方剂多为仲景《伤寒论》中方剂的变方，如治疗冬月正伤寒的"升阳发表汤"为麻黄汤的加味方，治疗冬月正伤风的"疏邪实表汤"为桂枝汤的加味方，两方均加了川芎、羌活、防风，以加强散寒发表之力，同时减少了麻黄、桂枝用量（只用一钱），使方剂作用相对平和安全。另外值得关注的是号称"太阳经神药"的"羌活冲和汤"，龚氏认为可代替麻黄汤、桂枝汤、大青龙汤、各半汤，此方用药平和，内外兼顾，对外有寒、内有热的伤寒证适用。对足阳明胃经伤寒的治疗，选用陶节庵所创的"柴葛解肌汤"，此方对身热鼻干、眼眶疼痛的伤寒证疗效确切。对足少阳胆经伤寒的治疗，明确指出："有三禁，不可汗、下、利小便也。"因"胆无出入"，很好地解释了"和法"的原理，处方"柴胡双解散"，即小柴胡汤加茯苓、白芍。邪犯足太阴脾经，列桂枝大黄汤、加减理中汤、茵陈将军汤三方，仔细阅读，不难发现龚氏对同病异证的描述非常精细、到位。治邪热传里的大便结实、狂忘等症的"六一顺气汤"（即四逆散与大承气汤的合方），龚氏认为是可以代替大小承气、调胃承气、三一承气、大柴胡、大陷胸等攻下剂的"神方"。另外，还有能胜过陷胸、承气、泻心三方治疗结胸证的"鹤顶丹"等，这些都是龚氏灵活变通运用前人经方、发现新方的体现。本篇所列的每一首方剂，都值得；人好好研习。

四时感冒

一论四时伤寒瘟疫，头疼，寒热往来，及治内外两感之症。春月得病，宜用此方。

香苏散

紫苏叶二钱　香附三钱　陈皮三钱　甘草五分

上到。姜、枣煎，热服。头疼，加川芎、白芷、细辛；发汗，加麻黄、苍术；咳嗽，加杏仁、桑白皮；疹痘未成，加升麻、干葛；痢疾，加枳实、黄连；疟疾，加槟榔、草果；泄泻，加白术、茯苓；恶寒潮热，加桂枝、麻黄；身疼，加羌活、乌药；胸膈饱闷，加桔梗、枳壳；心下痞，加枳实、黄连姜炒；有痰，加半夏；呕吐，加藿香、半夏；脚膝拘挛，加木香、槟榔、羌活、木瓜，名槟榔散；口干，加干葛；夹食，加山楂、神曲。

一论时令不正，瘟疫妄行，感冒发热恶寒，头疼身痛，咳嗽喘急，或欲出疹，此药不问阴阳两感，并皆服之。

十神汤

川芎　甘草　麻黄　紫苏　白芷　升麻　陈皮　香附　赤芍　干葛

上到。每一两，姜、葱煎，热服出汗。潮热，加黄芩、麦门冬；咳嗽，加桔梗、桑白皮、半夏；头疼，加细辛、石膏、葱白；心胸胀满，加枳实、半夏；胸膈膨闷，加枳壳、桔梗；饮食不思，加砂仁、白术；呕逆，加丁香、砂仁；鼻衄不止，加乌梅、黄芩；腹痛，加酒炒白芍；冷气痛，加官桂；大便闭，加大黄、芒硝；痢，加枳壳、当归。

一论伤寒头痛，壮热恶寒，及伤风痰涎咳嗽，鼻塞身重，四时瘟疫热毒，头面肿痛，痢疾发热，诸疮毒，及小儿惊风，喘嗽，痘疹时行，一切恶毒并治。

人参败毒散

柴胡　前胡　羌活　独活　枳壳　茯苓　川芎　桔梗　人参　甘草

上剉一两。生姜、薄荷煎服。咳嗽，加半夏；热毒，加黄连、黄芩、黄柏、栀子；风热，加荆芥、防风，名荆芥败毒散；酒毒，加干葛、黄连；疮毒，加金银花、连翘，去人参。

一论四时伤寒伤风，头痛项强，壮热恶寒，身体烦痛，咳嗽上壅，涕唾稠粘，自汗恶风等症，宜服：

消风百解散

苍术　荆芥　麻黄　白芷　陈皮各一钱　甘草三分

上剉一剂。姜、葱煎服。咳嗽，加乌梅，合升麻葛根汤同服。

一论伤寒时疫，憎寒壮热，头疼身痛，发热恶寒，鼻干不得眠，兼治寒暄不时，人多病疫，乍暖脱衣，及小儿痘疹已发未发疑似之间并治。

升麻葛根汤

升麻　葛根　白芍　甘草

上剉一两。生姜煎服。头痛，加葱白煎，热服；咳嗽，加杏仁二钱，桑白皮三钱；上焦热，加黄芩二钱，薄荷八分；无汗，加麻黄一钱；咽痛，加桔梗八分；发黄丹毒，加玄参三钱。

一论伤寒伤风，头疼发热，口干鼻涕，四时瘟疫流行，先用：

发表散

葛根二钱　西芎一钱五分　黄芩二钱　甘草八分

上剉一剂。生姜三片，葱白三根，水煎，热服出汗。

一论伤寒无汗，头疼发热，身痛口干等症。宜服：

发表丸

甘草　麻黄　升麻　葛根各四两　苍术二两

上为细末，炼蜜为丸，如肥皂子大。每服一丸，生绿豆汤送下。如过三日外，加黄酒一钟，再加一丸。

一论伤寒前三日在表，法当汗，可用双解散连进数服，必愈。

双解散合后二方

防风通圣散方见中风　益元散方见中暑

此二方合而服之，当得汗而解，若不解者，病已传变。

一治伤寒行军散秘方：

用绿豆、麻黄各一升，雄黄三钱，共为末。每服一钱，重者二钱，无根水下，走出汗愈。

一治四时感冒，伤寒发汗后经中余热未解。

柴胡八分　前胡二钱　枳壳一钱　桔梗八分　连翘三钱　黄芩二钱　赤芍二钱　干葛一钱　茯苓三钱　半夏一钱　川芎一钱五分　薄荷八分　甘草一钱

上剉。生姜煎服。烦躁，加麦门冬三钱，淡竹叶二钱。

一论伤寒大热不止，烦躁干呕，口渴喘满，阳厥极深，蓄热内甚，及汗吐下后，诸药不能退其热者。用：

黄连解毒汤

黄连八分　黄芩二钱　黄柏一钱五分　栀子二钱

上剉。水煎服。

一治伤寒热极发狂，不认亲疏，躁热之极长垣成都宪传，用熊胆一分，研末，凉水调服。立效。

一论恶风寒，鼻流清涕，寒嚏喷嚏，此脾肺气虚，不能实腠理。补中益气汤方见内伤，依本方加麦门冬三钱，五味子三分。

一治伤寒感冒，头疼发热。

古石灰　绿豆粉　闹羊花各等分

上为末。每少许吹两鼻，一二次效。

一论伤风寒后余毒未散，上攻头颈，鼻塞声重，怒气上攻，时常有血，从脑上落至口中，或出红痰，此阳道不利作梗，非血症病也。

防风五分　川芎七分　辛夷五分　生甘草四分　薄荷五分　羌活三分

独活七分　升麻六分　葛根七分　白芷四分　藁本四分　黄芩酒炒，八分

上㕮咀一剂。生姜一片，水煎服。清阳道以通关窍，然后可以养正也。次服：

人参养荣汤

熟地黄六分　白芍七分　麦门冬一钱　五味子六个　黄柏酒炒，三分
远志四分　陈皮三分　人参四分　白术六分　白茯苓四分　归身酒洗四分
川芎四分

上㕮咀一剂。水煎，温服。

【点评】本篇所列方剂不同于上篇伤寒诸方，多为汉代以后医家所创治疗伤寒、瘟疫内外两感或阴阳两感证的经验方。其中的香苏散、人参败毒散、双解散、黄连解毒汤等均是经得起临床验证的好方，药味不多，加减灵活，是《伤寒论》治外感经方的有效补充。另外，用补中益气汤治疗"脾肺气虚，不能实腠理"所致的"恶风寒，鼻流清涕，寒喋喷嚏"，用人参养荣汤养正善后等，均是四时感冒治疗中值得重视的疗法。

中寒

中寒脉紧，阴阳俱盛，法当无汗，有汗伤命。

一论中寒卒倒，昏迷不省者，先用热酒、姜汁各半盏灌服，稍醒后，进理中汤方见于后。

一论真阴症，四肢厥冷，腹痛如锥，胀急，服大附姜桂壮火，此中焦寒冷之甚，宜急灸脐上二穴，脐下一穴，脐左右两穴，每七壮即效。

一论四肢浑身冷极，唇青，厥冷无脉，阴囊缩者，宜急用葱熨法，并艾灸脐中与气海、关元二三十壮。

一论三阴中寒，一切虚冷厥逆，呕哕，阴盛阳虚，及阴毒伤寒，四肢厥冷，脐腹刺痛，咽痛呕吐，下利，身背强，自汗，脉沉细，唇青面黑，诸虚寒等症，宜用：

葱熨法

葱细切　麦麸各三升　盐二升

上用水和匀，分作二次，炒令极热，用重绢包之，乘热熨脐上。冷，更易一包。其葱包既冷，再用水润湿炒焦，依前用之，至糜烂不用，别取葱、麸，日夜熨之，勿住。如大小便不通，用此亦可以行其势矣。

一论五脏中寒，口噤失音，四肢强直，兼胃脘停痰，冷气刺痛，又治脏毒下寒，泄痢腹胀，大便或黄或白，或青黑，或有清谷，宜此方。

理中汤

人参三钱，去芦　白术二钱，去芦，炒　干姜一钱　甘草一钱，炒

上剉一剂。生姜三片，枣一枚，水煎，热服。如寒冷之甚，加大附子面裹煨，去皮、脐一钱，名附子理中汤；寒，加干姜五分；腹痛去白术，加附子一钱。

一中寒脉虚而微细，躁热烦渴，可煎理中汤，水中浸冷服之，不可热服。用寒凉之药，服之决死。

一论中寒怕寒，身凉，四肢厥冷，腹痛吐泻，无脉者，此寒中阴经也，宜服此方。

回阳急救汤

人参三钱，去芦　白术二钱，去芦，炒　白茯苓三钱，去皮　陈皮一钱五分　半夏二钱，汤泡　肉桂八分　大附子八分，炮，去脐　五味子三分　甘草八分，炙　干姜八分

上剉。生姜煎服。无脉，加猪胆汁一匙。

一论中寒，外感寒邪，头疼身痛，内伤生冷，肚腹胀痛，表里皆中寒邪也，宜此方。

五积散

白芷　陈皮　厚朴姜炒　桔梗　枳壳去穰，麸炒　川芎　白芍酒炒　白茯苓去皮　苍术米泔浸　当归酒洗　半夏汤泡，各一钱　干姜　官桂各五分　麻黄八分　甘草三分

上剉。姜、枣煎，热服。

一治阴毒伤寒，面青心硬，四肢冷。

正阳散

大附子_{八分}　干姜_{八分}　甘草_{八分}　麝香_{一厘}　皂荚_{一钱}　引入厥阴经也。

上剉。水煎，热服。

【点评】本篇论述了中寒的脉与症，治疗有内服药，也有灸法与葱熨等外治法。识证与用方并不复杂，寒中阴经的用理中汤、附子理中汤、回阳急救汤等；表里皆中寒邪者用五积散。但是，临床有表现为"躁热烦渴"的假热证，龚氏特别提醒不可用寒凉之药，当用理中汤，且要"水中浸冷服之，不可热服"，辨证的要点是"脉虚而微细"。

瘟疫

脉阳濡弱，阴弦紧，更遇湿气，变为瘟疫。温病汗不出，出不至足者死。厥逆汗自出，脉坚强急者生，虚软者死。

一论天行瘟疫传染，凡患瘟疫之家，将出病人衣服于甑上蒸过，则一家不染。

若亲戚乡里有患瘟疫，欲去看问，先将清油抹鼻孔，任进喉，出外又将纸捻于鼻内，探取喷嚏三五个，则不染。

又方，以雄黄末涂鼻孔，行动从客位而入。男子病秽气出于口，女子病秽气出于阴门，其相对坐立之间，必须识其项背。

一断瘟疫法，令人不相传染，密以艾灸病人床四角各一壮，勿令人知。秘法也。

一论瘟疫之气，令人不相传染，瘟病及伤寒用：

屠苏酒_{屠苏是羽帐名，丰贵之家，正月眷属会羽帐之中，饮此酒以辟瘟疫邪气。}

大黄_{十五铢}　白术_{十铢}　桔梗_{十五铢}　川椒_{十五铢，炒出汗，六钱二分}　防风_{六铢}　乌头_{六铢}　桂枝_{十五铢}　菝契_{六铢，即古之二钱半，二十四铢为一两}

上咬咀，绛囊盛，以十二月晦日早，悬沉井中至泥，正旦平晓，出药置酒中，屠苏之东向户中饮之。屠苏之饮，先从小起，多少自在。一人饮，一家无病；一家饮，一里无恙。饮药酒三朝，还置井中。若能岁岁饮，可代代无病。当家内外，并皆著药，辟瘟疫也。忌猪肉、生葱、桃李、雀肉等物。

一宣圣辟瘟方：

用腊月二十四日井花水，在平旦第一汲水，盛净器中，量人口多少，浸乳香，至岁旦五更，暖令温，从小至大，每人用茶杯盛一小块，饮水一二呷，咽下，则一年不患疫。

一凡入瘟疫病之家，常以鸡鸣时，存心念四海神名三七遍，百邪不犯。

东海神阿明，西海神巨乘，南海神祝融，北海神禺强。每入病人室，存心念三遍，勿出口。

一论瘟疫之病，皆是大热之症，不可妄用热药。

天灵盖数年白者，用雄黄为末，醋调搽上，内外抹之，晾干，每用童便或解毒汤大凉药，将天灵盖磨，浓服之，立效。

一治瘟疫不相传染方。用小赤豆，以新布袋盛，入井中，浸二日，与家人各服二十一粒。

辟秽丹

乳香　苍术　细辛　甘松　川芎　真降香

上为末，烈火焚之，疫邪远辟。

一九味羌活汤，治瘟疫初感一二日间，服之，取汗而愈，其效如神。

一论众人病一般者，天行时疫也，其症头面肿大，咽喉不利，舌干口燥，憎寒壮热，时气流传，不问四时瘟疫，通用此方。

加减败毒散

防风一钱五分　荆芥二钱　羌活二钱　独活二钱　前胡二钱　升麻五分干葛一钱　赤芍二钱　桔梗八分　川芎一钱五分　白芷二钱　薄荷八分　牛蒡子三钱　甘草八分　柴胡八分

上剉。姜、葱煎，热服，出汗。

一论时毒，头面红肿，咽嗌堵塞，水药不下，若素有脏腑积热，发为肿毒疙瘩，一切恶毒红肿而痛，宜此方。

漏芦汤

漏芦_{二钱} 升麻_{一钱五分} 玄参_{一钱} 牛蒡子_{炒，一钱} 连翘_{一钱} 桔梗_{一钱} 黄芩_{酒洗，一钱五分} 大黄_{酒浸} 甘草_{各一钱} 蓝叶_{二钱半，如无，以青黛五分代之}

上剉一剂。水煎，温服。大便实，加芒硝一钱。

一治大头瘟病，额大项肿。

八圣散_{大尹许即洲传}

黄芩 黄连 黄柏 蒲黄_{各五钱} 雄黄 蛇蜕_炒 鸡内金_炒 白丁香_{各二钱}

上为末。每服一钱，用蓝靛根煎汤送下。

【点评】本篇记载了许多当时预防瘟疫的方法。其中屠苏酒、加减败毒散、漏芦汤等方法仍可借鉴。

瘴气

一论夹岚瘴气、溪源蒸毒之气，其状血乘上焦，病欲来时令人迷困，甚则发躁狂妄，亦有哑不能言者，皆由败血瘀于心，毒涎聚于脾经所致。宜：

驱瘴汤

人参 柴胡 黄芩 半夏 大黄 枳壳 甘草_{各等分}

上剉。每服一两，姜、枣煎，空心服。哑瘴，食后服。

一论海内缙绅，游宦四方，水土不服，常用此方。若任两广，尤宜多服。

理脾却瘴汤

陈皮_炒 白术_{去芦，炒} 茯神_{去皮、木} 黄芩_炒 栀子_炒 半夏_{姜制，各一钱} 神曲_{炒，八分} 山楂肉_{一钱} 黄连_{姜汁，炒} 前胡_{各八分} 苍术_{米泔水浸，盐水炒，八分} 甘草_{五分}

上剉。生姜煎服，不拘时，一日一服，或间日一服，可免瘴病，何也？苍白二术去湿，芩连清热解毒，二陈化痰，楂曲理脾，百病自却去矣。更宜戒酒色，慎起居。

一论四时不正之气，寒瘴时气，山岚瘴气，雨湿蒸气，或中寒腹痛吐利，中暑冒风吐泻，中湿身重泄泻，或不服水土，脾胃不和，或饮食停滞，复感外寒，头痛憎寒，或吐逆恶心，胸膈痞闷，或发寒热，无汗者。宜：

藿香正气散主之方见霍乱。

一论四时伤寒，瘟疫时气，及山岚瘴气，寒热往来，霍乱吐泻，下痢赤白，或出远方，不服水土，并治之。

不换金正气散

苍术二钱，米泔浸　陈皮一钱五分　厚朴八分，去皮，姜汁炒　藿香三钱　半夏二钱，汤泡，姜汁炒　甘草八分

上剉。姜、枣煎服。有湿，加白术、茯苓，名除湿汤；头痛，加川芎、白芷；潮热，加柴胡、黄芩；口燥，心烦，加柴胡、干葛；冷泻不止，加木香、诃子肉、豆蔻；疟疾，加常山、槟榔、草果；痢疾，加黄连、枳壳，去藿香；咳嗽，加桔梗、杏仁、五味子；喘急，加麻黄、苏子、桑白皮；身体疼痛，加麻黄、桂枝、赤芍；感寒腹痛，加干姜、官桂；呕逆，加丁香、砂仁；气块，加三棱、枳壳、槟榔、小茴香；极热，大便不通，加大黄、芒硝；腹胀，加香附、枳壳、白豆蔻；胸胁胀满，加枳实、砂仁、莪术；两足浮肿，加木瓜、大腹皮、五加皮，加人参、茯苓、草果，名人参养胃汤；加川芎、官桂，煎吞安肾丸①，治脾胃肝肾俱虚，风入四体筋骨，缓弱不仁，仍早晨常服炒黑豆淋酒。

一论伤风、伤寒，头目不清，如被疫气所侵之人，少觉头昏脑闷，急取嚏之，毒气随散，永无传染，真仙方也。

救苦散　芎藿藜芦三，雄芷皂角四，玄胡牡丹皮，朱砂为伴侣。一点透玄门，起死回生路，有人知此术，永无伤寒苦。

川芎　藿香　藜芦各三钱　牡丹皮　玄胡索　朱砂水飞，各二钱　雄黄水飞　白芷　牙皂各四钱

---

① 安肾丸：疑为《太平惠民和剂局方》安肾丸，由肉桂、川乌、桃仁、白蒺藜、巴戟、山药、茯苓、肉苁蓉、石斛、草薢、白术、破故纸12味药组成。

上为末，用一些儿，先噙水在口中，以竹筒吹入两鼻嚏之，出清涕为佳。凡畜类受瘟者，吹之即愈。

【点评】本篇记载了两广等湿甚之地山岚瘴气的预防与治疗方法。方剂虽不多，但均为临床效方。尤其值得重视的是"不换金正气散"，该方不仅可治瘴气，适用于一切湿毒、湿浊证，从方后所列加减之多即可知。

中暑

脉虚微细弦芤迟，皆属于中暑，不可汗下，但解热利小便为要。

夫暑者，乃长夏盛热之令也，人当避酷热之亢，相安于番秀之宜，毋冒灼灼，毋致怆怆。其知道者，夏以养阴扶阳，顺之则祥，逆之则殃。故三伏炎炎，三暑蒸蒸，腠理开泄，真气不藏。孙思邈云：长夏宜服五味子、人参、麦门冬，以固耗散之金。真气不足者，倍加人参。其不善养者，坐卧于风凉之处，扇不息于寝寐之时，或拭以冷布，或浴以凉泉，则腠理寒侵，逆其时令，即病曰伤暑矣。其藏于肌表之间，至秋收敛阳回，邪正交争，故寒热竞竞作病，名曰疟者也。其有过食瓜果，好饮梅浆冷水，吞泉噙水，及爱食凉汤生蔬，此伤暑于肠胃，或为霍乱等症，遗于秋病发，曰痢疾、脾寒等症。此皆人伤于暑者也。饥渴于道途，及乘虚而冒暑，或运气之兼胜而病，曰暑病。感之深者曰中暑，皆作头疼昏愦发热。伤寒则身热而脉大，惟伤暑则身热而脉小，又有暑风者，神昏，身体拘急，类若中风病相似，此为极重之候。盖必其人元气素弱，真阴不足，感于金消水涸之时，则内外两虚，法当清补，倍加生脉散。缘夏乃阳外阴内，表里不实，清暑益气汤最为精确。以香薷饮为却暑之药。

一论暑者，天地炎热之气，中之多成吐泻，身热头痛烦渴，甚则昏迷不知人事。如遇是病，切不可饮以冷水，令卧湿地，当以热汤灌之，俟其苏醒，投之以药可也。盛暑切戒劳苦淫欲之事。谚云：六月莫入房，胜似灸膏肓，诚哉是言也！虚弱之人，尤宜谨焉。

一论凡行人，或农夫，于日中劳役得之者，名曰中热。其病必苦头痛，发燥热，恶热，扪之肌肤大热，必大渴引饮，汗大泄，无气以动。乃为天热外伤肺气也，宜人参白虎汤主之_{方见伤寒}。

一论凡人之暑，于深堂大厦而得病者，名曰中暑。其病必头痛恶寒，身形拘急，肢节痛而心烦，肌肤大热无汗，为房室之阴寒所遏，使周身阳气不得伸越，宜辛温之剂，以解表散寒，五积散主之_{方见中寒}。

一论伤暑，则脉虚而身热，口燥咽干，或吐或泻，或背恶寒者，盖暑伤心，心不受邪，则包络受之，包络相火，以火助火，则热盛而昏不醒也，大抵清心利小便为主。

黄连香薷饮①

川朴_{去皮，姜汁浸炒，五钱}　白扁豆_{微炒，五钱}　香薷_{去土，五钱}　加黄连姜汁炒，名黄连香薷散。

上㕮咀一剂。水煎，入酒一分，澄冷，不拘时服。热则作泻，心烦热多，或吐逆，加姜汁炒黄连；手足搐搦，不省人事，加黄连、羌活；小便不利，加滑石、赤茯苓；吐，加藿香、陈皮，少加姜汁；呕，加生姜、半夏；口渴，加干葛、天花粉；泻痢，加白术、茯苓；脉虚弱，加人参、五味、麦门冬；虚汗不止，加黄芪、白术；心烦躁，加栀子、姜炒黄连，调辰砂末服之；胸膈饱闷，加枳壳、桔梗。

一论伤暑饮冷，当风取凉，呕吐不止，用二陈汤合香薷饮，加生姜、乌梅，煎服。

一论一切外感风寒暑湿之病，内伤饮食生冷之症，悉宜此方。

二香散

香薷_{一钱二分}　扁豆_炒　厚朴_{姜汁，拌炒}　黄连_{姜汁炒}　藿香　半夏_{姜汁炒}　陈皮　大腹皮　桔梗_{去芦}　紫苏　白茯苓_{去皮}　苍术_{米泔浸}　白芷_{各一钱}　甘草_{二分}

上㕮咀一剂。姜、枣煎服。

一论夏月中暑危笃，而大便下血者。

---

①　黄连香薷饮：方名当为"香薷饮"。

香薷解毒汤

旧香薷_{三钱}　厚朴_{姜炒}　白扁豆_炒　山栀_炒　黄连　黄柏_炒　黄芩_{炒，各二钱}

上剉。水煎服。

一论伤暑身热，烦渴引饮，小便不利者，此胃脘积热也。

益元散_{一名天水散，一名六一散}

白滑石_{水飞，六两}　粉草_{微炒，一两}

上为细末。每服二三钱，加蜜少许，热汤冷水任下。如欲发汗，以葱白豆豉汤调下。或用生蜜和为丸，如弹子大。每服一丸，凉水研化服亦可。

一论伤暑身热，口干烦渴，心神恍惚，小便赤涩，大便泄泻者，此脾胃虚而阴阳不分也，宜服：

五苓散

猪苓_{二钱}　泽泻_{二钱}　白术_{一钱五分，去芦}　白茯苓_{三钱}　肉桂_{五分}

上剉散。白水煎服。本方去桂，名四苓散；加茵陈，名茵陈五苓散；加辰砂，名辰砂五苓散；一方加大黄，治初痢，亦治积聚食黄，并酒疸，量人虚实，多则三钱，少则二钱，须煎药八分熟，然后入之；阳毒，加芍药、升麻，去肉桂；狂言乱语，加辰砂、酸枣仁；头痛目眩，加川芎、羌活；咳嗽，加五味、桔梗；心气不定，加人参、麦门冬；痰多，加半夏、陈皮；喘急，加马兜铃、桑白皮；大便不通，加大黄、芒硝；气块，加三棱、莪术；心热，加黄连、石莲肉；身痛拘急，加麻黄；口干嗳水，加干葛、乌梅；眼黄酒疸及五疸，加茵陈、木通、滑石；鼻衄，加栀子、乌梅；伏暑鼻衄，加茅根煎调百草霜末；五心热如劳，加桔梗、柴胡；有痰有热，加桑白皮、人参、前胡；水肿，加甜葶苈、木通、滑石、木香；吊肾气，加吴茱萸、枳壳；小肠气痛，加小茴、木通；霍乱转筋，加藿香、木瓜；小便不利，加木通、滑石、车前子；喘咳心烦不得眠，加阿胶_炒；疝气，加小茴香、川楝子、槟榔、官桂、姜、葱煎，入盐一捻同服；女子红汗，加桃仁、牡丹皮；呕吐，去桂，加半夏、生姜。

一论伏暑作寒热未解，宜五苓散合白虎汤主之。伏热后，或冷水沐浴，或吃冷物，清气在脾，令日作寒栗壮热，浑身洒淅，更加桂，出汗便解。

一论伤暑烦渴，小便不利，大便泄泻者，宜用香薷散合四苓散，名薷苓汤，加木通二钱，滑石三钱。内热心烦，加姜炒黄连八分，山栀三钱，调辰砂末；虚，倍加人参三钱。

一论伏暑身体倦怠，神昏头重，吐利，宜服：

十味香薷饮

黄芪二钱，蜜炙　人参三钱　白术二钱　白茯苓二钱，去皮　陈皮二钱
厚朴一钱，姜炒　木瓜二钱　香薷二钱　扁豆三钱　甘草一钱

上㕮咀。水煎，温服。

一论长夏湿热蒸人，人感之四肢困倦，精神短少，懒于动作，胸满气促，肢节痛，或气高而喘，身热而烦，心下痞闷，小便黄而数，大便溏而频，或利或渴，不思饮食，自汗体重，或汗少者，血先病而气未病也，其脉中得洪缓，若湿热未搏，必加以迟迟，病虽互换少瘥，其脉暑湿合则一也，宜清燥之药治之。用：

清暑益气汤

黄芪蜜炙，一钱　苍术米泔浸，一钱半　升麻一钱　人参　白术去芦　陈皮　神曲炒　泽泻各五分　甘草炙　黄柏酒炒　当归酒洗　青皮去瓤　麦门冬去心　干葛各三分　五味子九粒

上㕮咀一剂。水煎服。

一论发热恶寒，身重疼痛，小便涩，洒然毛耸，手足逆冷，小有劳身即热，口开，前板齿燥，脉弦细虚迟，表里中暍也，补中益气汤方见内伤，依本方加香薷、扁豆。有热，加黄芩。

一论外不受寒，止是内伤冰水冷物，腹痛泄泻，或霍乱吐逆者，宜理中汤方见中寒，加神曲、麦芽、苍术、砂仁。此专治内，温中消食也。

一论注夏者，属阴血虚，元气不足也。夏初春末，头疼眼花，腿酸脚软，食少体弱，五心烦热，口苦舌干，精神困倦，无力好睡，胸膈不利，形如虚瘵，脉数无力，是名注夏。宜服：

参归益元汤

人参去芦，五分　当归酒洗　白芍酒炒　怀熟地黄　白茯苓去皮　麦门

冬去心，各一钱　五味子十粒　陈皮　黄柏酒炒　知母酒炒，各七分　甘草三分

上剉一剂。枣一枚，乌梅一个，炒米一撮，水煎服。饱闷，加砂仁、白豆蔻；恶心，加乌梅、莲肉、炒米；哕，加竹茹；烦躁，加辰砂、酸枣仁、竹茹；泻，加白术、山药、砂仁、乌梅，去熟地、知母、黄柏；小水短赤，加木通、山栀；胃脘不开，不思饮食，加厚朴、白豆蔻、益智仁、砂仁、莲肉，去熟地黄、黄柏、知母；腰痛，加杜仲、破故纸、小茴香；腿酸无力，加牛膝、杜仲；皮焦，加地骨皮；头目眩晕，加川芎；虚汗，加黄芪、酸枣仁、白术；梦遗，加牡蛎、山药、辰砂、椿根皮；虚惊烦热，加辰砂、酸枣仁、竹茹；口苦舌干，加山栀、乌梅、干葛。

一论夏月最难调理，而途中尤甚，故附方预却暑毒，清热解烦，可免中暑、霍乱、泄泻、痢疾等症。

驱暑益元汤

人参一钱二分　白术去芦，一钱五分　五味子十粒　白芍酒炒　麦门冬去心　甘草炙，五分　陈皮　知母酒炒　香薷各七分　黄芩炒，三分　白茯神去皮木，一钱

上剉。生姜煎服。

一论途中伤暑而作水泻，腹痛烦渴者，行人不服水土，夏秋月宜随身备此丸以防之。

胃苓丸

苍术米泔浸，炒，一两　陈皮一两　厚朴姜汁炒，一两　白术去芦，土炒，一两　白茯苓去皮，二两　肉桂五钱　猪苓一两　泽泻一两　人参五钱　黄连姜汁炒，一两　白芍炒，一两　甘草炙，五钱

上为末，炼蜜为丸，如梧桐子大。每服五六十丸，清米汤下。

一论此方清上焦热，润肺生津止渴。

清上梅苏丸

乌梅不拘多少，清水洗净，取肉半斤　白砂糖半斤

上为细末，入南薄荷叶末半斤，共捣成膏，丸如弹子大。每用一丸，口中噙化，行路备之，解渴最妙。

千里梅花丸长途备用

枇杷叶　干葛末　百药煎　乌梅肉　蜡梅花　甘草各一钱

上俱为末，用蜡五两，先溶蜡开，投蜜一两，和药末捣二三百下，丸如鸡头实大。夏月长途，嚼化一丸，津液顿生，寒香满腹，妙不可言。

一夏末秋初，热气酷烈不可，于中庭脱露身背，受风取凉，五脏俞穴并会于背，或令人扇风，或袒露手足，此中风之原，若染诸疾，便服八味丸，补理腑脏，御邪气，仍忌三白①，恐冲克药性。

一人盛暑发热，胸背作痛，饮汤自汗，用发表之药昏聩谵语，大便不实，吐痰甚多，用十全大补一剂顿退，又用补中益气加炮姜二剂全愈。

一人夏月入房，食水果腹痛，余用附子理中汤而愈。有同患此者不信，别用二陈芩连之类而死。

一人虽盛暑，喜燃火，四肢常欲沸汤渍之，面赤吐痰，一似实火，吐甚，宿食亦出，惟食椒姜之物方快。余谓食入反出，乃脾胃虚寒，用八味丸及十全大补加炮姜全愈，不月平复。

一伤暑与伤寒俱有发热，若误作伤寒治之则不可也。盖寒伤形，热伤气，伤寒则外恶寒而脉浮紧，伤暑则不恶寒而脉虚，此为异耳。经云：脉盛身寒，得之伤寒，脉虚身热，得之伤暑。治宜小柴胡汤。渴，加知母、石膏，或人参白虎汤。天久霪雨，湿令大行，苍术白虎汤。若元气素弱，而伤之重者，清暑益气汤治之。

八味丸见补益　补中益气汤见内伤　十全大补汤见补益　附子理中汤见中寒　六味丸见补益　小柴胡汤、白虎汤俱见伤寒

【点评】本篇论中暑之脉证与治疗。指出中暑多虚，不可汗下，宜"解热利小便""养阴扶阳"。主张解热用黄连香薷饮、香薷解毒汤等；利小便用五苓散，并附多条加减法；养阴扶阳用人参、麦冬、五味子，即生脉饮，以及李氏清暑益气汤。另有多种预防中暑方法，如千里梅花丸，"夏月长途，嚼化一丸，津液顿生，寒香满腹，妙不可言"。观其配方，当非虚言。因伤暑与伤寒均有发热一症，不可误治，故最后特别指出辨证要点："盖寒

---

① 三白：葱、蒜、萝卜。

伤形，热伤气，伤寒则外恶寒而脉浮紧，伤暑则不恶寒而脉虚，此为异耳。"

中湿

脉浮而缓，湿在表也；脉沉而缓，湿在里也；或弦而缓，或缓而浮，皆风湿相搏也。《脉经》曰：湿家为病，一身尽疼，发热而身色似熏黄也。

湿者，因坐卧湿地，远行涉水，或冒风雨，久着汗衣，多食生冷湿面，酒后多饮冷水，类能致之，不自觉耳。盖湿能伤脾，脾土一亏百病由是生焉。滞而为喘嗽，渍而为呕吐，渗而为泄泻，溢而为浮肿。湿瘀热则发黄，湿遍体则重着，湿入关节则一身尽痛，湿聚痰涎，则昏不知人。至于为身热，为鼻塞，为直视，为郑声，为虚汗，为脚气，为腹中胀，脐下坚，为小便难，大便自利，皆其症也。治湿之法，必以健脾燥湿分利为主。经云：治湿不利小便，非其治也。宜苍术、白术、茯苓、猪苓、泽泻、车前之类。或因湿而生痰，故用二陈汤加羌活、防风、酒芩，去风行湿，盖风能胜湿故也。大抵宜微汗及利小便，使上下分消其湿，是其治也。

一论中湿而一身尽痛者，乃风湿相搏，邪在表也。

除湿羌活汤

羌活一钱五分　防风　升麻　柴胡各一钱　藁本　苍术米泔浸，各二钱

上剉一剂。生姜煎服。

一论中湿而肿胀泄泻者，乃湿伤脾，邪在里也。

渗湿汤

苍术米泔制　白术去芦　茯苓各一钱五分　陈皮　猪苓　泽泻各一钱
香附　厚朴姜炒　抚芎各七分　砂仁　甘草各三分

上剉一剂。姜、枣、灯心煎服。

一论肾气虚弱，坐卧湿地，腰背拘急，筋挛骨痛，当风取凉过度，风邪流入脚膝，为偏枯冷痹缓弱，疼痛牵引，脚重行步艰难，并白虎历节风痛。

独活寄生汤

独活　桑寄生　牛膝去芦，酒炒　杜仲姜汁炒　秦艽　细辛　桂心
川芎　白芍酒炒　茯苓去皮　人参　当归酒洗　熟地黄　防风去芦，各等分
甘草减半

上剉。姜、枣煎，空心温服，外用金凤花、柏子仁、朴硝、木
瓜煎汤洗浴，每日洗三次。一方用各一两，好酒炒，日饮三次，
良验。

一论寒湿客于经络，脚膝酸痛，浑身麻木，五积散主之方见中寒。

一论脾胃受湿，身重倦怠好卧，背脊痛，项强似折，顶似拔，上
冲头痛，及足太阳经不行。

羌活胜湿汤

羌活　独活各一钱　藁本　防风各五分　蔓荆子二分　川芎二分　甘
草五分　白术一钱　防己一钱　外加黄芪一钱

上剉一剂。生姜煎服。如身重，腰沉沉然，经中有湿热也，加黄
柏一钱，大附子五分，苍术二钱。

一论中湿遍身疼痛，不能转侧，及皮肉痛难忍者。

经验白术酒

白术去芦、油，土炒，一两

上剉一剂。好酒煎，温服。

一论湿气作痛，或肿或胀，或黄或泻。

苍术膏

苍术米泔浸，揉去黑皮，切片，晒干，不拘多少

上用水熬成膏。白汤调服。如暴发红肿痛甚者，以酒糟敷之。

一论筋骨疼痛，或湿热流注，腰下作痛。

二妙汤

川黄柏盐酒炒，五钱　苍术米泔浸，炒，一两

上为末。每用一匙，沸汤入姜汁调，食前服。痛甚者，加葱三
根，水煎，空心热服。

一论中湿遍身骨节疼痛。

除湿膏

广胶三两　生姜半斤，捣汁　乳香　没药取末，各一钱半

上入铜杓内，火上熬化，移在滚汤内炖，以箸搅匀，入花椒末少许，再搅匀。摊厚纸或绢上，贴患处，用鞋底烘热熨之。

一夏月患湿，不能行走足肿者，九月间收茄根悬檐下，煎汤洗之。

一凡空室久闭者，不宜辄入，欲入先以香物及苍术之类焚之，俟郁气发散，然后可入，不然感之成病，久闭井窨，尤宜慎之。

一凡湿气流注之病，痛不可忍，用金银花带叶和酒糟研烂，用净瓦罐于火中烘热。敷患处。立已。

膏药方

生姜带皮取汁一碗，葱汁一碗，葱连青带须用，加牛膝半斤，慢火熬成膏，入麝一钱在内。用布帛摊膏药贴痛处，收出湿水，如汗出，即愈。

【点评】本篇清晰而详细地论述了中湿的脉、因、症、治。从脉可辨湿之在表在里，"脉浮而缓，湿在表也；脉沉而缓，湿在里也"。病因有"坐卧湿地，远行涉水，或冒风雨，久着汗衣，多食生冷湿面，酒后多饮冷水"等。主症有"滞而为喘嗽，渍而为呕吐，渗而为泄泻，溢而为浮肿"四端。治湿之法"必以健脾燥湿分利为主"。治表湿用"除湿羌活汤"，治里湿用"渗湿汤"。另"独活寄生汤""羌活渗湿汤"等，均为临床有效方剂。

火症

脉浮而洪数为虚火，沉而实大为实火，洪大见于左寸为心火，见于右寸为肺火，见于左关为肝火，见于右关为脾火，两尺为肾经命门之火。男子两尺洪大者，必遗精，阴火盛也。

人之脏腑，各皆有火，但有虚实之不同耳。然实火可泻，如黄连泻心火，黄芩泻肺火，芍药泻脾火，石膏泻胃火，柴胡泻肝火，知母泻肾火，此皆苦寒之味，能泻有余之火。若饮食劳役，内伤元气，火不两立，为阳虚之病，以甘温之剂除之。如黄芪、人参、甘草之属。

若阴微阳弦，相火炽盛，以乘阴位，为血虚之病，以甘寒之剂降之，如当归、地黄之属。若心火亢极，郁热内实，为阳强之病，以咸冷之剂降折之，如大黄、芒硝之属。若肾水受寒，真阴失守，无根之火，为阴虚之病，以壮水之剂制之，如生地、玄参之属。若有肾经命门火衰，为阳脱之病，以温热之剂济之，如附子、干姜之属。若胃虚过食冷物，抑遏阳气于脾土，为火郁之病，以升发之剂发之，以升阳散火汤主之。诸经实火，照后方调之毋执。

一论男子妇人四肢发热，筋骨间热，肌表热如火，扪之烙手，此病多因血虚而得之，或脾虚过食冷物，抑遏阳气于脾土之中，火郁则发之。

升阳散火汤

升麻　葛根　羌活　独活　白芍　人参各六分　炙甘草一分　柴胡三分　防风二分半　生甘草二分

上剉一剂。生姜煎，热服。忌生冷等物。

一论三焦实火，六经积热，烦躁作渴，口舌生疮，小便赤，大便结，一切有余之火。

凉膈散

连翘一钱五分　黄芩一钱　栀子一钱　桔梗一钱　薄荷五分　大黄一钱芒硝一钱　甘草三分

上剉。水煎，入蜜同服。咽喉痛，加桔梗、荆芥；酒毒，加黄连、干葛，名清心汤，用蜜、竹叶同煎；咳而呕，加半夏、生姜；衄血呕血，加当归、赤芍、生地；小便淋沥，加滑石、赤茯苓；风眩，加防风、川芎、石膏；斑疹，加干葛、荆芥、川芎、赤芍药、防风、桔梗；咳嗽，加桑白皮、杏仁、桔梗；阳毒发斑，加当归；结胸，心下满，加桔梗、枳壳；谵语发狂，越墙赴井，皆阳热极盛，加黄连、黄柏、赤芍药；眼中翳障，赤涩流泪，加菊花、木贼、生地黄。

大金花丸　解诸热、脏伏火。

黄连去毛　黄芩　黄柏去皮　栀子去壳，各等分

上为末，滴水为丸，如梧桐子大。每服四五十丸，白温水下。一方加桔梗、大黄酒煨，治上焦一切热症，兼治鼻红。

一论积热积痰，并五脏三焦有余之热，夹热下利，食痞膈闷，咽痛，眼目赤肿，中暑中热，烦躁等症，及初发肿毒兼治。

黄金丸

大黄煨　郁金即姜黄，要极小者佳　牙皂去筋皮，各等分

上为细末，用牛胆汁入瓷罐内，煎成稀膏，和药为丸，如梧桐子大。每服三五十丸，量病轻重加减，白汤下，大便少行一二次即止，不伤元气。

一论上焦积热，风痰壅滞，头目赤肿，或有疮疖，咽喉不利，大小便闭涩，一切风热，亦能磨酒食诸滞。

神芎丸

黑丑四两　滑石四两　大黄一两　黄芩二两　黄连五钱　川芎五钱　薄荷五钱

上为末，滴水为丸，如梧桐子大。每服五十丸，用温水送下。

上清丸朱全吾传　治上焦痰火咳嗽，乃心脾之有热也。

龙脑二分，另研　硼砂二分，另研　薄荷末一两　川芎末五钱　桔梗末二钱　甘草末二钱

上为细末，炼蜜为丸，如圆眼大。每服一丸，临卧嚼化，或食后茶清咽下。

一妇人年四十余，夜间发热，旦晨退，五心烦热无休止时，半年后六脉皆数，伏而且牢，浮取全不应手，以升阳散火汤四剂，而热减大半，胸中觉清快胜前，再与二剂，热悉退，后以四物汤加黄柏、知母，少佐以炒黑干姜，二十剂全安。

一治骨蒸内热之病，时发外寒，寒过，内热附骨，蒸盛之时，四肢微痹，足跗肿者，其病在脏腑之中。

太白散

白石膏火煅为末。新汲水调下方寸匙，以身无热为度。

【点评】本篇论火症的脉、证、治。以脉辨火之虚实，辨不同脏腑之火。有余之火按不同的脏腑论治，如黄连泻心火，黄芩泻肺火，芍药泻脾火，石膏泻胃火，柴胡泻肝火，知母泻肾火。火证复杂，有阳虚、血虚、阳强、阴虚、阳脱、火郁之不同，治法

用药迥异。"阳虚之病，以甘温之剂除之。如黄芪、人参、甘草之属"；"血虚之病，以甘寒之剂降之，如当归、地黄之属"；"阳强之病，以咸冷之剂降折之，如大黄、芒硝之属"；"阴虚之病，以壮水之剂制之，如生地、玄参之属"；"阳脱之病，以温热之剂济之，如附子、干姜之属"；"火郁之病，以升发之剂发之，以升阳散火汤主之"。以上均是龚氏对火症辨治全面、高度的概括。最后所列诸方剂适用于诸经实火症。

内伤

东垣曰：右手气口脉大于人迎一倍，过在少阴则二倍，太阴则三倍。右手三部属三阴，少阴在关主脾，太阴在寸主肺，肌肤大热，故脾肺二脏之脉皆紧盛。

右寸气口脉急大而数，时一代而涩。涩者肺之本脉，代者元气不相接续，此饮食失节，劳役过甚，大虚之脉也。

右关脾脉大而数，谓独大于五脉也。数中显缓，时一代也。此不堪劳役之脉也。

右关胃脉损弱，甚则隐而不见，但内显脾脉之大数，微缓时一代。此饮食不节，寒温失所之脉也。

右关脉沉而滑。此宿食不消之脉也。

内外伤辨

人迎脉大于气口为外伤，气口脉大于人迎为内伤。外伤则寒热齐作而无间，内伤则寒热间作而不齐。外伤恶寒，虽近烈火不除，内伤恶寒，得就温暖即解。外伤恶寒，乃不禁一切风寒，内伤恶风，惟恐些小贼风。外伤症显在鼻，故鼻气不利而壅盛有力，内伤者不然，内伤症显在口，故口不知味而腹中不和，外伤者无此。外伤则邪气有余，发言壮厉，且先轻而后重。内伤则元气不足，出言懒怯，且先重而后轻。外伤手背热而手心不热。内伤则手心热而手背不热。外伤头痛常常有之，直须传里方罢。内伤头痛有时而作，有时而止。若显内症多者，则是内伤重而外感轻，宜以补养为先。若显外症多者，则是外感重而内伤轻，宜以发散为急。

一论饮食劳倦伤脾，则不能生血，故血虚则发热，热则气散血耗而无力，或时易饥，或时饱闷，不思饮食，变病百端。如遇外感重者，则先理外感六分，而治内伤四分，见效即住。如外感轻，则内伤药用六分矣。能治万病，其效如神。

东垣曰：夫饮食不节则胃病，胃病则气短，精神减少，气不足以息，言语怯弱，腹中不和，口不知谷味，或胃当心而痛，或上肢两胁痛，甚则气高而喘，身热而烦。胃既病则脾无所禀受，故亦从而病焉。若形体劳役而脾病，脾病则怠惰嗜卧，四肢不收，或食少，小便黄赤，大便或闭或泄，或虚坐，只见些白脓，或泄黄糜，无气以动，而懒倦嗜卧。脾既病则胃不能独行津液，故亦从而病焉。若外感风寒，俱无此症，故易分别耳。

虚实之症，不可不知，因往往以内伤不足之病，误作伤寒外感有余之症，汗之吐之，差之毫厘，谬之千里，实实虚虚，医杀之耳。

夫伤寒为六淫之病，风寒始于表，而渐传于里，则初病头项强痛，发热恶寒，身疼，当汗之。及其邪入于里，热盛内实，谵语狂妄，当下之。不愈即发斑黄厥逆，变生诸症矣。

夫内伤因七情郁结，饮食劳役，为不足之病，始生于里，而发于表也。其病倦怠，四肢不收，头疼时作时止，其热始发于心膈间，次发于肢体，稍遇风寒，时时畏惧，气短喘促，懒于言语，脉必微细，或弦而数，或虚而大。只此分别，则内外易见矣。

一论中气不足，或误用克伐，四肢倦怠，口干发热，饮食无味，或饮食失节，劳倦身热，脉洪大无力，或头痛恶寒自汗，或气高而喘，身热而烦，脉微细软弱，自汗身倦目合，或中气虚弱，而不能摄血，或饮食劳倦，而患疟痢等症。因脾胃虚而不能愈者，或元气虚弱，感冒风寒而不胜发表，用此代之。或入房而后劳役感冒，或劳役感冒而后入房者，急加附子。愚谓人之一身，以脾胃为主，脾胃气实，则肺得其所养，肺气既盛，水气生焉，水升则火降，水火既济，而全天地交泰之令矣，脾胃既虚，四脏俱无生气。故东垣先生著《脾胃》《内外伤》等论，谆谆然皆以固脾胃为本，所制补中益气汤，又冠诸方之首，观其立方本旨可知矣。故曰：补肾不若补脾，正此谓也。前所治症，概举其略，余当仿此而类推之。是方之妙，并注以表明之。

补中益气汤

黄芪_{蜜炙，一钱五分}　人参_{一钱}　白术_{去芦，炒，一钱五分}　当归_{酒洗，一钱五分}　陈皮_{七分}　柴胡_{六分}　升麻_{八分}　甘草_{炙，五分}

上剉一剂。姜、枣煎服。如感风寒，头痛发热，加川芎、防风、白芷各一钱，羌活七分；汗多，加黄芪五分；如汗多，去升麻、柴胡，加炒酸枣仁一钱，夜间不睡亦加之；如虚火炎上，加玄参一钱；如阴虚生火，加酒炒黄柏、知母各七分，夏月亦可常用；如阴虚痰多，加贝母一钱；如泄泻，去当归，加白茯苓一钱，泽泻一钱，白芍_煨一钱；如气虚甚者，必少加大附子制过，以行参之力也，手足冷，或腹痛，亦加之；如心刺痛者，乃血涩不足，加当归五分，白豆蔻七分_研；如用心太过，神思不宁，怔忡惊悸，加茯神、酸枣仁_炒、柏子仁各一钱，远志、石菖蒲各七分；如咽干及渴者，加干葛七分，天花粉一钱；如饮食少，或伤饮食，加神曲、麦芽、山楂各一钱；如精神短少者，倍加人参，夏加五味子十粒，麦门冬_{去心}一钱；如梦遗，加牡蛎、龙骨_煅各一钱；如头痛，加蔓荆子七分，痛甚，加川芎七分；如颠顶痛者，加藁本一钱，细辛三分；如腰痛，加牛膝、杜仲_{姜炒}各一钱；如脚弱，加木瓜一钱，汉防己五分；如有痰，加半夏_{姜制}七分，贝母一钱；如咳嗽，夏加片芩、知母、麦门冬各一钱；如久嗽，肺中有伏火者，减人参，加片芩、紫菀各一钱；如食不下，胸中有寒，或塞滞，加青皮五分，木香三分；如脚软乏力或痛，加酒炒黄柏一钱，牛膝、五加皮各一钱；如五心烦躁，加生地黄；若气浮心乱，以朱砂安神丸镇固之则愈_{方见怔忡}。

一论中气虚而胃弱，不爱食，及食不生肉，不长力，或常微热怯冷，神疲倦怠，或带痰嗽。

加味六君子汤

人参_{一钱}　白术_{去芦，炒，一钱五分}　陈皮_{八分}　白茯苓_{去皮，一钱}　半夏_{姜制，八分}　干葛_{七分}　山楂肉_{一钱}　甘草_{炙，三分}　砂仁_{五分}

上剉一剂。姜、枣煎服。

一论此方，药性中和，专理心脾气弱，神昏体倦，多困少力，饮食不进，中满痞噎，心忪上喘，呕吐泻利等症。久服养气育神，醒脾益胃，扶正辟邪。

参苓白术散

人参_{一钱} 白术_{去芦，一钱} 白茯苓_{去皮，七分} 白扁豆_{炒，一钱} 山药_{一钱} 莲肉_{去心皮，七粒} 桔梗_{去芦，七分} 薏苡仁_{一钱} 砂仁_{五个} 甘草_{炙，四分}

上剉一剂。姜、枣煎服。

一论凡遇劳行辛苦，用力过多，即服此二三剂，免生内伤发热之病。

补气汤

嫩黄芪_{蜜水炒，一钱半} 人参 白术_{去芦，炒} 陈皮 麦门冬_{去心，各二钱} 五味子_{十粒} 甘草_{炙，七分}

上剉一剂。生姜三片，枣二枚，水煎，食前服，劳倦甚者，加附子五分。

一论凡遇劳心思虑，损伤精神，头目昏眩，心虚气短，惊悸烦热等症。

补血汤

当归_{酒洗} 白芍_{酒炒} 白茯苓_{去皮、木} 酸枣仁_炒 麦门冬_{去心，各一钱} 人参_{一钱二分} 川芎_{六分} 怀熟地黄_{二钱} 陈皮 栀子_{炒，各五分} 五味子_{十五粒} 甘草_{炙，五分}

上剉一剂。水煎，温服。

一论脾胃虚弱，元气不足，四肢沉重，食后昏沉，怠于动作，嗜卧无力。

补胃汤

黄芪_{蜜炒，二钱} 人参_{五分} 甘草_{炙，一钱} 当归_{三分} 神曲_{炒，七分} 柴胡_{三分} 升麻_{三分} 苍术_{米泔浸，一钱} 青皮_{去穰，五分} 黄柏_{酒炒，三分}

上剉一剂。水煎，食后服。

一论病后元气虚弱，脾胃亏损，此药补气和血，健脾理胃，进美饮食，壮健身体，充实四肢，清火化痰，解郁顺气。

参苓白术丸

人参一两　白术去芦，土炒，一两半　白茯苓去皮，一两　怀山药炒，一两

白扁豆姜汁炒，一两　桔梗去芦，一两　薏苡仁炒，一两　莲肉去心皮，二两

陈皮一两　半夏汤泡，姜汁炒，一两　砂仁五钱　黄连姜汁炒，一两　神曲炒，

一两　香附童便炒，一两　白芍酒炒，一两　当归酒炒，二两　甘草炙，五钱

上为末，姜、枣煎汤，打神曲糊为丸，如梧桐子大。每服百丸，食后米汤下。加远志去心一两亦妙。

一论此方养元气，健脾胃，生肌肉，润肌肤，益血秘精，安神定志，壮筋力，养精神，进饮食之上品也。又治虚劳瘦怯，泄泻腹胀，肿满喘嗽等症。

阳春白雪糕

白茯苓去皮　怀山药　芡实仁　莲肉去心皮，各四两，共为细末　陈仓

米半升　糯米半升　白砂糖一斤半

上先将药米二味，用麻布袋盛，放甑内，蒸极熟，取出，放簸箕内，却入白砂糖同搅极匀，揉作一块，用小木印印作饼子，晒干，收贮。男妇小儿任意取食，妙不可言。

一秀才劳役失宜，饮食失节，肢体倦怠，发热作渴，头痛恶寒，误用人参败毒散，痰喘昏愦，扬手掷足，胸膈发斑，如蚊所咬，余用补中益气汤加姜、桂、麦冬、五味补之而愈。

一男子发热烦渴，时或头痛，因服发散药，反加喘急腹痛，其汗如水，昼夜谵语。余意此劳伤元气，误汗所致，其腹必喜手按，询之果然。遂与十全大补汤，加附子一钱，服之熟睡，唤而不醒，举家惊惶，及觉，诸病顿退，再剂而痊。凡人饮食、劳役、起居失宜，见一切火症，悉属内真寒而外假热，故肚腹喜暖，口畏冷物。此乃形气病气俱属不足，法当纯补元气为善。

一人因劳役失于调养，忽然昏愦，此元气虚火妄动，夹痰而作。急令灌童便，神思渐爽，更用参、芪各五钱，芎、归各三钱，玄参、柴胡、山栀、炙草各一钱，服之稍定。察其形倦甚，又以十全大补汤加五味、麦冬治之而安。凡人元气素弱，或因起居失宜，或因饮食劳倦，或因用心太过，致遗精白浊，自汗盗汗，或面热、晡热、潮热、发热，或口干作渴，喉痛舌裂，或胸乳膨胀，胁肋作痛，或头颈时

痛，眩晕目花，或心神不宁，寤而不寐，或小便赤涩，茎中作痛，或便溺余滴，脐腹阴冷，或形容不充，肢体畏寒，或鼻气急促，或更有一切热症，皆是无根虚火，但服前汤，固其根本，诸症自息。若攻其风痰，则误矣。

一人面如血红，发热，终日不食，沉困，相火冲上。予以补中益气汤煎半碗，童便半碗，合而服之，日进五服而愈。

一论大凡大病后，谷消水去，精散卫亡，多致便利枯竭，实当补中益气为主，盖为中州浇灌四旁，与胃行其津液者也，况大肠主津，小肠主液，亦皆禀受于胃，胃气一充，津液自行矣。燥甚者，则当以辛润之，以苦泄之。

【点评】本篇论内外伤辨，是对李东垣《脾胃论》《内外伤辨惑论》学术思想的继承与发展。其对外感与内伤病证的鉴别较之东垣更细更全面，对补中益气汤的加减变化用法也不完全同于东垣，有龚氏自己的临床经验与体会。治内伤脾胃证的重点方是：补中益气汤、六君子汤、生脉散、参苓白术散。对外感内伤兼夹证的治疗方法提出了："如遇外感重者，则先理外感六分，而治内伤四分，见效即住。如外感轻，则内伤药用六分矣。"此方法自我评价为"能治万病，其效如神"，值得效仿。

饮食

东垣云：胃中元气盛，则能食而不伤，过时而不饥。脾胃俱旺，则能食而肥也；脾胃俱虚，则不能食而瘦。或少食而肥，虽肥而四肢不举，盖脾实而邪气盛也。又有善食而瘦者，胃伏火邪于气分也，则能食，脾虚则肌肉削，即食㑊也。

大抵饮食不进，以脾胃之药治之多不效者，亦有谓焉。人之有生，不善摄养，房劳过度，真阳衰败，坎火不温，不能上蒸脾土，冲和失布，中州不运，是致饮食不进，胸膈痞塞，或不食而胀满，或已食而不消，大便泄溏，此皆真火衰弱，不能蒸蕴脾土然。古云：补肾不若补脾，予谓补脾不若补肾，肾气若壮，丹田之火上蒸脾土，脾土温和，中焦自治，则能饮食矣。今饮食进少，且难消化，属脾胃虚寒，盖脾胃属土，乃命门火虚，不能生土而然，不宜直补脾胃，当服八味丸，补火生土也方见补益。

夫食者，谓谷肉菜果之物也。经云：阴之所生，本在五味。阴之五宫，伤在五味。谷肉菜果中，嗜而欲食之，心自裁制，勿使过焉，则不伤其正矣。或有伤于食者，必先问其人，或因喜食而多食之耶？或因饥饿而急食之耶？或因人勉强，劝而强食之耶？或因病后宜禁之物，而误食之耶？如因喜食得之，当先和其胃气，胃气素强，损谷自愈，消导耗气之药，不必服也。如因饥饿得之，当先益其胃气，胃气强，所伤之物自消导矣，宜香砂养胃汤主之。如因勉强劝而得之，宜行消导之剂，百消丸主之。若因病后得之，当以补养为主，宜参苓白术散主之。

其所伤之物有寒热之不同，所伤之人，有强弱之各异，主治之法，无一定也。所谓热物者，如膏粱辛辣厚味之物是也，谷肉多有之。寒物者，水果瓜桃生冷之物是也，菜果多有之。治热以寒，大黄、牵牛是也；治寒以热，丁香、巴豆是也。如以热攻热，以寒攻寒，则食虽去，药毒犹存，胃气重伤，祸不旋踵矣。故伤热物者，三黄枳术丸，甚则利气丸导之。伤冷物者，香砂养胃汤，甚则万亿丸通之。如冷热不调者，备急丹主之。人知饮食所以养生，不知饮食失调，亦以害生，故能消息，使适其宜，是故贤哲防于未病。

凡以饮食，无论四时，常令温暖，夏月伏阴在内，暖食尤宜。不欲苦饱，饱则筋脉横解，肠为澼痔，因而大饮，则气乃暴逆。养生之道，不欲食后便卧，及终日稳坐，皆能凝结气血，久即损寿。食后常以手摩腹数百遍，仰面呵气数百口，趑趄①缓行数百步，谓之消化。食后便卧，令人患肺气、头风、中痞之疾。盖营卫不通，气血凝滞故尔，食讫当行步踌躇，有所作为乃佳。语曰：流水不腐，户枢不蠹，以其动然也。食饱不得速步走马，登高涉险，恐气满而激，致伤脏腑。不欲夜食，脾好音声，闻声即动而磨食，日入之后，万响俱绝，

---

① 趑趄（zī jū 滋居）：欲进又退之意。

脾乃不磨，食之即不易消，不消即损胃，损胃即翻，翻即不受谷气，谷气不受，即坐卧袒肉操扇，此当毛孔尽开，风邪易入，感之令人四肢不遂。不欲极饥而食，食不可过饱；不欲极渴而饮，饮不可过多。食过多，则结积，饮过多，则成痰癖。故曰：大渴不大饮，大饥不大食。恐血气失常，卒然不救也。荒年饿殍，饱食即死，是验也。嗟乎！善养生者养内，不善养生者养外。养内者以恬脏腑，调顺血脉，使一身之流行冲和，百病不作。养外者恣口腹之欲，极滋味之美，穷饮食之乐，虽肌体充腴，容色悦泽，而酷烈之气，内蚀脏腑，形神虚矣，安能保合太和，以臻遐龄！庄子曰：人之可畏者，衽席①饮食之间，而不知为之戒过也，其此之谓乎。

一论治内伤生冷饮食，厚味坚硬之物，肚腹胀满疼痛，外感风寒湿气，头疼身热憎寒，遍体骨节麻木痛疼，七情恼怒相冲，饮食不下，心腹气痛。

行气香苏散

紫苏一钱　陈皮二钱　香附二钱　乌药二钱　川芎一钱五分　枳壳一钱
羌活二钱　麻黄五分　甘草一钱

上剉。生姜煎服。外感风寒头痛，加葱白三根；内伤饮食，加山楂二钱，神曲二钱，去麻黄；因湿，加苍术二钱。

一论脾胃虚弱，不思饮食，口不知味，胸腹痞胀疼痛等症。用：

香砂养胃汤

人参七分　白术去芦,炒,一钱　白茯苓去皮　香附炒　砂仁　苍术米泔水浸炒　厚朴姜汁炒　陈皮各八分　白豆蔻去壳,七分　木香五分　甘草炙,二分

上剉。姜、枣煎服。脾胃虚寒，加干姜、官桂；胃热，加姜汁炒黄连、栀子炒；肉食不化，加山楂、草果；米粉面食不化，加神曲、麦芽；生冷瓜果不化，加槟榔、干姜；胸腹饱闷，加枳壳、萝卜子、大腹皮；伤食胃口痛，加木香、枳实、益智仁；伤食泄泻，加干姜、乌梅、白术；伤食恶心呕吐，加藿香、丁香、半夏、乌梅、干姜；吐痰，加半夏。

---

①　衽席：泛指卧席。借指男女色欲之事。

一论脾胃虚弱，不思饮食，呕吐泄泻，胸痞腹胀，噎膈，并虚劳咳嗽吐痰，大便频数，或腹痛等症。寻常无病之人，服之百病皆除。

理气健脾丸

白术去芦，炒，六两　白茯苓去皮，三两　陈皮洗，二两　半夏泡，姜汁炒，三两二钱　当归酒洗，六两　黄连姜汁炒，三两　枳实麸炒，一两五钱　桔梗炒，一两五钱　神曲炒，二两五钱　山楂肉去子，一两八钱　香附童便炒，二两　木香五钱　甘草炙，二两

上为细末，荷叶一块，煎汤，下大米煮粥为丸，如梧桐子大。每服八十丸，食后白汤下。如元气虚弱，加黄芪蜜炙二两，人参一两，怀山药二两，莲肉去心，炒二两；如泄泻，去桔梗，加白芍煨，二两

一论人禀素弱，脾胃虚怯，上焦有火，有痰，有郁气，有食积，胸中不快，饮食少思，常可服：

大补枳术丸

白术去芦，炒，二两　陈皮去白，一两　枳实麸炒，一两　黄连姜汁炒，五钱　黄芩醋炒，五钱　黄柏青盐水炒，一两　白茯苓去皮，五钱　贝母去心，八钱　神曲炒，五钱　山楂去核，五钱　麦芽炒，五钱　加砂仁三钱　香附醋炒，三钱

上为细末，荷叶煎汤，下粳米煮稀粥，同药捣和为丸，如梧桐子大。每服一百丸，食后姜汤送下；有热，茶清送下。服后饮食自然多进。人之精血皆因谷气而生，盖脾乃肺之母，母实乃消化之气下降，何痰之有！

一论中气虚损，脾胃怯弱，饮食不下，或泻或痢，有调胃实肠之功。用大鲫鱼去肠，洗净，入蒜五六瓣于内用纸包，水湿，火煨熟，去蒜食鱼，日二三次，自然进食。又治膈噎食不下。

一论此方能消酒、消食，消痰，消气，消水，消痞，消肿，消胀，消积，消痛，消块。此药消而不见，响而不动，药本寻常，其功甚捷。

百消丸

黑丑头末，二两　香附米炒　五灵脂各一两

上为细末，炼蜜为丸，如绿豆大。每服二三十丸，或五六十丸，食后姜汤下。

一治胃中停滞寒冷之物，及疗心腹诸卒暴痛，并胀满不快，宜用：

备急丹

大黄　巴豆_{去壳}　干姜_{各一两}

上为细末，炼蜜为丸，如梧桐子大。每服三丸，温水送下。若卒中客忤，心腹胀满，卒痛如锥，气急口噤，停尸卒死者，用热酒灌下，以腹中鸣转即吐下，立效。忌芦笋、猪肉、冷水、肥腻之物。

万亿丸_{方见通治}　治一切饮食所伤，腹满胀疼痛。一治过食寒硬冷物，食伤太阴、厥阴，或呕吐痞满肠澼。

陈皮　半夏①　茯苓_{三钱}　枳实_{一钱}　山楂_{二钱}　神曲_{二钱，炒}　干生姜_{一钱}　砂仁_{六分}　三棱_{一钱}　莪术_{一钱}

上剉。生姜煎服。

一治过食热物煎炒厚味，有伤太阴、厥阴，呕吐痞胀，或泻痢者。

青皮　陈皮　枳实_炒　白术_炒　白芍_炒　黄连_{姜炒}　山楂肉　麦芽_{炒，各一钱}　大黄_{酒蒸，钱半}　甘草_{三分}

上剉。水煎，温服。

【点评】本篇的重点是龚氏调脾"四问"，即"或因喜食而多食之耶？或因饥饿而急食之耶？或因人勉强，劝而强食之耶？或因病后宜禁之物，而误食之耶？"伤食之原因不同，治疗有别。"因喜食得之，当先和其胃气，胃气素强，损谷自愈，消导耗气之药，不必服也。如因饥饿得之，当先益其胃气，胃气强，所伤之物自消导矣，宜香砂养胃汤主之。如因勉强劝而得之，宜行消导之剂，百消丸主之。若因病后得之，当以补养为主，宜参苓白术散主之。"第二个重要观点是对饮食异常用脾胃药治疗不效时当考虑治肾，即临床有真(肾)阳虚衰之脾胃虚弱证，此时"补脾不若补肾"，需用"补火生土"法，方用"八味丸"。推崇唐代孙思邈的饮食养生防病观，即"不欲极饥而食，食不可过饱；不欲极渴而

---

①　陈皮　半夏：陈皮、半夏剂量原缺。

饮，饮不可过多"，"大渴不大饮，大饥不大食"。最后所列八方，均为治疗饮食致病的重要方剂。

嗜酒丧身

夫酒者，祭天享地，顺世和人，行气和血，可陶情性，世人能饮者，固不可缺。凡遇天寒冒露，或入病家，则饮酒三五盏，壮精神，辟疫疠。饮者不过，量力而已，过则耗伤血气也。古云：饮酒无量不及乱，此言信矣。饮者未尝得于和气血，抑且有伤脾胃，伤于形，乱于性，颠倒是非，皆此物也。早酒伤胃，宿酒伤脾，为呕吐痰沫，醉后入房，以竭其精，令人死亦不知，虽知者，亦迷而不戒。养浩①高人，当寡欲而养精神，节饮食以介眉寿，此先圣之格言，实后人之龟鉴也。本草云：酒性大热有毒，大能助火，一饮下咽，肺先受之。肺为五脏之华盖，属金本燥，酒性喜升，气必随之，痰郁于上，溺涩于下，肺受贼邪，不生肾水，水不能制心火，诸病生焉。其始也，病浅，或呕吐，或自汗，或疮疥，或鼻齇②，或泄利，或心脾痛，尚可散而出也。其久也，病深，或为消渴，为内疽，为肺痿，为痔漏，为鼓胀，为黄疸，为失明，为哮喘，为劳嗽，为吐衄，为癫痫，为难状之病，倘非高明，未易处治。凡嗜酒者，可不慎乎！

一论治酒病，当发汗，其次莫如利小便，使上下分消其湿可也。此药治饮酒太过，呕吐痰逆，心神烦乱，胸膈痞塞，手足战摇，小便不利，大便稀溏，饮食减少等症。宜服：

葛花解酲③汤

葛花五钱　砂仁五钱　白豆蔻去壳，五钱　人参二钱五分　白术去芦，炒，二钱　白茯苓去皮，一钱五分　青皮去瓤，一钱五分　陈皮一钱五分　木香五钱　猪苓一钱五分　泽泻二钱　神曲二钱，炒　干生姜二钱

上为细末，和匀。每服三钱，白汤调下。但得微汗，酒病去矣。

---

① 养浩：培养本有的浩然正气。

② 齇(zhā 扎)：鼻子上的小红疱。俗称"酒糟鼻"。

③ 酲(chéng 成)：喝醉了神志不清。

论云：此盖不得已用之，岂可恃赖以日日饮酒耶！是方气味辛温，偶因病酒服之，则不损元气，何者？敌酒病故也，若频服之，则损人天年也。素有热者，加黄连_{姜汁炒一钱}。

一治烧酒醉伤不醒者，急用绿豆粉荡皮切片，将箸开口，用冷水送下。

一论此药能壮脾进饮食，令人饮酒不醉。用：

八仙剉散

丁香　砂仁　白豆蔻_{去壳，各三钱}　粉葛_{二两}　百药煎_{二钱半}　木瓜_{盐窨，一两}　烧盐_{一两}　甘草_{一钱半}

上细剉。人不能饮酒者，只抄一钱细嚼，温酒下，即能饮酒不醉。只可暂服，过服未有不伤人之元气也。

一论饮酒过多，大醉难醒，服此即解。

石葛汤

石膏_{五两}　葛根_剉　生姜_{剉，各五钱}

上剉。每服五钱，水煎，温服。

一论腹中膈气痞满，面色黄黑，将成癖疾。饮食不进，日渐肌瘦，如欲饮酒，先服之，多饮不醉。

百杯丸

丁香_{五十个}　橘红　小茴香　三棱_{炮，各三钱}　莪术_{炮，三钱}　砂仁　白豆蔻_{各三十个}　干姜_{三钱}　生姜_{一两，去皮，切片，盐一两，浸一宿，焙干}　甘草_{炙，二钱}　人参_{三钱}　木香_{二钱}

上为细末，炼蜜为丸，朱砂为衣，每一两作五丸。每服一丸，细嚼，生姜汤送下。

一论酒积，面黄黑色，腹胀不消，甘遂一钱为末，用槽头猪肉一两，细切如泥，入遂末在内，和匀，通作一丸，纸裹，烧令香熟，取出。临卧细嚼，用好酒送下。

解酒仙丹_{曾府传}

白果仁_{八两}　葡萄_{八两}　薄荷叶_{一两}　侧柏枝_{一两}　细辛_{五分}　朝脑_{五分}　细茶_{四两}　当归_{五钱}　丁香_{五分}　官桂_{五分}　砂仁_{一两}　甘松_{一两}

上为细末，炼蜜为丸，如芡实大。每服一丸，细嚼，清茶送下。极能解酒。

神仙醒酒丹周藩京山王传

葛花_{五分}　赤小豆花　绿豆花_{各二两}　家葛花_{捣碎，水澄粉，八两}　真柿霜_{四两}　白豆蔻_{五钱}

上取细末，和匀，用生藕汁捣和作丸，如弹子大。每用一丸，嚼而咽之。立醒。

一论饮酒人，元气虚弱，四肢无力，饮食减少，面红如妆。宜用：

补中益气汤_{方见补益}，加陈皮、半夏、干葛、白芍、神曲、麦芽、枳壳。小便闭，加麦门冬三钱；大便闭，加桃仁一钱，红花一钱，火麻仁一钱五分。

一儒者善饮，便滑溺涩，食减胸满，腿足渐肿，症属脾肾虚寒，用加减金匮肾气丸，进食消肿，更用八味丸，胃强脾健而愈。

一人善饮酒，泄泻腹胀，吐痰作呕，口干，此脾胃之气虚，先用六君子加神曲止呕，再用益气汤加茯苓、半夏泄胀，亦愈。此症若湿热壅滞，当用葛花解醒汤分消其湿，湿既去而泻未已，须用六君子加神曲，实脾土，化酒积。然虽为酒而作，实因脾土虚弱，不能专主湿热。

醒醉汤

用青橄榄，黄损者不用，瓦上磨去粗皮核，细切如缕，一斤，以粉草末二两，炒盐二两，拌匀，入瓷罐内密封。以沸汤点服，自然生津液，醒醉极妙。

饮酒不醉方

薄荷_{五钱}　干葛_{二两}　桂花_{三钱}　白梅肉_{五钱}

上为末，为丸。先放口内舌下，自然化酒。

断酒法

用驴胞衣烧灰，调酒服。

伤酒不药法

心中酒食停积，或被人劝饮过多，一切服下，胸腹胀满不消。

用盐花频擦牙齿，温水漱下，不过三次，如汤泼雪，即时宽肠通快，诚妙法也。

一治饮酒过多，蕴热胸膈，以致吐血衄血。

葛花二两　黄连四两

上为末，以大黄末熬膏，和为丸，如梧桐子大。每服百丸，温水送下。

一人饮酒过度，大醉不醒，一家怆惶，无计可施，来告予。用樟树上嫩叶晒干为末，真葛花末，二味各等分，每服三钱，白滚水调服。立醒。

【点评】本篇记载了大量解酒方法，以及预防酒醉法、断酒法。"早酒伤胃，宿酒伤脾"，故所用方药主要针对脾胃经。除药物治疗外，还有"不药法"，即"用盐花频擦牙齿，温水漱下"，简便易行，安全有效。龚氏评价其疗效："不过三次，如汤泼雪，即时宽肠通快，诚妙法也。"此法值得普及。

郁症

脉多沉伏，或促，或细，或代，气郁则必沉而涩，湿郁则必沉而缓，热郁则必沉而数，痰郁则脉弦滑，血郁则脉芤而急促，食郁则脉必滑而紧盛。郁在上见于寸，郁在中见于关，郁在下见于尺，左右皆然。

夫郁者，结聚而不得发越也，当升者不得升，当降者不得降，当变化者不得变化也，此为传化失常，六郁之病见矣。气郁者胸膈痛，脉沉涩；湿郁者周身走痛，或关节痛，遇阴寒则发，脉沉细；痰郁者，动则喘，寸口脉沉滑；热郁者，瞀闷，小便赤，脉沉数；血郁者，四肢无力，能食便红，脉沉；食郁者，嗳酸腹饱，不能食，人迎脉平和，气口脉紧盛者是也。

一论丹溪曰：血气冲和，百病不生，一有怫郁，诸病生焉。其症有六，气血痰湿热食是也。此方开诸郁之总司也。

六郁汤

香附童便炒　苍术米泔浸　神曲炒　栀子炒　连翘　陈皮　川芎　贝母　枳壳麸炒　白茯苓　苏梗各一钱　甘草五分

上剉一剂。水煎服。痰郁，加南星二钱，半夏二钱；热郁，加柴胡八分，黄芩二钱；血郁，加桃仁八分，红花八分；湿郁，加白术一钱五分，羌活一钱；气郁，加木香一钱，槟榔一钱；食郁，加山楂二钱，砂仁八分。

一论解诸郁火痰气，开胸膈，思饮食，行气消积散热。用此：

加味越鞠丸

苍术 米泔浸，姜汁炒，一两　抚芎 一两　香附 童便浸三日，炒，一两　神曲 炒，一两　栀子 炒，五钱　陈皮 去白，一两　白术 去芦炒，三两　黄连 酒炒，一两　山楂 去子，二两　白茯苓 去皮，一两　萝卜子 炒，五钱　连翘 五钱　枳实 麸炒，一两　当归 酒洗，一两　广木香 五钱

上为末，姜汁打稀糊为丸，如梧桐子大。每服五六十丸，食后白汤送下。

一论气湿痰热血食六郁，此宽胸快膈之药也。

越鞠二陈丸

苍术 米泔浸　山栀子 炒黑　南芎　神曲 炒　香附 童便炒　山楂肉　陈皮　半夏 姜汁炒　白茯苓 去皮　海石　南星　天花粉 各二两　枳壳 去穰，麸炒，一两五钱　甘草 炙，五钱

上共为细末，滚水和成丸，如梧桐子大。每用二钱，食后用萝卜汤，或姜汤、茶清任下，食后服。

【点评】本篇论气血湿食痰热六郁之脉病证治。对六郁之解释清晰明了，所列治疗三方均以朱丹溪"越鞠丸"为基本方，按气、血、湿、食、痰、热郁分别加味。

痰饮

脉双弦者，寒饮也。其脉偏弦者，饮也。肺饮不弦，但喘短气。经云：脉浮而细滑，伤饮。脉弦数，有寒饮，春夏难治。脉沉而弦者，悬饮内痛，其人短气，四肢历节走痛。脉沉者有留饮。左右手关前脉浮弦大而实，膈上有稠痰也，宜吐之。病人百药不效，关上脉伏而大者，痰也。眼胞及眼下如炭烟熏黑者，亦痰也。久得涩脉，痰饮胶固，脉道阻涩也，卒难得开，必费调理。

痰者，病名也。生于脾胃，然脾胃气盛，饮食易克，何痰之有？！或食后，因之气恼、劳碌、惊恐、风邪，致饮食之精华，不能传化，而成痰饮矣。有流于经络皮肤者，有郁于脏腑支节者，游溢遍身，无所不至。痰气既盛，客必胜主，或夺于脾之大络，壅气则倏然仆地，此痰厥也；升于肺者，则喘急咳嗽；迷于心者，则怔忡恍惚；走于肝，则眩晕不仁，胁肋胀满；关于肾，则咯而多痰唾；流于中脘，则呕泻而作寒热；注于胸，则咽膈不利，眉棱骨痛；入于肠，辘辘有声；散于胸背，则揪触一点疼痛，或寒如手大，或背痹一边，散则有声，聚则不利，一身上下，变化百病。治当各从所因，是以虚宜补之，火宜降之，气宜顺之，郁宜开之，食宜导之，风寒湿热宜发散清燥以除之。故曰治病必求其本。

一论有湿痰、热痰、风痰、老痰、寒痰、食积痰，宜后方加减。

二陈汤

陈皮去白，一钱　半夏汤泡，二钱　白茯苓去皮，一钱　甘草五分

上剉一剂。生姜三片，水煎，温服。

一湿痰盛者，身软而重，加苍白二术。

一热痰，加黄连、黄芩。痰因火盛逆上，降火为先，加白术、黄芩、软石膏、黄连。

一眩晕嘈杂者，火动其痰也，亦加山栀、黄连、黄芩。

一风痰，加天麻、枳壳、南星、白附子、僵蚕、牙皂之类。气虚者，加竹沥；气实者，加荆沥，俱用姜汁。

一老痰，用海石、半夏、瓜蒌、香附、连翘之类，五倍子佐此药，大治顽痰，宜丸药。喉中有物，咯不出，咽不下，此痰结也。用药化之，加咸药软坚之类，宜瓜蒌、杏仁、海石、桔梗、连翘、香附，少佐朴硝、姜汁，炼蜜和丸，噙服之。脉涩者，卒难得开，必费调理。气实痰热结者，吐难得出，或成块，吐咯不出。气滞者，难治。

一寒痰痞塞胸中，倍加半夏，甚者加麻黄、细辛、乌头之类。痰厥头痛，加半夏。

一食积痰，加神曲、麦芽、山楂、炒黄连、枳实以消之，甚者必用攻之，宜丸药。兼血虚者，用补血药送下。中焦有痰者，食积也，胃气亦赖所养，卒不虚，若攻之尽则虚矣。噫气吞酸，此系食积而郁，有热，火气动上，加黄芩、南星。

一血虚有痰，加天门冬、知母、瓜蒌仁、香附米、竹沥、姜汁。带血者，更加黄芩、白芍、桑皮。血滞不行，中焦有饮者，取竹沥，加生姜汁、韭汁，饮三五盏，必胸中烦躁不宁，后愈。

一气虚有痰，加人参、白术。脾虚者，宜补中气以运痰降下，加白术、白芍、神曲、麦芽，兼用升麻提起。内伤夹痰，加人参、黄芪、白术之类，姜汁传送，或加竹沥尤妙。

一痰在膈上，必用吐法，泻之不去，胶固稠浊者，必用吐。脉浮者，宜吐，痰在经络间非吐不可，吐中就有发散之义。凡用吐药，宜升提其气，便吐，如防风、川芎、桔梗、茶芽、生姜、齑汁之类，或瓜蒂散。凡吐，用布紧勒肚，于不通风处行之。

一痰在肠胃间，可下而愈，枳实、甘遂、巴豆、大黄、芒硝之类。凡痰用利药过多，脾气易虚，则痰易生而多。

一痰在胁下，非白芥子不能达。

一痰在皮里膜外，非姜汁、竹沥不可及。在四肢，非竹沥不开，在经络，亦用竹沥，必佐以生姜、韭汁。膈间有痰，或癫狂，或健忘，或风痰，俱用竹沥，与荆沥同功。气虚少食，用竹沥；气实能食，用荆沥。

一凡人身上中下有块，是痰也。问其平日好食何物，吐下后，方用药。

一凡人头面颈颊身中有结核，不痛不红，不作脓者，皆痰注也。宜随处用药消之。

一凡痰之为物，无处不到，为随气升降故也。

一论竹沥大治热痰，又能养血清热，有痰厥不省人事几死者，得竹沥灌之，遂苏，诚起死回生妙药也。用水竹、旱簕①竹，截长二尺许，小者每段劈作二片，大者劈作四片，入井水浸一时许，以薄砖两块排定，将竹片架于砖上，两头露一二寸，下以烈火迫之，两头以盆盛沥，每六分中，加姜汁一分服之，痰热甚者，只可加半分耳。以竹沥加入汤药内服之，尤妙。取荆沥，亦治热痰，亦照此法取之。

一论痰属湿，乃津液所化，因风寒湿热之感，或七情饮食所伤，以致气逆液浊，变为痰饮。故曰痰因火动，降火为先；火因气逆，顺气为要。

加减二陈汤

橘红去白，一钱　半夏制，一钱半　白茯苓去皮，一钱　贝母一钱半　枳实炒，一钱　白术去芦，一钱二分　连翘五分　黄芩酒炒，一钱　防风去芦，五分　天花粉七分　香附童便炒，一钱　甘草三分

上剉。生姜三片，水煎，温服。

一论热痰在胸膈间不化，吐咯不出，寒热气急，满闷作痛者，名曰痰结。

开结化痰汤

陈皮一钱　半夏制，二钱　茯苓二钱　桔梗八分　枳壳七分　贝母一钱　瓜蒌仁二钱　黄连五分　黄芩二钱　栀子二钱　苏子二钱　桑皮三钱　朴硝八分　杏仁三钱　甘草八分

上剉。水煎，入姜汁，磨木香服。

---

① 簕(jīn 金)：一种节短皮白粗大的竹子。

一论遍身四肢骨节走注疼痛，牵引胸背，亦作寒热，喘咳烦闷，或作肿块，痛难转侧，或四肢麻痹不仁，或背心一点如冰冷，脉来沉滑，乃是湿痰流注经络，关节不利故也。

清湿化痰汤

南星泡，二钱　半夏制，二钱　陈皮一钱五分，去白　茯苓三钱，去皮　苍术一钱五分，米泔炒　羌活二钱　白芥子三钱　白芷二钱　甘草八分

上剉。水煎，入竹沥、姜汁，磨木香，温服。骨节痛甚，及有肿块作痛者，名曰痰块，加乳香一钱，没药一钱，海石三钱，朴硝五分；头顶痛，加川芎一钱五分，威灵仙三钱；手臂膊痛，加薄桂，引南星至痛处。

一论内伤七情，痰迷心窍，神不守舍，神出舍空，空则痰生，以致憎寒壮热，头痛昏沉迷闷，上气喘急，口出涎沫，症类伤寒，兼治中风、痰厥、气厥不省人事者。

清热导痰汤

人参二钱　白术一钱五分，去芦　茯苓三钱，去皮　陈皮二钱，去白　半夏二钱，姜制　南星二钱，姜制　枳实三钱，麸炒　桔梗八分　黄连五分　黄芩二钱　瓜蒌仁三钱　甘草八分

上剉。生姜煎，入竹沥、姜汁同服。

家传清气化痰丸　制造甚得法，化痰清火，开膈顺气，消痞除胀，醒酒消食，殊效。

天南星四两　大半夏四两，二味先用米泔水各浸三五日，以透为度，洗净切片，以碗一个盛贮，晒干。先姜汁，次皂汁，又次矾汁，又次硝水，晒干。一用生姜汁浸一旦夕，晒干；一用皂角煎水去渣，浸一旦夕，晒干；一用白矾一两煎水，浸一旦夕，晒干；一用朴硝一两煎水，浸一旦夕，晒干。　青皮去穰　陈皮去白　枳壳去穰，麸炒　枳实麸炒　白术去芦　白茯苓去皮　苏子炒　白芥子炒　萝卜子炒　香附盐水炒　瓜蒌仁　干葛　桔梗去芦　苦杏仁去皮　黄芩酒炒　神曲炒　麦芽炒　山楂蒸，去子　白豆蔻去壳　前胡去芦　甘草各一两

上为细末，用前浸四味药水，加竹沥一碗泡，蒸饼为丸，如梧桐子大。每服五七十丸，或茶，或姜汤送下。

一论健脾胃，清火化痰，顽痰能软，结痰能开，疏风养血，清上焦之火，除胸膈之痰，清头目，止眩晕。

千金化痰丸

胆星_{四两} 半夏_{姜、矾、牙皂同煮半日用，四两} 陈皮_{去白，三两} 白茯苓_{去皮，}二两 枳实_{麸炒，一两} 海石_{火煅，三两} 天花粉_{三两} 片芩_{酒炒，二两} 黄柏_{酒炒，一两} 知母_{酒炒，一两} 当归_{酒洗，四两} 天麻_{火煨，三两} 防风_{去芦，二两} 白附子_{炮，二两} 甘草_{生，三两} 大黄_{酒蒸九次，五两} 白术_{米泔浸，炒，二两}

上为细末，神曲二两，打糊为丸，如梧桐子大。每服七八十丸，茶水送下。气虚，加人参八钱。

一秤金_{一名金珠化痰丸} 治痰嗽如神，又治劳嗽。

用半夏十斤，米泔水浸十日，换水三次，取出，切作两半，晒干。用白矾五斤，水一桶，入铁锅内化开，将半夏入矾水内，浸二十日，取出，切作四瓣，晒干。用生姜十斤，另研取汁，再入半夏浸二十日，取出，晒干为细末，听用。粉草十斤，去皮，为粗末，入锅内，添水煮数沸，取出，以布滤去渣，将净水仍入锅内，熬成膏子，和成剂。每病重者，用药二钱半，轻者二钱，金箔十张，和一大丸。与病患嚼化。忌房事。此药神效，不可轻忽。

一治痰壅方。

梨汁_{一钟} 生姜汁_{半钟} 蜜_{半钟} 南薄荷末_{三两}

上和匀，重汤煮十余沸，任意食。降痰，验如奔马。

一论痰饮为病，或狂，或眩晕等症，无不奏效。

白丸子_{中州傅明岐传}

川南星_{四两} 半夏_{十两} 白附子_{五两} 小川乌_{三两}

上俱切片，春七、夏三、秋八、冬十日，水浸，一日一换，日晒夜露。南星、半夏放瓷器内，少加姜汁同浸，去麻性。次将前药磨，又将绢巾滤去渣，澄白粉，晒干，白米糊为丸，如梧桐子大。每服五六十丸，姜汤滚水任下。其药放舌上不麻为度，方妙。

钓痰仙方_{鲁府秘方}

硼砂_{一钱} 白矾_{半生半枯，一钱} 瓷青_{上细瓷器，打下青，研细，一钱} 甜瓜蒂_{五分} 青礞石_{煅红，浸姜汁内，一钱}

上共研细末。每用二厘，薄荷浓汤调入鼻内即愈。

一人气短有痰，小便赤涩，足跟作痛，尺脉浮大，按之则涩。此肾虚而痰饮也，用四物送六味丸，不月而康。仲景先生云：气虚有饮，用肾气丸补而逐之。诚开后学之蒙聩，济无穷之夭枉。肾气丸即八味丸也。

一儒者，体肥善饮，仲秋痰喘，用二陈、芩、连，益甚，加桑皮、杏仁，盗汗气促，加贝母、枳壳，不时发热。余以为脾肺虚寒，用八味丸以补土母，补中益气以安中气而愈。

一妇人因怒吐痰，胸满作痛，服四物、二陈、芩连、枳壳之类不应，更加祛风之剂，半身不遂，筋渐挛缩，四肢痿软，日晡益甚，内热口干，形体倦怠。余以为郁怒伤肝脾，气血复损而然，遂用逍遥散、补中益气汤、六味地黄丸调治。喜其谨疾，年余悉愈，形体康健。

补中益气汤_{见内伤}　六味丸　八味丸_{俱见补益}

【点评】本篇论述了痰饮病的脉病证治。对痰饮的成因，龚氏认为因"气恼、劳碌、惊恐、风邪，致饮食之精华，不能传化，而成痰饮矣"，"治当各从所因，是以虚宜补之，火宜降之，气宜顺之，郁宜开之，食宜导之，风寒湿热宜发散清燥以除之。故曰治病必求其本"。这是治痰饮的重要原则。首方二陈汤，通治湿、热、风、老、寒、食积诸痰，后有详细的各种痰证、包括血虚兼痰、气虚兼痰的加味法，清晰而明了。继则论不同部位的痰饮治疗，包括痰在膈上、经络间、肠胃间、胁下、皮里膜外等，提示痰饮部位不同，治法也异。篇中所列诸方，一些方后有"殊效""此药神效，不可轻忽""降痰，验如奔马""无不奏效"等疗效评价，都是值得我们重点关注的方剂。最后列举了用四物汤、六味地黄丸、肾气丸、补中益气汤、逍遥散治痰饮的三个案例，进一步说明治痰饮当求其本。

咳嗽

脉辨咳嗽所因，浮风紧寒，数热细湿，房劳虚涩。右关濡者，饮食伤脾。左关弦短，疲极肝衰。浮短肺伤，法当咳嗽。五脏之嗽，各视本部。浮紧虚寒，沉数实热，洪滑多痰，弦涩少血。形盛脉细，不足以息，沉小伏匿，皆是死脉，惟有浮大而嗽者生。

夫咳谓有声，肺气伤而不清，嗽谓有痰，脾湿动而生痰。咳嗽者，因伤肺气而动脾湿也。病本须分六气五脏之殊，而其要皆主于肺。盖肺主气而声出也。戴云：因风寒者，鼻塞声重，恶寒者是也。因火者，有声痰少，面赤者是也。因劳者，盗汗出，兼痰者多作恶热。肺胀者，动则喘满，气急息重。痰者，嗽动便有痰声，痰出嗽止。五者大概耳，亦当明其是否也。治法须分新久虚实。新病风寒则散之，火热则清之，痰涎则化之，湿热则泻之。久病便属虚属郁，气虚则补气，血虚则补血，兼郁则开郁，滋之润之，敛之降之，则治虚之法也。

一论四时感冒，发热头痛，咳嗽声重，涕唾稠黏，中脘痞满，呕吐痰水，宽中快膈，不致伤脾，此药大解肌热、潮热，将欲成劳，痰嗽喘热并效用：

参苏饮

紫苏叶　前胡　桔梗　枳壳去穰　干葛　陈皮　半夏汤泡　白茯苓去皮，各一钱　甘草三分　人参五分　木香三分，初病热嗽去之

上锉一剂。姜、枣煎服。若天寒感冒，恶寒无汗，咳嗽喘急，或伤风无汗，鼻塞声重，加麻黄一钱，杏仁一钱，金沸草一钱，以汗散之；若初感冒，肺多有热，加杏仁、桑皮、黄芩、乌梅；胸满痰多，加瓜蒌仁；气促喘嗽，加知母、贝母；肺寒咳嗽，加五味、干姜；心下痞闷，烦热，嘈杂恶心，停酒不散，加姜炒黄连、枳实，干葛、陈皮倍用之；鼻衄，加乌梅、麦门冬、白茅根；火盛发热，加柴胡、黄芩；头痛，加川芎、细辛；咳嗽吐血，加升麻、牡丹皮、生地黄；心热咳嗽久不愈，加知母、贝母、麦门冬；见血，加阿胶、生地黄、乌梅、赤芍、牡丹皮；吐血痰嗽，加四物汤，名茯苓补心汤；妊娠伤寒，去半夏，加香附。

一论上气喘逆，咽喉不利，痰滞咳嗽，口舌干渴。

二母清顺汤

天门冬去心，一钱　麦门冬去心，一钱　知母姜汤浸，二钱　贝母甘草汤洗，二钱　人参五分　当归身一钱　枯芩一钱　元参一钱　山栀子炒，一钱

桔梗一钱　天花粉一钱　薄荷七分　生甘草三分

上剉。水煎服。

清热宁嗽化痰定喘丸

橘红五钱　青黛三钱　贝母七钱　胆星一两　天花粉七钱　桑白皮七钱　杏仁去皮尖，七钱　桔梗七钱　黄芩五钱　前胡七钱　甘草三钱

上为细末，炼蜜为丸，如龙眼大。每服一丸，淡姜汤化下。

一论痰嗽，服前方不效者，多属气血虚弱，四肢沉困，宜八物汤加黄柏、知母、贝母、麦冬、五味、瓜蒌、紫苏、陈皮等分，姜、枣煎服。

一论咳嗽，早间吐痰甚多，夜间喘急不寐，然早间多痰，乃脾虚饮食所化，夜间喘急，乃肺虚阴火上冲，以后方服之。补中益气汤方见内伤，依本方加麦门冬、五味子。六味地黄丸方见补益，依本方加麦门冬、五味子。

一论伤风寒，鼻流清涕，寒噤喷嚏，此脾肺气虚，不能实腠理，以补中益气汤主之。

一论咳嗽面白，鼻流清涕，此肺气虚而兼外邪，补中益气汤加茯苓、半夏、五味而愈。

一论咳嗽吐痰，失音声哑，此元气虚弱而致也，补中益气汤加黄柏、知母、天门冬、麦门冬、五味、杏仁、黄芩、瓜蒌仁。

一论咳嗽吐痰，手足时冷，此脾肺虚寒，以补中益气汤加炮姜、半夏。

一论声音不出，用新槐花不拘多少，瓦上慢火炒焦，置怀中、袖中，时时将一二粒口中咀嚼咽之，使喉中常有味，久声自出。

一治言语不出，用：

诃子三个　真苏子二钱　杏仁三十个　百药煎二两

上为末。每服二钱，热汤调服。

一治久嗽，语音不出。

诃子去核，一两　杏仁泡，去皮尖，一两　通草二钱

上剉。每服四钱，煨姜五片，水煎，食后温服。

一论年老人，日久咳嗽，不能卧者，多年不愈，用：

猪板油四两　蜂蜜四两　米糖四两

上三味，熬化成膏，时刻挑一匙，口中噙化。三五日其嗽自止。

一论久年咳嗽吐痰。

银杏膏

陈细茶_{四两，略焙，为细末}　白果肉_{四两，一半去白膜，一半去红膜，擂烂}　核桃肉_{四两，擂}　家蜜_{半斤}

上药入锅内，炼成膏，不拘时服。

一治久咳不瘥，并虚劳喘嗽。

紫菀_{去芦头}　款冬花_{各二两}　百部_{五钱}

上为末。每服三钱，生姜三片，乌梅一个，同煎汤调下，食后、卧睡时各一服。

一论久嗽，并连嗽四五十声者，用连皮生姜自然汁一勺，加白蜜二茶匙，同放茶碗内，煎一滚，温服，三四次即止。

一切咳嗽上气者，一道士专卖此药，不拘新久皆效。

干姜　桂心_{紫色辛辣者，去皮}　皂荚_{泡，去皮子，肥大无孔者}

上三味，并另捣，下筛了，各秤分两和合，后更捣筛一遍，炼白蜜搜和，又捣一二千杵。每服三丸，如梧桐子大。不限食之先后，嗽发即服，日进三五服。忌葱、蒜、油腻、面食。

一论年久近日咳嗽、哮吼、喘急等症。

神吸散_{国子博士颜心吾传}

鹅管石_{火煅，醋淬七次，一钱}　余粮石_{火煅，醋淬七次，一钱}　官桂_{三分}　粉草_{三分}　枯白矾_{五分}　石膏_{煅，五分}　款冬花_{五分}

上为细末。每服三分二厘，准秤，至夜食后，静坐片时，将药放纸上，以竹筒五寸长，直插喉内，用力吸药，速亦不怕，吸药令尽为度，以细茶一口，漱而咽之。忌鸡、鱼、羊、鹅，一切动风发物，并生冷诸物，惟食白煮猪肉、鸡子，戒三七日。宜用公猪肺一副，加肉半斤，栀子一岁一个，炒成碳，桑白皮不拘多少，用水同煨至熟烂，去药，至五更，病人不要开口言语，令人将汤肺喂之，病人嚼吃任用，余者过时再食。神效。

一论久嗽痰喘，百药不效，并年久不瘥者，或能饮酒人，久嗽尤效。

清金膏 曲阜令孔桂窗传

天门冬 去心，八两　　麦门冬 去心，四两　　贝母 四两　　杏仁 去皮，四两　　半夏 姜制，四两

上五味切片，水熬，去渣，取汁五碗，入白粉葛末四两，蜜一斤，共煎汁，入坛内，重汤煮一日，成膏，取出。每日无时频频服之。

一人时唾痰涎，内热作渴，肢体倦怠，劳而足热，用清气化痰益甚。余曰：此肾水泛而为痰，法当补肾。不信，另进滚痰丸一服，吐泻不上，饮食不入，头晕眼闭，始信余。用六君子汤数剂，胃气渐复，却用六味丸月余，诸症悉愈。

一人咳嗽气喘，鼻塞流涕，余用参苏饮一剂，以散寒邪，更用补中益气，以实腠理而愈。后因劳怒仍作，自用前饮益甚；加黄连、枳实，腹胀不食，小便短少；二陈、四苓，前症愈剧，小便不通。余曰：腹胀不食，脾胃虚也，小便短少，肺肾虚也，悉因攻伐所致。投以六君子加黄芪、炮姜、五味二剂，诸症顿退，再用补中益气加炮姜、五味，数剂全愈。

一治咳嗽秘方。

款冬花 三钱　　石膏 三钱　　硼砂 七厘　　甘草 三钱

上为末，吹入喉内，用细茶漱下，即好。

【点评】本篇论述了咳嗽的脉、因、症、治。原文曰："形盛脉细，不足以息，沉小伏匿，皆是死脉，惟有浮大而嗽者生。"指出了以脉辨咳嗽预后的方法，值得参考。在辨治上，龚氏认为咳嗽需分新久，新咳有风寒、火热、痰涎、湿热；久咳属虚属郁。提出："新病风寒则散之，火热则清之，痰涎则化之，湿热则泻之。久病便属虚属郁，气虚则补气，血虚则补血，兼郁则开郁，滋之润之，敛之降之，则治虚之法也。"是咳嗽的重要治则。另"然早间多痰，乃脾虚饮食所化，夜间喘急，乃肺虚阴火上冲"，提示可以根据咯痰、咳喘的不同时间来辨病机，也符合临床实际。龚氏治咳第一方为"参苏饮"，后附诸多加减法，确为临床治疗外感咳嗽的重要方剂。对于脾肺气虚的咳嗽，龚氏选用"补

中益气汤"，后有兼外邪、元气虚、脾肺虚寒的加味法，可见其辨治之细。咳嗽病情复杂，证型多端，本篇只列出了常见类型、常用方剂，以及龚氏认为的有效偏方。仲景治咳经方及前世其他医家所创的治咳名方没有选入。

喘急

脉滑而手足温者生，脉沉涩而四肢寒者死，数者亦死，为其形损故也。肺受邪则喘，手太阴肺专主外感。无汗而喘属表实，有汗而喘属表虚。凡久喘未发，扶正气为要；已发，攻邪为主。大概喘急甚者，不可便用苦药，火气盛故也。

一论外邪在表，无汗而喘者。

五虎汤

麻黄三钱　杏仁去皮尖，三钱　石膏五钱　甘草一钱　细茶一撮

上剉一剂。生姜、葱，水煎，热服。加桑白皮一钱，尤良。有痰，加二陈汤。

一论在里邪实不便，脉实而喘者。

三一承气汤

大黄　芒硝　厚朴　枳实　甘草　加木香　槟榔

上剉。生姜三片，水煎，热服。

一论痰盛而喘者，此治痰喘不能卧，人扶而坐，数日，一服而安。

千缗导痰汤

南星一钱　半夏七个，水泡，去皮，分四片　赤茯苓　枳壳麸炒，各一钱　皂角一寸，炙，去皮，一钱　甘草一寸，炙

上剉。生姜一指大，水煎服。

一论七情郁结，上气而喘者。用：

四磨汤

人参　槟榔　沉香　乌药

上四味，各用水磨汁，合一处，温服之。

三子汤　治气喘如神。

苏子　白芥子　萝卜子

水煎服。立愈。

一论腹胀气喘，坐卧不得者，宜服：

沉香散

沉香二钱半　木香二钱半　枳壳麸炒，三钱　萝卜子三钱

上判一剂。生姜三片，水煎，温服。

一论喘急，因内伤元气，气不接续而喘者，宜用补中益气汤方见内伤。

一论阴虚火动，火炎上攻而喘者，宜此清离滋坎汤方见劳瘵。一用六味丸加黄柏、知母，亦效。

一论虚阳上攻，气不升降，上盛下虚，痰涎壅盛，喘促短气，咳嗽而喘者。

苏子降气汤

苏子三钱　陈皮　厚朴姜汁炒，各一钱　前胡　肉桂各一钱　半夏姜汁炒，五钱　当归三钱　甘草一钱

上判。姜、枣煎服。

一论老人痰嗽气喘，宜服：

三子养亲汤

白芥子研，八分　萝卜子研，八分　南星水泡，八分　半夏水泡，八分　陈皮去白，六分　枳实炒，六分　片芩去朽，八分　赤茯苓去皮，八分　苏子研，八分　甘草二分

上判一剂。生姜三片，水煎，温服。

一人体肥善饮，仲秋痰喘，用二陈、芩、连益甚，加桑皮、杏仁，盗汗气促，加贝母、枳壳，不时发热。予以为脾肺虚寒，用八味丸见补益以补土母，补中益气汤接补中气。

　　【点评】喘病复杂，本篇开篇的脉因症治虽然论述简单，所选方剂不多，但很有代表性。有治表实、里实、痰盛、七情郁结、气虚、阴虚火动、脾肺虚寒等，也可体现龚氏治疗喘急的思路。

哮吼

脉大抵浮而滑易治，微细而涩，难治。夫哮吼以声响名，喉中如水鸡声者是也。专主于痰，宜用吐法，亦有虚而不可吐者，治之有以紫金丹、导痰小胃丹劫之而愈者。有以六味地黄丸、补中益气汤兼进而愈者。必须量虚实而治之也。

千金定喘汤　治哮吼如神。

麻黄二钱　桑白皮蜜制，三钱　杏仁一钱五分　苏子二钱　白果二十一个，炒款冬花三钱　黄芩一钱五分，炒　半夏甘草水泡　甘草各一钱

上剉。白水煎，食远服。

诸病原来有药方，唯愁齁喘最难当，麻黄桑杏寻苏子，白果冬花更又良，甘草黄芩同半夏，水煎百沸不须姜。病人遇此仙方药，服后方知定喘汤。

一论人素有喘急，遇寒暄不常，发则哮吼不已，夜不能睡者，用此：

苏沈九宝汤

紫苏　陈皮　薄荷　麻黄　杏仁去皮尖　桑白皮　大腹皮　官桂甘草

上剉。用生姜三片，乌梅一个，水二碗，煎至八分，食后服。即效，且住服。惟慎劳碌，戒厚味，节欲，日间常服些顺气化痰丸，夜卧时服抑火润下丸。如除根，须修合六味地黄丸，加黄柏、知母、人参、紫菀、五味子、百合各二两，浮小麦粉①、熟蜜四两，糊为丸。每服百丸，空心柿饼汤送下，饼随食之。

二母丸　治哮喘。

知母去皮毛，二两　贝母去心，二两　百药煎一两

上为细末，将乌梅肉蒸熟，捣烂为丸，如梧桐子大。每服三十丸，临卧或食后连皮姜汤送下。

---

① 浮小麦粉：用量原缺。

一论喘气哮吼，上喘不休，或者盐饧、水饧肺窍，俗谓之喘气病，用此秘方。

小蓟草一把，用精猪肉四两，入水同煮令熟，食肉并汤，立已。其草三月生，七八月有四棱，茎叶尖，杪有花子。

一论凡遇天气欲作雨者，便发齁喘，甚至坐卧不得，饮食不进，此乃肺窍中积有冷痰，乘天阴寒气从背自鼻而入，则肺胀作声。此病有苦至终身者，亦有子母相传者，每发时即服，不过七八次，觉痰腥臭，吐出白色，是绝其根也，用此方。

紫金丹

白砒一钱，生用　枯白矾三钱，另研　淡豆豉出江西者，一两，水润，去皮，蒸，研如泥，旋加二味末合匀

上捻作丸，如绿豆大。但觉举发，用冷茶送下七丸，甚者九丸，以不喘为愈。再发，不必多增丸数，慎之！小儿服一二丸。

导痰小胃丹①方见痰饮　治哮吼经年不愈，宜久久服之，断根。

一论哮喘气急而不息者，宜用：

均气八仙汤

麻黄二钱　杏仁二钱　石膏三钱　桔梗一钱　片芩二钱　知母二钱　贝母一钱，用北细辛三分，煎汤拌炒二母　生甘草一钱

上判一剂。水煎，温服。

一治上气喘急，经年咳嗽齁𩒉久不愈，遇发即服三五次，永不再发。

夺命丹

人言一钱　白矾二钱　白附子二钱　南星四钱　半夏泡，五钱

上先用人言与白矾一处，于石器内，火煅红，出火，黄色为度，切不可犯铁器，却和半夏、南星、白附为末，生姜汁煮，面糊为丸，黍米大，朱砂为衣。每服七丸，小儿三丸，井水化下。忌食热物。

哮吼灵秘丹海上异人传

胆南星二两　大半夏二两，用白矾五钱，牙皂五钱，同煅，一夜，不见白星

---

① 导痰小胃丹：痰饮门与全书均查无此方。《古今医鉴》有治哮吼的"导痰小胃丹"，方由天南星、半夏、陈皮、枳实、白术、苍术、桃仁、杏仁、红花、大戟、白芥子、芫花、甘遂、黄柏、大黄组成。龚氏的《万病回春》有此方，名"竹沥化痰丸"。

赤茯苓去皮，二两　苦葶苈二两　大贝母二两　沉香一两　青礞石硝煅，五钱　天竺黄二钱　珍珠三钱，豆腐煮　羚羊角一支，锉末　乌犀角三钱　白矾一两　硼砂一两　风化硝五钱　花蕊石火煅，五钱　孩儿茶五钱　款冬花一两　铅白霜五钱

上为细末，炼蜜为丸，如梧桐子大。每服二三十丸，临卧淡姜汤送下。外制六味地黄丸，空心服。百发百中，真仙方也。

一治素患哮吼之病，发则喘急，痰涎上壅，不时举发，令慎劳役，戒厚味，节欲。早服六味丸加黄柏、知母、人参、紫菀、五味、百合各二两，浮小麦粉、熟蜜四两，打糊为丸。每服百丸，空心柿饼汤下，饼随食之。夜卧时服后方，各一料而愈。

千金定吼丸

南星　半夏各四两，用生姜、牙皂各二两煎汤，浸星、半一宿，切片，再加白矾二两入汤内，同星、半煮至汤干，去姜、皂不用，只用星、半　贝母　枳实麸炒　黄连姜炒　黄芩酒炒　连翘去心　白附子　天麻　僵蚕炒　桔梗　瓜蒌各一两　锦纹大黄酒拌，九蒸九晒，一两　青礞石用硝煅如金色者，五钱　沉香五钱

上为细末，竹沥、姜汁和为丸，如弹子大。每服一丸，临卧口嚼化下。或丸如黍米大，姜汤送下亦可。

一人哮吼十数年，发则上气喘促，咳嗽吐痰，自汗，四肢发冷，六脉沉细。此气虚脾弱。用：

黄芪二钱，蜜水炒　人参二钱　白术二钱，去芦　白茯苓二钱，去皮　半夏二钱，姜炒　杏仁三钱，去皮　五味子三分　麦门冬二钱，去心　陈皮一钱五分　甘草八分

上剉。姜、枣煎服。

一人自幼患哮吼之病，每逢寒即发，发则上气喘急，咳嗽，痰涎上壅，年久不愈，已成痼疾，百药罔效。予制此方，一料全愈。

清上补下丸

怀生地黄炒锅内酒拌，蒸黑，四两　南枣酒蒸，去核，二两　怀山药二两　白茯苓去皮，一两五钱　牡丹皮一两五钱　泽泻一两五钱　辽五味子一两五钱　天门冬去心，一两五钱　枳实麸炒，一两五钱　贝母一两五钱　麦门冬去心，一两五钱　桔梗去芦，一两五钱　黄连姜炒，一两五钱　杏仁去皮，一两五钱　半夏姜炒，一两五钱　瓜蒌仁去油，一两五钱　枯芩酒炒，一两五钱　甘草五钱

上为细末，炼蜜为丸，如梧桐子大。每服三钱，空心淡姜汤送下。

【点评】哮吼一病即西医之哮喘，龚氏也认识到有遗传性："此病有苦至终身者，亦有子母相传者"。病机"专主于痰"，治疗"必须量虚实而治之也"。治痰方以二陈、导痰汤为主，补虚以六味地黄丸、补中益气汤为主。顽痰用砒霜、白矾等，砒霜有剧毒，也叮嘱"慎之"。篇中的千金定喘汤、苏沈九宝汤、清上补下丸，以及早、晚分别服药等均是治疗哮喘、预防复发、断除根病的好方好法。

疟疾

脉弦数滑实皆顺，沉细虚微为逆。疟脉自弦，微则为虚，代散则死。

疟症皆因先伤于暑，后感于风，客于营卫之间，腠理不密，复遇风寒，闭而不出，舍于肠胃之外，与荣卫并行，昼行于阳，夜行于阴，并则病作，离则病止。并于阳则热，并于阴则寒。浅则日作，深则间日。在气则早，在血则晏。按本经曰：疟脉自弦，弦数者多热，弦迟者多寒，弦短者伤食，弦滑者多痰。弦而紧者宜下，浮大者宜吐，弦迟者宜温，此治疟之大法。其病热多寒少，心烦少睡者，属心，名曰温疟，用柴芩汤。但寒少热，腰疼足冷者，属肾，名曰寒疟，用桂附二陈汤。先寒而后大热咳嗽者，属肺，名曰瘅疟，用参苏饮。热长寒短，筋脉拘缩者，属肝，名曰风疟，用小柴胡汤加乌药、香附。寒热相停，呕吐痰沫者，属脾，名曰食疟，用清脾饮。疟愈之后，阴阳两虚，梦遗咳嗽，不善保养，遂成劳瘵。若能清心养体，节食避风，如此调治，无不愈矣。

一论疟疾无汗，要有汗，散邪为主。大凡疟疾初起，宜服此发散，出汗立愈，用此方。

散邪方

川芎　白芷　麻黄　白芍　防风　荆芥　紫苏　羌活　甘草

上剉。生姜三片，葱白三根，水煎，露一宿，次早温服。有痰，加陈皮；有湿，加苍术；夹食，加香附。

一论疟疾有汗，要无汗，正气为主，宜用：

正气汤

柴胡八分　前胡二钱　川芎一钱五分　白芷一钱五分　半夏二钱　麦门冬二钱　槟榔一钱　草果一钱　青皮二钱　茯苓三钱　桂枝六分　甘草八分

上剉。姜、枣煎，预先热服。

一论疟疾不论先寒后热，先热后寒，诸疟通用。

清脾饮

青皮去穰，二钱　厚朴姜炒，八分　白术去芦，一钱五分　半夏二钱，姜炒　柴胡八分　黄芩二钱　茯苓三钱　草果一钱　甘草八分

上剉。生姜五片，水煎，温服。

一论诸疟寒热交作，阴阳不分，口干发渴，小便赤涩，或作吐泻，用：

加减柴苓汤

柴胡八分　黄芩三钱　半夏姜制，二钱　猪苓二钱　泽泻二钱　苍术米泔浸，一钱五分　青皮二钱　厚朴姜炒，八分　槟榔一钱　草果一钱　乌梅二钱　甘草八分

上剉。姜枣煎服。

一论五脏气虚，喜怒不节，致阴阳相胜，结聚涎饮，与卫气相搏，发为疟疾，并治诸疟。

四兽饮

人参一钱五分　白术去芦，一钱五分　白茯苓去皮，三钱　橘红一钱　半夏姜制，二钱　草果仁三钱　乌梅去核，二钱　甘草八分　生姜二片　枣子四个

上剉，以盐少许腌食顷，用皮纸包裹，以水湿之，慢火炮，令香熟，焙干。每服一两，水一碗，煎半碗，温服。未发前连进数服。神效。

一论人平素不足，兼以劳役内伤，挟感寒暑，以致疟疾，寒热交作，肢体倦怠，乏力少气，或疟发经年不愈，则气血皆虚，疟邪深入，名曰痎疟，此方主之。

加味补中益气汤

黄芪蜜炒，二钱　人参八分　白术去芦，八分　陈皮六分　当归八分　柴

胡一钱　升麻三分　白芍八分　黄芩一钱　半夏制，八分　甘草五分

上剉。姜、枣煎，空心服。有汗，加桂枝五分，倍黄芪；热甚，倍柴、芩；渴，加麦门冬、天花粉。

一治伤暑发疟，宜服：

香薷散

香薷四钱　厚朴姜汁，炒　扁豆各一钱　乌梅一个

上水煎，临熟入姜汁一匙，温服。

一论热药火盛，舌卷焦黑，鼻如烟色，六脉弦洪而紧，此乃阳毒内深，先以青布折叠数重，新汲水浸之，搭于胸上，须臾更易，如此三次，热势稍退。即服此药。

龙虎汤

柴胡一钱五分　黄芩七分　半夏七分　石膏二钱五分　知母一钱　黄连一钱五分　黄柏八分　栀子八分　粳米五十粒

上剉。姜、枣煎服。

一治瘴疟，大热烦躁，宜用：

地龙饮子

生地龙三条，研，入生姜汁、薄荷汁、生蜜各少许，新汲水调和服，如热，加龙脑少许。

一治虚弱之人，患疟初起感寒者，宜五积散，依本方用姜、葱煎服方见中寒。

一论体虚之人患疟寒多，久不愈者，不可用截药，宜用：

分利顺元散

川乌一两，去皮，半生半熟　附子一两，去皮，半生半熟　南星二两，半生半熟　木香五钱，不见火

上剉。每服四钱，生姜十片，枣七枚，水一盏，煎七分，当发早晨速进二三服。半生半熟，能分解阴阳也。

一论诸疟，不问先寒后热，或先热后寒，或寒热独作，或连日并发，或间日一发，头痛恶心，烦渴引饮，气息喘急，口苦咽干，诸药不效者，宜服此截之。

常山饮子

常山二钱　草果不去皮，二钱　知母二钱　良姜一钱五分　乌梅一钱五分

甘草炙，一钱

上剉。一两一剂，枣五个，未发之前连进二服。

一论疟疾夜发者，乃阴经有邪，宜散血中之风寒也，用此：

麻黄桂枝汤

麻黄一钱，去节　桂枝二钱　黄芩二钱　桃仁去皮，三十个　甘草炙，三钱

上剉。水煎服，桃仁散血缓肝之药。

一久疟腹中有癖，用水磨沉香，下雄黄解毒丸，打下黑血如泥，极臭，是其验也方见通治。

一海外高僧，传于周少峰，治疟疾，不问新久虚实寒热，诸般鬼疟、邪疟、温疟、瘴疟一服立愈，其效如神。

番木鳖即马钱子，去壳、英，炒至黑色，一两　雄黄一钱　朱砂一钱　甘草一钱

上共为细末。每服四分，其疟将发，预先吃饭一碗，将药水酒调服。盖被卧即愈。

一治疟先寒后热，热多寒少，或单热不寒者。

桂枝五钱　石膏一两五钱　知母一两五钱　黄芩一两

上剉。水煎服。

一治疟疾服药寒热转加者，知太阳、阳明、少阳三阳合病也，小柴胡汤加石膏、知母、桂枝，水煎服。

一治久疟不能食，胸中郁郁，欲吐而不吐，以此吐之。

雄黄　甜瓜蒂　赤小豆各等分

上为末。每服五分，温水调下，以吐为度。

一论久疟积成癥瘕，癖在胸胁之间，诸药不愈者，宜：

痎疟饮

苍术米泔浸　草果去皮　桔梗　青皮　陈皮　良姜各五钱　白芷　白茯苓　半夏汤泡，姜炒　枳壳麸炒　桂心　苏叶　干姜炮，各三钱　川芎二钱　甘草炙，三钱

上，每服一两，水煎，入盐少许，空心服。

一治久疟腹中痞块，用：

阿魏丸

鳖甲醋炙，五钱　三棱醋浸，炒　莪术醋浸，炒　香附子米泔浸，各一两五钱
陈皮一两　真阿魏五钱

上为末，醋糊为丸，如梧桐子大。每服三十丸，淡姜汤送下。

一论疟疾一日一发，或二日一发，或三五日一发，或经三两月，或半年一载，或误用止截太过，久不能愈者，此元气脾胃大虚，以补中益气汤方见内伤，依本方加常山、知母、槟榔、贝母，一二剂自效。已愈后，去四味，只用本方调理，多服自然正气盛，邪气自退矣。

一论患疟寒热，用止截之剂，反发热恶寒，饮食少思，神思昏倦，脉或浮洪，或微细，此阳气虚寒，以补中益气汤方见内伤，依本方参、芪、归、术各用三钱，甘草一钱五分，加炒干姜、炮附子各一钱，一剂寒热止，数剂元气复。

一论经年久疟，气血俱虚，而三日五日一发者，以十全大补汤方见补益，依本方。盖邪气在阳分，浅而易治，邪气在阴分，深而难治，宜多服为良。

一治三年久疟不瘥，用拣参、干生姜各五钱，酒调服，汗出立止。

一凡疟后，形体骨立，发热恶寒，食少体虚，补中益气内参、芪、归、术各加二钱，甘草一钱五分，炮姜二钱，一剂而寒热止，数剂而元气复。

一妇人疟久不已，发后口干，倦甚，用七味白术散加麦门冬、五味，作大剂煎，与恣饮，再发稍可，乃用补中益气加茯苓、半夏，十余剂而愈。凡截疟，余常以参、术各一两，生姜四两，煨熟，煎服即愈。或以大剂补中益气加煨姜，尤效，生姜一味亦效。

一凡久疟，多属元气虚寒，盖气虚则寒，血虚则热，胃虚则恶寒，脾虚则发热，阴火下流，则寒热交作，或吐涎不食，战栗泄泻，手足厥冷，皆脾胃虚弱，宜补中益气汤，诸症悉愈。若手足厥冷，加大附子。

一妇人久患疟，疟作则经不行，形虚脉大，头痛懒食，大便泄泻，小便淋沥，口干唇裂，内热腹胀。盖由久疟正气已虚，阴火独旺，以益气汤治之即愈。惟不时头痛，加蔓荆子而止。又兼六味丸而

经行。

【点评】疟疾为古代常见病，至明代，已积累了丰富的诊疗经验。从本篇来看，疟疾的分类多样，有按临床症状分类的温疟、寒疟、瘅疟、风疟、食疟，分别对应心、肾、肺、肝、脾五脏；也有按病程长短分的痎疟、久疟；按病邪分类的鬼疟、邪疟、瘴疟。治疟之大法为："弦而紧者宜下，浮大者宜吐，弦迟者宜温"。在具体用方上，无汗之疟用"散邪方"，有汗之疟用"正气汤"，久疟不愈用补中益气汤、十全大补汤等，充分体现了龚氏同病异治、重视体质的辨治思想。

痢疾

脉宜微小，不宜浮滑大，不宜弦急。身寒则生，身热则死。

痢者，古之滞下是也。多由感受风寒暑湿之气，及饮食不节，有伤脾胃，宿积郁结而成者也。其症大便窘迫，里急后重，数至圊而不能便，腹中疼痛，所下或白或赤，或赤白相杂，或下鲜血，或如豆汁，或如鱼脑，脓血相杂，或如屋漏水，此为感之有轻重，积之有深浅也。其湿热滞积，干于血分则赤，干于气分则白，赤白兼下，气血俱受邪也。虽有赤白二色，终无寒热之分，通作湿热治之。但分新久，更量元气用药。凡痢初患，元气未虚，必须下之，下后未愈，随症调之。痢稍久者，不可下，胃虚故也。痢多属热，亦有虚与寒者，虚者宜补，寒者宜温。年老及虚弱人，不宜下。不便了而不了者，血虚也；数至圊而不便者，气虚也。丹溪曰：痢赤属血，自小肠来，白属气，自大肠来。

下痢不治症：下如鱼脑，半生半死；下若屋漏水者，必亡；下若尘腐色者，必死；下纯黑者，死；下如竹筒直出者，死；下纯红者，难治；身热脉大者，死。是亦大概言之耳。小便绝不通，为胃绝。

镇固将军丸 治痢之总司也。

锦纹好大黄一斤，切薄片，分作四分，听用。一分用川黄连_{去毛}

一两，切片，水浸汁，拌大黄，同炒干为度；一分用吴茱萸_{去梗一两}，用水泡出汁，拌大黄，同炒干为度；一分用人乳汁，浸拌大黄，炒干为度；一分用童便浸大黄，炒干为度。

上四分共合一处，为细末，酒打米糊为丸，如梧桐子大。将一半三蒸三晒，将一半晒干，各包听用。如白痢，用吴茱萸煎汤送下三十丸，半生半熟。如赤痢，用黄连煎汤送下三十丸，半生半熟。如赤白痢，用吴茱萸、黄连煎汤送下三十丸，半生半熟。

一论赤白痢疾初起，积滞不行，里急后重，频登圊而去少，腹痛等症，宜先用此下之。

香连化滞汤

当归尾一钱　白芍一钱半　黄连一钱，去毛　黄芩一钱，去朽　黄柏一钱，去皮　枳壳去瓤，麸炒，一钱五分　槟榔一钱　木香一钱　大黄三钱，虚人减半　滑石二钱　甘草二分

上剉。水煎，空心热服。

一论下痢白多，不拘新久，或用前药下后未愈者，用此和之。

白术和中汤

当归酒洗，二钱五分　白芍土炒，一钱　白术去芦，土炒　白茯苓去皮，各二钱　陈皮一钱　黄芩炒，一钱　黄连炒，八分，红者多加　甘草五分　木香少许

上剉。水煎，食前服。

一论下痢红多，不拘新久，或用前药下后未愈者，用此调之。

当归调血汤

当归一钱五分　川芎一钱　白芍三钱　黄连一钱　黄芩一钱　桃仁去皮，另研，一钱　升麻五分

上剉一剂。水煎，空心服。如白痢，加吴茱萸炒一钱，芩、连用酒炒，赤白痢，加白术、茯苓、陈皮、香附各一钱。

一治赤痢血痢，痛不可忍，又治血痔，其效如神。病虽垂殆，一服即愈。

逐瘀汤

阿胶炒　枳壳麸炒　茯神　茯苓　白芷　川芎　生地黄　莪术　木通　五灵脂炒尽烟　赤芍　生甘草各一钱　桃仁去皮尖　大黄各一钱五分

上剉一剂。水一钟半,入蜜三匙再煎,温服。

一治素有积热,下痢白脓,腹痛膨胀,昼夜无度,渐至大便闭结,小便不通,此三焦有实热也,服此即愈。或下痢纯红,或赤白相杂,皆效。

清脏解毒汤

黄连　黄芩　黄柏　栀子　大黄　连翘　滑石　木通　车前子海金沙　枳实　莪术

上剉。水煎,空心服。

一治脾疳、泄泻、痢疾,属气虚,宜此:

加味六君子汤

人参　白术去芦　白茯苓去皮　黄芪各一钱　怀山药二钱　砂仁研,一钱甘草五分

上剉一剂。枣三枚,水煎,空心服。如腹痛,加炒黑干姜、木香各五分,乌梅一个。

一论下痢赤白脓血相杂,腹痛,里急后重,昼夜无度,日久不愈,不能起床,不思饮食,疲倦之甚,或服寒凉峻利太过者,宜加减补中益气汤方见内伤,依本方去柴胡,加白芍炒、泽泻、木香、砂仁、白豆蔻、地榆、御米壳醋炒,三分。

一论曾经服推涤药过多,又服攻击杀伐等他药而不效者,以致形气极弱,痢去无休息,积久恶候出者,并与救之。

养脏复元汤

人参三钱　白术去芦,炒,一钱半　白茯苓去皮,一钱　白豆蔻去壳,研,一钱　干姜炒黑,一钱　粟壳去芦,炒,一钱半　制附子五分　乌梅二个　木香一钱　甘草炒,五分

上剉一剂。北枣三枚,水煎,空心服,渣再煎服。谨节饮食。

一论噤口痢,其症有冷有热,有冷热不调,皆须先发散表邪,如手心热,目赤,是热,宜败毒散加陈米煎服。如手心冷,及纯下白痢者,是寒,宜用莲肉不去心,为末,用米饮调服三钱。

败毒散方见感冒　又治疫痢发热,合境皆然者。神效。加白芍、黄连,尤效。

一治虚弱之人噤口痢,饮食不下,参苓白术散方见内伤,依本方加

石莲肉、石菖蒲各一两，或有气，加木香五钱，共为末。每服二钱，枣汤调下。噤口痢，粳米汤下；休息痢，砂糖送下。

一治下痢诸药不效者，以醇酒半盏，姜汁半盏，仓米汤半盏，三味合一处，入陈干松菜一撮，揉烂，一并食之，胃口立开。如口不开，用铁箸拨开牙齿，灌下立已。

一治噤口，药食俱不受，用田螺数枚，连壳捣烂，入麝香少许，调匀，填满脐内，引热下降，服药再不吐矣。

一治噤口痢食不下，老仓米炒香熟，为末、淮盐火煅，每米粉三四匙，盐少许，白滚水下。

一治下痢噤口点眼方黄宾江传，用首胎粪，炙干，每一钱加雄黄一分，胡黄连四分，片脑少许，共为细末，罗过，点眼两角。

一治下痢噤口傅明坡传，用首胎粪，瓷器收入，水银养住，入麝少许，点眼角，即能食。

一治下痢噤口胡养恒传，用鸡一只，去毛、粪，切片，入罐内，用胡椒末五钱，入水同煎，用皮纸重重密封，待熟，用簪子刺孔，令患痢人鼻孔闻之，即立时思食。

一治下痢噤口，饮食不下，多是胃气热甚，用黄连三钱，人参一钱五分，甘草五分。一方加石莲肉一钱，上用水煎，终日呷之，如吐，再强饮，但得一呷下咽，便好。

又方，以秤锤烧红，用好醋淋，令病人开口吸气吞之即效。

一治痢疾发呃，益元散，用人参、白术煎汤送下，频服自止。

一治久痢休息不止，百方不效，用黄连末、木香末十分之一，猪肠头去油，入药，水煮烂，捣为丸，如梧桐子大。每服五十丸，空心米汤下。

一人年老久痢不止，肌瘦如柴，昼夜苦楚，命已垂危。用人参一两，水煎服之。鼻有微汗而苏，后用十全大补汤调理而安。

一人下痢，小腹急痛，大便欲去不去，此脾胃气虚而下陷也，用补中益气送八味丸，二剂而愈。此等症候，因利药致损元气，肢体肿胀而死者，不可枚举。

一人停食患痢，腹痛下坠，或用疏导之剂，两足肿胀，食少体倦，烦热作渴，脉洪数，按之微细。予以六君子加姜、桂各二钱，吴茱萸、五味各一钱，煎熟，冷服之。即睡，觉而诸症退，再剂全安。此假热而治以假寒也。

一人呕吐不食，腹痛后重，自用大黄等药一剂，腹痛益甚，自汗，发热昏愦，脉大，予用参、术各一两，炙甘草、炮干姜各三钱，升麻一钱，水煎，一服而苏。又用补中益气汤加炮干姜，二剂而愈。

一人痢后两足浮肿，胸腹胀满，小便短少，用分利之剂，遍身肿，兼气喘。予曰：两足浮肿，脾气下陷也，胸腹胀满，脾虚作痞也。小便短少，肺不能生肾也。身肿气喘，脾不能生肺也。予用补中益气汤加附子而愈。半载后，因饮食劳倦，两足浮肿，小便短少，仍服前药，顿愈。

一人下血，服犀角地黄汤等药，其血愈多，形体消瘦，发热少食，里急后重。此脾气下陷，余用补中益气加炮姜，一剂而愈。

一人血痢，及下血不止，以六味丸加地榆、阿胶、炒黄连、黄芩、生地黄，一剂即效。

一人患痢后重，自知医，用芍药汤，后重益甚，饮食少思，腹寒肢冷。予以为脾胃亏损，用六君子汤加木香、炮姜，三剂而愈。

【点评】本篇比较详细地论述了痢疾的脉、因、症、治，条分缕析，非常清楚。如痢疾"虽有赤白二色，终无寒热之分，通作湿热治之。但分新久，更量元气用药"，提示"湿热"是痢疾的关键病机，治疗需分新久、虚实。实痢的治疗基本以"通因通用法"为主，如"镇固将军丸"，重在攻下肠中的湿热积滞。虚痢脾胃受损，龚氏多用补中益气汤、参苓白术丸、六君子汤等健脾方。篇后用热药冷服法（假寒法）治疗假热痢疾、用六味丸加味治疗血痢等有效医案，都值得学习借鉴。另，篇中所载治疗噤口痢的一些偏方，随着现代医疗技术的发达，其实用价值已基本消失。

泄泻

脉多沉，伤于风则浮，伤于寒则沉细，伤于暑则沉微，伤于湿则沉缓。泄而腹胀，脉弦者死。又云：脉缓，时微小者生，浮大数者死。

夫泄泻属湿，属气虚，有火，有痰，有食积，有寒，有脾泄，有肾泄。凡泻水腹不痛者，湿也；饮食入胃不住，完谷不化者，气虚也；腹痛泻水如热汤，痛一阵泻一阵者，火也；或泻或不泻，或多或少者，痰也；腹痛甚而泄泻，泻后痛减者，食积也；肚腹痛，四肢冷者，寒也；常常泄泻者，脾泄也；五更泄者，肾泄也，宜分别而治也。大概泄泻因湿伤其脾者居多，以胃苓汤加减主之。

一论中暑伤湿，停饮夹食，脾胃不和，腹痛泄泻作渴，小便不利，水谷不化，阴阳不分者，湿也。

胃苓汤主方

苍术米泔浸　厚朴姜汁炒　陈皮　猪苓　泽泻各一钱　白术去芦，炒，二钱　白茯苓一钱五分　白芍炒，一钱五分　肉桂　甘草炙，各三分

上剉一剂。生姜三片，枣二枚，水煎，温服。泄泻稍久，加升麻、防风；有热者，加酒炒黄连；有寒者，加炒干姜；暴泄水泻，加滑石；食积，加山楂、神曲；有痰，加半夏、乌梅；气虚，加人参、白术；气恼，加木香；久泄，加干姜、肉蔻；暴痢，赤白相杂，腹痛，里急后重，去肉桂，加槟榔、木香、黄连，水煎服。

一论泄泻，饮食入胃不住，完谷不化者，气虚也。

益气健脾汤

人参二钱　白术一钱五分，去芦，土炒　白茯苓去皮，三钱　陈皮二钱　白芍炒，三钱　苍术一钱五分，米泔浸　干姜炒黑，八分　诃子煨，二钱　肉蔻面裹煨，六分　升麻酒洗，四分　甘草炙，八分

上剉。枣、姜煎服。腹痛，加桂，忌油腻。

一论泄泻腹痛，泻水如热汤，痛一阵泄一阵者，火也。宜：

加味四苓散

白术_{去皮，一钱五分} 白茯苓_{去皮，二钱} 猪苓_{二钱} 泽泻_{二钱} 木通_{二钱} 栀子_{三钱} 黄芩_{二钱} 白芍_{三钱} 甘草_{八分}

上剉。灯心十茎，水煎，空心服。

一论泄泻或多或少，或泻或不泻者，痰也，宜：

加味二陈汤

陈皮_{二钱} 半夏_{姜炒，二钱} 白茯苓_{去皮，三钱} 白术_{去芦，土炒，二钱} 苍术_{米泔浸，一钱五分} 厚朴_{姜汁炒，八分} 砂仁_{八分} 山药_{炒，一钱半} 车前子_{二钱} 木通_{二钱} 甘草_{炙，八分}

上剉一剂。生姜三片，乌梅一个，灯心十茎，水煎，温服。

一论泄泻，腹痛甚而泄泻，泻后痛减者，食积也。用：

香砂平胃散

苍术_{米泔浸，一钱五分} 陈皮_{二钱} 厚朴_{姜炒，八分} 白术_{去芦，炒，一钱五分} 白茯苓_{去皮，三钱} 半夏_{姜炒，二钱} 砂仁_{一钱} 香附_{炒，二钱} 神曲_{炒，三钱} 白芍_{炒，二钱} 甘草_{炙，八分}

上剉。生姜煎服。

一论刘草窗痛泻要方，伤食腹痛，得泻便减，今泻而痛不止，故责之土败木贼也。

白术_{三钱，炒} 白芍_{一钱，炒} 陈皮_{炒，一钱五分} 防风_{一钱}

上剉。水煎，温服。

一论泄泻，肚腹疼痛，四肢厥冷者，寒也，宜：

附子理中汤

白术_{去芦，土炒，一钱五分} 干姜_{八分} 人参_{二钱} 白茯苓_{去皮，三钱} 砂仁_{一钱} 厚朴_{姜汁炒，八分} 苍术_{一钱五分，米泔浸炒} 熟附子_{八分} 甘草_{炙，八分}

上剉。加生姜，水煎服。

一论泄，气弱易饱，常便稀溏者，此脾泄也。用：

扶脾散

莲肉_{去心，不去皮，一两半} 陈皮_{一两} 白茯苓_{一两} 白术_{东壁土炒，三两} 麦芽_{炒，五钱}

上为细末。每服二钱，白砂糖二钱，白滚水送下。补脾助元气，令人能食止泻。

一论滑泻，日夜无度，肠胃虚寒不禁，宜服：

八柱散

人参二钱　白术去芦，土炒，一钱五分　肉蔻煨，二钱　干姜炒，八分　诃子煨，二钱　大附子八分，面裹煨，去皮脐　粟壳蜜水炒，二钱　甘草炙，八分

上剉一剂。姜一片，乌梅一个，灯心一团，水煎，温服。

补脾丸　症治同前。

白术去芦，十两，分四分，一肉蔻、二五味、三故纸、四吴茱萸，各二两，拌炒，去四味，只用白术　莲肉去心，炒　人参各一两　甘草　白芍炒，各五钱　木香煨，四钱　山药炒　陈皮各七钱　干姜三钱，炒

上为细末，煮粥，加炒神曲末，打糊为丸，如梧桐子大。每服百丸，空心淡姜汤下。专治老人、弱人，脾泄飧泄俱中。

一论泄泻脾肾虚弱，清晨五更作泻，或全不思食，或食而不化，大便不实者，此肾泄也。凡饭后随即大便者，盖脾肾交济，所以有水谷之分，脾气虽强，而肾气不足，故饮食下咽而大腑为之飧泄也，治法用二神丸主之。

二神丸

破故纸四两，炒　肉豆蔻二两，生用

上为末，用大红枣四十九个，生姜四两切碎，同枣用水煮熟，去姜，取枣肉和为丸，如梧桐子大。每服五十丸，空心盐汤下。加吴茱萸泡，炒一两，五味子二两，名四神丸，治经年久泄不止者。神效。

一人善饮便滑，溺涩，食减，胸满，腿足渐肿，症属脾肾虚寒，以金匮肾气丸①治之，食进肿消更用八味丸，胃强脾健而愈。

一人病泄，每至五更辄即利，此肾泄也，用五味子散数服而愈。因起居不慎，泄复作，年余不瘥。此命门火虚，不能生脾土，法当补其母，火者土之母也，遂用八味丸补其母，泻即止，食渐进。东垣云：脾胃之气盛，则能食而肥，虚则不能食而瘦，全赖命门火为生化之源，滋养之根也，故用八味丸奏效，只用六味丸亦可。

一论大便滑利，小便闭涩，或肢体渐肿，喘嗽唾痰，为脾肾气血

---

① 金匮肾气丸：即肾气丸加牛膝、车前子的《济生》肾气丸。

俱虚，用十全大补汤_{方见补益}，送下四神丸。

一论肾虚久泻不止，用六味地黄丸加五味子、破故纸、肉豆蔻、吴茱萸_{方见补益}。

大抵久泻多由泛用消食利水之剂，损其真阴，元气不能自持，遂成久泻。若非补中益气汤、四神丸滋其本源，后必胸痞腹胀，小便淋沥，多致不起。

一人患泄泻，日久不止，以致元气下陷，饮食入胃不住，完谷不化，肌肉消削，肢体沉困，面目两足肿满，上气喘急，此元气脾胃虚之甚也，宜补中益气汤_{方见内伤}，依本方减当归，加酒炒白芍、茯苓、泽泻、山药、莲肉、木香、干姜_{炒黑}，止泄泻之良方也。

一泄泻因内伤劳倦，饮食化迟而泻，及脾胃素蕴湿热，但遇饮食劳倦即发，而肢体酸软沉困泄泻者，以益气汤去当归，加炒芍、茯苓、苍术、猪苓、泽泻，姜、枣煎服。

按：上诸方治泄泻，有湿泻，有气虚泻，有火泻，有痰泻，有食积泻，有土败木贼泻，有寒泻，有脾泻，有脾肾泻，有元气下脱泻，有肾泻，有虚寒滑脱，久泻不止者，宜依病对方而用也。

一人食下即响，响而即泻，不敢食一些，食之即泻，诸药不效，以生红柿核，纸包，水湿，灰火烧熟食之，不三四个即止。

一秘方治泄泻，用鸡子一个，将小头破开，入胡椒七粒，纸糊顶，煨熟，好酒送下，烧酒更妙，将胡椒完吞下。

一泄泻二三日，或腹疼痛，生姜、豆豉、胡椒煎汤，热服即止。

一治暴泄不止，小便不通，车前子炒为末，每服二钱，米饮调下，其根叶亦可捣汁服。此药利水道而不动元气。

一治泄泻，用猯猪肚一枚，净洗，去脂膜，入大蒜在内，以水煮烂，捣膏，入苍术_{泔制}、陈皮、厚朴_{姜炒}、甘草_炙各等分，为末，同杵为丸，如梧桐子大。每服三五十丸，空心米汤下，盐汤亦可。

一治许州黄太守患泄泻，二三年不愈，每饮烧酒三钟，则止二三日，以为常，畏药不治。召余诊之，六脉弦数，先服此药，以解酒毒，后服理气健脾丸[①]加泽泻而愈_{方见伤寒门}。

---

① 理气健脾丸：方在"饮食门"。

宣黄连一两　生姜四两

上为一处，以慢火炒令姜干脆色，去姜取连，捣末。每服二钱，空心腊茶清下。甚者不过二服，专治久患脾泄。

一大便溏泄，米谷不化，用：

黄连酒炒　白芍煨　吴茱萸炒，各等分

上为细末，用小米饭为丸，如梧桐子大。每服五六十丸，空心米汤送下。

一治泄泻手足冷，不渴腹痛，用人参、白术、干姜、甘草，水煎，热服，中寒重者，加附子。

一治久泻，大肠滑泄，五倍子炒五两为末，面糊为丸，如梧桐子大。每服五丸，米饮下，日三服。

六味丸、金匮肾气丸、八味丸、十全大补汤俱见补益，补中益气汤见内伤。

补遗

三白散　治一切泄泻如神。

白术去芦，炒，一钱五分　白芍炒，一钱五分　白茯苓去皮，二钱　泽泻一钱
厚朴姜炒　黄连炒，各一钱　干姜炒，五分　乌梅肉煎用，二钱，丸用三钱

上剉。生姜三片，水煎，食前服。为末，神曲为丸服，尤效。如兼伤食，加神曲炒、麦芽炒各一钱。

【点评】本篇论泄泻的脉、因、症、治。泄泻病机复杂，有湿，有气虚，有火，有痰，有食积，有寒，有脾泄，有肾泄等多种类型。辨识的方法为"凡泻水腹不痛者，湿也；饮食入胃不住，完谷不化者，气虚也；腹痛泻水如热汤，痛一阵泻一阵者，火也；或泻或不泻，或多或少者，痰也；腹痛甚而泄泻，泻后痛减者，食积也；肚腹痛，四肢冷者，寒也；常常泄泻者，脾泄也；五更泄者，肾泄也。""泄泻因湿伤其脾者居多"，故"胃苓汤"为治泻之主方，有火可与黄芩汤合方，见加味四苓散。对于虚性的久泻，则责之脾或肾，脾虚者用益气健脾汤、补中益气汤等；肾虚者用六味地黄丸、肾气丸、金匮肾气丸、二神丸、四神丸等。篇中所选方剂大多实用、安全、有效。另外，本篇还有值得关注

的一点是：现代《方剂学》对"痛泻要方"的认识与龚氏不同，《方剂学》本方的辨证要点是"泻而痛缓"，而龚氏认为：痛泻要方的特征为"泻而痛不止"，"泻而痛减"是伤食泻的特征。原文曰："一论刘草窗痛泻要方，伤食腹痛，得泻便减，今泻而痛不止，故责之土败木贼也。"当以龚氏观点为是。

霍乱

脉大者生，脉微弱而迟者死。脉代者，霍乱气少不语，舌卷囊缩者，皆不治。

夫霍乱者，挥霍变乱也。其症心腹卒痛，呕吐下利，发热憎寒，头痛眩晕，或泻而不吐，或吐而不泻，先心痛则先吐，先腹痛则先泻，心腹俱痛，则吐泻俱作，甚则转筋颓顿，手足厥冷，死生反掌间耳。治宜藿香正气散，加生姜为上，不惟可以温散风邪，抑亦可以调理吐泻。盖有吐有泻，名湿霍乱，死者少也，若上不得吐，下不得泻，名干霍乱，而死者多也。治之急须以盐汤灌之，令其大吐，庶有可生者。切莫与谷食，虽米饮一呷，入口即死。必待吐泻过二三时，直至饥甚，方可与稀粥，慢慢调理可也。转筋不住，男子以手挽其阴，女子以手牵其乳，近肱两边，此千金妙法也。

一论四时不正之气，寒疫时气，山岚瘴气，雨湿蒸气，或中寒腹痛吐利，中暑冒风吐泻，中湿身重泄泻，或不服水土，脾胃不和，饮食停滞，复感外寒，头痛憎寒，或呕逆恶心，胸膈痞闷，或发热无汗者并治。

藿香正气散

藿香_{二钱} 紫苏 陈皮 厚朴_{姜汁炒} 半夏_{姜汁炒} 白术_{炒，去芦} 白茯苓_{去皮} 桔梗 大腹皮 白芷_{各一钱} 甘草_{五分}

上剉一剂。生姜、枣子煎服。霍乱转筋，加木瓜二钱；腹痛，加炒白芍二钱；寒痛，加官桂八分；冷甚，加干姜八分；饮食不化，心下痞闷，加香附、砂仁一钱；米谷不化，加神曲二钱；中暑冒风，加香薷一钱，扁豆二钱；时气憎寒壮热，加柴胡一钱，干葛二钱；发热，加麦门冬二钱，淡竹叶三钱；口渴作泻，小便不利，合五苓散；湿热相搏，霍乱转筋，烦渴闷乱，合黄连香薷散；心腹绞痛，加木香一钱；若频欲登圊，不通利者，加枳壳一钱。

一论霍乱之疾，未有不由内伤生冷，外感风寒而致也，余用藿香正气散治之，百发百中，一岁之内，常治百人，未有不效者。但有热者，须加姜炒黄连六分；寒甚者，加干姜八分，万无一失；又腹痛，加桂五分；痛甚，去藿香，加吴茱萸四分；小便不利，加茯苓三钱；如干霍乱，加枳壳一钱，白茯苓三钱，官桂五分最佳。

一治虚弱之人上吐下泻，霍乱，手足厥冷，腹痛，脉微者，乃阴症也。

理中汤

人参二钱　白术去芦，炒，一钱五分　干姜炮，八分　甘草炙，八分

若为寒气、湿气所感者，加附子一钱，名附子理中汤；若霍乱吐泻，加青皮二钱，陈皮一钱，名治中汤；若干霍乱心腹作痛，先以盐汤频服，候吐出，即进此药；若呕吐者，于治中汤内加丁香五分，半夏二钱，生姜二片；若泄泻，加橘皮、茯苓，名补中汤；若溏泻不已，于补中内加附子一钱；若不喜饮食，米谷不化，加砂仁八分，附子八分，陈皮二钱，茯苓三钱；若霍乱吐泻，心腹作痛，手足厥冷，去白术，加附子八分，名四顺汤；若伤寒结胸，先以桔梗汤，再不愈，及诸吐利后，胸痞欲绝，心膈高起，急紧痛，手不可近，加枳实二钱，茯苓三钱，名枳实理中汤；若渴者，再于枳实理中汤加天花粉三钱；渴欲饮水，加白术一钱五分；若霍乱转筋，理中汤加火煅石膏三钱；若脐上筑者，肾气动也，去白术，加桂五分；肾恶燥，故去白术，恐欲作奔豚，故加官桂；若悸多，加茯苓三钱；若腹满，去白术，加附子八分；若饮酒过多，或啖炙煿热食，发为鼻衄，加川芎一钱五分；若伤胃吐血，以此药，能理中脘，分利阴阳，安定血脉。

一论转筋霍乱，上吐下泻，腹内疼痛，及干霍乱，俗名绞肠痧，真阴症，手足厥冷，宜服：

理中丸

人参二钱　干姜炮，八分　白术三钱　甘草炙，八分

上为末，炼蜜为丸，每重一钱。细嚼，淡姜汤下，忌食米汤。此

即理中汤改为丸，取土能塞水之义。若仍煎汤，则不效矣。

一论干霍乱者，俗名绞肠痧，其症因宿食不消，心腹绞痛，欲吐不吐，欲泻不泻，挥霍撩乱，所伤之物，不得泄出故也，死在须臾，急宜多灌盐汤探吐之，令物出尽，却服理中汤，或理中丸亦可，更刺十指出血，并委中出血。

一霍乱身热口渴，此热暑中也。

加减薷苓汤

猪苓二钱　泽泻二钱　香薷一钱　干葛二钱　赤茯苓三钱

上剉一剂。生姜煎服。如热极，加石膏二钱，知母二钱；泄极，加升麻五分，滑石三钱；腹痛，加炒芍药二钱，桂三分，寒痛亦如此。

一霍乱吐泻，用生姜细切，以新汲水调益元散，炖热服之，即止。

一论霍乱吐泻，因饮冷，或冒寒，或失饥，或大怒，或乘车舟伤动胃气，令人上吐下泻不止，头晕眼花，手足转筋，四肢厥冷，用药迟缓，须臾不救。

百沸汤

吴茱萸五钱　木瓜五钱　食盐五钱

上三味同炒焦，用百沸汤煎，随病人意，冷热服之。

一方用枯白矾为末，每服一钱，百沸汤煎服。

一治伤食吐泻，腹胀。

顺逆丹

白术去芦，土炒　白茯苓去皮　陈皮　川厚朴去皮，姜炒　泽泻各一两　猪苓八钱　苍术米泔浸，炒，两半　神曲炒，七钱　麦芽炒，七钱　砂仁三钱　木香二钱　甘草炙，五钱

上为末，炼蜜为丸，如龙眼大。每服一丸，米汤研化下。

一治脾虚气陷，吐泻烦渴，用：

参术散

人参　白术炒　白茯苓去皮　山药　藿香　葛根　升麻

上为末。每服二钱，米汤调下。

一论霍乱已愈，烦热多渴，小便不利。宜：

麦门冬汤

人参二钱　白术去芦，一钱五分　白茯苓去皮，三钱　陈皮二钱　半夏姜炒，二钱　麦门冬三钱，去心　甘草八分　小茴香八分　乌梅二钱

上剉。生姜五片，水煎，温服。

一论干霍乱，上不得吐，下不得利，出冷汗欲绝者，盐一大把，炒令黄，入童便一碗，温和服之，少顷，吐下即愈。

一治霍乱吐泻，心腹作痛，炒盐两碗，纸包纱护，顿其胸前，并肚腹上截，以熨斗火熨，气透则苏，续又以炒盐熨其背，则十分无事。

一治霍乱转筋，用皂角末吹一小豆入鼻中，得嚏即愈。

一霍乱转筋，用大蓼一握，煎汤荡洗，北人以麦糖代之，使腠理开泄，阳气散则愈也。河间云：热气燥灼于筋，则挛瘛而痛也。

一转筋入腹欲死者，生姜一两捣烂，以酒五杯煎服。

一霍乱上吐下泻邓对峰传，用韭菜捣汁一盏，重汤煮熟，热服之，立止。

一霍乱吐泻腹痛，服药即吐，无法可施，用百沸汤半碗，井泉水半碗，合而服之即安。名阴阳汤，极效。

一治霍乱吐泻，樟树皮一把，煎汤，温服。立止。

一霍乱不拘寒暑，吐泻不出，腹痛烦躁，谓之干霍乱，死在旦夕。急将病人腿腕横纹上蘸温水拍打，紫红脉见，以布针或瓷瓦刺破，出紫血即愈。

一治霍乱吐泻，藿香梗一味，水煎服。立效。一方加陈皮尤妙。

【点评】霍乱一病相当于霍乱弧菌所致的烈性肠道传染病，轻证相当于急性胃肠炎，多由"内伤生冷，外感风寒而致"，主方藿香正气散。龚氏体会："余用藿香正气散治之，百发百中，一岁之内，常治百人，未有不效者。"可见该方疗效之确凿。对于干霍乱的治疗，龚氏指出："盖有吐有泻，名湿霍乱，死者少也。若上不得吐，下不得泻，名干霍乱，而死者多也。治之急须以盐汤灌之，令其大吐，庶有可生者。切莫与谷食，虽米饮一呷，入口即死。必待吐泻过二三时，直至饥甚，方可与稀粥，慢慢调理

可也。"此仍龚氏的经验之谈，值得我们重视。本篇的难点是理中丸后有"此即理中汤改为丸，取土能塞水之义。若仍煎汤，则不效矣"。观两方仅剂型不同，白术量丸剂大于汤剂，主治病证（包括方后加味内容）从字面看并无明显区别，用通常认为的急者用汤，缓者用丸也难以解释。故何时用汤？何时用丸？龚氏没有明确指示，尚待临床仔细观察鉴别。

呕吐

脉滑数为呕，代者霍乱，微滑者生，涩数凶断。

呕吐者，饮食入胃而复逆出也。有声无物谓之哕，有物无声谓之吐，呕吐谓有声有物。胃气有所伤也，中气不足所致也。有外感寒邪者，有内伤饮食者，有气逆者，三者俱以藿香正气散加减治之。有胃热者，清胃保中汤。有胃寒者，附子理中汤。有呕哕痰涎者，加减二陈汤。有水寒停胃者，茯苓半夏汤。有久病胃虚者，比和饮。医者宜审而治之也。

藿香正气散_{方见霍乱}　治诸呕吐，照后加减。

一论外感寒邪呕吐者，依前方。

一论内伤饮食呕吐者，依前方加砂仁八分，山楂二钱，神曲二钱。

一论有气逆呕吐者，依前方加木香八分，砂仁八分，白豆蔻八分。

一论胃虚有热呕吐者，宜后方。

清胃保中汤

藿香_{一钱}　白术_{土炒，一钱}　陈皮_{八分}　半夏_{姜炒，八分}　砂仁_{三分}　黄连_{土炒，一钱}　白茯苓_{去皮三钱}　黄芩_{土炒，二钱}　栀子_{姜炒，二钱}　甘草_{三分}加枇杷叶_{去毛，一钱}

上剉一剂。生姜三片，长流水和黄泥搅，澄清二钟，入药煮至一钟，稍冷服。气逆吐甚，加伏龙肝一块；因气，加香附_炒一钱，枳实_{麸炒八分}，白术一钱；心烦不寐，加竹茹二钱；酒伤脾胃，加干葛八分，天花粉三钱，白豆蔻八分。

一论呕哕痰涎者。

加减二陈汤

陈皮二钱　半夏姜炒，二钱　白茯苓去皮，三钱　甘草八分　人参二钱
白术一钱五分　竹茹二钱　砂仁八分　山栀炒，三钱　麦门冬去心，一钱

上剉一剂。生姜三片，枣一枚，水煎，徐徐温服。

一论水寒停胃作呕吐者。

茯苓半夏汤

白茯苓去皮　半夏姜炒　陈皮　苍术米泔浸　厚朴姜炒，各一钱　砂仁
五分　藿香八分　乌梅一个　干姜炒，三分　甘草三分

上剉一剂。生姜三片，水煎，徐徐服。

一论阴症呕吐，或手足厥冷，腹痛，属虚寒，冷甚者，附子理中
汤方见中寒门。

一论久病胃虚呕吐，月余不纳水谷，闻食即呕，闻药亦呕者。

比和饮

人参一钱　白术一钱　白茯苓去皮，一钱　藿香五分　陈皮五分　砂仁
五分　神曲炒，一钱　甘草炙，三分

上剉一剂。用陈仓米一合，顺流水二钟，煎沸泡伏龙肝，研细，
搅浑澄清，取一钟，生姜三片，枣二枚，同煎七分，稍冷服。别以陈
仓米煎汤啜之，日进药二三服即止。神效。

一论卒暴呕吐，虚弱困乏无力，及久病人呕吐，饮食入口即吐
者。人参一两，切片，水煮，徐徐而服之，立已。

一治胃气冷，饮食即欲吐，白豆蔻五钱为末，以好酒一盏，微温
调服，日三盏。

一治冷涎呕吐，阴症干呕。

吴茱萸汤泡，炒，一钱五　生姜一两五钱　人参三分　大枣五个

上剉。水煎，食前服。

一治患呕吐，闻药即呕，百方不效。以伏龙肝为末，水丸，塞两
鼻孔，却服对症药。遂不再吐，如神。

一治热症呕吐，或憎寒发热口苦，小柴胡汤多加生姜、人参，或
加乌梅。

一治胃热而呕吐。欲知胃热，手足心皆热者是。

竹茹汤

半夏_{姜汁，炒，二钱}　干葛_{二钱}　青竹茹_{四钱}　甘草_{生八分}

上到。姜、枣煎服。或加前胡三分。

一治呕吐属热者。

黄连_{姜炒，一钱}　石膏_{二钱，火煅}

上为末。白滚水送下。

一治热吐不止。

栀子_{炒黑}　朴硝_{各等分}

上为末。每服二三匙，白滚水送下。

一论大肠结燥，呕吐不止，汤药不入，老人、虚人多有此症。幽门不通，上冲窍门，呕吐泛满之症，法须先以蜜煎导通其幽门，然后服药。盖人身之气，上下周流，下不通必宣其上，如前吐法是也，上不安，必撤其下也。

藿香　厚朴_{姜炒}　陈皮　白术_{去芦，炒}　半夏_{姜制}　白茯苓_{去皮，各一钱}　砂仁_{炒，五分}　枇杷叶_{擦去白毛，三片}　甘草_{三分}　生姜_{一钱}

上到。水煎服。

一治呕吐宿滞，脐腹痛甚，手足俱冷，脉微细，用附子理中丸一服，益甚。脉浮大，按之而细，用参附汤一剂而愈。

一论阴虚于下，令人多呕者，乃诸阳气浮，无所依从，故呕咳上气喘，以六味地黄丸，盐汤送下。

一呕吐不食，腹痛后重，自用大黄等药一剂，腹痛益甚，自汗，发热昏愦，脉大。予用参、术各一两，炙甘草、煨姜各三钱，升麻一钱，水煎服而苏，又用益气汤加炮姜，一剂而愈。

【点评】本篇论呕吐的脉、因、症、治。主张无论外感寒邪、内伤饮食、气逆者均以藿香正气散为主方，加减治之。对胃热、胃寒、痰涎、水寒停胃、久病胃虚又分别列方。除以上常见类型外，龚氏又列举了一些呕吐的特殊类型，示人以活法，如汤药难入的大肠结燥，呕吐不止，先用蜜煎导通其幽门，然后服药。并告知其原理："盖人身之气，上下周流，下不通必宣其上，如前吐法是也，上不安，必撤其下也。"即二便不通，要考虑吐法；呕吐、翻胃、呃逆等当考虑下法。另提示，阴虚于下也可致呕吐，当用六味地黄丸。都值得我们好好体会、借鉴。

翻胃

脉浮缓者生，沉涩者死。脉涩而小，血不足；脉大而弱，气不足。

夫翻胃之症，其来也，未有不由膈噎而始者。膈噎者，喜怒不常，忧思劳役，惊恐无时，七情伤于脾胃，郁而生痰，痰与气搏，升而不降，饮食不下，血气留于咽嗌。五噎结于胸膈者，为五膈。法当顺气化痰，温脾养胃。如阳脉紧而涩者，为难治之症。夫翻胃即膈噎，膈噎即翻胃之渐。大法有四，血虚、气虚、有痰、有热。血虚者，脉必数而无力；气虚者，脉必缓而无力，气血俱虚者，则口中多出沫，但见沫大出者必死。有热者，脉必数而有力；有痰者，脉必滑数，二者可治。血虚者，则以四物汤为主，左手脉无力。气虚者，则以四君子为主，右手脉无力。粪如羊屎者，断不可治，大肠无血故也。痰以二陈汤为主。寸关脉沉，或伏或大，有气结滞，通气之药皆可用。寸关脉沉而涩大，不可用香燥热剂，宜薄滋味。又曰：膈噎翻胃之疾，得之六淫七情，遂有火热炎上之作，多升少降。又有外为阴火上炎翻胃者，作阴火治之，大便必结，用童便、竹沥、韭汁、姜汁、牛羊乳，分别而用。

一论膈有十般之病，其实同出一源，皆因动性不能发泄，则郁于肝。人之膈膜属肝木，否则木乘土位，木曰曲直，作酸，然酸则能收塞，胃脘因之而收小窒碍，乃作膈症，宜用此汤。

当归活血润膈汤

当归酒洗，一钱半 桃仁去皮尖，一钱 广陈皮青色者，八分 川厚朴姜炒，一钱 黄连吴茱萸煎汤，炒，一钱 大腹皮甘草汤洗，一钱 片白术盐水炒，一钱 红花七分 炙甘草三分 善饮酒者，加葛根七分。

上剉一剂。水煎，温服。

按：五噎名虽有五，原其要在于气弱血枯之人，思虑劳欲而成者也。气弱则运化不开，血枯则道路闭塞，盖心生血，肾生气，任脉乃阴之母，枯则精涸，任脉不润矣。任脉循咽嗌、胸中、胃之三脘一直而下，肾虚则丹田清气不升，故中焦失顺下之化，脾虽思味而爱食，因升降不利而成噎矣。宜绝欲以复精血，须节顺志以和心脾，用当归活血润膈汤去白术，加人参一钱，白豆蔻七个，黄柏酒炒七分，知母七分，栀子炒一钱，瓜蒌仁炒一钱，远志甘草汤泡，去心八分，红枣三个，水煎服。

一论膈噎胸中不利，大便结燥，痰嗽喘满，脾胃壅滞，此能推陈致新，治膈气之圣药也。

人参利膈丸

人参三钱　当归二钱　藿香一钱五分　厚朴姜汁炒，二两　枳实麸炒，一两　大黄酒蒸，一两　木香一钱五分　槟榔一钱五分　甘草炙，三钱

上为末，滴水为丸，如梧桐子大。每服五十丸，温水送下。

一论噎食转食，宜：

加减不换金正气散

苍术米泔浸，一钱半　陈皮去白，二钱　厚朴姜汁炒，八分　藿香三钱　半夏姜汁炒，二钱　枳实麸炒，二钱　白术去芦，一钱五分　白茯苓去皮，三钱　白豆蔻去壳，八分　甘草八分　黄连土炒，六分

上剉。生姜三片，水煎服。

一论噎膈翻胃之症，皆由七情之气太过，郁则生火生痰而致病，病则耗气耗血以致虚，气虚不能运化而生痰，血虚不能滋润而生火，或朝食而暮吐，或暮食而朝吐，或食已即吐者。日久不愈，误投香燥攻克之药过多，以致危殆，宜以补中益气汤方见内伤，依本方去柴胡、升麻，加半夏二钱，白茯苓三钱，白芍酒炒三钱，枳实麸炒一钱，神曲炒二钱，黄连姜炒六分。

一翻胃不食，脾胃虚弱，不进饮食，宜：

太仓丸

丁香一两　砂仁一两　白豆蔻去壳，一两　陈仓米六两，黄土炒，米熟，去土不用

上为细末，生姜自然汁为丸，如梧桐子大。每服百丸，食后用淡

姜汤送下，有怒气，加香附子_{姜汁炒一两}。

一论五噎者，气忧劳食思也。气噎者，心悸，上下不通，噫哕不彻，胸胁苦痛；忧噎者，天际苦厥逆，心下悸动，手足厥冷；劳噎者，苦气膈胁下支满，胸中填塞，令手足厥冷，不能自温；食噎者，食无多少，胸中苦塞，常痛，不得喘息；思噎者，心悸动，善忘，目视䀮䀮。皆忧恚嗔怒，寒气上攻胸膈。

五噎丸 治胸中虚寒，日久咽喉气逆，饮食不下，结气不消。

人参_{五分} 白术_{去芦，四分} 白茯苓_{四分} 陈皮_{四分} 细辛_{四分} 川椒_{五分} 吴茱萸_{五分} 大附子_{煨，去皮脐，四分} 桂心_{五分} 干姜_{炒，五分}

上为末，炼蜜为丸，如梧桐子大。每服三丸，酒送下，日服三次。

保和丸 治实热翻胃。

陈皮 半夏_{姜汁炒} 白茯苓_{去皮} 连翘 神曲_炒 山楂肉 萝卜子_{炒，各三钱} 黄连_{姜炒，二钱}

上为末，稀米糊为丸，胭脂为衣，粟米大。每服六七十丸，人参煎汤，入竹沥同下。

一论胃翻不受食，食已即呕吐出。

人参_{二两} 白术_{去芦，一两} 半夏_{汤泡，三两} 生姜_{三两} 白蜜_{一碗}

上五味，㕮咀，以水五升，和蜜搅之二三百下，煮取一升半，分三次服之。

一论翻胃，呕吐无常，粥饮入口即吐，困弱无力，垂死者。人参二两，咀片，水煎，顿服。立效。再用人参汁稀粥与服。

一治翻胃，用六君子汤加炮姜、白豆蔻、黄连_{用吴茱萸酒拌，过宿炒，去茱萸}。

一治转食方，反翅鸡一只，煮熟，去骨，入人参、当归、盐各五钱为末，再煮，取与食之，勿令人共食。

一人年过五十，得噎症，胃脘作痛，食不下，或食下良久复出，大便结燥，人黑瘦甚，诊其脉，右关弦滑而洪，关后略沉小，三部俱沉弦带芤。此中气不足，木来侮土，上焦湿热，郁结成痰，下焦血少，故大便结燥，阴火上冲吸门，故食不下，用四物汤以生血，四君子汤以补气，二陈汤以祛痰，三合成剂，加姜炒黄连、麸炒枳实、瓜蒌仁，少加砂仁，又间服润肠丸，百余剂全安润肠丸方见大便秘方。

一治翻胃，用大附子一个，最大者坐于砖上，四面着火渐逼，淬入生姜自然汁，又依前火逼干，复淬之，约生姜汁可尽半碗许，捣为末。每服一钱，用粟米汤下。不过三服，立效。

一治噎膈大便燥结。

橘杏麻仁丸

陈皮_{为末}　杏仁_{去皮尖}　火麻仁_{去壳，各三两}　郁李仁_{去壳，五钱}

上三仁俱捣为膏，用枣肉和入石臼内，杵为丸。每服五十丸，枳实煎汤送下，

【点评】本篇所论翻胃相当于西医之食管肿瘤，初期表现为膈噎，故龚氏曰"夫翻胃即膈噎，膈噎即翻胃之渐"。多由七情伤于脾胃所致，血虚、气虚、有痰、有热是主要病机，"皆由七情之气太过，郁则生火生痰而致病，病则耗气耗血以致虚，气虚不能运化而生痰，血虚不能滋润而生火"。对于气虚、血虚，龚氏通过左右手脉的有力无力来判断，左手脉无力为血虚，右手脉无力为气虚，值得临床借鉴。所列当归活血润膈汤、人参利膈丸等治疗方剂配伍思路清晰明了。以四物汤、四君子汤、二陈汤三方合用治疗噎证的有效案例，更加佐证了龚氏对本病的病机判断。

呃逆

脉浮而缓者，易治。弦急，按之而不鼓者，难治。脉结，或促或微，皆可治。脉代者，危。右关脉弦者，木乘土位，难治。

发呃者，气逆上冲而作声也，一名呃逆。因气逆奔急上行，作呃发声。有数者不同，不可不辨。有胃虚膈热者，宜橘皮竹茹汤。有胃虚寒者，宜丁香柿蒂汤。有肾气虚损，阴火上冲者，宜六味地黄丸。有中气不足者，脉虚数，气不相续而发呃者，宜补中益气汤加生姜、炒黄柏，以降虚火，或少加附子，服之立愈。有阳明内实，失下而发呃者，宜六一顺气汤下之。有渴而饮水太过，成水结胸，而又发呃

者，宜小陷胸汤，或用小青龙汤去麻黄，加附子，治水寒相搏发呃，大妙。有传经伤寒热症，误用姜、桂等药，助起火邪，痰火相搏而为呃逆者，黄连解毒汤、白虎汤及竹沥之类治之。

一论呃逆因吐利后，胃虚膈热而呃逆者。

橘皮竹茹汤

陈皮去白，二钱　人参二钱　甘草一钱，炙　竹茹一钱　柿蒂一钱　丁香五分

上剉一剂。生姜五片，枣二枚，水煎，温服。身热发渴，加柴胡、黄芩，去丁香。

一论吐利后，大病后，胃中虚寒，呃逆至七八声相连，收气不回者，难治。

丁香柿蒂汤

人参二钱　白茯苓二钱　陈皮二钱　良姜二钱　丁香二钱　柿蒂二钱　甘草五分

上剉一剂。生姜五片，水煎服。

一论呃逆而无脉者，用：

人参复脉汤

人参二钱　白术一钱五分，去芦　麦门冬去心，二钱　白茯苓去皮，三钱五味子四分　陈皮二钱　半夏姜炒，二钱　竹茹四钱　甘草八分

上剉。生姜五片，水煎服。

一论人因饱食后得气，发呃逆，连声不止者，宜：

顺气消滞汤

陈皮二钱　半夏姜炒，二钱　白茯苓去皮，三钱　丁香三分　柿蒂二个黄连姜炒，二分　神曲炒，二钱　香附二钱　白术一钱五分　竹茹四钱　甘草八分

上剉。生姜五片，水煎服。

一论肾气虚损，虚火上冲而作呃逆者，自脐下上冲，直出于口者，难治。六味地黄丸方见补益，依本方作汤，加柿蒂二个，沉香八分，木香一钱，砂仁八分。

一论中气不足，脉虚微，气不相接续而作呃逆者，宜补中益气汤方见内伤，依本方加麦门冬二钱，五味子四分，黄柏酒炒三钱，少加附

子六分_制。

一论伤寒阳明内实，失下而作呃逆者，用六一顺气汤_{方见伤寒}。

一论伤寒发热而作呃逆者，用黄荆子_炒，不拘多少，水煎服。

一论伤寒发渴，而饮水太过，成结胸而发呃者，用：

小陷胸汤

黄连_{三钱}　半夏_{姜炒，二钱}　瓜蒌实_{三钱}

上剉一剂。生姜三片，水煎服。

一论伤寒表证未解，心下有水气，干呕咳逆，又治受寒喘嗽，宜以：

小青龙汤

桂枝_{八分}　干姜_{八分}　细辛_{八分}　半夏_{二钱}　芍药_{二钱}　五味子_{四分}　麻黄_{八分}　甘草_{八分}

上剉。水煎服。

一论伤寒阳症呃逆，潮热，小柴胡汤加生姜二片，竹茹四钱，橘皮二钱。

一论有传经伤寒，误用姜、桂等热药，助起痰火，而作呃逆者，用黄连解毒汤_{方见感冒}、白虎汤_{方见伤寒}。

一论因服攻病药，致伤胃气下陷，而元气将离，以致胃气共丹田之气疲毙，或久病人而至于呃者，乃三焦元气与胃气惫矣，乃危急之兆也，宜用：

大补元汤

嫩黄芪_{蜜水炒，一钱半}　拣参_{去芦，一钱五分}　白术_{去芦，炒，二钱}　怀山药_{一钱}　广陈皮_{七分}　石斛_{七分}　白豆蔻_{研，六分}　沉香_{二分}　广木香_{三分}　甘草_{炙，七分}

上剉一剂。生姜三片，红枣二枚，粳米一撮，水煎，不拘时温服。

一论一切呃逆，用柿蒂烧存性为末，酒调服，立止。

一方，每服用柿蒂七个，焙为末，用黄酒调下。

一嗅法，治呃逆服药无效者，用硫黄、乳香各等分为末，以酒煎，急令患人嗅之。

一方用雄黄二钱，酒一盏，煎七分，急令患人嗅其热气，即止。

一灸呃逆法见灸法。

一治哕逆欲死者，其肺脉弱者不治，用半夏、生姜各一两，每服五钱，水煎服。

一治咳逆，连咳四五十声者，用姜汁半合，蜜一匙，共煎令熟，温服。如此三服，瘥。

【点评】本篇论呃逆的脉、因、症、治。篇幅虽短，但分类很细，有胃虚膈热、胃虚寒、肾气虚损、中气不足、阳明内实失下、饮水太过之水结胸、伤寒痰火、元气将离等，基本概括了呃逆的临床类型，治疗多用前世经典名方，药少量轻。后附偏方若干，以备服药无效时用，即专病专法。

嗳气

嗳气嘈杂，审右寸关，紧滑可治，弦急则难。两寸弦滑，留饮胸间，脉横在寸，有积上拦。

夫嗳气者，胃虚火郁之所成也。因胃中有火，治疗之法，虚则补之，热则清之，气则顺之，气顺则痰消也。

一论嗳气者，胃有火有痰也，宜用：

星半汤

南星姜制，二钱　半夏姜制，二钱　石膏二钱　香附二钱　栀子炒，三钱

上剉一剂。生姜煎服。或以姜汁糊作丸亦可。盖胃中有郁火，膈上有稠痰故也。

一论嗳气声闻于外，因气胸膈闷有痰，舌黑，乃痰之症也，宜服：

导痰汤

陈皮二钱　半夏姜炒，二钱　白茯苓去皮，三钱　白术一钱五分，去芦　香附二钱　青皮去穰，二钱　黄芩炒，二钱　瓜蒌仁三钱　砂仁八分　黄连姜炒，二钱　甘草八分

上剉。生姜三片，水煎服。

一论妇人嗳气，胸紧，连嗳十余声不尽，嗳出气，心头略宽，不嗳即紧，宜：

破郁丹

香附醋煮，四两　栀子仁炒，四两　黄连姜汁炒，二两　枳实麸炒，一两　槟榔二两　莪术煨，一两　青皮去穰，一两　苏子一两　瓜蒌仁一两

上共为末，水丸如梧桐子大。每服三十丸，食后滚水送下。或以分心气饮服之，立效。

一上舍饮食失宜，胸膈膨胀，嗳气吞酸，以自知医，用二陈、枳、连、苍、柏之类，前症益甚，更加足指肿痛，指缝出水，余用补中益气加茯苓、半夏治之而愈。若腿足浮肿，或㿗肿，寒热呕吐，亦用前药。

【点评】嗳气病机相对简单，从上文可见，主要与痰阻、气滞、火郁、中虚相关，用药也不复杂。化痰多用半夏、南星、瓜蒌；理气用香附、枳实、青皮、陈皮、砂仁、槟榔等；泻火药用石膏、黄连、栀子、黄芩；补中则以补中益气汤为基本方。

吞酸

脉弦而滑，两手或浮而弦，或浮而滑，或沉而迟，或紧而洪，或洪而数，或沉而迟，胸中有寒饮。洪数者，痰热在胸膈，时吐酸水，欲成翻胃也。

夫酸者，肝木之味也，由火盛制金，不能平木，则肝木自甚，故为酸也。如饮食热，则易于酸矣。或言吐酸为寒者，误也。乃湿热在胃口上，饮食入胃，被湿热郁遏，食不得化，故作吞酸。如谷肉覆盖在器，湿则易于为酸也。必用吴茱萸，顺其性折之，方为得法。

一论吞酸嘈杂，酸水刺心者，乃痰火郁气也，宜：

清郁二陈汤

陈皮　半夏姜炒　茯苓　香附　黄连姜炒　栀子炒，各一钱　苍术米泔浸，炒　川芎　枳实炒，各八分　神曲炒，三钱　白芍炒，七分　甘草二分

上剉一剂。生姜煎服。

一论郁结吐酸者，用：

茱连丸

苍术_{米泔浸，一两}　陈皮_{一两}　半夏_{姜炒，一两}　白茯苓_{去皮，一两}　黄连_{一两半，姜炒，夏月倍用}　吴茱萸_{炒，一两，冬月倍用}

上为细末，蒸饼为丸，如绿豆大。每服三五十丸，食后白滚水送下。

一论噫气吞酸嘈杂，有痰有热，有气有食，胸膈不宽，饮食不化，以：

香蔻和中丸

白术_{去芦，炒}　山楂肉　连翘_{各四两}　莱菔子_{炒，五钱}　白茯苓_{去皮}　枳实_{去穰，麸炒}　陈皮_{去白}　半夏_{姜汁炒}　神曲_{炒，各二两}　干生姜_{一两}　白豆蔻_{炒，五钱}　木香_{两钱五分}

上为细末，神曲糊为丸，如梧桐子大。每服百丸，食后白滚汤送下。

一论妇人心酸，乃痰饮积在脾胃间，时时酸心或吐水，用：

吴茱萸丸

大麦芽_{炒，五钱}　肉桂_{五钱}　吴萸_{一两，盐汤洗}　苍术_{米泔浸，一两}　陈皮_{去白，五钱}　神曲_{炒，五钱}

上为细末，水煮稀面为丸，如梧桐子大。每服五六十丸，米饮送下。

一论醋心，每酸气上攻如酽醋不可当者，用吴茱萸一合，水一钟，煎七分，顿服，纵浓亦须强饮。曾有人心如螯破，服此方立效。

一治口吐清水，用：

苍术_{二钱，壁土炒}　白术_{一钱半，去芦，炒}　陈皮_{一钱五分}　白茯苓_{三钱}　滑石_{炒，三钱}

水煎服。

一儒者，四时喜极热饮食，或吞酸嗳腐，或大便不实，足指缝湿痒，此脾气虚寒下陷，用六君子汤加姜桂治之而愈。稍为失宜，诸疾仍作，用前药更加附子钱许，数剂则不再发。

一妇人吞酸嗳腐，呕吐痰涎，面色纯白。或用二陈、黄连、枳实之类，加发热作渴，肚腹胀满。予曰：此脾胃亏损，末传寒中。不信，仍作火治，肢体肿胀如蛊。余以六君加附子、木香治之，胃气渐醒，饮食渐进，虚火归原，又以补中益气加炮姜、木香、茯苓、半夏兼服，全愈。

一治食后吐酸水，用干姜、吴茱萸各二两为末，每服方寸匙，酒调服，日二服，胃冷者服之立效。

【点评】关于吞酸的病因病机，龚氏责之湿热，认为"或言吐酸为寒者，误也"。此指实寒，而非指虚寒。临床有用附子理中汤治疗有效的类型，从篇后三则虚寒型医案也可见一斑。

嘈 杂

夫胃为水谷之海，无物不受，若夫湿面鱼腥，水果生冷，以及烹饪调和，黏滑难化等物，恣食无节，朝伤暮损，而成清痰稠饮，滞于中宫，故为嘈杂，嗳气吞酸痞满，甚则为翻胃膈噎，即此之由也。夫嘈杂之为症也，似饥不饥，似痛不痛，而有懊侬不自宁之况者是也。其症或兼嗳气，或兼恶心，或兼痞满，渐至胃脘作痛，实痰火之为患也。治法以南星、半夏、橘红之类，以消其痰；芩、连、栀子、石膏、知母之类，以降其火；苍术、白术、芍药之类，以健脾利湿，壮其本元，又当忌口节欲，无有不安者也。

一论嘈杂，乃痰因火动也，宜：

化痰清火汤

南星姜炒，二钱　半夏姜炒，二钱　陈皮二钱　黄连六分　黄芩二钱　栀子三钱　知母一钱五分　石膏二钱　苍术一钱半，米泔浸　白术一钱五分，去芦，炒　白芍炒，二钱　甘草八分

上剉。生姜煎服。

一论嘈杂，因血虚而作者，宜：

养血四物汤

当归三钱　川芎一钱五分　白芍炒，二钱　熟地黄姜炒，四钱　人参二钱

白术_{去芦，一钱五分}　白茯苓_{去皮，二钱}　半夏_{姜炒，二钱}　黄连_{姜炒，六分}
栀子_{炒，三钱}　甘草_{八分}

上剉。生姜煎服。一方去人参，加香附二钱，贝母二钱。

一论妇人心胸嘈杂，多是痰症，或云是血嘈，而用猪余血炒食之则愈。此以血导血归原耳。此方治中脘心腹冷痰，心下嘈杂，口出清水，胁肋急，腹满痛，不欲食，此胃气虚冷，脉沉迟弦细，宜此：

旋复花汤

陈皮　半夏_{姜炒}　赤茯苓　旋复花_{去皮}　人参　白芍_炒　细辛　桔梗　官桂　甘草

上剉。生姜七片，水煎服。

一论妇人心胸嘈杂，用茯苓补心汤，即四物汤，合参苏饮是也。

一治心中嘈杂，坐卧不宁_{蔡完体传}。

陈皮_{一钱}　半夏_{八分}　白茯苓_{钱半}　赤茯神_{八分}　酸枣仁_{炒，八分}　益智仁_{三分}　麦门冬_{去心，一钱}　甘草_{二分}

上剉一剂。生姜水煎，半空心温服。

一人多思虑，以致血虚，五更时嘈杂是也，宜以四物汤加香附、山栀、黄连、贝母。

一肥人嘈杂，宜用二陈汤，少加抚芎、苍术、炒栀子，水煎服。

一论嘈杂者，痰火内动，如阻食在膈，令人不自安也，用：

痰火越鞠丸

海石_{研，水飞，三两}　胆星_{二两}　瓜蒌仁_{三两}　山栀_{炒黑，三两}　青黛_{水飞过，八分}　香附_{童便浸，二两}　苍术_{米泔浸透，搓去黑皮，切片，炒，二两}　抚芎_{二两}

上各等分，为细末，汤泡蒸饼为丸，如绿豆大。每服百丸，临卧白汤送下。

一论嘈杂属郁火者，宜：

加味三黄丸

黄芩_{二两，去朽，酒炒}　黄连_{六钱，去毛，姜炒}　黄柏_{一两五钱，去皮，童便炒}
香附_{二两，米醋浸透，炒}　苍术_{一两五钱，米泔浸透，搓去黑皮，切片，炒}

上各等分，为细末，打稀糊为丸，如绿豆大。每服七八十丸，卧时清茶送下。

【点评】龚氏认为嘈杂主要与痰（湿）、火两邪有关，故其选方多由化痰清火或理气化痰药组成，基础方为二陈汤、越鞠丸。实际临床也有脾虚型之嘈杂，笔者曾用防己黄芪汤治愈老年肥胖、汗多、身重之顽固性嘈杂。

诸气

下手脉沉，便知是气。沉极则伏，涩弱难愈，其或沉滑，气兼痰饮病也。

人禀天地阴阳之气以生，借血肉以成其形，一气周流于其中，以成其神，形神俱备，乃为之全人。故气阳而血阴，能溉周身，而无一毫之间断也。血则随气而行，气载乎血者也。有是气必有是血，有是血必乘乎是气，二者行则俱行，一息有间则病矣。今之人不知忿怒惊恐悲哀而损其身，忧愁思虑以伤其气，故人之病，多从气而生，致有中满腹胀，积聚喘急，五膈五噎，皆由于气也。

一论男子妇人一切气不和，多因忧愁思虑忿怒伤神，或临食忧戚，或事不随意，使抑郁之气，留滞不散，停于胸膈之间，不能流畅，致心胸痞闷，胁肋虚胀，噎塞不通，嗳气吞酸，呕哕恶心，头目昏眩，四肢倦怠，面色痿黄，口舌干枯，饮食减少，日渐消瘦，或大肠虚闭，或内病之后，胸中虚痞，不思饮食，并皆治之。

分心气饮

青皮去穰，二钱　陈皮二钱　半夏二钱，姜炒　白茯苓去皮，二钱　木通二钱　官桂五分　赤芍二钱　桑白皮三钱　大腹皮三钱　紫苏一钱　羌活二钱　甘草八分

上剉作剂。生姜三片，枣一枚，灯心十茎，水煎，温服。性急，加柴胡；多怒，加黄芩；食少，加砂仁、神曲；咳嗽，加桔梗、半夏；胸膈痞闷，加枳实、香附；三焦不和，加乌药；气闭，加萝卜子、枳壳；气滞腰疼，加木瓜、枳壳；上焦热，加黄芩；下焦热，加栀子；翻胃，加沉香磨服；水气面目浮肿，加猪苓、泽泻、车前、木瓜、葶苈、麦门冬；气块，加三棱、莪术。一方去赤芍、羌活，加枳

壳、桔梗、木香、槟榔、香附、莪术、藿香，治忧思郁怒诸气。

一论七情之气，结成痰涎，状如破絮，或如梅核，在咽喉之间，咯不出，咽不下，或中脘痞闷，气不舒快，或痰涎壅盛，上气喘急，或因痰饮，恶心呕吐等症。

加味四七汤

半夏汤泡，五两　白茯苓去皮，四两　川厚朴姜炒，三两　紫苏二两　桔梗二两　枳实麸炒，二两　甘草一两

上剉作十剂。生姜七片，枣一枚，水煎，热服。一方治梅核气，加槟榔。

一论一切气滞，心腹饱闷疼痛，胁肋胀满难消，呕吐酸水，痰涎不利，头目昏眩，并食积酒毒，及米谷不化，或下痢脓血，大小便结滞不快，风壅积热，口苦烦躁，涕唾稠黏。此药最能流湿润燥，推陈致新，滋阴抑阳，破结散郁，活血通经，治气分之圣药也，宜此：

利气丸

大黄生用，六两　黑丑头末，六两　木香一两　槟榔一两　枳壳麸炒，一两　香附米炒，四两　青皮去穰，一两　陈皮去白，一两　莪术煨，一两　黄连一两　黄柏三两

上为细末，水丸梧桐子大。每服六七十丸，或百丸，临卧淡姜汤送下，以利为度。如不利，再加丸数，通利则愈。《瑞竹堂》加黄芩、当归各一两，

一论脾胃不和，过食生冷油腻，面粉湿面，停滞不化，胸膈满闷，呕逆恶心，腹胁膨胀，心脾疼痛，憎寒壮热，或面目四肢浮肿，甚至脏腑闷涩，上气喘息，卧睡不安，俱是因气所伤，寒气、咽气、膈气、滞气、气痞、气癖、气块，一切气并治，用此：

沉香化气丹

香附子一斤，炒，内四两生用　黑牵牛头末，八两　苍术米泔浸，炒，四两　青皮去穰，炒，五两　陈皮五两　山药二两　枳壳麸炒，二两　枳实麸炒，二两　川厚朴姜汁炒一两　三棱煨，二两　莪术煨，二两　紫苏煨，二两　木香二两　沉香七钱半　丁香二两　丁皮二钱五分　官桂五钱　干姜一两　砂仁一两　良姜一两　白豆蔻去壳，一两　南星泡，一两　半夏泡，一两　人参五钱　草果去壳，一两五钱　槟榔一两　白茯苓去皮，一两　石菖蒲二两　萝卜子炒，

一两　神曲_{炒，二两}　山楂_{去子，二两}

上为细末，醋糊为丸，如梧桐子大。每服五十丸，临卧淡姜汤送下。膀胱疝气，空心盐汤下。如要大便通利，渐加至百丸。仍看老幼盛衰，增减丸数。此药蠲积聚，化滞气，逐利病原，立见神效，药性温平，不损元气，常服三五丸，疏风顺气，和胃健脾，消酒化食，宽中快膈，消磨痞块。孕妇不宜服。

一论男妇中风中气，牙关紧闭，口眼喝斜，不省人事，并传尸、骨蒸、劳瘵，卒暴心痛，鬼魅瘴疟，小儿急慢惊搐，妇人产后中风，赤白痢疾，一切急暴之症，最能顺气化痰。神效。

苏合香丸

沉香　木香　丁香　白檀香　安息香_{酒熬膏，各一两}　麝香_{三钱}　香附米　白术_{去芦}　诃子肉　荜茇_{各一两}　犀角_{锉屑，二钱}　朱砂_{一两}　片脑苏合油_{入安息香膏内各五钱}

上将各味咀成片，研为细末，入脑、麝、安息香、苏合油，同药拌匀，炼蜜为丸，每丸秤过一钱，用蜡包裹。每用大人一丸，小儿半丸，去蜡皮，以生姜自然汁化开，擦牙关，另用姜汤少许调药，灌下。

一人饮酒大醉后，气往外，仰头出不尽，有出气无收气，此乃气不归元，死在须臾，诸药不效。余以韭菜根捶烂，入陈酽醋炒热，绢包，熨脐下，此一包冷了，又另换一包，熨至脐下温暖，气渐降而归元矣，妙不可言。

【点评】"下手脉沉，便知是气"，是诊断气不和的重要方法。人之病多从气而生，因忧愁、思虑、忿怒、惊恐、悲哀等不良情志伤气损身致病，其病多中满腹胀，积聚喘急，五膈五噎。篇中治疗气郁证的五首方剂都是临床实用有效方。

痞满

脉来坚实者顺，虚弱者逆。

痞满与胀满不同，胀满是内胀而外亦形，痞则内觉痞闷，而外无胀急之形也。盖由阴伏阳蓄，气血不运而成，位心下之中，腹满痞塞，皆土邪之所为耳。有因误下里气虚，邪乘虚而入于心之分野；有因食痰积，不能施行而作痞者；有湿热太甚，上来心下而为痞者。治之用黄连、黄芩、枳实之苦以泄之，生姜、半夏、厚朴之辛以散之，人参、白术之甘温以补之，茯苓、泽泻之咸淡以渗之。大概与湿同治，使上下分消可也。

一论按之坚而软，无块为痞，多是痰气郁结，或饮食停滞者。

加味二陈汤

陈皮二钱　半夏姜炒，二钱　枳实麸炒，一钱　黄连姜炒，六分　山楂去子，二钱　木香八分　青皮去瓤，二钱　白茯苓去皮，三钱　砂仁八分　甘草八分

上剉。生姜煎服。

一论痞满，宜调中补气血，消痞清热，攻补兼施，简而当也。

平补枳术丸

白术去芦，土炒，三两　白芍酒炒，一两　陈皮　枳实麸炒　黄连酒炒，各一两　人参　木香各五钱

上为细末，荷叶煎汤，打米糊为丸，如梧桐子大。每服五十丸，食远米汤下，渐加至六七十丸。

一论内伤元气脾胃，而作心下痞者，宜大补元气也，服加减补中益气汤方见内伤。如脉缓，有痰而痞，加半夏、黄连；脉弦，四肢满闭，便难而心下痞，加黄连、柴胡、甘草；大便闭燥，黄连、桃仁，少加大黄、归身；心下痞腌闷，加白芍、黄连；心下痞腹胀，加白芍、砂仁、五味子；天寒，少加干姜或官桂；心下痞，中寒者，加附子、黄连；心下痞，呕逆者，加陈皮、生姜、黄连；夏月，加黄连，少加丁香、藿香；能食而心下痞，加枳实三钱，黄连五分；如不能食，心下痞者，勿加之，依本方。食已心下痞，则服前枳术丸而愈。

一论一切心下痞，及年久不愈者，宜用：

大消痞丸

黄连土炒，六钱　黄芩土炒，六钱　枳实麸炒，五钱　半夏泡，四钱　陈皮四钱　厚朴姜炒，四钱　猪苓二钱五分　泽泻三钱　姜黄一两　干生姜二钱

人参四钱　神曲二钱，炒　砂仁三钱　甘草一钱，炙　白术去芦，土炒，一两

上为细末，蒸饼为丸，如梧桐子大。每服五十丸，渐加至百丸，空心白滚汤送下。

一男子胸膈作痞，饮食难化，服枳术丸，久而形体消瘦，发热口干，脉浮大而微，用补中益气加姜、桂诸症悉退。唯见脾胃虚寒，遂用八味丸，补命门相火，不月而饮食进，三月而形体充。此症若不用前丸，多变腹胀喘促，腿足浮肿，小便淋涩等症。急用加减肾气丸，亦有得生者。

一治痞闷气结食积，宜服：

内消丸

青皮　陈皮　三棱煨　莪术煨　神曲炒　麦芽　香附炒，各等分

上为细末，醋糊为丸，如梧桐子大。每服三五十丸，清茶送下。

一腹中窄狭，须用苍术。若肥人自觉腹中窄狭，乃是湿痰灌注脏腑，气不升降，燥饮，用苍术、香附行气。如瘦人自觉腹中窄狭，乃是热气熏蒸脏腑，宜黄连、苍术。

一论心下坚如盘者。

枳实麸炒，一钱　白术去芦，三钱

上剉一剂。水煎，温服。

补中益气汤方见内伤　八味丸方见补益

【点评】临证相似症状之间的鉴别十分重要，关系到病机的判断、选方与用药、疗效。本篇论痞满，龚氏清楚地说明："痞满与胀满不同，胀满是内胀而外亦形，痞则内觉痞闷，而外无胀急之形也。"病有里气虚、有食痰积、有湿热太甚所致，故治疗法则为苦降、辛开、甘补、淡渗，前三法实为仲景半夏等泻心汤法，又补充："大概与湿同治，使上下分消可也"。

鼓胀

经云：其脉大坚以涩者，胀也。关上脉浮则内胀，迟而滑者胀，

脉盛而紧者胀。胀，脉浮大者易治，虚小者难治。

水病腹大如鼓，脉实者生，虚者死；脉洪者生，微细者死。中恶腹大，四肢满，脉大而缓者生，浮而紧者死。

丹溪云：七情内伤，六淫外感，饮食不节，房劳致虚，脾土之阴受伤，转输之官失职，胃虽受谷，不能运化，故阴阳不交，清浊相混，隧道壅塞，郁而为热，热留为湿，湿热相生，遂成胀满，经云鼓胀者是也。以其外虽坚满，中空无物，有似于鼓，其病胶固，难以治疗。又名曰蛊，若蛊侵蚀之义。

阴阳愆伏，荣卫凝滞，三焦不能宣行，脾胃不能传布，胀满之所由生也。曰谷胀，曰水胀，曰气胀，曰血胀，谓之四病。或寒或热，或虚或实，又不可以无别也。若久病赢乏，卒病胀满，喘息不得，与夫脐心突起，或下痢频数，百方调治，未见一愈者矣。

朝宽暮急者为血虚，暮宽朝急者为气虚，朝暮俱急者，气血俱虚。

脉经曰：胃中寒则胀满，此论内伤不足之邪，乃久病也。寒者非寒冷之寒，乃阳虚之义，故用参、术以补脾为君，苍术、茯苓、陈皮为臣，黄芩、麦门冬为使，以制肝木，少加厚朴，以消腹胀。气不运，加木香；气下陷，加升麻、柴胡提之；血虚，加四物汤；有痰，加半夏。经云：塞因塞用者是也。病胀久，脾胃虚者，虽有大小便不利之症，乃气不运、血不润也，当大补气血为主，慎不可用下药也。鼓胀为病多端，宜照后方加减调治，毋得执泥以误人也。

一论病人初起，心腹胀满，因于食伤脾胃，湿痰气郁，食积而作胀也，用此通治之剂，宜：

香砂和中汤

藿香一钱二分　砂仁一钱二分　苍术炒，一钱半　厚朴姜汁炒　广陈皮去白　半夏姜汁炒　白茯苓去皮　神曲炒　枳实麸炒　青皮去穰　山楂肉各一钱　白术去芦，炒，一钱半　甘草三分

上剉一剂。生姜煎服。

一论脾虚鼓胀，手足倦怠，短气溏泄者，此调治胀满王道之药，久病虚弱之人宜服。

六君子汤

人参二钱　白术一钱五分，去芦，炒　白茯苓去皮，三钱　半夏姜制，二钱　陈皮去白，二钱　甘草八分

上剉。生姜煎服。一方加当归、白豆蔻、苏梗，尤妙。

按：经曰：塞因塞用，故用补剂以治胀。初服则胀，久服则通，此唯精达经旨者知之，庸医未足道也。若朝宽暮急为血虚，加当归、川芎；暮宽朝急为气虚，依本方，朝暮俱急，亦加芎、归。

一论男妇因于气恼而心腹胀满，或痰嗽喘急者，予常见因气而作胀满者甚多，用此方甚效。分心气饮方见诸气，依本方，加槟榔、枳壳、香附、乌药。

木香消胀丸　治症同前。

木香二钱半　槟榔五钱　陈皮一两　大腹皮一两　枳壳麸炒，一两　桑白皮一两　苏子一两　香附子一两，炒　萝卜子二两，炒

上为细末，水煮稀神曲为丸，如梧桐子大。每服五七十丸，淡姜汤送下。

一论腹胀发热，以阳并阴，则阳实而阴虚，阳盛则外热，阴虚生内热，脉必浮数，浮则为虚，数则为热，阴虚不能宣导，饮食如故，因致胀满者，谓之热胀，宜用：

枳实分消汤

川厚朴去皮，姜汁炒五钱　枳实麸炒，二钱半　大黄酒蒸，一钱半　官桂一钱二分　甘草炙，一钱五分

上剉一剂。姜、枣煎服。呕吐，加半夏；自利，去大黄；寒多，加干姜。

一论中满、鼓胀、气胀、水胀、热胀，宜：

中满分消丸

人参二钱半　白术去芦，炒，二钱半　姜黄二钱半　猪苓去黑皮，一钱　甘草炙，一钱　砂仁二钱　干生姜二钱　泽泻三钱　陈皮三钱　知母去毛，酒炒，三钱　白茯苓去皮，二钱　枳实麸炒，五钱　半夏姜炒，五钱　黄连姜汁炒，五钱　黄芩酒炒，六钱　川厚朴姜炒，五钱

上为细末，水浸蒸饼为丸，如梧桐子大。每服百丸，食远白汤送下。

一论老人虚人中寒下虚，心腹膨胀，不喜饮食，脉浮迟而弱，此名寒胀，宜：

朴香丸

川厚朴姜汁炒，五钱　大附子泡，去皮脐，三钱八分　木香一钱半

上剉一剂。生姜七片，枣二枚，水煎，热服。

一论中满寒胀寒疝，大小便不通，阴躁，足不收，四肢厥逆，食入反出，下虚中满，腹胀，心下痞，下焦躁寒沉厥，奔豚不收，宜：

中满分消汤

益智五分　半夏姜炒，五分　升麻二分　茯苓五分　木香三分　黄芪炒，五分　吴茱萸炒，五分　川乌炮，二分　川朴姜炒，五分　草豆蔻五分　人参三分　泽泻三分　青皮去穰，三分　当归五分　柴胡二分　黄连二分　澄茄二分　黄柏酒炒，三分　干姜三分　生姜三分

上剉一剂。水煎服。忌房劳、酒、湿面、生硬冷物等。

一论中满腹胀，内有积聚，如石坚硬，令人坐卧不宁，二便涩滞，上气喘促，或通身虚肿，宜：

广术溃坚汤

川厚朴姜炒，五分　黄芩炒，五分　黄连五分　益智仁五分　草豆蔻五分　当归五分　半夏姜炒，七分　广术三分　升麻二分　红花二分　吴茱萸二分　生甘草二分　柴胡二分　泽泻三分　神曲五分　陈皮五分　青皮去穰，二分

上剉一剂。生姜煎，食远温服。忌酒、醋、湿面。口干，加葛根四分。

一论浊气在上，则生䐜胀，清气在下，则生飧泄，宜：

木香顺气汤

木香三分　厚朴姜炒，四分　青皮去穰，五分　陈皮五分　益智仁五分　泽泻五分　干生姜五分　茯苓五分　半夏姜炒，五分　吴茱萸五分　当归五分　苍术米泔炒，五分　升麻二分　柴胡二分　草豆蔻三分　白术一钱

上剉一剂。水煎，温服。忌生冷硬物。

一治蛊胀。

黑丑头末　木香　甘遂各一钱

上为细末，用猪腰一对，俱分破，将药撒在二腰子内，合住，纸包，炭火烧熟，空心或食一个，或食二个。大便行脓血见效。

一论血蛊，腹如盆胀，积聚痞块，宜：

化蛊丸

三棱_煨 莪术_煨 干漆_{炒尽烟} 硇砂 虻虫_{糯米炒} 水蛭_{石灰炒} 琥珀 肉桂 牛膝_{去芦，酒炒} 大黄_{各等分}

上为末，用生地黄自然汁和米醋调匀为丸，如梧桐子大。每服十丸，空心温酒下，童便亦可。

四妙枳壳丸 治脾胃不和，血气凝滞，腹内蛊胀。

枳壳四两，去穰，切作两指面大块，分四处。一两用萝卜子一两炒，去子不用；一两用苍术四两炒，去苍术不用；一两用干漆一两炒，去干漆不用；一两用小茴香一两炒，去小茴香不用。

上用炒枳壳四两，研末，煮糊为丸，如梧桐子大。每服五十丸，食后米汤下。

【点评】鼓胀一病相当于西医的肝硬化腹水、腹部恶性肿瘤、血吸虫肝硬化等病，古人也认识到此病难治。故龚氏曰："以其外虽坚满，中空无物，有似于鼓，其病胶固，难以治疗"；"若久病羸乏，卒病胀满，喘息不得，与夫脐心突起，或下痢频数，百方调治，未见一愈者矣"。本病与"虫"有关，"又名曰蛊，若蛊侵蚀之义。"表现为"或寒或热，或虚或实，又不可以无别也"，治疗必须辨清气血、虚实、寒热。若"朝宽暮急者为血虚，暮宽朝急者为气虚，朝暮俱急者，气血俱虚"；"病胀久，脾胃虚者，虽有大小便不利之症，乃气不运、血不润也，当大补气血为主，慎不可用下药也"。这是十分重要的提醒，即当"塞因塞用"。

水肿

水肿之症，有阴有阳，察脉观色，问症须详。阴脉沉迟，其色青白，不渴而泻，小便清涩。脉或沉数，色赤而黄，燥粪赤溺，兼渴为阳。水肿气急而小便涩，血肿气满而四肢寒。

蛊症大要有二，曰单腹胀，曰双腹胀。喘急气满，肿而不安，四肢微肿，此单腹胀，因内伤七情所致，取效微迟。四肢浮肿，肚大身重，此双腹胀，因外感风湿所致，取效甚速。又有水肿、气肿之分。以指按肿处，有陷随起，随起者气肿，先须理气。陷指起迟者，水肿也，只须导水，立愈。

凡人年四十以上，气血壮盛者，得效之后，善自调理，终身不发。五十以后，气血稍衰，调理不谨，时或再复，此药尚能治之，但屡复屡治，而元气耗，则难为矣。

脉浮洪易治，沉细难治。浮洪者，只用金不换木香丸。沉细者，兼用沉香快脾丸，先服木香流气饮。

一论诸气痞滞不通，胸膈膨胀，口苦咽干，呕吐不食，或肩背腹胁走注刺痛，及喘急痰嗽，面目虚浮，四肢肿满，大小便闭涩，又治忧思太过，怔忡郁积，脚气风湿，聚结肿痛，喘满胀急。此药调顺营卫，流通血脉，快利三焦，安和五脏。凡治蛊胀，宜先用此。

木香流气饮

木香七钱五分　丁皮七钱五分　藿香七钱五分　半夏汤泡，二钱五分　人参五钱　白术去芦，五钱　赤茯苓五钱　厚朴姜炒，二两　青皮去瓤，二两　陈皮四两　草果七钱五分　槟榔七钱五分　香附二两　紫苏二两　大腹皮七钱五分　木瓜五钱　白芷五钱　麦冬去心，五钱　莪术煨，七钱五分　肉桂七钱半　木通一两　石菖蒲五钱　甘草二两

上剉八钱，生姜三片，枣二枚，水一碗半，煎至七分，去渣，热服。本方加沉香、枳壳、大黄，去藿香、石菖蒲，名二十四味流气饮。蛊肿，加白豆蔻；肿满，加黑牵牛；头面肿，加葱白；肚腹肿，加枳实，倍青陈皮；脐至脚肿，加桑白皮。

一论金不换木香丸，治蛊肿之神药也。先服木香流气饮三五剂，通加白豆蔻，次用金不换木香丸，收功后，用沉香化气丸调理。或心头烦热者，竹叶石膏汤，热甚，加黄芩。前贤论蛊肿之症，有五不治者：面黑如炭，肚大青筋，掌中无纹，脚肿无坑，脐中凸起。此五症，亦能治之，间有得生者。如败下黑水者不治，阳事不举者不治，其余青黄红紫，皆能治之。又一症，或肿或消，或作泄泻，知脾弱即泻，名曰洪水横流，服此宜之，其肿自消，其泻自止。忌一切生冷毒

物、油盐酱醋、鱼鲊鹅鸭、房事等件一百日，无有不效者。

金不换木香丸

大戟五钱　芫花炒，五钱　甘遂五钱　黑丑头末，二钱　生大黄五钱　青皮去穰，五钱　陈皮五钱　南木香五钱　青木香五钱　胡椒一钱，病重倍用　川椒去目，五钱　槟榔五钱　益智仁五钱　射干三钱　桑白皮五钱　苦葶苈五钱，炒　大腹皮五钱　泽泻五钱　木通去皮，五钱　连翘五钱　砂仁五钱　巴豆去壳，半生半熟，五钱

上二十二味为末，醋煮，面糊为丸，如梧桐子大。每服五十丸，壮盛人加七八十丸。第一，消头面肿，五更初用葱白酒送下；第二，消中膈胸腹肿，五更初用陈皮汤送下；第三，消脐以下脚肿，五更初用桑白皮汤送下。

沉香快脾丸

青皮四钱　陈皮四钱　三棱煨，四钱　莪术煨，四钱　苍术米泔浸炒，四钱　白术去芦，四钱　白茯苓四钱　砂仁四钱　草果仁四钱　木香四钱　沉香二钱　丁香二钱　藿香四钱　良姜三钱　大腹皮二钱　肉桂三钱　连翘四钱　商陆白的，四钱　黑丑头末，四钱　僵蚕三钱　神曲四钱　麦芽四钱　益智仁四钱　雄附子五钱，看病虚实，实者不用

上二十四味为末，面糊为丸，如梧桐子大。每服三四十丸，仍照前用之。第一，五更葱白汤下；第二，五更陈皮汤下；第三，五更桑白皮汤下。

沉香化气丸　治蛊，常服调理。

青皮去穰　陈皮　三棱　莪术煨　人参　白术去芦　白茯苓　山药　砂仁　丁香　木香　沉香　槟榔　白豆蔻　石菖蒲各六钱　官桂一两　萝卜子二两　黑丑头末，二两八钱

上为末，醋糊为丸，如梧桐子大。每服五七十丸，姜汤下。

一治前症，服药忌盐醋一百日之后，用药开盐法。

猪苓　泽泻　白术　白茯苓　肉桂　盐各等分

上剉，每用七钱，用鲫鱼一个，破肚去净肠杂，将前药入鱼肚内，加麝香少许，入瓦内火焙黄色，存性为末。姜、枣汤调服。

一论腹胀紧硬如石，或阴囊肿大，先用甘草煎汤一钟，热服之后，即用此药敷之。

大戟　芫花　甘遂　海藻各等分

上为末，醋糊和药，涂肿处。一加椒目，尤效。

按：上诸方，治诸鼓胀肿满殊效，其中有病人气血虚，不敢服者，又有服之而不效者，此皆得病日久，或误投攻击药太过，以致脾肾元气虚损之极，宜服后诸方，实有起死回生之功也。

一凡看蛊识症，一朝肿暮消是阳蛊。二朝消暮肿是阴蛊。三腹上青筋起，气喘潮热是气蛊。四四肢不收，无肉肚大，是食蛊。五遍体肿，肚不胀，是鳖油蛊。六遍身潮热是脾蛊。七房室过多是肾蛊。八泄泻潮热是肠蛊。九䏶望上下，大小便不通，是胃蛊。

一论水肿，四肢头面皆浮，面肿或单腹鼓胀，皆属脾虚不能制水，气虚不能运化，治之补元气，养心血，健脾胃，以培其本；清湿热，平肝木，利水道，以治其标，此药主之。

行湿补气养血汤

大拣参二钱，去芦　陈皮二钱　当归三钱　川芎一钱五分　白芍酒炒，二钱　白茯苓三钱　苏梗一钱　不油白术一钱五分，去芦　川厚朴姜炒，八分　大腹皮三钱，洗　萝卜子三钱，炒　海金沙三钱　木香八钱　木通二钱　甘草八分

上剉。姜、枣煎服。气虚，倍参、苓、术；血虚，倍芎、归、芍；小便短少，加猪苓、泽泻、滑石，以消其肿也，服后肿胀俱退，惟面足不消，此阳明经气虚，倍用白术、茯苓。

一论单腹蛊胀，只宜补中行湿，利小便，切不可下，宜用：

行湿补中汤

人参八分　白术麸炒，一钱　白茯苓一钱　苍术米泔浸，一钱五分　陈皮一钱五分　厚朴姜炒，一钱　黄芩八分　麦冬去心，五分　泽泻五分

气不运，加木香八分，木通二钱；气下陷，加柴胡八分，升麻四分；朝宽暮急，血虚，加当归三钱，川芎一钱五分，白芍炒二钱，香附二钱，黄连姜炒六分，去人参；朝急暮宽，气虚，倍参、术；朝暮急者，气血俱虚，宜双补之。

一论肿胀之症，因内伤而得者，或误服攻击克伐之过，以致元气，脾胃虚损之极，肿胀尤甚于前，此气血两虚，肾水干涸，用此方，以金匮肾气丸兼进。

加味补中益气汤

黄芪炒，二钱　人参一钱　白术去芦，炒，二钱　白茯苓二钱　陈皮八分　柴胡四分　升麻三分　白芍酒炒，一钱五分　当归酒炒，三钱　萝卜子炒，三钱　厚朴姜炒，一钱　甘草炙，二分　枳实麸炒，五分

上剉一剂。生姜煎服。

一论脾肾虚，腰痛脚肿，小便不利，或肚腹胀痛，四肢浮肿，或喘急痰盛，已成蛊症，其效如神。此症多因脾肾虚弱，治失其宜，元气复伤而变症者，非此药不能救。必以补中益气汤早晚兼济，可收全功矣。

金匮肾气丸

怀熟地黄四两　白茯苓三两　牛膝去芦，酒炒，一两　肉桂一两　泽泻一两　车前子一两　山萸肉酒蒸，去核，一两　山药一两　牡丹皮一两　大附子炮去皮脐，五钱

上为细末，炼蜜为丸，如梧桐子大。每服百丸，空心米饮送下。临卧服补中益气汤。

一论单腹胀，及脾虚肿满，膈间闭塞，或胃口作痛，此补中有消之意也。

调中健脾丸

黄芪蜜炙，二两　人参去芦，二两　白术黄土拌炒，六两　白茯苓二两　陈皮盐水炒，二两　半夏泡七次，三两　苍术米泔浸，炒，二两　黄连吴茱萸浸水炒，去茱萸，二两半　香附童便浸，炒，三两　白芍炒，三两半　苏子炒，一两五钱　萝卜子炒，一两半　山楂肉炒，三两　薏苡仁炒，三两　沉香六钱，另研　泽泻炒，一两半　五加皮炒，二两　草豆蔻酒炒，一两半　法制瓜蒌一两，用大瓜蒌二个，镂一孔，每个入川椒三钱，多年粪礁二钱，敲米粒大，外用棉纸糊完，再加纸筋盐泥封固，晒干，炭火煨通红，取出去泥，其黑色一并入药

上为细末，煎荷叶、大腹皮汤，打黄米糊丸，如梧桐子大。每服百丸，日进三服，白滚汤送下。

上方法制瓜蒌，多不便制，予每不用此味，亦获奇功。如有更妙。

按：上诸方，治肿胀属虚，皆宜用此王道之剂。病者苦其肿胀难堪，予令朝服丸药，夕服汤药，或三朝五日间服蟠桃丸，或石干散一

服，谓之下棋打劫而治，病者暂抒一时之宽，医者一补一攻，亦善治之良法也。

一人脾胃虚弱，肚腹膨胀，遍身肿，按之成窠，其脉沉细，右寸为甚，此脾胃虚寒之症，治以八味丸或金匮肾气丸，以补肾阳，行生化之源，至暮服之小便通，又数剂，肿消，即止前药。复与六君子汤加木香、官桂、炮姜，以燥脾导气而瘥。后因不戒慎，病复作，但有气恼，或饮食稍多，即泄泻，仍用八味丸，倍附子。

一儒者失于调养，饮食难化，胸膈不利。或用行气消导药，咳嗽喘促，服行气化痰药，肚腹渐胀，服行气分利药，睡卧不能，两足浮肿，小便不利，大便不实，脉浮大，按之微细，两寸皆短。此脾胃亏损，朝用补中益气加姜附；夕用金匮肾气加骨脂、肉果，各数剂，诸症渐愈。再佐以八味丸，两月乃能步履，却服补中益气，半载而康。

补遗

蟠桃丸益国主秘传　治男妇浑身头面手足浮肿，肚腹胀满疼痛，上气喘急，千金不传之妙。

沉香三钱　木香三钱　乳香三钱，箸上炙　没药三钱，箸上炙　琥珀一钱或五分　白丑生用，头末，八钱　黑丑用牙皂煎浓汁，浸半日，铺锅底焙，一半生，一半熟，取出研末，八钱　槟榔一两，一半生，一半用牙皂煎汁，浸透，焙熟

上为细末，牙皂水打稀面糊为丸，如梧桐子大。每服二钱七分，五更晨砂糖煎汤送下。

石干散　张静虚道人治蛊胀神方薛兵巡传。

石干一钱　黑丑一钱，头末　沉香五分　木香五分　槟榔一钱　葶苈八分　琥珀五分　海金沙一钱

上共为末，听用。患者先服五皮饮一二帖，然后服此末药，实者一钱，虚者九分，空心葱白汤下，隔一日一服。轻者二帖，重者不过三帖。全愈后服健脾养胃之药，永不发也，服药要忌盐、荤腥二七，则肠胃清，病根拔。

一治肿胀仙方，**名金枣儿**。

红芽大戟一斤，红枣三斤，水煮一日夜，去大戟，用枣晒食之，立消。

一治水胀，黑豆煮去皮，焙干为末。每服二钱，米饮调下。

一治肿胀仙方，**名天命饮**。

白商陆根似人形者，捣取汁一合，生姜自然汁二合，点黄酒一盏和服。空心三日服一次。元气厚者服五次，薄者三次。忌盐酱。凡人年五十以里者可服，五十以外者不必用。

一治肿病，用粟米、绿豆各一抄，猪肝一叶，切碎，三味煮作粥食之。至重者不过五次，其肿自消。忌气恼、生冷之物。

一治十种水病不瘥，垂死者，用青头雄鸭一只，治如食法，细切，和米并五味，煮极熟，化粥食之。

一方用鲤鱼一尾，重一斤，和葱白、冬瓜煮食之。

一方用癞虾蟆一个，入猪肚内煮食，去虾蟆，将猪肚一日俱食尽。

一治蛊肿，用田螺不拘多少，水漂，加香油一盏于水内，其涎自然吐出，取其涎，晒干为末。每服不过三分，酒调下。其水自小便而下，其气自大便而出，其肿即消。即服养脾胃之药为妙。

一治水气肿满腹胀者，用黑白牵牛头末。每服二钱，大麦面三钱，水和为饼。以火煨熟取出食之，茶汤送下。

一治十肿蛊胀，轻者服此效。苦丁香去梗，微焙为末，用枣肉为丸，如梧桐子大。每服二十丸，空心米饮下，行水，日进二服。

一治十肿水气，五蛊胀气，其效如神。一人患腹胀，阴囊肿大，不一剂而病愈，真仙方也！

甘遂，赤皮细花不蛀者，不拘多少，用荞麦面水和作厚饼，内掺神曲末，将厚纸厚包甘遂在内，炭火中烧熟，取出，晒干为末。每服一钱二分，以细面约一两许，合和水调擀，作面片。次用商陆二钱半，巴豆一个_{去壳}，水一碗半，砂锅内煎至一碗，去渣，再入铁锅内，入前面片，煮熟食之。其商陆汤任其意，服与不服，不在其限。服不一二时，水从大便出，如是血蛊则下血，气蛊即下气，当时肿消。若有喘嗽，尽皆妥贴，若腹中块渐消散，只一服见效。忌盐、酱、冬瓜、香油、荤腥之物，半月后用盐，亦须炒过用之。若蛊症，加胡椒一钱，与巴豆同煮。其巴豆须看虚实加减，其壮者加至二三个，无不效。

【点评】本篇所论水肿实际包含了上篇鼓胀（蛊证）的辨治，当互参。可见当时所说的水肿病。包括了头面四肢肿与腹水肿。水肿治分阴阳，又分水肿、气肿，水肿先导水，气肿先理气。鼓胀又分单腹胀、双腹胀。龚氏认为：单腹胀因内伤七情致病，故取效慢；双腹胀（四肢浮肿，肚大身重），若因外感风湿所致者易治，取效速。观其所列治方，多从脾肾入手，由补气药与理气、攻下、利水、消食药等配伍，且有数方人参、萝卜子同用。方中多含四君子汤、六君子汤、平胃散、十枣汤等前世名方。病在肾者，用金匮肾气丸，涉及脾虚与补中益气汤同用，或补法与攻法交替运用。对鼓胀甚者，为使"病者暂抒一时之宽"，备用攻下方蟠桃丸、石干散，间日一服或三日一服。另外，朝宽暮急属血虚，朝急暮宽属气虚，朝暮急者属气血俱虚。以及补遗中所列的诸多食疗偏方等，都是辨治水肿病的重要方法，值得好好学习。

积聚

脉来大强者生，沉小者死。脉来附骨者积也，在寸口，积在胸中；在关上，积在脐旁；在尺部，积在气冲。脉在左，积在左；脉在右，积在右；脉两出，积在中央。脉来小沉而实者，脾胃中有积聚，不下食，食则吐。

积者，生于五脏之阴也，其发有根，其痛有常处，脉必结伏。聚者，成于六腑之阳也，其发无根，其痛无常处，脉必浮结。由阴阳不和，脏腑虚弱，四气七情失常，所以为积聚也。久则为瘕成块，不能移动者是癥。或有或无，或上或下，或左或右者是瘕。气不能成块，块乃有形之物，痰与食积死血，此理晓然。在中为痰饮，右为食积，左为死血。治法，咸以软之，坚以削之，行气开痰为要。积块不可专用下药，徒损其气，病亦不去，当消导，使之熔化其死血，块去须大补。痞块在皮里膜外，须用补药，宜六君子汤加香附、枳实开之。

一论五积六聚，癥瘕痃癖，痰饮、食积、死血成块者。

化坚汤

白术_{去芦}，二钱　白茯苓_{去皮}，三钱　当归_{三钱}　川芎_{一钱五分}　香附_炒，二钱　山楂_{二钱}　枳实_{一钱}　陈皮_{二钱}　半夏_{姜炒，二钱}　桃仁_{去皮尖，十粒}　红花_{八分}　莪术_{煨，一钱}　甘草_{八分}

上剉一剂。生姜三片，水煎，温服。肉积，加黄连六分；面积，加神曲二钱；左有块，倍川芎一钱；右有块，加青皮二钱；饱胀，加萝卜子三钱；壮人，加三棱一钱；弱人，加人参二钱。

一论五积六聚，痰积、血积、食积、气积，一切积块，或中，或左，或右，或上，或下，久不愈者用之。

消积保中丸

陈皮_{去白，一两}　半夏_{汤浸，切片，一两}　白茯苓_{去皮，二两}　白术_{去芦，炒，二两}　香附_{醋炒，一两}　青皮_{去穰，四钱}　木香_{三钱，不见火}　槟榔_{七钱}　莪术_{醋炒，八钱}　三棱_{醋炒，八钱}　莱菔子_{炒，一两}　砂仁_{炒，四两}　神曲_{炒，一两}　麦芽_{炒，六钱}　白芥子_{炒，一两}　川芎_{八钱}　黄连_{姜汁炒，一两}　桃仁_{去皮尖，一两}　栀子仁_{姜汁炒，一两}　红花_{五钱}　当归_{酒炒，一两}　干漆_{炒尽烟，五钱}　真阿魏_{醋浸，五钱}

上为细末，姜汁、酒打稀糊为丸，如梧桐子大。每服八十丸，食后白汤送下。体虚人，加人参一两，外宜化铁膏贴之。

一论五积六聚，状如癥瘕，随气上下，发作有时，心腹疼痛，上气窒塞，小腹胀满，大小便不利，宜以：

大七气汤

三棱_{一钱}　莪术_{一钱}　青皮_{二钱}　陈皮_{二钱}　桔梗_{八分}　藿香_{三钱}　益智仁_{一钱五分}　香附_{二钱}　肉桂_{八分}　甘草_{八分}

上剉一剂。生姜三片，枣一枚，水煎，温服，渣再煎服。心脾痛，加乌药、枳壳。

一论心腹坚胀，胁下紧硬，胸中痞塞，喘满短气，癥瘕积块，化痰饮，宽胸腹，顺气进食，消胀软硬，用此：

三棱煎丸

三棱_{生，细剉，半斤，捣为末，以酒三升，于砂锅内慢火熬成膏}　青皮_{去穰，二两}　萝卜子_{炒，二两}　神曲_{炒，二两}　麦芽_{炒，三两}　干漆_{炒令烟尽，三两}　杏仁_{汤泡，去皮尖，炒黄色，三两}　硇砂_{用瓷盏细研，入水调和，坐于炭火上候水干，取出为末}

上为细末,三棱膏为丸,如梧桐子大。每服十五丸,加至二十丸,食远米饮送下。

一论男妇五积六聚,七癥八瘕,破一切血,下一切气,宜:

消癥破积丸

三棱煨　干漆炒,去烟　大黄煨　硇砂入醋煎干　巴豆去油,各一两

上为末,醋糊为丸,如绿豆大。每服三丸至七丸,空心米汤送下。量虚实加减服之,不可过服,损人之真气。

一论癥积,心腹内结一块如拳,渐上撞心,及腹胀痛。

保安丸

大黄三两,酒浸一宿,蒸焙　干姜炮,一两　大附子炮,去皮脐,五钱　鳖甲醋煮一伏时,炙黄,一两五钱

上为细末,陈米醋一升,煮取四五合,和药为丸,如梧桐子大。每服二十丸,五更醋汤下,天明时再服五丸。去积,如鱼肠、脓血、烂泥而下。

一论虚弱之人,腹内积聚癖块,胀满疼痛,面黄肌瘦,肚大青筋,不思饮食。此药消痰利气,扶脾助胃,开胸快膈,消痞除胀,清热消食,久服积块渐消,大效。

加味保和丸

白术去芦,炒,五两　枳实麸炒,一两　陈皮去白,三两　半夏泡,姜炒,二两　白茯苓去皮,三两　苍术米泔浸,炒,一两　川厚朴姜炒,二两　香附酒炒,一两　神曲炒,三两　连翘二两　黄连酒炒,一两　黄芩酒炒,一两　山楂肉三两　麦芽炒,一两　萝卜子二两　木香五钱　三棱醋炒,一两　莪术醋炒,一两

上为细末,姜汁糊为丸,如梧桐子大。每服五十丸,加至七八十丸,食后白滚汤送下。

一论五积六聚,七癥八瘕,或左或右,或上或下,或腹中有时攻作疼痛,诸医误治,以攻击太过,以致面黄肌瘦,四肢困倦,不思饮食等症,宜以此方久服,则元气渐复,脾胃健壮,盖养正积自除,譬如满坐皆君子,纵有一小人,自无容地而出,此洁古之言,岂欺我哉!

加减补中益气汤

黄芪蜜水炒，二钱半　人参一钱　白术去芦，炒，一钱半　白茯苓去皮，一钱　陈皮七分　柴胡五分　当归酒炒，一钱　半夏泡，姜汁炒，七分　山楂肉五分　枳实麸炒，五分　厚朴姜汁炒，七分　甘草炙，四分

上剉一剂。生姜三片，枣一枚，水煎，温服。与前加味保和丸兼而服之，久则病根自拔。

按：上诸方，虚弱人患积块久不愈者宜。

化铁膏

肥皂四两熬膏，生姜四两，葱半斤，蒜半斤，皮硝半斤化水，大黄末四两，入膏再熬。贴块上。内服前方保中丸。

一治痞块，心下坚硬，状若覆杯者，服此一料即愈。

三棱二两　莪术二两　槟榔二两　草果二两　陈皮二两　枳壳二两　山楂二两　小茴一两　甘草一两　砂仁五钱　木香五钱　浮铁皮五钱　厚朴姜炒，四两　沉香三钱　枳实一两　神曲酒炒，二两　麦芽炒，二两　青皮二两　苍术米泔浸，四两

上为细末，酒糊为丸，如梧桐子大。每服十五丸，姜汤下。

一治痰块痞块，血块气块，不拘冷热诸块，皆效。

莪术二两　麦芽二两　神曲二两　鳖甲二两　山楂二两　青皮三两　砂仁一两　枳实一两　巴豆仁一两，不去油　香附二两

上，巴豆仁同莪术、香附，将水浸煮一昼夜，去巴豆不用，炒干为末，醋打米糊为丸，如梧桐子大。每服五十丸，空心酒送下。如妇人腹内血块气块作痛，加红花酒炒一两，当归一两，荔枝核一两，乌药一两，官桂五钱；如痰块，加陈皮一两，半夏曲一两。

一治腹中痞气，两胁痞积，血块痰积等症。

琥珀二两　阿魏二两五钱，绵纸包，水浸，煨干为度　青皮去瓤，四两　陈皮去白，二两　三棱煨，去毛，三两，用前阿魏，以水化，取前青皮同三棱共一处，炒干　赤药子童便炒，三两　黄连二两，内一两用吴茱萸一两炒，去茱萸，用黄连；内一两，酒浸炒　片芩三两，微炒　辰砂三钱，炭火炒过，以紫为度　枳实二两半　瓜蒌仁去油，三两　沉香八钱　白豆蔻二两　甘草节五钱

上为末，神曲一斤，打糊为丸，如梧桐子大。每服五七十丸，食远白汤送下。

一论诸气食积，及噎膈痞满，胸胁刺痛，癥瘕疝气，并治。

神仙一块气

青皮　陈皮　三棱　香附童便炒　莪术各一两　神曲　麦芽　萝卜子　白丑头末　槟榔　郁金　黄连各五钱　枳实三钱　皂角二钱半　百草霜二钱半

上为细末，面糊为丸，如绿豆大。每服三五十丸，视疾上下，为食之先后，热酒姜汤任下。

一中州吴仰泉夫人，年五旬，患腹中积块如盘大，腹胀年余，后渐卧不倒床，腹响如雷，嗳气不透，口干，吐白沫，下气通则腹中稍宽，五心烦热，不思饮食，束手待毙而已。召余至，诊六部涩数，气口紧盛。余知是前医误以寒凉克伐之过，使其真气不运，而瘀血不行。予以八物汤加半夏、陈皮、木香、厚朴、萝卜子、大腹皮、海金沙，服三剂后，小便下血块如鸡肝状，服十二剂，打下黑血块如盆许，腹中仍有数块，又以八物汤加枳实、香附，五剂而痊。正是养正而积自除也，信哉不诬。

一人，腹中积块，面黄肌瘦，腹大如鼓，死在旦夕。用端午日收下菖蒲，阴干，切薄片，放碗内，用滚米汤泡熟，盖之，待温饮之，打下小蜈蚣百条，内一大条长二尺余，病即愈。

补遗

一贴痞妙方照磨陈柘所传

甘草五钱　甘遂五钱　硇砂五钱　没药五钱　葱白七寸　白蜜一小盏
上用马齿苋同鳖肉捣成膏，贴块上。效。

一千金贴痞膏薛兵巡传

黄丹十两，水飞七次，炒紫色　阿魏三钱　乳香三钱　没药五钱　两头尖五钱　当归三钱　白芷五钱　川山甲十片　木鳖子十个　麝香一钱

上俱为细末，用香油一斤，槐、桃、柳、桑、榆各二尺四寸，巴豆一百二十个去油壳，蓖麻子一百二十个去壳。先将铁锅盛油，炭火煎滚，入巴豆、蓖麻在内，熬焦，捞去渣，下次前用药，用桃、柳等条不住手搅匀，然后下丹，滴水成珠为度，磁器收贮。

一男子腹内有痞者，先以烫热好醋，将痞上洗净，量所患大小，用面圈圈定，用皮硝一升，放入面圈内铺定，用纸盖硝上，熨斗盛

火，不住手熨，俟硝化尽，再用烫醋洗去，用红绢摊膏，贴于患处，用旧鞋底炙热，熨两三次，每七日一换贴药。重者不过三七，脓血化去。

一小儿幼女患痞者，酽醋熬硝洗之，用红绢摊膏贴患处。

一人将小儿双手抱住肩上，却用木鳖子捣烂搽于双肾上，后用膏贴，炙鞋底熨之，觉腹内大热为度。

一戴雷门夫人，年近三旬，患腹左有一大块，坚硬如石，有时作痛，肚腹膨闷，经水不调，或前或后，或多或少，或闭而不通，白带频下，夜间发热，脉急数，予以：

千金化铁丸

当归酒炒，一两半　　白芍酒炒，一两半　　川芎七钱五分　　怀生地酒洗，一两半　白术去芦，炒，一两半　　白茯苓去皮，一两　　陈皮去白，一两　　青皮去瓤，七钱半　半夏姜汁炒，一两　　枳实麸炒，七钱五分　　木香二钱五分　　香附炒，一两　　槟榔五钱　　萝卜子炒，五钱　　三棱醋炒，一两五钱　　红花五钱　　干漆炒令烟尽，五钱　桃仁去皮尖，五钱　　莪术醋炒，一两五钱　　硇砂为末，瓷器内煨过，五钱　　琥珀五钱

上为细末，醋打面糊为丸，如梧桐子大。每服三钱，白汤送下，早晚各进一服。服尽药，其块潜消，经水即调，而后孕生一女也。

【点评】本篇论积聚的脉因证治。龚氏明确指出，积与聚之不同，但凡见块，均为积，与痰饮、食积、死血三者相关，"中为痰饮，右为食积，左为死血"，对"积"的病因病性判断有重要参考价值。所列治方中多含化痰之二陈汤、平胃散的组成，消食之保和丸的组成，化瘀血多用桃仁、红花、干漆、当归、川芎等。因病重根深，故槟榔、枳实、香附、三棱、莪术、阿魏、乳香、没药、麝香、鳖甲、山甲等破气破血、软坚散积药多用。另外，对积聚的治疗，龚氏很重视辨体质，推崇张洁古的观点，对"弱人""虚弱之人"，当养正消积，用加减补中益气汤与加味保和丸兼服。原理为："盖养正积自除，譬如满坐皆君子，纵有一小人，自无容地而出。"

五疸

《脉经》曰：凡黄，候寸口脉，近掌无脉，口鼻黑色，并不可治。大抵脉大者死，微细者生。无脉，鼻气冷者，不治也。凡渴欲饮水，小便不利者，必发黄也。

《内经》曰：诸湿肿满，皆属脾土。夫黄疸为病，肌肉必虚肿而色黄。盖湿热郁结于脾胃之中，久而不散，故其土色形于面与肌肤也，盖脾主肌肉，肺主皮毛，母能令子虚，母病子亦病，是故有诸内者，必形诸外。其症有五：曰黄汗，曰黄疸，曰酒疸，曰谷疸，曰女痨疸。虽有五者之分，终无寒热之异。丹溪曰：不必分五，同是湿热，如盦①曲相似，故曰治湿热不利小便，非其治也。又曰：湿在上宜发汗，湿在下宜利小便。二法并用，使上下分消其湿，则病无有不安者也。

一论治肾疸目黄，甚至浑身俱黄，小便赤涩者，宜：

肾疸汤

羌活　防风　藁本　独活　柴胡各五分　白茯苓一钱　泽泻三分　猪苓四分　白术五分　神曲炒，六分　苍术一钱　黄柏二分　人参三分　葛根五分　升麻二分　甘草三分

上㕮一剂。水煎，热服。

一论湿热发黄，汗黄尿赤，及寒热呕吐，而渴欲饮冷水，身目俱黄，小便不利，不思饮食，用：

茯苓渗湿汤

猪苓　泽泻　苍术米泔浸　白术　茯苓　陈皮　枳实麸炒　黄连炒　黄芩　栀子　防己　茵陈　木通

上㕮。生姜三片，水煎服。如饮食不思，乃伤食，加砂仁、神曲、麦芽炒各三分。

一论黄疸专属湿热，饮症相似。

---

① 盦(ān 安)：覆盖。

茵陈五苓散

茵陈三钱　白术　赤茯苓各一钱半　猪苓　泽泻各一钱　苍术　山栀
滑石各一钱二分　官桂　甘草各二分

上剉，灯心水煎服。

一论五疸俱是脾胃湿热相蒸，以致遍身发黄如栀子水染者是也。
病延日久，医误以寒凉之过，损伤元气脾胃，以致身体黑瘦，四肢沉
困，憎寒发热，不思饮食等症，宜以：

加味益气汤

黄芪蜜炒，一钱五分　人参一钱　白术去芦，炒，二钱　陈皮八分　当归
一钱　柴胡五分　升麻五分　茵陈四分　苍术米泔浸，炒，四分　栀子炒，四分
猪苓四分　赤茯苓一钱　泽泻四分　黄连四分　滑石四分　甘草炙，四分

上剉。生姜煎服。以六味地黄丸加苍术、白术、茵陈、黄柏各二
两，蜜丸，相兼而进之。

一治发黄症，身口俱发如金色，小便如浓煮柏汁，诸药不效，用：

加味解毒汤

黄芩二钱　黄连六分　黄柏一钱五分　栀子三钱　柴胡八分　茵陈二钱
龙胆草二钱　木通二钱　滑石三钱　升麻五分　甘草八分

上剉，灯心煎服。大便实，加大黄二钱；目睛黄，倍龙胆草。

一治发黄，脉沉细而迟，体逆冷，腰以上自汗，宜以：

加味姜附汤

茵陈二两　大附子一枚，麸炒，去皮脐　干姜炮，一两五钱　甘草炙，一两

上剉四剂，水煎服。

一治黄疸安陵马进斋传极效。

露珠饮

露珠即土豆，形如姜，捣烂，取汁半碗，温服立效。

一治黄肿妙方王少川传。

苍术一斤　广陈皮半斤　川厚朴五两　草果一两　砂仁一两　青矾四两
茵陈穗半斤　香附米一斤

上青矾同香附米炒烧过，俱为细末，醋打面糊为丸，如梧桐子
大。每空心酒下，姜汤亦可。

一治黄肿病最捷，用此：

绿矾丸

五倍子半斤，炒黑　绿矾四两，姜汁炒白　针砂四两，醋炒红　神曲半斤，炒黄

上为细末，生姜汁煮红枣肉为丸，如梧桐子大。每服六七十丸，温酒下，不能饮酒，米汤下。终身忌食荞面。

一论黄胖，饮食无味，四肢无力，行步倦怠，脉涩而迟，或腹有积块胀满。

加减胃苓汤

苍术一钱五分　陈皮一钱五分　厚朴姜炒，八分　猪苓　泽泻各二钱　白术去芦，炒，一钱五分　白茯苓三钱　藿香三钱　半夏姜炒，二钱　大腹皮三钱　山楂三钱　萝卜子三钱　三棱一钱　莪术一钱　青皮一钱　甘草八分

上剉。生姜三片，枣二枚，水煎，温服。

一治黄疸倦怠，脾胃不和，食少，小便赤，宜以平胃散合五苓散加滑石。

一治黄肿，腹中有积块胀满者，用：

退金丹山东李西岭传

苍术酒炒，八两　香附八两　青皮去穰，三两　陈皮四两　良姜一两　厚朴姜炒，二两　乌药四两　三棱煨，一两　莪术煨，一两　青矾八两，用百草霜同炒

上为细末，醋糊为丸，如梧桐子大。每服五十丸，米汤送下。

一治酒疸食疸，五积六聚，七癥八瘕，心腹疼痛，潮热等症。不问大人小儿，皆可用此。

紫金丸

血竭二两　沉香一两　青皮去穰，二两　陈皮二两　枳壳去穰，麸炒，二两五钱　厚朴姜炒，二两　百草霜一两　皂矾四两，用醋煮过　蓬术醋炒，三两　香附去毛，一两　针砂醋煮，一两　干漆炒过性，二两　槟榔二两　黄石榴矾二两，即金丝矾是也　秦艽一两　三棱醋炒，三两　甘草五钱

上为细末，用大枣煮烂，去皮核，打糊为丸，如梧桐子大。每服六七十丸，温酒送下，米饮亦可。一方加苍术、白术各一两。

一治遍身发黄，妄言如狂，苦于胸痛，手不可近，此中焦蓄血为患，宜用桃仁承气汤，打下瘀血即愈。

一治黄病爱吃茶者，用：

白术_{去芦，炒，三两}　苍术_{米泔浸，三两}　软石膏_{煨，二两}　白芍_{炒，一两}
黄芩_{一两}　薄荷叶_{七钱}　胆星_{一两}　陈皮_{一两}

上为细末，砂糖水调神曲糊为丸，如梧桐子大。每服五六十丸，砂糖水下。

一治黄病爱吃壁泥者，用：

黄泥_{一斤}　砂糖_{四两，同泥炒干}

上为细末，黄连膏和为丸，如梧桐子大。每服五六十丸，空心糖汤下。

一治黄病爱吃生米者，用：

陈皮　白芍_炒　神曲_炒　麦芽_炒　山楂　白茯苓_{去皮}　石膏_{各一钱}
厚朴_{七分}　苍术_{一钱二分}　藿香_{五分}　白术_{一钱五分}　甘草_{三分}

上剉。水煎熟，入砂糖一蛤蜊壳，食前服。

一治黄疸秘方。

大虾蟆一个，黑矾三钱，猪肚一个，上二味装入肚内，煮烂，虾蟆去骨，用煮汤洗令肚净，吃之即愈。

一治女劳疸方。

四苓散合四物汤，去川芎，加茵陈、麦门冬、滑石、甘草。

一治诸黄疸，口淡怔忡，耳鸣脚软，恶寒发热，小便白浊，此为虚症，用八味丸_{方见补益}，用四君子汤吞下。

一治黄疸病，医不愈，耳目悉黄，饮食不消，胃中胀热，胃中有干粪，用煎猪脂一小升，温热，顿服之，日三次。燥粪下去，乃愈。

【点评】本篇名五疸，实际内容包括了肝胆疾病引起的黄疸，也包括贫血引起的黄胖病。凡黄，均与湿相关，故治疗以健脾去湿为法。基本方为五苓散、四苓散、平胃散、补中益气汤等，黄疸之基本药为茵陈，有热则加三黄、栀子等，有寒则配四逆汤。而黄胖病之基本药为绿矾、针砂，如绿矾丸，类似西医之补铁剂，方中多配伍红枣、生姜、神曲等健脾之品，较之单纯补铁更佳。腹有积块的黄胖病，类似西医脾肿大脾功能亢进引发的贫血，用加减胃苓汤，仍从湿治疗，健脾利湿，化痰消积。

卷 四

补益

脉法：气虚，脉细或缓而无力，右手弱。血虚，脉大或数而无力，左手弱。阳虚，脉迟。阴虚，脉弦。真气虚，脉紧。男子久疾，气口脉弱则死，强则生。女人病久，人迎强则生，弱则死。

夫人之正气不足，曰虚；复纵嗜欲，曰损。致病之因，有六焉，一曰气，二曰血，三曰精，四曰神，五曰胃气，六曰七情忧郁。六气委和，则各司其职，曰无病，失养违和，阴阳偏胜克剥，则诸病生焉。夫气乃肺之主，血乃肝藏之，精乃肾之主，神乃心之主，饮食乃脾胃之主，七情则七神主之。凡应事太烦则伤神，喋谈朗诵，饥而言多则伤气，纵欲想思则伤精，久视郁怒则伤肝，饮食劳倦则伤脾。久行伤筋，久立伤骨，久坐伤肉，此五劳七伤之属也。其有禀赋素薄之人，又兼斫丧太早者，真阴根本受亏，肾水一亏，则火必胜，胜则克肺金，肺主皮毛，则腠理不密，鼻不闻香臭，火炎痰升，而致咳嗽。甚致肾水枯竭，肺子能令母虚是也。金水既病，则五脏六腑皆为贼。此火乃内出之火，宜补精血，而火自退，当服五仁斑龙胶丸，培复精神之圣药也。夫鹿者，得先天气质之厚，又食灵苗之精，故曰寿牲，角乃众体之首，一身精华所聚者也。方名五仁者，黄精、参、杞之类是也。男女虚弱之病，服之以复真元，非此不能，故斑龙胶丸为血肉上品之良剂。善斡旋心肾，资填五内，益精神，充气血，滋益于一身。兼以参、杞、门冬、鲜地骨皮等为佐，配以八物汤。如干咳嗽，痰中见血者，加二门冬、牡丹、知母、五叶、制柏，其却病延年之功，诚在斯矣。世俗补阴丸，以知母、黄柏为主者，但可施于壮盛人纵欲相火之多者可矣，若虚损精血不足之症已成者，及五十岁外人服之，则元阳精气，何由而生?！又人辄以人参肺热还伤肺之说，将人参为虚损人之忌物者，盖不究心于《本草经》耳。参本味甘微寒，善补五脏，安精神，健脾胃，生津液，况《素问》言虚者治以甘温，乃万世不易之定论也，彼何期后学泥书所注肺热还伤肺之句惑焉?！则可说体壮人患内外感并积热固结于膈，宜清凉涤导言之，若概以虚损、虚火、痰嗽及气虚中满者，妄议人参为不可用，是惑世诬人，陷于不寿甚矣！

一论元气亏损，脾胃虚弱，饮食少进，或肢体肿胀，或大便不实，面瘦而黄，或胸膈虚痞，痰嗽吞酸等症。

四君子汤

人参二钱　白术一钱五分　白茯苓去皮，二钱　甘草炙，一钱五分

上剉一剂，姜枣煎服。加陈皮，名异功散；加半夏、陈皮，名六君子汤。去茯苓，加干姜，名理中汤。

一论心血亏损，肝脾肾血虚，发热，或晡热甚，头目不清，或烦躁不寐，胸膈作胀，或胁作痛等症。

四物汤

当归酒洗　怀熟地黄各三钱　白芍酒炒，二钱　川芎一钱

上剉一剂。水煎，温服。

一论气血虚弱，恶寒发热，烦躁作渴，或不时寒热，眩晕昏聩，或大便不实，小便赤淋，或饮食少思，或小腹痛等症，宜用八物汤，又名八珍汤，即四君子汤合四物汤是也。

一论凡人元气素弱，或因起居失宜，或因用心太过，或因饮食劳倦，致遗精白浊，盗汗自汗，或内热晡热，潮热发热，或口干作渴，喉痛舌裂，或胸乳膨胀，或胁肋作痛，或头颈时痛，或眩晕眼花，或心神不宁，寤而不寐，或小便赤淋，茎中作痛，或便溺余沥，脐腹阴冷，或形容不充，肢体畏寒，或鼻气急促，或更有一切热症，皆是无根虚火，宜服后方：

十全大补汤

人参去芦，二钱　白术去芦，一钱五分　白茯苓去皮，三钱　当归酒洗，二钱　川芎一钱五分　白芍酒炒，一钱　熟地黄三钱　黄芪蜜炙，酒炒，二钱　肉桂五分　麦门冬去心，二钱　五味子三分　甘草炙，八分

上剉一剂。生姜、枣子，水煎，温服。

一论年老，房有少艾①，致头痛发热，眩晕喘急，痰涎壅塞，小便频数，口干引饮，遍舌生刺，缩敛如荔枝然，下唇黑裂，面目俱赤，烦躁不寐，或时喉间如烟火上冲，急饮凉水少解，已滨于死，脉洪大而无伦，且有力，扪其身烙手，此肾经虚火游行于外，投以十全大补汤加山茱、泽泻、丹皮、山药、麦门冬、五味、附子，水煎服。熟寐良久，脉症各减三四，再与八味丸，服之而愈。

一论中气不足，肢体倦怠，口干发热，饮食无味，饮食失节，或劳倦身热，脉洪大而虚，或头痛恶寒，自汗，或气高而喘，身热而烦，或脉微细软弱，自汗，体倦少食，或中气虚弱而不能摄血，或饮食劳倦而患疟痢，或疟痢因脾胃虚而不能愈，或元气虚弱，感冒风寒，不胜发表，宜用此代之。或入房而后感冒，或感冒而后入房，亦用此汤，急加附子。或泻利腹痛，急用附子理中汤。此方能治一应诸症，误用攻击之药太过，以致元气脾胃虚损之极，病已垂殆，用之实有起死回生之效。宜此：

补中益气汤 方见内伤

一论经云：壮水之主，以制阳光。夫人之生，以肾为主，人之病，多由肾虚而致者，此一方天一生水之剂，无不可用。若肾虚发热作渴，小便淋闭，痰壅失音，咳嗽吐血，头目眩晕，眼花耳聋，咽喉燥痛，口舌疮裂，齿不坚固，腰腿痿软，五脏亏损，盗汗自汗，便血诸血。凡肝经不足之症，尤当用之，盖水能生木故也。此滋水化痰之圣药，血虚发热之神剂也。又治肝肾精血不足，虚热不能起床，加大附子、肉桂各二两，名八味丸。又治肾阴虚弱，津液不降，败浊为痰，能治咳逆。又治小便不禁，收精气之虚脱，为养气滋肾，制火导水，使机关利而脾土健实，宜此：

六味地黄丸

怀生地黄 八两，要真怀庆生干地黄，酒洗净，入砂锅内蒸黑为度，如病胃弱，畏滞，再加生姜汁拌匀，再蒸半晌取出，用手指断，入后药，同捣成饼，今市卖熟地黄皆是用铁锅煮过，则不可用者矣 **山茱萸** 酒蒸，剥去核，取肉，晒干，四两 **怀山药** 四两

---

① 少艾：指年轻美丽的女子。

白茯苓去皮，三两　　牡丹皮去土，三两　　泽泻去毛，三两

上忌铁器，将药精制，秤为一处，入石臼内捣成饼，晒干，或微火焙干，或碓杵，或石磨为细末，炼熟蜜一斤，加水一碗，和为丸，如梧桐子大，晒干，用瓷器收贮。每服三钱，空心盐汤酒任下。忌三白。肾水不能摄养脾土，多吐痰唾，姜汤下。加麦冬、五味，名八仙长寿丸；腰痛，加鹿茸、木瓜、续断；消渴，加五味子；诸淋沥，倍茯苓、泽泻；老人夜多小便，加益智仁，去泽泻，茯苓减半；老人下元虚冷，胞转不得小便，膨急切痛，四五日，困笃垂危者，倍泽泻；遗精，去泽泻；虚火耳聋，加黄柏、知母、远志、石菖蒲；小儿遗尿，加破故纸、益智仁、人参、肉桂；小儿鹤节，加鹿茸、牛膝、人参；小儿解颅，头缝开解不合，亦加人参；小儿禀赋肾经虚热，耳内生疮，或肌肉消瘦，骨节皆露，名节疳，加鹿茸、牛膝各一两，五味子四两；若颅解不合，牙齿不生，眼睛不黑，腿软难行，最宜此药。

一论大补元气，培填虚损之圣药也，即六味地黄丸，依本方再加五味是也。

五子益肾养心丸

甘枸杞子四两　　柏子仁二两　　覆盆子二两　　楮实子炒，二两　　沙苑蒺藜子麸炒，二两

上共十一味①，为细末，用蜜八两，入斑龙胶先炼，次入浮小麦粉四两，芡实粉四两，水调，亦入胶蜜同炼熟，和药，再杵千余下，为丸，如梧桐子大。每日服百丸，淡盐汤送下。

一论肾虚不能制火，六味地黄丸主之。肾非独水也，命门之火并焉，肾不虚，则水足以制火，肾水虚，则火无所制，而热症生矣，名曰阴虚火动，河间氏所谓肾虚则热是也。令人足心热，阴股热，腰脊痛，率是此症。老人得之为顺，少年得之为逆，乃咳血之渐也。地黄、茱萸，味厚者也。经曰：味厚为阴中之阴，故能滋少阴，补肾水。泽泻，味甘咸，气寒，甘从土化，咸从水化，寒从阴化，故能入水脏而泻水中之火。丹皮，气寒，味苦辛，寒能胜热，苦能入血，辛能生水，故能益少阴，平虚热。山药、茯苓，味甘者也，甘从土化，

---

① 十一味：即在上五味药中再加六味地黄丸中的六味药，共十一味。

土能防水，故用之以制水脏之邪，且益脾胃，而培万物之母也。

一论肾虚移热于肺，咳嗽者，六味地黄丸主之。有足心热，内股热，腰痛，两尺脉虚大者，病原于肾虚也。地黄、茱萸，味厚者也，味厚为阴中之阴，故能益肾。肾者水脏，虚则水邪归之，故用山药、茯苓以利水邪。水邪归之，则生湿热，故用泽泻、丹皮以导坎中之热，滋其阴血，去其邪热，则精日生，而肾不虚，病根既去，咳嗽自宁矣。

一论下消者，烦渴引饮，小便如膏，六味地黄丸主之。先有消渴善饮，而后小便如膏者，名曰下消。惧其燥热渐深，将无水矣，故用此方以救肾水。地黄、茱萸质润味厚，为阴中之阴，故可以滋少阴之肾水。丹皮、泽泻取其咸寒，能制阳光。山药、茯苓取其甘淡，能疗消渴。

一论渴而未消者，用八味丸主之，此即六味地黄丸加附子、肉桂是也。渴而未消，谓其人多渴，喜得茶饮，不若消渴之求饮无厌也。此为心肾不交，水不足以济火，故令液亡口干。乃是阴无阳而不升，阳无阴而不降，水下火上，不相既济耳，故用附子、肉桂之辛热，壮其少火，用六味丸，益其真阴。真阴益则阳可降，少火壮则阴自升，故灶底加薪，枯笼蒸溽，槁禾得雨，生意维新。惟明者知之，昧者鲜不以为迂也。

一论肾间水火既虚，小便不调者，八味丸主之，肾主水火，主二便，司开合。肾间之水竭，则火独治，能合而不能开，令人病小便不出；肾间之火息，则水独治，能开不能合，令人小便不禁。是方也，以肉桂、附子之温热益其火，以地黄、茱萸濡润壮其水，火欲实，丹皮、泽泻之咸酸者，可以收而泻之；水欲实，则茯苓、山药之甘淡者，可以制而渗之，水火既济，则开合治矣。

一论肾间水火俱虚者，八味丸主之。君子观象于坎，而知肾具水火之道焉。故曰：七节之旁中有小心，小心，少火也。又曰：肾有两枚，左为肾，右为命门。命门，相火也，相火即少火耳。夫一阳居于二阴为坎，水火并而为肾，此人生与天地相似也。今人入房甚而阳事愈举者，阴虚火动也，阳事先痿者，命门火衰也。真水竭则隆冬不寒，真火息则盛夏不热，故人乐有善药饵焉。是方也，地黄、茱萸、丹皮、泽泻、山药、茯苓、六味丸也，所以益少阴肾水，附、桂辛热物也，所以益命门相火，水火得其养，则二肾复其大矣。

一论阴虚于下，令人呕甚者，六味丸加盐汤送下，诸阳气浮，无所依从，故呕咳，气上喘，此阴虚于下而令孤阳上浮耳。是方也，地黄、茱萸质润味厚，可使滋阴，丹皮、泽泻气味咸寒，可制阳光，山药、茯苓味甘而淡，可使调下。

一论肾气热，则腰脊不举，骨枯而髓减，发为骨痿，宜六味丸加黄柏、知母主之。肾者水脏，无水则火独治，故令肾热。肾主督脉，督脉者，行于脊里，肾坏则督脉虚，故令腰脊不举。骨枯髓减者，枯涸之极也。肾主骨，故曰骨痿。是方也，地黄、茱萸味厚而能生阴，知、柏苦寒能泻火，泽泻、丹皮能去坎中之热，山药、茯苓能制肾间之邪。王冰曰：壮水之主，以制阳光。此方主之。

一论入房太甚，宗筋纵弛，发为阳痿，八味丸主之。肾，坎象也。一阳居于二阴为坎，故肾中有命门之火焉。凡人入房甚而阳事作强不已者，水衰而火独治也，阳事柔痿不举者，水衰而火亦败也。丹溪曰：天非此火，不足以生万物，人非此火，不能以有生，奈之何而可以无火乎！是方也，桂、附味厚而辛热，味厚则能入阴，辛热则能益火，故能入少阴而益命门之火；地黄、茱萸味厚而质润，味厚则能养阴，质润则能壮水，故能滋少阴而壮坎中之水。火欲实，则丹皮、泽泻之酸咸可以引而泻之；水欲实，则山药、茯苓之甘淡可以渗而制之。水火得其养，则肾宫不弱，命门不败，而作强之官，得其职矣。

一论肾劳背难俯仰，小便不利，有余沥，囊湿生疮，小腹里急，小便赤黄者，六味地黄丸加黄柏、知母主之。肾者，藏精之脏也，若人强力入房，以竭其精，久久则成肾劳。肾主精，精主封填骨髓，肾精以入房而竭，则骨髓已枯矣，故背难俯仰。前阴者，肾之窍，肾气足则能管摄小便而溲溺惟宜，肾气怯则欲便而不利，既便而有余沥，斯之谓失开合之常度也。肾者水脏，传化失宜，则水气留之，而生湿热。水气留之，故令囊湿生疮也。小腹里急者，此乃是真水枯而真火无制。真水枯，则命门之相火无所畏，真火无制，故灼膀胱小腹之筋膜而作里急也。便赤黄，亦皆火之所为。地黄、茱萸味厚者也，味厚而为阴中之阴，故足以补肾间之阴血；山药、茯苓甘淡者也，甘能制湿，淡能渗湿，故足以去肾间之阴湿；泽泻、丹皮咸寒者也，咸能润下，寒能胜热，故足以去肾间之湿热；黄柏、知母苦润者也，润能滋阴，苦能济火，故足伏龙雷之相火。夫去其灼阴之火，滋其济火之水，则肾间之精血自生矣。

一论气短有痰，小便赤涩，足根作痛，尺脉浮大，按之则涩，此肾虚而有痰饮也，用四物送六味丸而已。

一论六味地黄丸，专补左尺肾水之药。八味丸，既补左尺肾水，兼补右肾相火之药。少年水亏火旺，宜服六味丸。老年水火俱亏，宜服八味丸。况老年肾脏真水既虚，邪水乘之而为湿热，以作腰痛足痿、痰唾消渴、小便不禁、淋闭等症。非附、桂之温散而能治之乎！一论八味丸，治下元虚惫，心火上炎，渴欲饮水，或肾水不能摄养，多吐痰唾，及男子消渴，小便反多，妇人转胞，小便不通。

一养生书曰：立秋后宜服张仲景八味丸，治男子虚羸百病，众所不疗者，久服轻身不老，加以摄养，则成仙。

一论命门火衰，不能生土，以至脾胃虚寒，而患流注鹤膝等症，不能消溃收敛，或饮食少思，或食而不化，或脐腹疼痛，夜多溺。经云：益火之源，以消阴翳。即此方也。又治妇人脬转，小便不通，殊效。

八味丸

怀生地黄 用酒蒸黑，八两 山茱萸肉 酒蒸，去核 山药各四两 白茯苓 去皮 牡丹皮 各三两 肉桂 用三分厚者，去皮，方能补肾，引虚火归源 大附子 一两半重者，切四片，童便浸，火焙干，各二两 泽泻三两

上忌铁器，共为细末，炼蜜为丸，如梧桐子大。每服八十丸，空心滚汤送下。

一治肾脏虚弱，面色黧黑，足冷足肿，耳鸣耳聋，肢体羸瘦，足膝软弱，小便不利，或多或少，腰脊疼痛，用八味丸加鹿茸、五味子，名十补丸。

一论凡有人不耐劳，不能食冷，或饮食胀，大便不实，或口苦，常破如疮，服凉药愈甚，或盗汗不止，小便频数，腰腿无力，或咽津，或呼吸觉冷入腹，或阴囊湿痒，或手足觉冷，或面白，或黧黑，或畏寒短气，以上诸症，皆属虚甚，八味丸主之。此丸用附子有功，

夫附子一物，大辛热，除三焦痼冷，六腑沉寒，气味劲悍，有回阳之功，命门火衰，非此不补。附虽有毒，但炮制如法，或用防风、甘草同炒，或童便久浸，以去其毒，复将地黄等味同用，以制其热，润其燥，缓其急，假其克捷之功，而驾驭剽悍之势，则虽久服，亦有功而无害，惟在善用之而已。若执泥有毒，果有沉寒痼冷之疾，弃而不用，其能疗乎！观东垣八味丸论，则昭然矣。

一论诸虚百损，五劳七伤，滋肾水，降心火，补脾土，添精补髓，益气和血，壮筋骨，润肌肤，聪明耳目，开心定智，强阴壮阳，延年益寿。此药性味温而不热，清而不寒，久服则坎离既济，阴阳协和，火不炎而神自清，水不渗而精自固，平补之圣药也。

加减神仙既济丸 尚书刘春冈方

棘参 去芦，二两　嫩鹿茸 酥炙，二两　肉苁蓉 酒洗，三两　枸杞子 酒洗，二两　山茱萸 酒蒸，去核，取肉，二两　怀山药 三两　辽五味子 三两　石菖蒲 去毛，二两　嫩黄芪 蜜水炒，二两　川巴戟 水泡，去心，二两　川黄柏 酒炒，二两　知母 去毛，二两　柏子仁 二两　怀熟地黄 酒蒸，二两　菟丝子 酒蒸，捣饼，晒干，二两　天门冬 去心，二两　当归身 酒洗，二两　麦门冬 去心，二两　远志 甘草水泡，去心，二两　小茴香 盐酒炒，二两　白茯神 去皮木，二两　怀生地黄 酒洗，二两　川杜仲 去皮，酒炒，二两　川牛膝 去芦，酒洗，二两

上为细末，炼蜜和熟枣为丸，如梧桐子大。每服百丸，空心盐汤送下，或酒任下。忌三白。

一论此方，主滋养肝肾，补益心血，利足膝，实肌肤，悦颜色，真卫生之良药也。

归茸丸

怀熟地黄 酒蒸，四两　怀山药 酒浸，二两　茱萸 酒蒸，去核，二两　白茯苓 去皮，二两　牡丹皮 一两　怀牛膝 去芦，酒洗，二两　当归 酒洗，二两　大附子 炮，去皮脐，二两　嫩鹿茸 酥炙，四两　泽泻 一两　辽五味子 四两　官桂 二两

上为细末，鹿角半斤，酒打稀糊为丸，如梧桐子大。每服五十丸，空心盐汤、温酒送下。

一论五仁斑龙胶，专治真阳元精内乏，以致胃气弱，下焦虚惫，及梦泄自汗，头眩，四肢无力，此胶能生精养血，益智宁神，顺畅三焦，培填五脏，补肾精，美颜色，却病延年。乃虚损中之圣药也。

五仁斑龙胶法

鹿角连脑盖骨者佳，自解者不用，去盖用生，净五十两，截作三寸段，新汲淡泉井水浸洗去垢，吹去角内血腥秽水尽。同人参五两，天门冬去心五两，麦门冬去心五两，甘枸杞子去蒂八两，川牛膝去芦五两，五品药以角入净坛内，注水至坛肩，用笋壳油纸封固其口，大锅内注水，用文武火密煮三昼夜足，时常加入沸汤于锅内，以补干耗，取出，滤去渣，将汁复入阔口砂锅内，煎熬成胶，听用。和药末。其角去外粗皮，净者为细末，名之曰鹿角霜也。

仙传斑龙丸　滋补中之圣药。

鹿角霜　鹿角胶　柏子仁另研　菟丝子酒炒　怀生地黄酒蒸一日至黑，各十两

上为末，先将鹿角胶瓷器内慢火化开，却将胶酒煮糊和药，捣二千下，为丸如梧桐子大。每服五十丸，淡盐汤下，酒亦可。

昔有一道人货此药，歌曰：尾闾不禁沧海竭，九转神丹具慢说，唯有斑龙顶上珠，能补玉堂关下血。此药理百病，养五脏，补精髓，壮筋骨，益心智，安魂志，令人悦泽驻颜，轻身延年益寿，久服成地仙。

长生固本方

人参　甘枸杞子　怀山药　辽五味子　天门冬水润，去心　麦门冬水润，去心　怀生地黄　怀熟地黄各二两

上剉片，用生绢盛之，煮酒三十斤，将箬封坛口，放锅内，水煮，坛水不过坛口，以米百粒放箬叶上，候气熏蒸米熟，住火，埋土出火毒，饮之。此药甚平和，治劳疾，补虚弱，乌须发，久服面如童子。忌萝卜、葱、蒜，食之与地黄相反，令人易白发。肉面不忌，亦忌绿豆饭。

一论仙家酒①，大能益心气，补脑髓，治消渴劳怯及风火症，老人尤宜。拣年幼壮盛洁净无病妇人之乳，每用一吸，即以指塞鼻孔，按唇贴齿而漱，乳与口津相和，然后以鼻内引上吸，使气由明堂入脑，方可徐徐咽下。凡五七次为一度。不漱而服者，何异饮酪于肠

---

① 仙家酒：人乳之别名。

胃尔。

一论治诸虚百损，五劳七伤，用人乳两盏，好酒半盏，入银镟或锡镟器内荡滚，每五更服。

又方，壮室人经血，或首经最佳，以棉帛收之，阴干，入乳香末少许，乳汁和丸，如樱桃大。每噙一粒，取女人气一口，乳汁送下。

一论主壮元阳，益真气，助胃润肺，宜：

补精膏

牛髓搗烂，去粗　胡桃肉去皮　杏仁去皮　人参各四两　山药姜汁拌，蒸熟，去皮，八两　红枣去皮核，半斤

上将杏仁、胡桃肉、枣子、山药四味捣为膏，用蜜一斤，炼去白沫，与牛髓同和匀，入瓷罐内，重汤煮一日，空心以一匙用酒或白汤化服下。

吕祖洞宾补屋修墙养生诀：少年豪气往前为，岂料中年力弱亏，休将药饵调真息，自有元阳养气时。君子小人莫知阴阳相媾之妙，幼年之人，精强力壮，不顾力形，惟贪快乐，以泄为美，不知老之将至，百病来侵。盖因幼年骨脉未坚，父母愚蒙，早娶妻室，或因幼失父母，任意飘荡，醉饱行房，以致口舌苦干，虚热盗汗，诸症侵染，无药治疗。吕公传下秘诀，用人参，不拘多少，切碎，将米同煮，候熟，取其阴干，拣小雌鸡两三只，每日将米喂养，待鸡生卵，每日食三五个。不过百日，大有功效，形容娇美，返本还元。若有乌鸡，更好。如用雄鸡同食此参，生抱小鸡，日往月来，其功不可具述。

一论治伤寒汗吐下后，及行倒仓法吐下后，与诸病症用攻击之过，以至元气耗惫，用此补之。韩飞霞曰：人参炼膏，回元气于无何有之乡，王道也。又肺虚嗽，亦有人参膏补之。如肺虚兼有火邪者，人参膏与天门冬膏对服之，最妙！

人参膏

人参去芦，不拘多少，切片，入砂锅内，放净水，文武火熬干，一半倾入瓶内，将渣又煎，又如前并之于瓶，凡熬三次，验参渣，嚼无味，乃止。却将三次所煎之汁滤去渣，仍入砂锅内，文武火慢慢熬成膏。如人参一斤，只好熬成一碗足矣。及成膏入碗，隔宿必有清水浮上，亦宜去之，只留稠膏。每服二三匙，清米汤一口漱下。

白术膏

白术要好雪白者，去芦油不用，净一斤，入砂锅内，水熬三次，取汁，滤去渣，再入砂锅内文武火慢慢熬至三碗，入蜜四两，又熬成膏，入瓷罐收贮，封固，埋土七日，出火毒，取出。每服四五匙，不拘时，米汤调服。善补脾胃，进饮食，生肌肉，除湿化痰，止泄泻。

茯苓膏

大白茯苓坚硬者，不拘多少，去黑皮，为细末，用水漂去浮者。漂时先令少用水，如和面之状，令药湿，方入水漂澄。取下沉者，用净布扭去水，晒干，复为细末，再漂再晒，反复三次，复为细末。每末一斤，拌好白蜜二斤，令匀，贮长瓷罐内，箬皮封口，置锅内，桑柴火悬胎煮，尽一日，抵晚，连瓶坐埋五谷内，次早倒出。以旧在上者装瓶下，旧在下者装瓶上，再煮再入五谷内，凡三日夜。次早取出，埋净土定七日，去火毒。每早晚用三四匙，噙嚼少时，以白汤送下。补虚弱，治痰火，殊效。

延寿丹

用白茯苓十斤，净锅内煮一夜，晒一日，去皮，切片，拌蜂蜜二斤，蒸三炷香，晒干，再加蜂蜜，再蒸再晒，如是三次，为细末，炼蜜为丸，如梧桐子大。每服三四十丸，温水送下。久服大补，殊效。

地黄膏

真怀庆大生地黄一斤，酒洗令净，加麦门冬去心四两，贮砂锅内，入水熬干一半，倾入瓷罐内，又入水，又熬，如是三次，将汁滤去渣，用文武火慢慢熬至三碗，入蜜四两，又熬至膏，入瓷罐内封固，入土埋，出火毒，取出。每服二三匙，空心白汤点服。能补肾水真阴，填髓固精，生血乌发。

枸杞膏

甘枸杞子一斤，放砂罐内，入水煎十余沸，用细绢罗滤过，将渣挤取汁净，如前再入水熬，滤取汁，三次，去渣不用，将汁再滤入砂罐内，再慢火熬成膏，入瓷器内，不可泄气。不论男妇，每早晚用酒调服。能生精，补元气，益荣卫，生血悦颜色，大补诸虚百损，延年益寿。

一论此膏能镇玉池，存精固漏，通二十四道血脉，锁三十六道骨节，主一身之毛窍，贴之血脉流畅，龟健不衰，精髓充盈，养精聚神，有百战之功，壮阳助气，返老还童，固下元，通透三关，乃通行之道。老人贴之，夜不小便，大人精不泄，补益虚损，延年益寿，至珍至宝。又治男子下元虚冷，小肠疝气，痞疾，单腹胀满，并一切腰腿骨节疼痛，半身不遂，贴三日。神效。妇人子宫久冷，赤白带下，久不坐胎，产后战肠风，贴之三日神效。

千金封脐膏 内阁秘传

天门冬　生地黄　熟地黄　木鳖子　大附子　蛇床子　麦门冬　紫梢花　杏仁　远志　牛膝　肉苁蓉　官桂　肉豆蔻　菟丝子　虎骨　鹿茸 各二钱

上为末，入油一斤四两，文武火熬黑色，去渣澄清，入黄丹半斤，水飞过松香四两，熬，用槐柳条搅，滴水不散为度。再下硫黄、雄黄、朱砂、赤石脂、龙骨各三钱，为末，入内，除此不用见火，将药微冷定，再下腽肭脐一付，阿芙蓉、蟾酥各三钱，麝香一钱 不见火，阳起石、沉木香各三钱，俱不见火。上为细末，入内，待药冷，下黄蜡六钱，贮瓷器盛之，封口，放水中浸三日，去火毒，取出，摊缎子上，或红绢上亦可。贴之六十日，方无力，再换。一方加乳香、没药、母丁香。此方其效如神，不可尽述，宜谨藏，宁将千金与人，灵膏不可轻授。

歌曰： 灵龟衰弱最难全，好把玄书仔细看。

助老精神还少貌，常时贴上返童颜。

金龟出入超凡圣，接补残躯越少年。

虽然不到天仙位，却向人间作地仙。

太和丸

饮食劳役，所关非细。饮食失节，损伤脾胃。劳役过度，耗散元气。脾胃损伤，元气衰竭，乃成内伤，诸病难治。保合太和，预防无虑，大补诸虚，专进饮食，清痰降火，解郁消滞，养气健脾，王道之剂，不问老幼、男女通治。

白术 去油，土炒，四两　白茯苓 去皮，二两　怀山药 一两　莲肉 去心皮，二两　当归身 酒炒，四两　白芍药 酒炒，二两　陈皮 一两　川黄连 姜炒，一两　山楂 去子，一两　枳实 麸炒，一两　半夏 汤泡，切片，姜炒，一两　神曲 炒，一两　香附 童便炒，一两　木香 五钱　龙眼肉 一两　炙甘草 五钱　人参 五钱　白豆蔻

去壳，五钱　嫩黄芪蜜水炒，一两

上为细末，荷叶如掌大者煎汤，下陈仓米半钟，煮稀粥，和为丸，如梧桐子大。每服百丸，食后临卧米汤送下。年幼壮者去参、芪。

坎离丸　治灯窗读书辛苦，学问易忘，士大夫勤政劳心，精神昏倦，妙不可言。思虑房欲，人为所累，思虑过度，心血耗散，房欲失节，肾水枯瘁。肾水一虚，心火即炽，酿成劳瘵，杂症难治。防其未然，坎离既济，补髓添精，调荣养卫，聪耳明目，定神安志，滋阴降火，百病皆治，日诵千言，不忘所记。

龙骨火煅，五钱　远志甘草水泡，去骨，一两　白茯神去皮末，一两　石菖蒲去毛，五钱　龟甲炙酥，五钱　酸枣仁炒，一两　当归身酒洗，一两　人参五钱　麦门冬水洗，去心，一两　天门冬水润，去心，一两　生地黄酒洗，二两　熟地黄酒蒸，二两　山茱萸酒蒸，去核，一两　川黄柏去皮，酒炒，一两　五味子一两　柏子仁一两　山药一两　甘枸杞子一两　知母去毛，酒炒，一两

上忌铁器，精制，合为一处，石臼内捣成饼，晒干，磨为细末，炼蜜滴水成珠，每蜜一斤，加水一碗，调和前药为丸，如梧桐子大。每服三钱，清晨空心盐汤或酒任下。节欲，忌三白。

长春不老仙丹　治诸虚百损，五劳七伤，滋肾水，养心血，添精髓，壮筋骨，扶元阳，润白肌肤，聪耳明目，宁心益智，乌须黑发，固齿坚牙，返老还童，延年益寿，壮阳种子，却病轻身，长生不老，真陆地神仙。

仙茅酒浸洗，四两　山茱萸酒蒸，去核，二两　川萆薢酒洗，二两　赤何首乌米泔浸洗，捶碎如枣核大，入黑豆同蒸三日，极黑　白何首乌同赤首乌制，各四两　补骨脂酒炒，二两　黄精酒蒸，四两　大怀生地黄酒洗净，掐断，晒干，二两　大怀熟地黄用生地黄酒浸洗，碗盛，放砂锅内蒸一日，极黑，掐断，晒干，二两　巨胜子二两　怀山药二两　甘枸杞子二两　天门冬水润，去心，二两　麦门冬水润，去心，二两　白茯苓去皮，人乳浸晒三次，二两　辽五味子二两　小茴香盐酒炒，二两　覆盆子二两　拣参二两　嫩鹿茸酥炙，二两　怀牛膝去芦，酒洗，二两　柏子仁二两　青盐二两　川杜仲去皮，酒炒，二两　当归身酒洗，二两　川巴戟水泡，去心，二两　菟丝子酒洗净，入砂锅，酒煮烂，捣成饼，晒干，二两　肉苁蓉酒洗，二两　川椒去目，微炒，一两　远志甘草水泡，去心，二两　锁阳炙酥，二两

阴虚火动，素有热者，加川黄柏酒炒二两，知母酒炒二两，紫河车一具用壮盛妇人首生男胎，先以米泔水洗净，次入长流水中再洗，新瓦上慢火焙干。

上忌铁器，黄道吉日精制。秤和一处，石臼内捣成饼，晒干，磨为细末，用炼蜜为丸，如梧桐子大。每服三钱，空心好酒送下。忌三白。如极虚，用后八仙斑龙胶化为丸，乃补益天下第一方也。

八仙斑龙胶

人参 天门冬去心 怀生地黄酒洗 怀熟地黄酒蒸 麦门冬去心 怀牛膝去芦，各五两 甘枸杞子 白何首乌 赤何首乌以上俱剉，咀片，各八两 老鹿茸燎去毛，截二寸长，劈两片，水洗净，二十两

上将药均入大砂锅内，熬汁五次，将渣滤净，再熬至五碗，则成胶矣。每服银茶匙二三匙，好酒调化，空心服。或酒化胶为前丸，更佳。

万病无忧酒

常服能除百病，理风湿，乌髭须，清心明目，利腰肾，健腿膝，补精髓，疗跌扑损伤筋骨，和五脏，平六腑，快脾胃，进饮食，补虚怯，养气血。

当归五钱 川芎五钱 白芷五钱 白芍一两 防风七钱五分 羌活一两 荆芥穗五钱 地骨皮五钱 牛膝五钱 杜仲炒，一两五钱 木瓜五钱 大茴香五钱 破故纸一两 五加皮一两五钱 威灵仙一两 钩藤一两 石楠藤一两 乌药五钱 紫金皮一两五钱 自然铜火煅 木香 乳香 没药 甘草炙，各五钱 雄黑豆二两

上共二十五味，调匀，用缯①布为囊盛之，无灰酒一大坛，入药在内，春秋五日，夏三日，冬十日后，取酒温饮之，或晨昏午后，随量饮之。能去风活血，养神理气，其味又佳。如饮一半，再加好酒浸饮，极妙。

延寿瓮头春又名神仙延寿酒，周藩宗正西亭传真仙方也

天门冬去心，一两 破故纸一两 肉苁蓉麸炒，一两 粉草一两 牛膝去芦，一两 杜仲麸炒，一两 大附子水煮，五钱 川椒去目，一两以上八味为末，入曲内同和糜 淫羊藿一斤，米泔水浸，仙灵脾俗名 羯羊脂一斤，拌淫羊藿，同炒黑色 当归四两 头红花一斤，捣烂，晒干 白芍一两 生地黄二两 苍术米泔水，浸

---

① 缯(zēng 增)：丝织品的总称。

炒，四两　　熟地黄二两　　白茯苓四两　　甘菊花一两　　五加皮四两　　地骨皮四两
以上十二味，剉，咀片，绢袋盛贮，铺缸内　　缩砂蜜五钱　　白豆蔻五钱　　木香五钱
丁香五钱以上四味，后用煮酒，为末用

上药共二十四味，共五斤四两，用糯米二斗，淘净，浸一日夜，又淘一次，蒸作糜，取出候冷，用细曲末四斤，同天门冬等八味调匀，却将淫羊藿等十二味贮于粗绢袋，置缸底，将前糜拍实于其上，然后投上品烧酒四十斤，封固七日，榨出澄清，方入坛，加砂仁等四味，固封，重汤煮三炷香，埋土中三日，以出火毒。每日量饮数杯，一七日百窍通畅，浑身壮热，丹田微痒，痿阳立兴。切忌醉酒饱食行房，只待气血和平，缓行无禁。久久纯熟，自然身轻力健，百病不生。若男妇俱服，精血和合，一度成胎。功效多端，未可名状，珍之重之！

一论长春酒，大补气血，壮筋骨，和脾胃，宽胸膈，进饮食，祛痰涎，行滞气，消酒食，除寒湿等症。

长春酒方尚书刘三川传

黄芪蜜炙　　人参　　白术去芦　　白茯苓去皮　　当归　　川芎　　白芍　　熟地黄　　官桂　　橘红　　南星　　半夏姜炒　　苍术米泔水浸　　厚朴姜炒　　砂仁草果仁　　青皮去瓤　　槟榔　　丁香　　木香　　沉香　　五味子　　藿香　　木瓜石斛　　杜仲　　白蔻壳　　薏苡仁　　枇杷叶　　桑白皮蜜炙　　神曲炒　　麦芽炒甘草炙

上各件制了，净秤三钱，等分为二十包，每用一包，以生绢袋盛之，浸酒一斗，春七、夏三、秋五、冬十日。每日清晨一杯，甚有功效。

呼吸静功妙诀

人生以气为本，以息为元，以心为根，以肾为蒂。天地相去八万四千里，人心肾相去八寸四分，此肾是内肾，脐下一寸三分是也，中有一脉，以通元息之浮沉，息总百脉，一呼则百脉皆开，一吸则百脉皆合，天地化工流行，亦不出呼吸二字。人呼吸常在于心肾之间，则血气自顺，元气自固，七情不炽，百骸之病自消矣。每子午卯酉时，

于静室中，厚褥铺于榻上，盘脚大坐，瞑目不视，以绵塞耳，心绝念虑，以意随呼吸一往一来，上下于心肾之间，勿急勿徐，任其自然。坐一炷香后，觉得口鼻之气不粗，渐渐和柔，又一炷香后，觉得口鼻之气似无出入，然后缓缓伸脚开目，去耳塞，下榻行数步，又偃卧榻上，少睡片时，起来啜淡粥半碗，不可作劳恼怒，以损静功。每日能专心依法行之，两月之后自见功效。

不炼金丹，且吞玉液，呼出脏腑之毒，吸采天地之清。太上玉轴六字气诀，道藏有《玉轴经》，言五脏六腑之气，因五味熏灼不和，又六欲七情，积久生疾，内伤脏腑，外攻九窍，以致百骸受病，轻则瘟癖，甚则盲废，又重则丧亡。故太上悯之，以六字气诀，治五脏六腑之病。其法以呼字而自泻去脏腑之毒气，以吸字而自采天地之清气以补之。当日小验，旬日大验，年后万病不生，延年益寿，卫生之宝，非人勿传。呼有六，曰：呵、呼、呬、嘘、嘻、吹也，吸则一而已。呼有六者，以呵字治心气，以呼字治脾气，以呬字治肺气，以嘘字治肝气，以嘻字治胆气，以吹字治肾气。此六字气诀，分主五脏六腑也。凡天地之气，自子至巳，为六阳时，自午至亥，为六阴时。如阳时则对东方，勿尽闭窗户，然忌风入，解带正坐，叩齿三十六以定神。先搅口中浊津，漱炼二三百下，候口中成清水，即低头向左而咽之，以意送下。候汩汩至腹间，低头开口，先念呵字，以吐心中毒气。念时耳不得闻呵字声，闻即气粗，乃损心气也。念毕，仰头闭口，以鼻徐徐吸天地之清气，以补心气。吸时耳亦不得闻吸气，闻即气粗，亦损心气也。但呵时令短，吸时令长，即吐少纳多。吸讫，即低头念呵字，耳复不得闻呵字声。呵讫，又仰头以鼻徐徐吸清气以补心，亦不得闻吸声。如此吸者六次，即心之毒气渐散，又将天地之清气补之，心之元气，亦渐复矣。再又依此式念呼字，耳亦不得闻呼声，如此呼者六次，所以散脾毒，而补脾元也。次又念呬字以泻肺毒，以吸而补肺元，亦须六次。次念嘘字，以泻肝毒，以吸而补肝元。嘻以泻胆毒，吸以补胆元。吹以泻肾毒，吸以补肾元。如此者并各六次，是谓小周。小周者，六六三十六也，三十六而六气遍，脏腑之毒气渐消，病根渐除，神气渐完矣。次看是何脏腑受病，如眼病，即又念嘘、嘻二字各十八遍，仍每次以吸补之。总之三十六讫，是为中周。中周者，第二次三十六，通为七十二也。次又再依前呵、呼、呬、嘘、嘻、吹六字法，各为六次，并须呼以泻之，吸以补之，愈当精虔，不可怠废。此第三次三十六也，是为大周。总之为一百单八次，是为百八诀也。午时属阴时，有病即对南方为之，南方属火，所以却阴毒也。然又不若子后巳前面东之为阳时也，如早起床上面东，将六字各为六次，是为小周，亦可治眼病也。凡眼中诸症，惟此诀能去之，他病亦然。神乎神乎，此太上慈旨也，略见《玉轴真经》，而详则得之师授也。如病重者，每字作五十次，凡三百而六腑周矣，乃漱炼、咽液、叩齿如初。如此者三，即通为九百次，无病不愈。孙真人云：天阴雾恶风猛寒，勿取气也，但闭之。

相国袁君八十八翁介溪记

正德戊寅岁二月中旬，一胡僧貌黔而颀①者，造门诣余。与之语，语不异常人，问其所长，自称善啖饭。余曰：啖饭何奇？僧曰：人皆啖饭，多啖则饱，僧且无饱，弗啖则饥，僧且无饥。余亦未深信，因呼从者，延之于别室，漫②拭之。为炊米三升，面如之，杂以幽菽③菜蕈诸物，僧据案狼食，斯须殆尽。时余方治官，未暇叩所以。从者问以师饱乎？吾以复面主人翁耳。曰：吾安得饱！居两日，问以师饥乎？曰：吾安得饥！时遂去，去不可物色。久之，僧复来。踵门语余曰：余方欲为公营一切功德，乞十金，斋百僧，公诺之乎？余对曰：十金可办也。僧因复留，与之食，食如前。值有客从海上来者，顾余谕金丹，僧摇手闭目曰：公劳矣。适所讲求者，遑论未成，成竟尔食乎？余以其言异，复悄悄叩之。僧曰：天地间自有一种丹耳，非石非金，丹在灵台，金石无用也。时夜将半矣，僧手出一物示余，乃剃度谱也。以羊皮为之，字迹渐磨灭，犹依稀可观。僧指示余曰：此宋元以前人也，昔在五台山趺坐，时有一黄冠者，授我服食

---

① 颀(qí 奇)：身材修长。

② 漫：随便。

③ 幽菽：豆豉。

方，今不可记年矣。余得而服之，十年之后，不知其身轻于鸿也。公傥欲闻乎，则举以告，公慎毋学金丹，金丹不可学也。笔楮既具，僧口诵其诀，命余自书。书讫读之，卒无他奇。僧知余易之，则起而执余手曰：公勿讶，然吾非赝于人者，其幸藏是也，再唸而试之可也。飘然而行，莫能留。余亦寝，置于箧笥中，不复措意焉。徹余请告归，每意有不慊，辄闷闷废食，又时而愵①然若饥也。方坐而自诊脉，制方以疗之，莱妇忽言曰：公不忆胡僧乎，公尝言渠大嚼弗饱，弗食弗饥也，今其方尚存，盖请试之。余笑曰：微汝言，吾且忘之。向固疑其鹿马而博十金也，今姑妄为之，不中，无损也。乃命童采取其所修制者，一惟其方是依，服后即诸疴如遗矣。未几而肌粟遍体生，生而复平，平若换皮骨焉。始信胡僧弗欺人，而不佞之自皮相也。当其时，彼岂无他奇术可摄生乎？美玉在门，余自失售耳。抑余服是方多年矣，即未能忘饥饱，若胡僧，延寿算若胡僧然，使余得至耄耋，而余耳目聪明及人也，敢忘胡僧力哉！是方也，欲举而授他人也，安知不以余之疑胡僧者疑余乎？因志其颠末，俾子孙藏之，留俟知音者，携之同登寿域云。

扶桑至宝丹：扶桑扶桑高拂云，海东日出气氲氲，

沧海变田几亿载，此树移根今尚存，

结子如丹忽如漆，绿叶英英翠可扪。

真人采窃天地气，留于红霞共吐吞，

濯磨入鼎即灵药，芝木区区未许群。

飱松有人已仙去，我今朝夕从此君。

叶兮叶兮愿玉汝，绿阴里面有桃源。

胡僧曰：蚕食吐丝，结成锦绣，人食生脂，延年除咎。盖嫩桑之叶，性本和平，不冷不热，生于效野之外，惧为蛇蝎所沿，须择家园中嫩而存树者，采数十斤，洗以长流之水，摘去其蒂，曝于日中，以干为度，复取巨胜子为臣，炼蜜为丸，如梧桐子大。卜吉日，择一诚实之人，面授修制之方，不可委诸童仆，仍宜在静室中，屏去妇人女子，及鸡犬等物。修合既成，日服二次，约可百丸，白滚水下。三月

---

① 愵(nì 逆)：忧郁貌。

之后，体生疹粟，此是药力所行，慎勿惊畏，旋则遍体光洁，如凝脂然。服至半年之后，精力转生，诸病不作。久服不已，自跻上寿。老人服之，步健眼明，须白返黑，又能消痰生津，补髓添精，功效不细。此是仙家服食上品，秘密难逢，传非其人，当有殃咎。戒之！宝之！

【点评】补益篇内容丰富。首论脉法，曰："气虚，脉细或缓而无力，右手弱。血虚，脉大或数而无力，左手弱。"从左右手脉之不同，区别气虚与血虚。因左寸候心，心主血，左关候肝，肝藏血，故左脉看血之虚实。右寸候肺，肺主气，右关候脾，脾主运化，故右脉看气之强弱。验之临床，确如此。"男子久疾，气口脉弱则死，强则生。女人病久，人迎强则生，弱则死。"因气口在右，主气，男子属阳，以气为本；人迎在左，主血，女子属阴，以血为本。补益法针对虚损证，龚氏从气、血、精、神、胃气、七情忧郁论病因，分别对应肺、肝、肾、心、脾胃、七神。治疗选方有补气的四君子汤，养血的四物汤，气血双补的十全大补汤，补脾的补中益气汤，补肾的六味地黄丸、八味肾气丸等，对六味地黄丸与肾气丸的论述尤其详尽、客观，值得仔细阅读、体会。此外，龚氏还比较推崇五仁斑龙胶、扶桑至宝丹等。除内服补益药外，又详细介绍了"呼吸静功妙诀"，即"六字诀"吐纳功，对强身健体大有裨益，有"当日小验，旬日大验，年后万病不生，延年益寿"之效，故为"卫生之宝"。

老人

老者安之，不以筋力为礼，广筵端席，何当勉强支陪，衰年之戒，一也。戒之在得，举念浑无去取，家之成败开怀，尽付儿孙，优游自在，清心寡欲，二也。衣薄绵轻葛，不宜华丽粗重，慎于脱着，避风寒暑湿之侵，小心调摄，三也。饮温暖而戒寒凉，食细软而远生硬，务须减少，频频慢餐，不可贪多，慌慌大咽，四时宜制健脾理气补养之药，四也。莫为寻幽望远而早起，莫同少壮尽欢而晚归，惟适性而止，五也。不问子孙贤否，衣衾棺椁，自当予备，身虽强健，譬如春寒秋热，可得久乎，常以朝不保暮四字介意，六也。老人持此六戒，虽不用药，庶乎且安矣。若家贫，子孙不能称意，只当安命持守，闭门端坐，颐养天年而已，不可贪饕责备，反生恼恨，自速其寿矣。

延年良箴

四时顺摄，晨昏护持，可以延年。

三光知敬，雷雨知畏，可以延年。

孝友无间，礼仪自闲，可以延年。

谦和辞让，损己利人，可以延年。

物来顺应，事过心宁，可以延年。

人我两忘，勿竞炎热，可以延年。

口勿妄言，意勿妄想，可以延年。

勿为无益，当慎有损，可以延年。

行住量力，勿为劳形，可以延年。

坐卧顺时，勿令身怠，可以延年。

悲哀喜乐，勿令过情，可以延年。

爱憎得失，揆之以义，可以延年。

寒温适体，勿侈华艳，可以延年。

动止有常，言谈有节，可以延年。

呼吸清和，安神闺房，可以延年。

静习莲宗，礼敬贝训，可以延年。

诗书悦心，山林逸兴，可以延年。

儿孙孝养，僮仆顺承，可以延年。

身心安逸，四大闲散，可以延年。

积有善功，常存阴德，可以延年。

救苦度厄，济困扶危，可以延年。

衰老论

夫二五之精，妙合而凝，两肾之间，白膜之内，一点动气，大如筋头，鼓午变化，开合遍身，重蒸三焦，腐化水谷，外御六淫，内当万应。所虑昼夜无停，八面受攻。由是神随物化，气逐神消，营卫告衰，七窍反常，啼号无泪，笑如雨流，鼻不嚏而涕，耳无声蝉鸣，吃食口干，寐则涎溢，溲不利而自遗，便不通而或泄。由是真阴妄行，脉络疏涩，昼则对人瞌睡，夜则独卧惺惺。故使之导引按摩，以通壅滞，咽漱津液，以灌溉焦枯。虽于老者，非肉不饱，饱则生气。非帛不暖，暖则生淫。侥幸补药者，如油尽添油，灯焰高而速灭。老子云：以其厚生，所以伤生也，况有明修礼貌，暗伏奸雄。曲糵腐其肠胃，脂粉惑其清真。孤阳独盛，水谷易消，自恃欲啖过人，恣造欺天之罪，宿缘既尽，恶根临头。其或餍腴沉酣，身居勤俭，老益贪婪，方聚龟毛之毡①，忽作女子之梦，倾天下之色，不足止其欲，遍天下之财，不足御其贪。

一论年高之人，阴虚筋骨柔弱无力，面无光泽，或暗淡，食少痰多，或喘，或咳，或便溺数涩，阳痿，足膝无力者，并治。形体瘦弱无力，多因肾气久虚，憔悴盗汗，发热作渴，并皆治之。

八仙长寿丸

大怀生地黄酒拌，入砂锅内蒸一日至黑，掐断，慢火焙干，八两　　山茱萸酒拌蒸，去核，四两　　白茯神去皮木筋膜　　牡丹皮去骨，各三两　　辽五味子去梗，二两　　麦门冬水润，去心，二两　　干山药四两　　益智仁去壳，盐水炒，二两

上忌铁器，为细末，炼蜜为丸，如梧桐子大。空心温酒或炒盐汤送下，夏秋白滚汤下。腰痛，加木瓜、续断、鹿茸、当归；消渴，加五味子、麦门冬各二两；老人下元冷，胞转不得小便，膨急切痛四五日，困笃欲死者，用泽泻，去益智。诸淋沥，数起不通，倍茯苓，用泽泻，去益智；夜多小便，加益智一两，减茯苓一半；治虚火牙齿痛浮，治耳聩及虚，如耳鸣，另用全蝎四十九枚，炒微黄色，为末，每

---

① 龟毛之毡：比喻不可能存在，或有名无实的东西。

服三钱，酒调送下百丸，空心服。

一论此膏填精补髓，坚骨强筋，万神具足，五脏盈溢，髓实血满，发白变黑，返老还童，行如奔马。日进数服，终日不食亦不饥，开通强记，日诵万言，神识高迈，夜无梦想。人生二七岁以前，服此一料，可寿三百六十岁；四十五岁以前服者，可寿二百四十岁；五十四岁以前服者，可寿一百一十岁；六十三岁以上服之，可寿至百岁。服之十剂，绝其欲，修阴功，成地仙矣。一料分五处，可救五人瘫疾；分十处，可救十人痨瘵。修合之时沐浴志心，勿轻示人。

琼玉膏

人参拣好者，去芦，十二两　真怀生地黄十斤，洗净，捣取其汁　白茯苓坚白者，去皮及筋膜，二十五两　白沙蜜五斤

上将参、苓为细末，忌铁器，蜜用生绢滤过，地黄取自然汁，去渣，同药一处拌和匀，入瓷器内封固，净纸二十余重密封，入重汤煮，用桑柴火煮六日，如连夜火即三日夜，取出，蜡纸数重包瓶口，入井内，去火毒，一伏时取出，再入旧汤内煮一日，出水气。取三匙，作三盏，祭天地百神，焚香膜拜，至诚端心，每清晨以二匙温酒化服，不饮者白汤化下。忌鸡犬及妇人、孝子见之。曜仙曰：予所制此方，加沉香、琥珀各五钱，其功效异于世传之方，干咳嗽者，有声无痰之名也，火乘于肺，喉咙隐隐而痒，故令人咳。病原于脾者有痰，病不由脾，故无痰也。《易》曰：燥万物者，莫熯①乎火，相火一熯，则五液皆涸，此干咳嗽之由也。生地黄能滋阴降火，蜜能润燥生津，损其肺者益其气，故用人参，虚则补其母，故用茯苓，又地黄、白蜜皆润，铢两又多，茯苓甘而属土，用之以佐二物，此水位之下土气乘之之义，乃立方之道也。

一论阳春白雪糕方见内伤，凡年老之人，当以养元气、健脾胃为主，每日三餐，不可缺此糕也。王道之品，最益老人。

---

① 一熯(hàn 汗)：干燥，热。

保生杂忌

齐大夫褚澄曰：嬴女则养血，宜及时而嫁；弱男则节色，宜待壮而婚。

男子破阳太早，则伤其精气；女子破阴太早，则伤其血脉。

书云：精未通而御女以通精，则五体有不满之处，异日有杂状之疾。书云：男子以精为主，女子以血为主，故精盛则思室，血盛则怀胎。若孤阳绝阴，独阴无阳，欲心炽而不遂，则阴阳交争，乍寒乍热，久则成劳。

彭祖曰：美色妖丽，娇姿盈房，以致虚损之祸。知此可以长生。《阴符经》云：淫声美色，破骨之斧锯也。世之人若不能秉灵烛以照迷津，仗慧剑以割爱欲，则流浪生死之海，害生于恩也。书曰：年高之人，血气既弱，觉阳事辄盛，必慎而抑之，不可纵心恣意。一度一泄，一度火灭，一度增油，若不制而纵欲，火将灭，更去其油。

春秋秦医和视晋侯之疾，曰：是谓近女室，非鬼非食，惑于丧志。公曰：女不可近乎？曰：节之。

《玄枢》[①]曰：元气者，肾间动气也，右肾为命门，精神之所舍。爱惜保重，则荣卫周流，神气不竭，与天地同寿。

书曰：恣意极精不知惜，虚损身也。譬枯朽之木，遇风则折，将溃之岸，值水先颓。苟能爱惜节情，亦长寿也。

抱朴子曰：才不逮强思之，力不胜强举之，伤也甚矣。强之一字，真戕生伐寿之本。夫饮食可以养生也，然使醉而强酒，饱而强食，未有不疾而丧生，况欲乎?! 欲而强，元精去，元神离，元气散。戒之！

书云：饱食过房，劳损血气，流溢渗入大肠，时便清血，腹痛，病名肠癖。又云：大醉入房，气竭肝伤，丈夫则精液衰少，阳痿不举，女子则月事衰微，恶血淹留，生恶疮。

---

① 《玄枢》：各本均作《女枢》，据《古今医统大全·养生余录》改。原书为："《玄枢》曰：元气者，肾间动气也……"

书云：忿怒中尽力行房事，精虚气竭，发为痈疽。恐惧中入房，阴阳偏虚，自汗盗汗，积而成劳，远行疲乏入房，为五劳。月事未绝而交接，生驳。又冷气入内，身瘘面黄不产。

一金疮未瘥而交会，动于气血，故令金疮败坏。忍小便而入房者，得淋疾，茎中疼，面失血色，致胞转，脐下急痛，死。

书云：时疾未复犯房者，舌出数寸长而死。

摄养

薄滋味，省思虑，节嗜欲，戒喜怒，惜元气，简言语，轻得失，破忧诅，除妄想，远好恶，收视听。

惜气存精更养神，少思寡欲勿劳心。食唯半饱无兼味，酒至三分莫过频。每把戏言多取笑，常含乐意莫生嗔。炎热变诈都休问，任我逍遥过百春。

附大学士高等题：今日伏闻圣躬益安，中外无不欢忻。乃臣等窃闻往哲有言：调理疾病，尤当慎于初愈时。盖客火初退，不可触犯，当以惩忿为要。元气初还，不可有挠，当以寡欲为要。以此自持，日复一日，则客火益消，元气尽复，自壮盛矣。此真调摄之谓也。皇上圣明，必然洞见，何待臣等言之。但犬马微忠实，有不能自已者，伏望平气宁神，倍加静养，勿以思虑劳心，勿以动作劳形，节慎起居，多进食以保卫天和。不止近日如此，即大安之后，仍复如此。久之自然圣躬强固，精神倍增，万万年无疆之庆，端在是也。臣等下情，无任忠爱，倦恳仰望之至奉。圣旨：朕知道了。

【点评】本篇谈老人之养生。开篇之"六戒""延年良箴""衰老论"等内容至今仍有指导价值。所列八仙长寿丸、琼玉膏、阳春白雪膏三首保养方，用药平和中正。对琼玉膏功效的描述比较夸张，读者自我斟酌。"附大学士高等题"一段以提示患者大病初愈时当谨慎摄养，不宜劳心劳力。

痼冷

丹溪曰：人之一身，贵乎阴阳升降，和平无偏，若有偏胜，即为之患。痼冷之症，由人之一身真阳耗散，脾胃虚弱，加食冷物，有伤脾胃，固结其寒于脏腑不散，以至手足厥冷，畏冷憎寒，饮食不化，呕吐涎沫，或大肠洞泄，或小便频数。治法宜暖下元，兼理脾胃。又有肺虚而畏寒者，令人咳嗽，尤当详而治之。

一论阴症，身静而重，言语无声，气少难以喘息，目睛不了了，口鼻冷气，水浆不入，大小便不禁，面上恶寒，有如刀刮，先用葱熨法方见中寒，次用理中汤方见中寒。

加味理中汤

大附子面包煨，去皮脐　人参　白术去芦，炒　干姜炒　肉桂　陈皮　白茯苓去皮，各等分　甘草减半，炙

上剉。生姜三片，枣两枚，水煎，热服。

一论阳症归阴，阴囊缩入，手足厥冷，腹痛胀满，冷汗大出，脉或洪弦。

固阳汤

黄芪蜜水炒　人参各一钱　白术去芦，炒，二两　白茯苓去皮，二钱　干姜一钱，炒　白姜一钱，炒　良姜一钱，腹痛倍用　厚朴姜汁炒，一钱　大附子炮，一钱

上剉一剂。水煎，热服。

一脱阳症，多因大吐大泻之后，四肢逆冷，元气不接，不省人事，或伤寒新瘥，误与妇人交，小腹紧痛，外肾缩入，面黑气喘，冷汗自出，须臾不救。先以葱白炒令热，熨脐下，次用：

附子一枚，去皮，重一两者　白术去芦，炒去油　干姜炮，各五钱　木香二钱五分

上剉。每剂五两，水煎服。须臾，又一服。

一方用葱白连须六七根，研烂，热酒调服，外用炒盐熨脐下气海，勿令气冷。

一治阴症，腹痛，手足厥冷，急用：

三仙散

大附子炮，去皮脐　　官桂　干姜炒，各等分

上共为细末。每服三钱，滚酒调服。即愈。

一论阴症，腹痛身冷，宜：

回阳散

硫黄四分　胡椒六分

上为细末。每服三分，烧酒调服。

一治阴症秘方。

硫黄化开，倾入井水内，取出为末，饭为丸，如梧桐子大。每服一钱，温酒调下。

一治阴症，用鱼鳔一个，烧存性，胡椒四十九粒，为末，热酒调下。

又方，用黑豆不拘多少，锅内炒熟，乘热以好酒淬之，就以盖住，勿令泄气，候温饮酒。大效。

一治阴症腹痛，手足厥冷，阴缩，用朝脑二或三钱，滚酒和服。用枯白矾以水调涂两手，相合于大腿内夹之，良久，汗出即愈。

一治阴毒手足厥冷，脉息沉细，头痛腰重，兼治阴毒咳逆等疾。川乌头、干姜等分，为粗散，炒令转色，候冷，再捣为细末。每服一钱，水一盏，盐一撮，煎取半盏，温服。

一治阴症，用大艾炷灸脐中，预将蒜捣汁擦脐上，后放艾，多灸之。其脐上下左右各开一寸，用小艾炷灸之，五七炷为度。如玉茎缩入于内，速令人捉定，急将蕲艾丸如绿豆大，放在马口①灸二壮，其茎即出，仍用加味理中汤主之。

一论阴症，小便②缩入腹内，用极肥壮母鸡一只，快刀将脊上急急劈破，用手扯开，连毛带屎，合放病人肚脐上，令人用脚踩鸡上，须臾热透，小便即出。

一论因女色成阴症者，宜：

---

① 马口：方言，指尿道口。

② 小便：此处当指阴囊。

回阳膏

白矾_{生，三钱} 黄丹_{二钱} 干姜_{五钱} 母丁香_{十个} 胡椒_{十五六枚}

上为末，用醋调得所，以男左女右，手握药搭脐上，盖被出汗即愈。

一治阴症最效方。

芥菜子_{七钱} 干姜_{三钱}

上为末，水调作饼。贴脐上，手帕缚之，放些盐，以熨斗熨之数次，汗出为度。又将病人小便攀阴茎往上尽头处，用艾炷灸七壮。神效。

一治阴症不能服药，不得汗出者。

回阳散

丁香 干姜 乳香 没药 胡椒_{各三钱}

上为末。每用三钱，以唾调涂在两手掌心，按于两膝间，以手帕缚定，用绵被盖之，其汗自出。

一紧阴及大小便不通，小芥菜子半碗为细末，黄丹一撮，腊醋烧滚调糊，摊脐上，以纸盖住，热如火不妨，以一炷香为度，将药去了，用青布沾水凉之。如忍得热，不用水更妙。

一紧阴，用胡椒、干姜各二钱，为细末，唾津调涂自己手心，绵纸盖，按阴户上，侧卧，效。

【点评】本篇对痼冷的病因病机、治则治法解释清晰明了，有辨证用方，也有单方偏方，大多可取。个别方法不可取，如活杀壮母鸡敷肚脐法。

斑疹

脉多沉伏，或细而散，或绝无。滑伯仁曰：脉者血之波澜，故发斑者，血散于肌肤，故脉伏。脉阳浮而数，阴实而大，火盛而表，故阳脉浮数，下焦实热，故阴脉实大。

夫斑，有色点而无头粒者是也。疹，浮小有头粒者，随出随收，收则又出者是也，非若斑之无头粒者，当明辨之。若斑发赤红，为胃热；若紫而不赤者，为热甚；如紫黑者，为胃烂。故赤者半生半死，黑色者九死一生。大抵鲜红起发稀朗者吉，紫黑者难治，杂黑斑烂者死也。凡斑欲出未出之际，宜先以升麻汤透其毒，脉虚，加人参；食少而大便不实，加白术。斑已出，不宜再发者。斑不可汗，斑烂者不宜下。如脉洪数，热甚烦渴者，人参化斑汤。

一论阳毒赤斑，口出狂言，吐脓血，乃热毒蕴于胸中而发斑也，宜以：

升麻汤

升麻二钱　犀角屑　射干　人参　生甘草各一钱

上剉一剂。水煎，温服。

一论只因内热发出，皮肤如蚊虫之啮，不宜汗下，但清热降火、凉血气为要。若斑黑，为不治之症。宜用：

人参化斑汤

人参三钱　石膏一两　知母二钱五分　当归　紫草茸　白茯苓去皮甘草各三钱

上剉一剂。水煎服。

一论气分有热发斑者，宜：

柴胡汤

柴胡三钱　黄芩二钱　半夏姜炒，二钱　人参一钱　紫草二钱　黄连二钱茯苓二钱　甘草一钱

上剉一剂。生姜煎服。

一论血分有热发斑者，宜：

当归散

当归三钱　赤芍二钱　生地黄三钱　黄连六分　红花八分　石膏二钱

上剉一剂。水煎服。

一论瘾疹，因风热客于肌腠，气血积阻而成也。宜：

加味败毒散

羌活　独活　前胡　柴胡　当归　川芎　枳壳去穰　桔梗　茯苓人参各五分　薄荷　甘草　白术　防风　荆芥　苍术米泔水浸　赤芍生地黄各五分

上剉一剂。姜、枣煎服。此因感冒风湿，以致发斑者，服之良验。

一论斑者，如胭脂点而不起粒者是也。红斑可治，紫斑十活其一，黑斑十无一生，如有斑见，宜服：

解毒化斑汤

牡丹皮　生地黄　木通　归尾　远志甘草汤泡，去心　犀角以乳汁磨下一二钱　紫草茸　知母　牛蒡子　茜根　甘草生，带梢者　穿山甲炒成珠，研末，一钱

上用水煎药，调下山甲末并犀角汁同服。

【点评】本篇名斑疹，实则主论"斑"之脉因证治。明确指出了斑与疹之区别，以及如何判断发斑证之吉凶，当斑色红者预后佳，紫黑色者预后差。首方升麻汤，升麻用量最大，可见该药有很好的凉血透毒之功，故现代临床常用其替代犀角。第二方人参化斑汤实为白虎汤之加减方，柴胡汤为小柴胡汤之加减方，两方均用了紫草、茯苓，提示此二药在斑的治疗中比较重要。加味败毒散为治"疹"之方，而非治"斑"的方。因"斑不可汗"。

发热

夫发热者，非止一端，杂病中俱有发热，医者宜照各门治法治之。盖病有虚实寒热之不同，岂可一律而治耶！

一论伤寒发热，是寒邪入卫，与阳气交争，而为外热。阳气主外，为寒所薄，而失其职，故为热。其脉紧而有力，是外之寒邪伤卫也，治主外，宜服九味羌活汤方见伤寒。

一论伤暑发热，是火邪伤心，元气耗散，而热邪入客于中，故发为热。汗大泄，无气以动，其脉虚迟而无力，是外之热邪伤荣也，治主内，宜服清暑益气汤方见中暑。

一论内伤发热，是阳气自伤，不能升达，降下阴分，而为内伤，

乃阳①虚也，故其脉大而无力，属肺脾，宜服补中益气汤_{方见内伤}。

一论阴虚发热，是阴血自伤，不能制火，阳气升腾内热，乃阳旺也，故其脉数而无力，属心肾，经曰：脉大无力为阳虚，脉数无力是阴虚，宜服清离滋坎汤_{方见劳瘵}。

一论大病后，气血两虚，遂成劳怯，潮热往来，盗汗自汗，或无汗燥热②，世俗更以柴胡、地骨皮，往往不效，其病愈甚。

一论男子血虚，有汗潮热者，以人参养荣汤_{方见后}。

一论男子气虚，有汗潮热者，以补中益气汤_{方见内伤}。

一论血虚，无汗潮热者，以茯苓补心汤_{方见妇人虚劳}。

一论气虚，无汗潮热者，以人参清肌散_{方见后}。

一论女子血虚，有汗潮热者，以茯苓补心汤。

一论气血两虚，无汗潮热者，以逍遥散_{方见妇人虚劳}。

一论发热咳嗽咯血，以人参五味子散，骨蒸者五蒸汤、清骨散，以上皆治劳热之圣药也_{方俱见后}。

一论男妇四肢发热，肌表如火烙，扪之烙手，此病多因血虚而得之，或胃虚过食冷物，郁遏阳气于脾土之中，即火郁则发之，宜用：

升阳散火汤

升麻　葛根　白芍　羌活　独活　人参_{各五分}　柴胡_{八分}　生甘草　防风　炙甘草_{各三分}

上剉一剂。生姜煎服。忌寒凉生冷之物。

一论夜则静，昼则发热者，此热在气分也，宜小柴胡汤_{方见伤寒}，依本方加栀子、黄连、地骨皮。

一论昼则静，夜则发热者，此热在血分也，宜四物汤_{方见补益}，依本方加栀子、黄柏、知母、黄连、牡丹皮、柴胡。

一论昼夜俱发热者，此热在气血之分也，宜四物汤_{方见补益}合小柴胡汤_{方见伤寒}，依本方加黄连、山栀子仁，一剂而安。

一论子午潮热者。

---

①　阳：诸本作"阴"，其理不通，据下文"经曰：脉大无力为阳虚"改。
②　燥热：据下文，当作"潮热"。

加减逍遥散

当归二钱　白芍二钱　白术一钱五分　茯苓三钱　柴胡八分　甘草八分　胡黄连六分　麦门冬二钱　黄芩二钱　地骨皮三钱　秦艽三钱　木通二钱　车前子三钱　灯草十根

上剉。水煎服。

一论一切发热憎寒，并杂病发热者，此邪在半表半里也，宜用柴苓汤。小柴胡汤方见伤寒、五苓散方见中暑二方相合是也。

一论积劳虚损，四肢倦怠，肌肉消瘦，颜色枯槁，汲汲短气，饮食无味也。

人参养荣汤

人参三钱　当归二钱　陈皮一钱五分　蜜炙黄芪二钱　桂心五分　白术去芦，一钱五分　白芍二钱，酒炒　熟地黄三钱　白茯苓三钱，去皮　五味子四分　远志八分，去心　甘草炙，八分

上剉。姜、枣煎服。

一论男妇气虚，无汗潮热者，宜：

人参清肌散

人参二钱　白术一钱五分，去芦　白茯苓三钱，去皮　当归二钱　赤芍二钱　柴胡八分　半夏二钱　葛粉二钱　甘草八分

上剉。姜、枣煎服。

一论虚劳潮热，咳嗽，红痰，盗汗，宜：

人参五味散

黄芪二钱　人参三钱　白术一钱五分　白茯苓三钱　当归二钱　熟地黄三钱　桔梗八分　地骨皮三钱　陈皮二钱　前胡二钱　柴胡八分　五味子四分　枳壳一钱　桑白皮三钱　甘草八分

上剉。生姜、乌梅半个，水煎，加知母、青蒿。

一论男妇五心烦热，骨蒸劳热，宜：

清骨散

人参一钱　赤茯苓五钱　柴胡二钱　秦艽五钱　生地黄二钱　熟地黄一钱　薄荷七分　胡黄连五分　防风一钱

上剉。水煎服。

一论发热口干，小便赤涩，夜则安静，昼则发热，此症在气

分也。

清心莲子饮_{方见赤白浊}。

一论男妇肌肉燥热，目赤面红，烦渴引饮，日夜不息，其脉洪大而虚，重按全无。《内经》曰：脉虚血虚，脉实血实，又名血虚发热。证象白虎，唯脉不正实，为辨也。若误服白虎，必死。此病得之于饥，因劳役起，宜服：

当归补血汤

嫩黄芪_{蜜水炒，一两}　　当归_{酒洗，二钱}

上剉一剂。水煎，温服。

一人虚劳，发热自汗，诸药不能退其热者，服当归补血汤，一剂如神。

一沈大尹，不时发热，日饮冰水数碗，寒药两剂，热渴益甚，形体日瘦，尺脉洪大而数，时或无力。王太仆曰：热之不热，责其无火，寒之不寒，责其无水。又云：倏①往倏来，是无火也；时作时止，是无水也。法宜补肾，用加减八味丸，不月而愈。

一男子七十九，头痛发热，眩晕喘急，痰涎壅塞，小便频数，口干引饮，遍舌生刺，缩敛如荔枝然，下唇黑裂，面目俱赤，烦躁不寐，或时喉间如烟火上冲，急饮凉水少解，已濒于死，脉洪大而无伦，且有力，扪其身烙手。此肾经虚火游行于外，投以十全大补，加上茱萸、泽泻、丹皮、山药、麦门冬、五味、附子一钟，熟睡良久，脉症各减三四，再与八味丸服之，诸症悉退，后畏冷物而痊。

一儒者发热口干，小便频浊，大便秘结，盗汗遗精，遂致废寝，用当归六黄汤二剂，盗汗顿止，用六味地黄丸，二便调和，用十全大补汤及前丸兼服，月余诸症悉愈。

一人年近四旬，忽发潮热，口干，喜饮冷水。求医治，以凉药投之，数服罔效，四五日浑身沉重，不能举止，四肢强直，耳聋谵语妄言，眼闭不省人事，六脉浮大无力。此气血脾胃虚损至极，余将十全大补汤，去地黄、白芍，加熟附子一服，须臾病者醋睡，痰响，人咸以为服桂、附、参、芪之误。余曰：此病药交攻，不必忧疑也。又强

———————————

① 倏（shū 书）：极快，忽然。

进一服，过一二时许，即能转身动止，次日连进数剂，则诸病次第而潜瘳矣。此病从脉不从症而治之也。

一人发热烦渴，时或头痛，因服发散药，反增喘急腹痛，自汗如雨，日夜谵语。余意此劳伤元气，误汗所致。其腹必喜手按，询之果然。与十全大补汤加熟附子一钱服之，熟睡久而不醒，举家惊惶。及觉，诸症顿退，再剂而痊。凡人饮食劳役，起居失宜，见一切火症，悉系内真寒而外假热，故肚腹喜暖，口畏冷物。此乃形气病，气血既虚，属不足，法当纯补元气，为善治者矣。

六味丸　十全大补汤　八味丸俱见补益

【点评】发热一症见于多种病证，本篇主论杂病发热，即内伤发热。病在肺脾的阳虚发热用补中益气汤，病在心肾的阴虚发热用清离滋坎汤。此外，对虚性的发热篇中提到了人参养荣汤、十全大补汤、茯苓补心汤、人参清肌散、逍遥散、人参五味散、当归补血汤、清骨散、清心莲子饮、肾气丸、六味地黄丸等，对脾土被遏的火郁发热用升阳散火汤等，这些都是治疗虚性发热的重要方剂。篇后的六个医案，提示遇发热当辨寒热真假。如渴喜冷水，寒药无效，脉无力者为假热，属虚，辨证从脉不从症。案三脉洪大有力非实证，辨证从症不从脉。临证情况复杂，当仔细辨认。

劳瘵

骨蒸劳热，脉数而虚，微而小涩。必殒其躯，盗汗加咳，非药可除。

夫阴虚火动，劳瘵之疾。盖由相火上乘肺金而成之也。伤其精则阴虚而火动，耗其血则火亢而金亏。人身之血犹水也，血之英华最厚者精也。不谨者纵其欲而快其心，则精血渗润，故脏腑津液渐燥，则火动熏肺而生痰。因其燥则痰结肺管，不利于出，故咳而声干。原乎精乏则阴虚，阴虚则相火行于胃，而变为涎也。二火熏膈，则痰涎逆

上，胃脘不利，则多嗽声。盖痰因火动，嗽因痰起。痰之黄厚者为有
元气，可治。状如鱼涎白沫者，为无元气，难愈。然斯病之起，非止
过欲而已，或五味之偏，或七情之极，或劳役之过，耗散元气，损伤
脾胃，气血亏损，脏腑虚弱，六脉沉细，微涩而数，百病由是次第而
生。盖肾水一虚，则相火旺动，相火上炎，熏克肺金，肺受火邪所
克，所以为咳，为嗽，为热，为痰，为喘息，为盗汗，为吐血衄血，
为便血尿血，为四肢倦怠，为五心烦热，为咽干声哑，为耳鸣眼花，
为遗精便浊，为蛊胀肿满，为一切难状之证。治者宜滋肾水，养心
血，扶元气，健脾胃，以培其本；降相火，清湿热，化痰涎，润肺
金，以治其标。宜以清离滋坎汤、补中益气汤、河车地黄汤、太平
丸、瑞莲丸、宁嗽膏、白雪膏之类，宜对证选用，慎毋执泥。盖此病
非一朝一夕之故，其所由来者渐矣。然治之，非大方一药所能疗焉，
宜以上诸方，对证投之。功不可以间断，效有难于速期，久则肾水上
升，相火下降，火降则痰消嗽止，水升则气足神完，水火既济，又何
疾之不愈哉！又须病者坚心爱命，绝房劳，戒恼怒，息妄想，节饮
食，广服药，以自培其根可也。万一毫分不谨，则诸症迭起，纵庐扁
复生，亦难为矣，可不慎乎！

一论因房欲过度，而成阴虚火动劳瘵之症，发热咳嗽，吐痰喘
急，盗汗，五心烦热，吐血衄血，咽喉声哑，夜梦泄精，耳鸣眼花，
六脉沉数而涩。

清离滋坎汤

怀生地黄<small>一钱</small>　怀熟地黄<small>一钱</small>　麦门冬<small>去心，一钱</small>　当归<small>酒洗，一钱</small>
白芍<small>酒炒，一钱</small>　怀山药<small>一钱</small>　牡丹皮<small>六分</small>　炙甘草<small>三分</small>　天门冬<small>去心，一钱</small>
白茯苓<small>去皮，一钱</small>　山茱萸<small>酒蒸，去核，一钱</small>　白术<small>去油芦，炒，一钱</small>　泽泻<small>五分</small>
黄柏<small>蜜水炒，五分</small>　知母<small>五分</small>

上剉。姜枣煎，温服。痰盛，加竹沥、姜汁；热盛，加童便、人
乳同服；盗汗，加黄芪<small>蜜水炒</small>、酸枣仁<small>炒</small>；嗽甚，加五味子；痰盛，加
贝母、瓜蒌仁；热盛，加地骨皮；心下怔忡，恍惚不寐，加远志<small>去心</small>、
酸枣仁<small>炒</small>；遗精，加龙骨、牡蛎<small>煅</small>；胸中不快，加陈皮；泄泻，加莲
肉、陈皮，去知母、黄柏；吐血衄血，加犀角、玄参；气虚，加人
参；阳虚，加熟附子；咽疮喉痛，加桔梗、玄参。

一论虚劳发热，口干咳嗽，吐痰喘急，自汗，四肢困倦无力，不思饮食，大便泄泻，肚腹蛊胀肿，六脉浮数无力。

加减补中益气汤

黄芪蜜水炒，一钱　人参一钱　白术去油芦，炒，一钱五分　当归酒洗，一钱　白茯苓去皮，一钱　陈皮六分　白芍酒炒，一钱　莲肉一钱　怀山药一钱　甘草炙，三分

上到。姜、枣煎服。痰盛，加姜制半夏；嗽甚，加五味子；口渴，加麦门冬；腹胀，加厚朴姜炒；胸痞，加枳实麸炒；泄泻，加炒黑干姜；呕吐，加姜炒半夏；肿满，加猪苓、泽泻、木通；憎寒发热，加柴胡；元气下陷，加升麻；元气虚惫，加熟附子、肉桂。

一论年少之人，禀赋薄弱，不能谨慎，斫丧太过，以致肾水枯竭，相火妄动，而成阴虚火动之症。浑身发热，咳嗽吐痰，喘急上壅，夜多盗汗，五心烦热，日轻夜重，吐血衄血，尿血便血，咯血唾血，肺痈肺痿，咽疮声哑，口干发渴，耳鸣眼黑，头眩昏沉，蛊胀肿满，小便淋沥，夜梦遗精，足膝酸软，肌肉消瘦，四肢困倦，饮食少思，血虚发热之圣药也。

河车地黄丸

怀生地黄先将酒洗令净，再入酒拌匀，粗碗盛，坐放砂锅内，重汤蒸半日，取出，加酒再蒸至极黑为度，再入生姜汁拌匀，慢火焙干，八两　山茱萸酒伴蒸，去核，取肉，四两　怀山药四两　白茯苓去皮筋膜，乳汁浸晒三次　牡丹皮去骨　泽泻各三两

上忌铁器，为最细末，用头生胞衣一具，男用男胎，女用女胎，长流水洗净，瓷碗盛，放砂锅内，用文武火蒸一日，极烂，入臼内杵如泥，入药，再杵千余下，为丸如梧桐子大。每服百丸，空心滚白汤送下。肾水不能摄养脾土，多吐痰唾，姜汤送下，或用斑龙胶酒化开为丸，尤妙。如病人大便干燥，口干作渴，此相火太旺，加黄柏酒炒、知母酒炒、麦门冬去心、五味子各一两，同丸服。

一论虚劳，久嗽红痰，肺痿肺痈，卧不倒床，嗽声不绝者，宜用：

噙化太平丸

天门冬去心　麦门冬去心　知母去毛　贝母去心　款冬花　杏仁去皮，各二两　当归酒洗　生地黄　熟地黄　黄连　阿胶蛤粉炒成珠，各一两五钱

蒲黄一两　京磨一两　桔梗去芦,一两　麝香少许　白蜜四两　南薄荷叶一两

上为细末，炼蜜为丸，如弹子大。临卧浓煎薄荷汤，先灌漱喉中，细嚼一丸，津液送下。

一论阴虚火动，吐血咯血，咳嗽痰涎喘急，大敛肺气，止咳化痰，定喘之圣药也。

如神宁嗽膏

天门冬去心,八两　杏仁泡,去皮尖,四两　贝母去心,四两　百部四两
百合四两　款冬花五两　紫菀三两

上俱为细末，长流水煎三次，入饴糖八两，蜜一斤，再熬，又入阿胶四两，白茯苓水飞,去筋膜四两，晒干，二味入前汁内，调匀如糊成膏。每服三五匙。

一论治虚劳，脾胃虚弱，不思饮食，泄泻等症，宜参苓白术散。

理气健脾丸方见饮食　治男妇虚劳，肚腹胀痛，泄泻不止，咳嗽吐痰，上喘痞闷。

阳春白雪糕方见内伤　治虚劳百病，可兼前汤丸进之，大有补益。

一论虚劳发热，痰咳喘汗，泄泻腹痛，脾虚虚弱，饮食少思，骨瘦如柴，宜：

瑞莲丸

干山药炒,二两　莲肉去心皮,二两　白术去芦,土炒,三两　芡实去壳,炒,二两　拣参一两　白茯苓去皮,一两　陈皮一两　白芍火煨,酒炒,一两
粉草炙,五钱

上为细末，用公猪肚一个，洗净，水煮烂，捣和为丸，如梧桐子大。每服百丸，米汤送下。

一论此膏能治五劳七伤，诸虚劳极，元气虚损，脾胃亏弱，养血和中，宁嗽化痰，退热定喘，止泻除渴，真王道之剂也。

调元百补膏张尚书传

当归身酒洗,四两　怀生地黄一斤　怀熟地黄四两　甘枸杞子一斤
白芍一斤,用米粉炒　人参四两　辽五味子一两　麦门冬去心,五两　地骨皮四两　白术去芦、油,四两　白茯苓去皮,十二两　莲肉四两　怀山药五两
贝母去心,三两　甘草三两　琥珀一钱三分　薏苡仁米粉炒,八两

上剉细，和足水十斤，微火煎之，如干，再加水十斤，如此四次，滤去渣，取汁，文武火熬之，待减去三分，每斤拣净熟蜜四两，春五两，夏六两，共熬成膏。每服三匙，白汤调下。吐血，加牡丹皮二两；骨蒸，加青蒿汁、童便各二碗，同熬。

一人足热口干，吐痰头晕，服四物、黄连、黄柏，饮食即减，痰涎益甚。用十全大补加麦门冬、五味、山药、山茱而愈。

一男子年十六，夏月作渴，发热吐痰，唇燥，遍体生疥，两腿尤多，色暗作痒，日晡愈炽，仲冬腿患疮，尺脉洪数。余曰：疥，肾疳也；疮，骨疽也，皆肾经虚症。针之脓出，其气氤氲。余谓火旺之际，必患瘵证。遂用六味地黄、十全大补，不二旬而诸症愈，瘵症俱用前药而愈。抵冬娶妻，至春其症复作，父母忧之，俾其外寝。虽其年少谨疾，亦服地黄丸数斤，煎药三百余剂而愈也。

一余尝闻士子读书作文辛苦，最宜节欲，盖劳心而不节欲则火动，火动则肾水日耗，水耗则火炽，火炽则肺金受害，传变为瘵。此固深知读书之苦，洞得病情之由，而患者不可不知所预防也。

一阴虚火动，发热烦躁，服诸药不效者。非童便不能奏效，益气汤去柴、升，加生地、赤茯苓、白茯苓、天冬、麦冬、赤芍、五味、黄柏、地骨皮、知母、贝母、银柴胡、龟板。

一若热来复去，昼见夜伏，夜见昼伏，不时而动，或无定处，而作口舌生疮者，若从脚起，乃无根之火也。以八味丸、十全大补汤，加麦门冬、五味子。

一治阴虚火动，五心烦热，用七八岁无病童子小便，去头尾，用白色者一盏，或食前或食后服之，每日二三次服之，降火滋阴最速。童便红黄者，勿用，若误服，伤脾胃而作泄泻，慎之！

一儒者，形体魁伟，冬日饮水，自喜壮实，余曰：此阴虚也，不信。一日，口舌生疮，或用寒凉之剂，肢体倦怠，发热恶寒。余用六味地黄、补中益气而愈。

一治劳瘵阳旺不倒，用皮硝，不拘多少，放劳宫，即手掌心内，两手合住，自化，其阳自痿。病愈，用起阳法，好烧酒和黄泥，涂阴毛际处一日，其阳即起。

一方，治阳旺，用丝瓜小藤捣烂，敷玉茎，阳即倒矣。

一方，痿阳，用经霜丝瓜，不拘大小，白马尿浸一日，阴干，为末。每服三钱，空心白酒送卜。

一方，缩阳法，马蝗蜞①，一曰马鳖，寻起九条，入水养之，至七月七日取之阴干，称有多少，入麝香并合衣香，三样一般多，研为细末，用蜜少许为饼，遇阳旺时，即将少许擦左脚心，即时阳痿。过日复旺，又擦。

一论劳者劳于神气，伤者伤于形容，饥饱过度则伤脾，思虑过度则伤心，色欲过度则伤肾，起居过常则伤肝，喜怒悲愁则伤肺，又风寒暑湿则伤外，饥饱劳役则伤内，昼感之则伤荣，夜感之则伤卫，荣卫经行，内外交运，而各从其昼夜，始劳于一，一起为二，二传于三，三通于四，四干其五，五复犯一。一至于五，邪乃深藏，真气自失，使人肌肉消，神气弱，饮食减，行步难。及其如此，则虽有命，亦不能久也。

摄养良箴

养生之术，凡百有节。人之寿夭，在乎调摄，一有所偏，百病俱发。五劳七伤，损伤气血，酿成阴虚，痰咳喘热，脉来涩数，病成虚怯。犹树根枯，治当补接，斡旋元气，滋养枯竭。神医妙手，庶免夭折，病者心坚，嚼钉咬铁，调摄经年，药饵千帖。妄想要息，房劳要绝，恼怒要除，饮食要节，欲犯丝毫，噬脐莫及。洗心涤虑，谨遵成法。云林格言，非为浪说，却病延年，千金秘诀。

一羊城马伏所，昔遘②沉疴，诸医罔效，召予治愈，遂成莫逆之交。万历庚戌夏，乃郎年二旬余，素禀清弱，酷嗜酒欲，频年遭惊骇，至今遂成虚劳之恙。召予至，诊其六脉，弦数无力，其症潮热憎寒，盗汗如雨，时微痰嗽，手掌热而手指冷，心惊悸而梦遗，以上诸症，皆系肾水枯竭，心血干涸，相火上炎，熏克肺金，元气受伤，脾胃亏损，而脏腑气血皆耗惫矣。余治以十全大补汤，看病加减施治，

---

① 马蝗蜞：即水蛭。

② 遘（gòu 够）：遇上。

用地黄丸壮水之主，以制阳光，加归、麦、酸、志，以补心血，用瑞莲丸、白雪糕，以补元气脾胃。每日如此服之，如弹天平一般，不可偏胜，倘万有一偏，则病剧而不可复救药矣，何也？若偏于补阳药多，则阳旺而阴愈消，相火愈炽，则咽喉肿痛，生疮声哑之症，可立而待矣；若偏于补阴药多，而用地黄、当归，泥滞脾胃不运，而为痢泻、肿胀、喘满等症生焉，所以用药，不可偏胜，有如此矣。予将前四药服之旬日，颇有微效，分付病家，执此以往，调摄期以岁年，投剂积以千百，度可免危而就安也。余缘有司召，遂暂离而去，殊料病家欲速即愈，更医，不审病由，误认为阳虚，辄投乌、附、参、芪之类数服，诸症消灭，一家欣然，而反罪余用归、地之过。遂连进补阳之药，不半月而阳火愈炽，则喉痛声哑诸症出矣，病之至此，虽日进归、地数斤，亦无用矣。医者至此，急进人乳、童便以遏其火，将脾胃复惫，以致上热未除而中寒复生，泄泻之病又作，若两斧之伐一枯树，不数月而告终矣。吁，医者不悟妄治之失，病家不悔欲速之瘥，唯付诸天命，可胜叹哉！

补遗

神仙粥

山药，蒸熟，去皮，一斤，鸡头实半斤，煮熟，去壳，捣为末，入粳米半升，慢火煮成粥，空心食之。或入韭子末二三两在内尤妙。食粥后，用好热酒饮一二杯更妙。此粥善补虚劳，益气强志，壮元阳，止泄精，神妙。

一论男子劳伤，而得瘵疾，渐见疲瘦，并传尸劳瘵，宜服：

还元酒

豮猪腰一对，用童便两盏，无灰酒一盏，以新瓦瓮贮之，密封，慢火煮熟，至终夜五更初，温热，饮酒食腰子，病笃一月效。平日瘦怯者，亦可服。盖以血养血，全胜金石草木之药。如吐血，加绣针草根二两，极效。

一治骨蒸劳热方。

生地黄一斤，捣取汁，三度捣，绞汁尽，分再服。若利即减之，以身凉为度，如劳瘦骨蒸，日晚寒热，咳嗽喘急，用生地黄汁三合，煮白粥，临熟，入地黄汁搅令匀，空心食之。

一论治虚劳咳嗽，痰喘自汗，用公猪肺不见水，用银簪剐烂，加苋菜子在内，蒸烂，五更醒时细嚼下。

一治骨蒸痨嗽，及肠风下血，传尸劳虫，并虫咬心痛，用鳗鲡鱼三斤，如食法，切作骰子块，入锅内，用酒两盏煮，后入盐汤于中食之。

一论传尸劳瘵，有传染灭门者，用鳗鲡鱼，白水煮食之，用骨烧烟熏病人，断根。

一论治传尸劳病，乃有虫，百物思吃者，用此方百发百中。

白梗蓖麻子净仁，一两，为末　乳香　没药各五分　石膏一钱　葱三根

上用猪肝心肺一付，莫下水，将药和作一处，灌入猪肺眼内，管口用线扎住，用五十斤桑柴慢慢文火煮烂，不拘时食之。

一论久嗽痰火方。

生姜汁　生藕汁　白果汁　萝卜汁　梨汁　荸荠汁以上各汁七钱，同入砂锅内火熬，加白糖霜四两，再煎数次，下蜜二两，再煎，入猪油二钱，同煎成膏，听用

白茯苓去皮，二两　白硼砂一两五钱　白术去芦、油，一两

上为细末，入前膏搅匀为丸，如芡实子大。每用一丸，嚼化。五更时，再进一丸，以愈为度。

一论血虚肺燥，皮肤坼裂，肺痿咳咯脓血，吐血，喘急咳嗽失音等症。又云，去积聚风痰，补肺润五脏，三虫伏尸，除瘟疫，轻身益气，令人不饥，延年不老。

天门冬膏

天门冬每料用十斤，或五斤，先用温水洗净拣过，再用半温水浸一时，即去水，则待软透至骨，去皮心，捣碎。每斤先入水五碗，同煮一半干，却倾出，滤去汁，再入水再煎，再滤汁如此三次，将三汁一同熬成膏，再入蜜四两，慢火熬成膏，埋土三日，出火毒。每服二三匙，不拘时白滚水送下。

【点评】劳瘵一病相当于西医之肺结核，为古代难治病之一。龚氏指出：相火上乘肺金是基本病机，病因"非止过欲而已，或五味之偏，或七情之极，或劳役之过，耗散元气，损伤脾胃，气血亏损，脏腑虚弱，六脉沉细，微涩而数，百病由是次第而生。"

故治疗主要用补法，以补肺、补肾、补脾为主。如首方清离滋坎汤为知柏地黄合逍遥散的加减方，河车地黄丸即六味地黄加河车，补脾如加减补中益气汤，气血阴阳均虚用十全大补汤等。偏方用猪肺、猪腰、猪肝、猪心等。另外值得关注的是，龚氏治羊城马伏所令郎案的体会，认为治劳瘵一病"如弹天平一般，不可偏胜，倘万有一偏，则病剧而不可复救药矣。"因"若偏于补阳药多，则阳旺而阴愈消，相火愈炽，则咽喉肿痛，生疮声哑之症，可立而待矣；若偏于补阴药多，而用地黄、当归，泥滞脾胃不运，而为痢泻、肿胀、喘满等症生焉，所以用药，不可偏胜。"验之临床确实如此，凡治疗用药相互矛盾者，如治阴虚有痰者，养阴有碍化痰，化痰又易伤阴，如何调平衡，要看医者水平、患者耐心。因治疗过程需要医者仔细观察，根据变化，小心调整用药与用量方可，且这类病证治疗时间长，常需按年计，才能完全康复，否则后果不良。

吐血

一切诸失血症，脉沉小身凉者生，脉大身热者死。吐后，脉微者可治。吐衄后，复大热，脉反躁，急者死。

夫人身之血，名曰荣。荣者，谓荣润于身之物也。血生精，故血充则力强体健。颜色青为血虚，色赤为血热，白色气血两虚。血属阴，阴乃阳之守也。阴有质者，则阳气得以倚附焉，其阴精一虚，则众火炎炎，众液沸腾妄行矣。夫人之五内，心主血，脾生血，肝藏血，犹水也，中和则循经调畅，寒则凝滞，热则涌射。惟小儿不知冷热，衣被过厚，亦致客热，则鼻中衄也。郁热结于阳明之经，故伤寒鼻流血，名曰红汗，邪随而解矣，治法不同。其男妇阴血，皆系于心脾，君相二火协动，以致妄行而成血症。其先天真阴不足者，欲虽不淫，亦作斫丧精竭而论。相火暴炽冲上，血涌诸络管而来。鲜者，宜凉补之剂止之，瘀者，不可用京墨及十灰散、三七等劫药阻塞，惟清凉引血归元，补益滋阴降火，乃为良策也。

一论吐血，皆因虚火妄动，血得热而妄行，此方主之。

凉血地黄汤

犀角_{乳汁磨，临服，入药内，或剉末煎，四分}　生地黄_{酒洗，二钱}　牡丹皮_{二钱}　赤芍_{七分}　黄连_{酒炒，一钱}　黄芩_{酒炒，一钱}　黄柏_{酒炒，五分}　知母_{一钱}　玄参_{一钱}　天门冬_{去心，一钱}　扁柏叶_{三钱}　茅根_{二钱}

上剉。水煎，入后十汁饮同服。吐血成块者，加大黄一钱，桃仁十个_{去皮尖，研如泥}。衄血，加栀子、沙参、玄参；溺血，加木瓜、牛膝、条芩、荆穗、地榆，倍知、柏；便血，加黄连、槐花、地榆、荆穗、乌梅；善酒者，加葛根、天花粉。

十汁饮

藕节　甜梨　茅根　韭菜　萝卜　家园生地黄　沙蜜　竹沥　童便　京墨_{磨藕汁}

上十汁，合作一处，不见火，入前汤药半钟，频频服之，不可间断。服至血止，再服后滋阴清火汤，同服。

一治吐血不止神方

家园生地黄_{半斤，洗净，捣烂，扭汁}　生大黄末_{一方寸七}

上煎地黄汁三沸，下大黄末调匀，空心服，温饮一小盏，一日三服，血即止。

一治吐血咳嗽，上喘心慌，脉洪火盛，死在须臾。家园生地黄_{北人呼为婆娑奶，遍地有之}取来洗净，捣汁半钟，白童便半钟，二味合一处，重汤煮一沸，温服，立效。

一论吐血，觉胸中气塞吐紫血者，此上焦积热也，宜桃仁承气汤_{方见伤寒}。

一治诸失血，韭菜连根洗净，石臼内捣烂，入童便在内，用布扭去渣，重汤煮荡令热，浊者居下不用，止用清者，或单服，或入药服，俱好，或调百草霜二钱服之，血止，效。

一论吐血衄血，宜用：

滋阴清火汤

当归_{一钱}　川芎_{五分}　赤芍_{七分}　生地黄_{一钱五分}　黄柏_{乳汁炒，一钱}　生知母_{一钱}　麦门冬_{去心，一钱}　牡丹皮_{一钱}　玄参_{一钱}　犀角_{一钱}　山栀仁_{炒黑，一钱}　阿胶_{炒，五分}　甘草_{三分}

上剉一剂。水煎，入十汁饮同服。如不思饮食，加白术去芦一钱。

一治吐血不止，属实热者胡云阁传。

将军丸

锦纹大黄，酒拌，九蒸九晒，为末，水丸，如梧桐子大。每服四五十丸，白滚水下。下血，条芩汤送下。

一论先吐血而后见痰者，是阴虚也，宜：

清火滋阴汤

天门冬去心　麦门冬去心　生地黄　牡丹皮　赤芍　栀子　黄连
山药　山茱萸去核　泽泻　赤茯苓去皮　甘草

上剉一剂。水煎，入童便同服。

一论先吐痰而后见血者，是积热也，宜：

清肺汤

白茯苓去皮　陈皮　当归　生地黄　芍药　天门冬去心　麦门冬去心
黄芩　山栀　紫菀　阿胶炒　桑白皮各等分　甘草减半　乌梅一个

上剉一剂。枣一枚，水煎服。喘急，加苏子，去天门冬。

一治吐血，一服立止。

归尾　赤芍　生地黄　百合　贝母　栀子炒　麦门冬去心，各一钱
蒲黄炒黑　牡丹皮各七分　川芎　阿胶炒　熟地黄　桃仁去皮尖，各五分

上剉一剂。生姜一片，水煎服。

一论痰中见血。

当归一钱　白芍一钱　白术一钱五分　青皮五分　桃仁去皮尖，一钱　牡
丹皮一钱五分　黄芩八分　桔梗五分　贝母一钱　栀子炒黑，八分　甘草三分

上剉一剂。生姜三片，水煎，温服。潮热，加柴胡、赤茯苓。

一论每言语过多，即吐血一二口，久有此病，遇劳即作。此劳伤肺气，其血必散，视之果然。宜服补中益气汤方见内伤，依本方加麦门冬、五味子、山药、地黄、茯神、远志立效。

一论吐血，每遇劳则作，咳嗽有痰，吐血，脾肺肾三脉皆洪数，宜补中益气汤，依本方加贝母、茯苓、石枣、山药、麦门、五味。

一男子，鳏居数年，素勤苦，劳则吐血发热烦躁。服犀角地黄汤，气高而喘，前病益盛，更遗精白浊，形体倦怠，饮食少思，脉洪大，举按有力。服十全大补汤，加麦门冬、五味、山药、山茱而愈。

一儒者素勤苦，吐血发痉，不知人事。余以为脾胃虚损，用十全大补汤及加减八味丸而愈，用归脾汤而血止。

一童子年十四，发热吐血。余谓宜补中益气汤，兼滋化源。不信，用寒凉降火，愈甚，始谓余曰：童子未室，何肾虚之有？参、芪补气，奚为用之？余述丹溪先生云：肾主闭藏，肝主疏泄，二脏俱有相火，而其系上属于心，心为君火，为物所感，则易于动，心动则相火翕然而随，虽不交会，其精亦暗耗矣。又精血篇云：男子精未满而御女以通其精，则五脏有不满之处，异日有难状之疾，遂用补中益气汤及六味地黄丸料加麦门冬、五味治之而愈。后因劳怒，忽吐紫血块，先用花蕊石散，又用独参汤，渐愈。后劳则咳嗽吐血一二口，脾胃肺肾三脉皆洪数，用补中益气汤、六味地黄丸全愈。

补遗

一凡人因酒色过度，或劳役过度，或场屋劳心，内省极深，或心肺脉破，血气妄行，血如泉涌，口鼻俱出，须臾不救。_{黄滨江方}黄滨江方

侧柏叶_{蒸干}　拣参_{去芦，各等分}

上为细末。每服二钱，入飞罗面二钱，新汲水调和如稀糊服。

一方，用釜底墨_{研末}三钱，米饮汤调下，连进三服。

一方，单用侧柏叶，阴干，水煎服，代茶吃。

一人吐血不止，发热面红，胸膈胀满，手足厥冷，烦躁不宁，用：

当归身_{二钱}　川芎_{一钱五分}　官桂_{三钱}

上剉。水煎服。立效。

【点评】本篇论吐血的脉因证治。认为吐血多责之虚火妄动，血得热而妄行，治疗以"清凉引血归元，补益滋阴降火"为良策，故首方选凉血地黄汤。对于瘀血出血，告诫"不可用京墨及十灰散、三七等劫药阻塞。"篇后的数则医案提示吐血也有气血亏虚型者，需用补法，用补中益气汤、十全大补汤、八味地黄丸、归脾汤等方加减。

衄 血

衄血者，鼻中出血也。阳热怫郁，干于足阳明而上热，则血妄行，故衄也。治以凉血行血为主。

如左孔流，用线将右手中指根紧扎；右孔流，扎左手中指，血自止，如两孔俱出两手俱扎。

生地黄汤 治衄血。

生地黄三钱 川芎一钱 枯芩一钱 桔梗一钱 栀子一钱 蒲黄一钱 阿胶炒，一钱 侧柏三钱 牡丹皮一钱 茅根三钱 甘草三分 白芍一钱

上剉一剂。水煎，温服。

一治衄血秘方。

人乳 童便 好酒

上三味，各等分，碗盛，重汤煮热，饮之。立止。

一治衄血，勿令患人知，以井花水忽然猛噀其面。立止。

一治衄血久不止，素有热而暴作者，诸药不效。用大纸一张，作八摺或十摺，于水内湿，置顶中，以热熨斗熨至一重或二重纸干，立止。

一治鼻衄久不止，用驴粪焙干，为末、血余烧灰等分，每少许吹鼻，立止。

一治鼻衄，用萝卜自然汁和酒饮之，则止。盖血随气运转，气逆不顺，所以妄行，萝卜最下气而消导，只一服即效。

一治衄血不止，将头顶发分开百会穴，将新汲泉井水一匙，滴百会穴上，立止。

一治鼻衄不止，用山栀子、白芷等分，烧存性，为细末，吹入鼻中，其血立止。

又方，用大蒜去皮捣烂，如左鼻出血，贴左脚心；右鼻出血，贴右脚心；如两鼻出血，两脚心贴之，其血立止。以温水洗脚心。

一治鼻血不止，用绿豆粉、细草为末，凉水调服，立止。

又方，刮人中白，置新瓦上焙干，以温汤调服。

又方，人中白一钱，头发_{烧灰}一钱，麝香一分，为细末，吹鼻少许，立止。

又方，大蚯蚓十余条，捣烂，入井花水和稀，患轻，澄清饮，重则并渣汁调服，立愈，久不复作。

一人年近五旬，素禀怯弱，患衄血，长流五昼夜，诸药不止，六脉洪数无力。此去血过多，虚损之极。以八物汤加龙骨、熟附子等分，又加真茜草五钱，水煎，频服，连进二剂，其血遂止。又依前方去茜草、龙骨，调理十数剂而痊。

一治鼻中流血，用小儿胎发烧灰吹之，其血立止。

一女子因翻身，望后一跌，鼻血长流，止后，一有所感，其血即出，诸医不效。一方用水和白面，包大附子一个在内，火煨熟，去附子，用面，烧存性，为末。每二钱，白水和服，永不发。

八物汤_{方见补益}

【点评】本篇论衄血的病机与治疗。除凉血止血法外，介绍了不少简便易行的偏方小法，值得参考。

咳血

一论咳血出于肺，咳嗽痰中带血也。

清咳汤

当归　白芍　桃仁_{去皮}　贝母_{各一钱}　白术_{去芦}　牡丹皮　黄芩　栀子_{炒，各五分}　青皮_{去穰}　桔梗_{五分}　甘草_{三分}

上剉一剂。水煎服。潮热，加柴胡、赤茯苓；咳血，不易治，喉不容物，毫发即咳，血即渗入喉，愈渗愈咳，愈咳愈渗。饮溲溺，百不一死；服寒凉，百不一生。

一论因咳而吐痰，痰中有血者是也，宜用：

当归_{一钱}　白芍_{一钱}　生地黄_{一钱五分}　贝母_{一钱二分}　知母_{一钱}　白茯苓_{八分}　天花粉_{一钱五分}　桔梗_{一分}　麦门冬_{去心，一钱}　甘草_{五分}

上剉一剂。水煎，温服。

一论咳血方。

天地丸

天门冬_{一斤}　怀生地黄_{酒拌，砂锅内蒸至黑，半斤}

上为细末，炼蜜为丸，如弹子大。每服三丸，温酒送下，日进三服。

一论咳血痰盛身热，多是血虚，用青黛、瓜蒌仁、诃子、海石、山栀为末，姜汁、蜜为丸，嚼化，咳甚，加杏仁。后以八物汤加减调理。痰甚，加痰药。

【**点评**】本篇咳血论述简单，选方仅三首，均以养血清热滋阴为法。

咯血

一论咯血者，出于肾，咯出血屑者是，亦有痰带血丝出者，宜：

清咯汤

陈皮　半夏_{姜汁炒}　白茯苓　知母　贝母_{去心}　生地黄_{各一钱}　桔梗栀子_{炒，各七分}　杏仁_{去皮}　阿胶_炒　甘草　柳桂_{各五分}　桑白皮_{一钱五分}

上到。生姜煎服。

一方，治证同前。

白术_{一钱五分}　当归_{一钱}　芍药_{一钱}　牡丹皮_{一钱五分}　桃仁_{研，一钱}山栀_{炒黑，八分}　桔梗_{七分}　贝母_{一钱}　黄芩_{八分}　青皮_{五分}　甘草_{三分}

上到一剂。水煎服。一方无青皮、黄芩，有知母、麦门冬、黄柏。

一论吐血咯血，大能润肺止咳，宜：

天门冬丸

天门冬_{去心，一两}　白茯苓_{去皮}　阿胶　杏仁_{去皮尖}　贝母　甘草_{各五钱}

上为细末，炼蜜为丸，如芡实子大。每服一丸，含口中嚼化下，日夜可服十丸。

【点评】本篇所论咯血与上篇咳血从症状来看完全相同，均为痰中带血，即肺出血。龚氏分列两篇，认为咳血出于肺，咯血出于肾，病位不同。比较清咳汤与清咯汤之区别，前者养血活血、清热凉血药为主；后者养阴止血、清热化痰为主，有入肾经的生地、知母，也有入肺经的阿胶、桑白皮。两篇可互参。

呕血

一论先恶心，而呕出成升成碗者是，由怒气逆甚所致，治方：

当归三钱　川芎一钱五分　芍药三钱　生地黄四钱　炒山栀三钱

上剉。水煎，临服入童便一盏，姜汁少许同服。

一论呕血，脉大发热，喉中痛者，此是气虚，宜用：

黄芪二钱　人参二钱　黄柏一钱五分　生地黄三钱　荆芥一钱　当归二钱

上剉一剂。水煎服。

一论怒气逆甚而呕血，用：

瓜蒌仁三钱　当归二钱　生地黄四钱　桔梗八分　通草一钱五分　牡丹皮三钱

上剉一剂。水煎服。

【点评】呕血相当于西医所指的胃出血，故出血量大，成升、成碗呕出。首方四物汤加栀子，"由怒气逆甚所致"，第三方用四物汤中之当归、生地，清热凉血之丹皮。四物、栀子、丹皮此六味均有活血化瘀作用，可见当时认为呕血多由肝郁血瘀化火所致。同时也有气虚者，故用参、芪配生地、当归、黄柏。

唾血

一论唾血者，出于肾，鲜血随唾而出也。

麦门冬_{去心} 天门冬_{去心} 知母 贝母 黄柏 桔梗 熟地黄 玄参 远志_{去心，各等分} 干姜_{炒减半}

上剉。水煎服。

【点评】唾血与咳血、咯血基本相同，均为肺出血。龚氏责之肾，故有用肾经药，也有肺经药，以养阴清热润肺为主，少左干姜温中止血。

便血

一论下血者，大便出血也，乃脏腑蕴积湿热之毒而成，或因气郁，酒色过度，及多食炙煿热毒之物，或风邪之冒，或七情六淫所伤，使气血逆乱，荣卫失度，皆能令人下血。此方治大便下血，不问粪前粪后，并肠风下血皆治。

解毒四物汤

当归_{酒洗，八分} 川芎_{五分} 白芍_{炒，六分} 生地黄_{一钱} 黄连_{炒，一钱} 黄芩_{炒，八分} 黄柏_{炒，七分} 栀子_{炒黑，七分} 地榆_{八分} 槐花_{炒，五分} 阿胶_{炒，六分} 侧柏叶_{六分}

上剉一剂。水煎，温服。腹胀，加陈皮六分；气虚，加人参三分，白术三分，木香三分；肠风下血，加荆芥五分；气下陷，加升麻五分；心血不足，加茯苓六分；虚寒，加炒黑干姜五分。一方去阿胶，加苦参七分。

一论大便下血，去多心虚，四肢无力，面色痿黄，宜：

滋阴脏连丸

怀生地黄 怀熟地黄_{各四两} 山茱萸_{酒蒸，去核} 牡丹皮 白茯苓_{去皮，各一两} 川黄连_{酒炒，二两} 泽泻_{三两} 山药_{四两} 槐花_{人乳拌蒸} 大黄_{酒蒸九次，极黑，各用三两}

上为细末，装入雄猪大肠头内，两头扎住，糯米三升，水浸透米，去水，将药肠藏糯米甑内，蒸一炷香时为度，捣药肠为丸，如梧桐子大。每服八十丸，空心盐汤下。

一虚人大便下血，用补中益气汤<small>方见内伤</small>。加炒阿胶、酒炒椿根皮、地榆、槐花。

一下血，服脏连丸等药，其血愈多，形体消瘦，发热少食，里急后重，此脾气下陷，以补中益气汤加炒黑干姜，立止。

一论肠风下血者，必在粪前，是名近血，色清而鲜，其脉又浮，宜人参败毒散<small>方见感冒</small>，依本方加黄连。

柏叶汤 治肠风下血。

侧柏叶　当归　生地黄　黄连　枳壳<small>麸炒</small>　槐花　地榆　荆芥　川芎<small>各等分</small>　甘草<small>减半</small>

上剉一剂。乌梅一个，生姜三片，水煎，空心服。

槐角丸 治肠风下血，不问粪前粪后，远年近日，皆效。

槐角子<small>一两</small>　枳壳<small>麸炒</small>　黄芩<small>酒炒</small>　地榆　荆芥　黄连　侧柏叶<small>酒浸各五钱</small>　黄柏<small>酒浸</small>　防风　归尾<small>酒洗各四钱</small>

上为细末，酒糊为丸，如梧桐子大。每服五七十丸，空心米汤送下。忌生冷烧酒蒜毒等物，戒房事。

一论脏毒下血，必在粪后，是名远血，宜：

八宝汤

黄连　黄芩　黄柏　栀子　连翘　槐花<small>各一钱五分</small>　细辛　甘草<small>各四分</small>

上剉一剂。水煎，空心服。

一论大便下血，大肠痛不可忍，肛门肿起，此下焦热毒盛也，宜：

加味解毒汤

大黄　黄连　黄芩　黄柏　栀子　赤芍　连翘　枳壳<small>麸炒</small>　防风　甘草

上剉。水煎，空心服。

一治肠胃闭闷，下血，积热脏毒。

黄连<small>四两，炒</small>　枳壳<small>去穰，炒，四两</small>

上为细末，水糊为丸，如梧桐子大。每服七十丸，清茶下。

一论肠风脏毒便血，痔痛下血，宜：

槐黄丸

槐花_{四两，炒}　黄连_{酒炒，四两}

上为细末，入猪大肠内，两头扎住，入韭菜二斤，水同煮烂，去菜，用药肠捣烂，为丸如栀子大。如湿，加些面。每服八十丸，空心米汤送下。

一论大便下血，久不止者，此脏腑虚寒故也，面色痿黄，身体羸瘦。宜：

断红丸

鹿茸_{去毛，醋煮}　大附子_{炮，去皮脐}　当归_{酒洗}　续断_{酒浸}　黄芪_炒
阿胶_{蛤粉炒}　侧柏叶_{炒，各一两}　白矾_{枯，五钱}

上为细末，醋煮米糊为丸，如梧桐子大。每服七十丸，空心米汤下。

丹溪云：下血久不愈者，后用温剂，先用四物汤加炮干姜、升麻，后服断红丸收效。

一论肠风下血，热者其血鲜，寒者其血青黑或成块。

一儒者素勤苦，因饮食失节，大便下血，或赤或黯，半载之后，非便血则盗汗，非恶寒则发热，血汗二药，用之无效，六脉浮大，心脾则涩。此思伤心脾，不能摄血归源。然血即汗，汗即血，其色赤黯，便血盗汗，皆火之升降微甚耳，恶寒发热，气血俱虚也。在午前，用补中益气汤，以补肺脾之源，举下陷之气；午后，用归脾加麦冬、五味，以补心脾之血，收耗散之液，不两月而诸症悉愈。

一人素善饮酒，不时便血，或在粪前，或在粪后，食少体倦，面色痿黄，此脾气虚而不能统血，以益气汤加吴茱萸、黄连。

一男子便血、精滑、发热，一男子便血、发热，一男子发热、遗精，或小便不禁，俱是脾肾亏损，用六味地黄丸、益气汤以滋化源，并皆得愈。

一论下血，服犀角地黄汤等药，其血愈多，形体消瘦，发热少食，里急后重，此脾气下陷，以益气汤加炮姜，立效。

一治大便下血，用石莲肉四两，去壳捶碎，入公猪肚内，水煮烂，去莲肉，将肚并汤食之，立止。

一治大便下血秘方。

观音救苦方 马伏所传

木香 四两　黄连 二两

上将黄连切片煎汁，浸木香，慢火焙干，为末，乌梅肉捣为丸，如梧桐子大。每服六十丸，空心白滚水送下。

一患肠风下血者，何也？人肠皆有脂裹之，厚则肠胃以安。肠中本无血，血缘有风或有热以消其脂，肠遂薄，渗入身中血。初患时，必服凉药而愈，服之过者，则肠寒而脂愈不生，其血必再作。凡热者，其血鲜；冷者，其血青黑，察其冷热用药可也。冷者，用断红丸；热者，用四物汤合黄连解毒汤，加苦参、槐角、地榆、侧柏叶。

一肠胃流热，则粪门暴肿，用蜗牛细研，涂之则消。

一治脏毒下血，用黄连解毒汤合四物汤，和调为末，滴水为丸。每服八九十丸，空心陈米饮送下。

补中益气汤 方见内伤　归脾汤 方见健忘　六味丸 方见补益

【点评】本篇论便血之辨证治疗。治便血分清寒热是关键，"凡热者，其血鲜；冷者，其血青黑"。治疗"冷者，用断红丸；热者，用四物汤合黄连解毒汤，加苦参、槐角、地榆、侧柏叶。"气虚者，用补中益气汤加炮姜；心脾两虚者，用归脾丸；阴虚者用六味地黄丸加黄连、大黄、槐花，如滋阴脏连丸。阿胶、地榆、槐花、槐角、侧柏叶、苦参是常用的治便血药。"初患时，必服凉药而愈，服之过者，则肠寒而脂愈不生，其血必再作。"应该是龚氏的临床经验，值得重视。

溺血

一论溺血者，小便出血，乃心移热于小肠也，宜用：

清肠汤

当归　生地黄 焙　栀子 炒　黄连　芍药　黄柏　瞿麦　赤茯苓
木通　萹蓄　知母 各一钱　甘草 减半　麦门冬 一钱，去心

上剉一剂。灯心、乌梅，水煎，空心服。溺血茎中痛，加滑石、

枳壳，去芍药、茯苓。

金黄散 治尿血。

槐花净，炒 郁金湿纸包，火煨，各一两

上为细末。每服二钱，淡豆豉汤送下。

一治小便下血不止，地骨皮，烧酒二钟，煎至七分，去渣，空心服，立止。

一治小便溺血，旱莲草、车前草，各取自然汁，每服半茶钟，空心服，自愈。

又方，用壮年无病人头发，不拘多少，烧存性，将侧伯叶捣汁，糯米糊为丸，如梧桐子大。每服百丸，以四物汤下。

一治溺血效方。

小蓟根 生地黄各二钱 通草 滑石 蒲黄炒 淡竹叶 当归 藕节 山栀 甘草各六分 赤茯苓 车前草各八分

上剉一剂。水煎，空心服。

一治尿后有鲜血，用柿子三枚，烧灰，陈米煎汤调服，因柿性寒故也。

一治尿血，六味地黄丸，加黄柏、知母，殊效。

一尿血，因心肾气结所致，或忧劳房室过度而得之，实由精气滑脱，阴虚火动，荣血妄行耳。尿行则不痛，尿淋血行则痛。

一治暴热尿血，山栀子去皮，炒，水煎服。

一治小便出血，以车前草根叶，多取洗净，取汁频服，可通五淋。

【点评】溺血多责之小肠，以清心降火为法，故"清肠汤""治溺血效方"均为钱乙《小儿药证直诀》导赤散之加味方。也有责之肝肾者，用知柏地黄汤，如"治尿血，六味地黄丸，加黄柏、知母，殊效"。

恶热

恶热非热，明是虚症。经曰：阴虚则发热。阳在外为阴之卫，阴在内为阳之守，精神外驰，淫欲无节，阴气耗散，阳无所附，遂致浮散于肌表之间，而恶热也。当作阴虚火动治之。

恶寒

恶寒非寒，明是热症。亦有久服热药而得之，河间谓火极似水，热甚而反觉自冷，实非寒也。有用热药而少愈者，辛能发散，郁遏暂开耳。又曰：火热内炽，寒必荡外，故恶寒实非寒症。凡背恶寒甚者，脉浮而无力者，阳虚也，用参、芪之类，加附子少许。

一妇人六月恶寒之极，怕风，虽穿棉袄亦不觉热，此火极似水也，六脉洪数，小水赤少，予以皮硝五钱，温水化服而愈。

一罗工部，仲夏腹恶寒而外恶热，鼻吸气而腹觉冷，体畏风而恶寒，脉大而虚微，每次进热粥瓯①许，必兼食生姜瓯许，若粥离火食，腹内即冷。余曰：热之不热，是无火也，当用八味丸，壮火之源，以消阴翳。彼反服四物元参之类而殁，惜哉！

【点评】以上恶热与恶寒两段，文字不多，但提示医者临床有各种假象，"恶热非热""恶寒非寒"。恶热者，"当作阴虚火动治之"。背恶寒甚而脉浮而无力者，属阳虚；六月恶寒穿棉袄而六脉洪数、小水赤少者，有腑实等，临证当细辨之。

---

① 瓯(ōu 欧)：小盆；杯。

汗症 _{自汗 盗汗}

脉大而虚，浮而濡者，汗。在寸为自汗，在尺为盗汗。伤寒脉阴阳俱紧，当无汗，若自汗者，曰亡阳，不治。

自汗者，无时而濈濈然出，动则为甚，属阳虚，卫气之所司也。盗汗者，寐中出，通身如浴，觉来方止，属阴虚，荣血之所主也。大抵自汗宜补阳调卫，盗汗宜补阴降火。心虚而冷汗自出者，理宜补肝，益火之源，以消阴翳也。阴虚火炎者，法当补肾，壮水之主，以制阳光。又有火气上蒸胃中之湿，亦能生汗，凉膈散主之。凡汗出发润，汗出如油，汗缀如珠者，皆不治也。自汗大忌生姜，以其开腠理故也。

一论自汗属阳虚，时常而出也，宜：

参芪汤

黄芪_{蜜炙}　人参　白术_{去芦，炒}　白茯苓_{去皮}　当归_{酒洗}　熟地黄
白芍_{酒炒}　酸枣仁_炒　牡蛎_{煅，各一钱}　陈皮_{七分}　甘草_{炙，二分}　乌梅_{一枚}

上剉一剂。枣一枚，浮小麦一撮，水煎，温服。

一论自汗虚弱之人，可服：

大补黄芪汤

黄芪_{蜜炒}　人参　白术_{去芦，炒}　白茯苓_{去皮}　当归_{酒洗}　白芍_{酒炒}
熟地黄　山茱萸_{酒蒸，去核}　肉苁蓉_{酒洗，各一钱}　五味子_{十粒}　肉桂_{五分}
防风_{七分}　甘草_{炙，二分}

上剉一剂。枣二枚，水煎，温服。

一论盗汗，属阴虚，睡中则出，醒则止也，此方治盗汗之圣药也。

当归六黄汤

当归_{酒洗}　黄芪_{蜜炙}　生地黄　熟地黄_{各二钱}　黄柏　黄连　黄芩_{各一钱}

上剉一剂。水煎，空心服。

一论治盗汗，属气血两虚者，宜：

滋阴益阳汤

当归_{酒洗}　熟地黄　生地黄　白芍_{酒炒，各一钱}　黄柏_{蜜水炒}　知母_{蜜水炒，各八分}　人参_{五分}　白术_{去芦}　白茯苓_{去皮}　黄芪_{蜜水炒，各一钱}　陈皮_{八分}　甘草_{炙，三分}

上剉一剂。枣二枚，浮小麦一撮，水煎，温服。

一论自汗盗汗，宜实腠理也，男子失精，女子梦交，自汗盗汗，宜：

白龙胶

桂枝　白芍_{酒炒}　龙骨_煅　牡蛎_{煅，各三钱}　甘草_{炙，一钱}

上剉一剂。枣二枚，水煎服。

四制白术散

白术_{四两}　黄芪_{炒，一两}　石斛_{炒，二两}　牡蛎_{煅，一两}　甘草_{炙，一钱}　麦麸_{炒，一两}

有止用白术为末。每服三钱，粟米调服。

一论心汗者，心孔有汗，别处无也，宜：

茯苓补心汤

白茯苓_{去皮}　人参　白术_{去芦}　当归　生地黄　酸枣仁_炒　麦门冬_{去心}　陈皮　黄连_{炒，各等分}　甘草_{炙，二分}　辰砂_{研末，临服调入，五分}

上剉一剂。枣二枚，乌梅一个，浮小麦一撮，水煎，食远服。

一秘方，治冷汗时出，宜用公猪肚，洗净，装糯米入内，令满，用线缝口，入砂锅内，水煮烂，将肚与汤一并食之。用糯米晒干为末，每服小盏，空心米汤调服。

一额上常有汗出，不论冬夏者，得之醉后当风所致。头乃诸阳之会，酒乃发阳，所以饮酒必见汗，醉后阳气上升，头面之阳气必开，当风坐卧，风时入之，以致头面出汗，名曰漏风，宜：

黄芪六一汤

黄芪_{六两}　甘草_{一两}

上各用蜜炙十余次，出火毒。每服一两，水煎，温服。加肉桂、白芍，名黄芪建中汤。

一论自汗不休，因内伤及一切虚损之证所致者，用补中益气汤，柴胡、升麻俱用蜜水炒，少加制附子、麻黄根、浮小麦_{方见内伤}。

一论肾气虚弱，盗汗发热，用六味地黄丸_{方见补益}。

一论肾气虚弱，盗汗恶寒，用八味丸_{方见补益}。

一论气血俱虚而盗汗者，用十全大补汤_{方见补益}。

秘方，治盗汗自汗。

五倍子为末，津液调搽脐中，绸勒住，一宿即止。

一方，用何首乌末，津液调搽脐中亦效。

一论自汗邪在诸经，有蓄血，亦有头汗。

有头汗，小便不利者，死；关格不得尿，有头汗者，死；元气下脱，有头汗如珠不流者，死；柔汗发黄者，死。

镇液丹

防风_{去芦，酒洗，三两}　黄芪_{蜜炙，二两五钱}　白术_{去芦，微炒，一两}　中桂_{一两}　白芍_{酒炒，一两五钱}　大附子_{面包煨，去皮脐，童便炒，二两}

上为细末，酒糊为丸，如梧桐子大。每服五七十丸，空心酒下，加酸枣仁_{炒一两}。

一治脚汗方。

白矾_{五钱}　干姜_{五钱}

上剉为末。逐日洗，连五日，自然无汗。

一治盗汗，用牙猪心一个，水二碗，入砂锅内，煮烂熟为度，去心不用，另用当归、人参各二钱半，入煮心汁内，熬至大半瓯，去渣，不拘时服，猪心食否不拘。

一论凡内伤及一切虚损之症，自汗不休者，总用益气汤加熟附子、麻黄根、浮小麦，其效捷于影响。但升麻、柴胡，俱用蜜水炒过，以杀其升发勇悍之性，又欲引参、芪等药至肌表，不可缺也。如左寸脉浮洪而自汗者，心火炎也，本方倍参、芪，加麦冬、五味、黄连各五分。如左关脉浮弦而自汗者，挟风邪也，本方加桂枝、芍药，若不阴虚，只用桂枝可也。左尺脉浮洪无力而有汗者，水亏火盛也，本方加黄柏、知母各五分，熟地一钱，壮水之主，以制阳光。右关脉浮洪无力而自汗者，只依本方倍参、芪。右尺脉洪数无力而自汗者，或盗汗，相火挟心火之势而上伐肺金也，宜当归六黄汤。

一论自汗盗汗，乃阴阳两虚，或睡或醒时而出也，益气汤去升麻，加茯苓、酒芍、酸枣_炒、牡蛎_煅各一钱，黄柏_{蜜炒}，知母_{蜜炒}，乌梅一个，枣一枚，浮小麦一撮，水煎服。

一人四时出汗，畏风不敢当，虽炎天必须棉衣，冬天气喘，气不相接，偶有便淋白浊，服八物汤，不效，服补中益气汤，少已。予以荆芥、防风、桂枝、薄荷、甘草、羌活，一剂而痊。

一治自汗盗汗久不止者，以清晨采带露桑叶为末。每服三钱，空心米饮调服。

【点评】本篇详论汗症的脉因证治，及以汗判断预后的方法，均与临床实际吻合。篇中即有治疗汗症的常法，也有变法，如"大抵自汗宜补阳调卫，盗汗宜补阴降火"为常法。而以"荆芥、防风、桂枝、薄荷、甘草、羌活"的透表法治疗四时出汗"一剂而痊"者，显然为变法。另，龚氏提醒："自汗大忌生姜，以其开腠理故也。"故篇中涉及的诸多经方均去生姜，或易浮小麦，如"白龙胶"，即仲景桂枝加龙骨牡蛎汤去生姜；"镇液丹"为玉屏风散合桂枝加附子汤去姜枣，易酸枣仁等，均值得借鉴。

眩晕

　　风寒暑湿，气郁生涎，下虚上实，皆晕而眩。风浮寒紧，湿细暑虚，涎弦而滑，虚脉则无。治眩晕法，尤当审谛，先理痰气，次随症治。

　　眩者言其黑，晕言其转，冒言其昏，眩晕之与冒眩，其义一也。其状目闭眼眩，身转耳聋，如坐舟车之上，起则欲倒。盖虚极乘寒得之，亦不可一途而取执也。风则有汗，寒则掣痛，暑则热闷，湿则重滞，此四气乘虚而眩晕也。喜怒哀乐，悲恐忧思，郁而生痰，随气上厥，七情致虚而眩晕也。淫欲过度，肾家不能纳气归原，使诸气逆奔而上，此眩晕之出于气虚也明矣。吐衄崩漏，肝家不能收摄荣气，使诸血失道妄行，此眩晕之生于血虚也又明矣。以至新产之后，血海虚损，或瘀不行，皆能眩晕。是可不推寻致病之因乎。治法随机应敌，其间以升降镇坠行焉，最不可妄施汗下。然而眩晕欲解，自汗则有之。若诸逆发汗，剧者言乱目眩，与夫少阴病下利止而头眩，时时自汗者，此虚极而脱也，识者将有采薪之忧[①]。

　　清晕化痰汤　主方，治眩晕之总司也。

　　陈皮去白　半夏姜汁炒　白茯苓去皮，各一钱半　防风　羌活各七分　甘草三分　枳实麸炒，一钱　川芎　黄芩酒炒，各八分　白芷　细辛　南星姜汁炒，各七分

　　上到一剂。生姜三片，水煎服。

　　以此作丸亦可。气虚，加人参七分，白术去芦一钱；血虚，加当

---

　　① 识者将有采薪之忧：按上下文义，此句当作"不识者将有采薪之忧。"

归，倍川芎；有热，加黄连_{姜炒}七分。

一论头旋眼黑，恶心烦闷，气短促上喘，无力言语，心神颠倒，目不敢开，如在风云中，头苦裂，身重如山，四肢厥冷，不得安睡，此乃胃气虚损，停痰而致也，半夏白术天麻汤_{方见头痛}。

一论劳役之人，饥寒眩晕者，脉虚弱也，补中益气汤_{方见内伤}，依本方加半夏、天麻、白芍、熟地黄。

一眩晕属气虚有湿痰者，依本方去升麻、柴胡，加白茯苓、川芎、半夏、天麻、桔梗、白芷。

一论阴虚火动眩晕者，脉必数也，清离滋坎汤_{方见痨瘵}，依本方加川芎、天麻、山栀、竹沥少许。

一论真阳不足，上气喘急，气短自汗，虚极欲倒，如坐舟车，眩晕，手足冷，脉沉细也。

参附汤

人参_{五钱}　大附子_{炮，三钱}

上剉一剂。生姜三片，水煎，热服。

一论眩晕之症，因气虚痰火炎上故也。

清阳除眩汤

人参_{六分}　白术_{去芦，一钱}　白茯苓_{一钱}　陈皮_{一钱}　半夏_{汤泡，一钱}明天麻_{八分}　槟榔_{八分}　旋复花_{八分}　甘草_{四分}

上剉一剂。生姜三片，水煎服。

一论肥白人，日常头旋目花，卒时晕倒者，名曰痰晕。

清痰祛眩汤

天南星_{姜泡}　半夏_{姜汁制}　天麻　苍术_{米泔浸}　川芎　陈皮　茯苓_{去皮}桔梗　枳壳_{去穰}　乌药　酒芩　羌活_{各八分}　甘草_{三分}

上剉一剂。生姜水煎，临服入竹沥、姜汁同服。

一论体虚之人，一时为寒所中，口不能言，眩晕欲倒，手足厥冷。

姜附汤

干姜_{一两}　大附子_{生，去皮脐，一两}

上剉。每五钱，水煎，温服。

一论一切失血过多，眩晕不醒者。

芎归汤

川芎　当归各等分

上剉一剂。水煎服。虚甚，加炮过大附子。

一论气血两虚而挟寒，作头目眩晕者，十全大补汤方见补益，依本方，如有痰，加陈皮、半夏。

一人气短痰晕，服辛香之剂，痰盛遗尿，两尺浮大，按之如无，予以为肾家不能纳气归原，香燥致甚耳，用八味丸料，三剂而愈八味丸见补益。

一人形体丰厚，劳神喜怒，面带阳色，口渴吐痰，或头目眩晕，或热从腹起，左三脉洪而有力。予以为足三阴亏损，用补中益气汤加麦门冬、五味，及加减八味丸而愈①。

大方痰晕汤②

法半夏一钱　橘红一钱　赤茯苓一钱　黄芩酒洗，七分　白术一钱五分
川芎五分　黄连五分　黄柏酒炒，七分　知母七分　石膏一钱　薄荷五分
甘草炙，五分

上剉一剂。生姜三片，水煎，临卧服。

一生员，形体魁梧，不慎酒色，因劳怒头晕仆地，痰涎上涌，手足麻痹，口干引饮，六脉洪数而虚。予以为肾经亏损，不能纳气归原而头晕，不能摄水归原而为痰，阳气虚热而麻痹，虚火上炎而作渴，补中益气合六味丸料，治之而愈。其后或劳役，或入房，其病即作，用前药而愈。

一孟都宪，气短痰晕，服辛香之剂痰盛遗尿，两尺浮大，按之如无，余以为肾家不能纳气归原，香燥致甚耳，以八味丸料三剂而愈。

一孙都宪，形体丰厚，劳神喜怒，面带阳色，口渴吐痰，或头目眩晕，或热从腹起，左三脉洪而有力，右三脉洪而无力，余谓足三阴亏损，用补中益气加麦门、五味，及加减八味丸而愈。

十全大补丸见补益　补中益气汤见内伤　八味丸　六味丸俱见补益

---

① 一人形体丰厚……八味丸而愈：此段文字与最后一段文字除人名外，完全相同。
② 大方痰晕汤：此方缺主治症。

【点评】本篇论眩晕的脉因证治，认为气郁生涎、上实下虚是主要病机，痰的产生与风寒暑湿四气、喜怒哀乐七情、肾虚不能摄水归原等多种因素相关，治疗当"先理痰气"，故方中多以二陈汤为基本方。首方清晕化痰汤即导痰汤与选奇汤之合方。同时也指出气虚、血虚、瘀血皆能致眩晕。"治法随机应敌，其间以升降镇坠行焉，最不可妄施汗下。"

麻木

脉浮而濡，属气虚。关前得之，麻在上体，关后得之，麻在下体也。脉浮而缓属湿，为麻痹。脉紧而浮，属寒，为痛痹。脉涩而芤，属死血，为木，不知痛痒。

《内经》曰：风寒湿三气合而为痹。故寒气胜者为痛痹，湿气胜者着痹。河间曰：留着不去，四肢麻木拘挛也。经又曰：痛者，寒气多也，有寒故痛也。其不痛不仁者，病久入深，荣卫之行涩，经络时疏，故不痛，皮肤不荣，故为不仁。夫所谓不仁者，或周身，或四肢，唧唧然麻木，不知痛痒，如绳扎缚初解之状，古方名为麻痹者是也。丹溪曰：麻是气虚，木是湿痰死血，然则曰麻曰木者，以不仁中而分为二也。虽然亦有气血俱虚，但麻而不木者，亦有虚而感湿，麻木兼作者，又有因虚而风寒湿三气乘之，故周身掣痛，兼麻木并作者，古方谓之周痹。治法宜先汗而后补，医者亦各以类推而治之，不可执一见也。

一论麻木，遍身手足俱麻者，此属气血两虚，宜：

加味八仙汤

当归酒洗　川芎　熟地黄各七分　白芍酒炒，八分　人参六分　白术去芦，二钱　陈皮八分　半夏曲七分　白茯苓去皮，一钱　桂枝三分　柴胡四分　羌活五分　防风五分　秦艽六分　牛膝六分　甘草炙，三分

上剉一剂。生姜一片，枣一枚，水煎，食远服。气虚，加黄芪蜜炒八分。

一论麻是浑身气虚也。

加减益气汤

黄芪蜜炒　人参　白术去芦　陈皮　当归各一钱　升麻　柴胡　木香各五分　香附　青皮去瓤　川芎各八分　桂枝　甘草各三分

上剉一剂。生姜、枣煎服。

一论十指尽麻，并面目皆麻，此亦气虚也，加减益气汤，依前方去青皮、川芎、桂枝，加麦冬、羌活、防风、乌药，共十四味。

一论木是湿痰死血也。

双合汤

当归　川芎　白芍　生地黄　陈皮　半夏姜炒，各一钱　桃仁去皮尖，八分　白茯苓去皮一钱　红花三分　白芥子一钱　甘草三分

上剉一剂。姜十片，水煎熟，入竹沥、姜汁同服。

一论手足麻痹，因湿所致也，香苏散方见感冒，依本方加苍术、麻黄、桂枝、白芷、羌活、木瓜。

一论感风湿，手膊或痛或木，或遍身麻木，五积散方见中寒。

一论妇人七情六郁，气滞经络，手足麻痹。宜：

开结舒经汤

紫苏　陈皮　香附　台乌　川芎　苍术米泔浸　羌活　南星　半夏　当归各八分　桂枝四分　甘草三分

上剉。生姜三片。入姜汁、竹沥服。

一论口舌麻木，延及嘴角，头面亦麻，或呕吐痰涎，或头晕眼花，恶心，遍身麻木，宜：

止麻消痰饮

黄连　半夏　瓜蒌仁　黄芩　白茯苓　桔梗　枳壳麸炒　陈皮　天麻　细辛　南星　甘草

上剉。生姜三片，水煎服。血虚，加当归；气虚，加人参；亦有十指麻木，胃中有湿痰死血，加苍术、白术，少佐熟附子。行经中死血者，四物汤加红花、桃仁、韭叶。忌生冷、鱼腥、发风发热之物。

一论十指疼痛，麻木不仁。

大附子　木香

各等分。每服三钱，姜三片，水一碗，煎七分服。

一论妇人遍身麻痹，谓之不仁，皆因血分受风湿所致，用祛风散

送下五补丸。

祛风散

生川乌　白术_{去芦}　白芷_{各三钱}　甘草_{二钱}

上为细末。酒调，吞下五补丸。

五补丸

黄芪_{蜜炒，一两}　人参_{五钱}　附子_{一个}　当归_{三钱}　白芍_{酒炒五钱}

上为细末，炼蜜为丸，如梧桐子大。每服六七十丸，祛风散送下。

一论不仁者，谓不柔和也。痛痒不知，针灸不知是也。经曰：诸虚乘寒，而郁冒不仁。盖其血气虚弱，不能周流于一身，于是正气为邪气所伏，故肢体顽麻，不知痛痒，寒过，厥如死尸，而郁且冒也，用麻桂各半汤。不愈者，补中益气汤入姜汁。设或汗如油，喘不休，喘而直视，水浆不入者，皆为绝症也。

一论风热血燥，皮肤瘙痒，头面手足麻木。

清凉润燥汤

当归_{酒洗}　生地黄_{各一钱半}　黄连　黄芩　白芍_煨　川芎_{各一钱}　天麻　防风　羌活　荆芥_{各八分}　细辛_{六分}　甘草_{五分}

上剉。水煎，食远服。麻甚，加川乌_{炮三分}。

一论面上木处，可用桂枝为末，用牛皮胶和少水化开调敷之，厚一二分。若脚底硬木处，可将牛皮胶熔化，入姜汁调和，仍入南星末五钱和匀，用厚纸摊贴二三分，乘半热，裹贴脚底，用温火烘之。此外治也。

一治两手指麻木，四肢困倦，怠惰嗜卧，乃热伤元气也。

黄芪_{八钱}　人参_{五钱}　白芍_{三钱}　柴胡_{二钱五分}　升麻_{二钱}　五味子_{百四十粒}　生甘草_{五钱}　炙甘草_{二钱}

上剉。水煎，稍热空心服。

一治两腿麻木，沉重无力，多汗，喜笑，口中涎下，身重如山，语声不出，右寸脉洪大。

黄芪_{三钱}　当归_{二钱}　苍术_{四钱}　陈皮_{五钱}　藁本_{三钱}　黄柏_{酒炒，一钱}　柴胡_{三钱}　升麻_{一钱}　知母_{酒炒一钱}　五味子_{一钱}　生甘草_{二钱五分}

上，每剉一钱。水煎，空心服。少待，以早饭压之。

一治皮肤间有麻木，乃肝气不行故也。

黄芪—两　　白芍—两半　　橘皮—两半，不去白　　泽泻五钱　　炙甘草—两

上剉。水煎，温服。

【点评】本篇论麻木的脉因证治。气虚、气血两虚、痰湿、死血为麻木的主要病机，故治疗选方多含八珍汤、补中益气汤、二陈汤、桃红四物汤之组成。首方加味八仙汤即八珍汤合二陈汤再加羌、防、柴等祛风药组成。加减益气汤即补中益气汤加香附、青皮等理气药，川芎、桂枝等活血温通药组成。双合散即桃红四物汤加二陈汤等组成。总体"麻主虚"，以补法居多。若虚而感邪，治疗当"先汗而后补，医者亦各以类推而治之，不可执一见也。"

癫　狂

癫脉搏大滑者生，沉小紧急不治。狂脉实大生，沉小死，癫脉虚可治，实则死。

《内经》曰：巨阳之厥，则肿首头重，脚不能行，发为眴①仆眴，摇其目而暴仆也。是盖阳气逆乱，故令人卒然暴仆而不知人，气复则苏，此则痫之类也。又曰：阳明之厥，则癫疾欲走呼，腹满不得卧，面赤而热，妄见妄言，又曰：甚则弃衣而走，登高而歌，逾垣上屋，骂詈②不避亲疏。是盖得之于阳气太盛，胃与大肠实热，燥火郁结于中而为之耳，此则癫狂之候也。曰癫曰狂，分而言之，亦有异乎？《难经》谓：重阴者癫，重阳者狂。《素问》注云：多喜为癫，多怒为狂。然则喜伤于心，而怒伤于肝，乃二脏相火有余之证，《难经》阴阳之说，恐非理也。大抵狂为痰火实盛，癫为心血不足，多为求望高远，不得志者有之。痫病独主乎痰，因火动之所作也。治法，痫病宜吐，

---

① 眴(xuàn 眩)：古同"眩"。
② 詈(lì 立)：责骂。

狂宜下，癫则宜安神养血，兼降痰火。虽然此三症者，若神脱而目瞪如愚痴者，纵有千金我酬，吾未如之何也已矣。癫者，喜笑不常，颠倒错乱之谓也。狂者，大开目，与人语所未尝见之事，为狂也。又云狂者，狂乱而无主定也。谵语者，合目自言日用常行之事，为谵也。又蓄血症，则重复语矣。郑声者，声颤无力，不相接续，造字出于喉中，为郑声也。阴附阳则狂。阳附阴则癫。脱阴者目盲，脱阳者妄见。

一论癫者，心血不足也，此方主癫狂喜笑不常。

养血清心汤

人参　白术_{去芦}　白茯苓_{去皮}　远志_{去心}　酸枣仁_炒　川芎_{各一钱}生地黄_{一钱}　石菖蒲_{一钱}　当归_{一钱五分}　甘草_{五分}　麦门冬_{去心，一钱五分}

上剉一剂。水煎服。

一论狂者，痰火实盛也，宜后清心滚痰丸主之。若风热实盛者，宜防风通圣散_{方见中风}，依本方加生地黄、桃仁、丹皮主之，治一切大风癫狂之疾。

一论喜笑不休者，心火之盛也，以海盐二两，火烧令红，研细，以河水一大碗，煎三五沸，待温，三次啜之，以钗探吐热痰，次服黄连解毒汤_{方见感冒}，依本方加半夏、竹叶、竹沥、姜汁少许。

一论妇人癫疾，歌唱无时，逾垣上屋者，乃营血迷于心包所致也。

加味逍遥散

当归　白芍_炒　白术_{去芦}　白茯苓_{去皮}　生地黄　柴胡　远志_{去心}桃仁_{去皮尖}　苏木　红花　甘草

上剉一剂。煨姜一片，水煎服。有热，加小柴胡汤、生地、辰砂，水煎服。

一论发狂无时，披头大叫欲杀人，不避水火。古人治狂，谓之失心，苦参主心腹结气，故足以治时热狂言。

苦参丸

苦参为末，炼蜜为丸，如梧桐子大。每服二三十丸，薄荷汤送下。

一论一切癫痫疯狂，或因惊恐畏怖所致，及妇人产后血虚惊气入心，并室女经脉通行，惊邪蕴结，服此丸，立效。

抱胆丸

水银二两一钱　朱砂一两，研　铅一两，半　乳香一两，研

上将铅入铫内，水银结成砂子，次下朱砂滴乳，乘热用柳木棍研匀，丸如芡实大。每服一丸，空心井花水送下。病者得睡，切莫惊动，觉来即安。再服一丸，除根。一方，薄荷汤化下亦可。

一论癫狂失心不寐，此方用朱砂能镇心安神，酸可使收引，故枣仁能敛神归心，香可使利窍，故乳香能豁达心志。许学士加人参，亦谓人参能宁心耳。

宁志膏

辰砂一两　酸枣仁炒，五钱　乳香五钱　人参一两

上为细末，炼蜜为丸，如弹子大。每服一丸，薄荷汤化下。

一论癫狂失心，此病因忧郁得之，痰涎包络心窍，此药能开郁痰。

白金丸

白矾二两　川郁金七两

上为末，米糊丸。每服五十丸，温水送下。

一论癫狂五痫惊悸，一切怪症，此皆痰火实盛也。

清心滚痰丸

大黄酒蒸，四两　黄芩四两　青礞石煅，五钱　沉香二钱半　牙皂五钱
犀角二钱　麝香五分　朱砂五钱，为衣

上为细末，水为丸。每服四五十丸，滚水送下。

一论心风者何？盖君火在心，因怒发之，相火助盛，痰动于中，挟气上攻，迷其心窍，则为癫为狂。所怒之事，胶固于心，辄自言谈，失其条序，谓之心风，与风无干也。若痰不盛者，则有感亦轻。

一论久患心风，癫狂健忘，怔忡失志，及恍惚惊怖入心，神不守舍，多言不定，此药大能安神养血，宁心定志。以紫河车一具，长流水洗净，慢火焙干为末，炼蜜为丸。空心酒送下。

一人癫狂乱打，走叫上房，用瓜蒂散，吐出其痰数升，又以承气汤下之，即愈。

一人患心风，即痰迷心窍，发狂，用真花蕊石，煅，黄酒淬一

次，为细末。每服一钱，黄酒送下。

一论癫狂五痫眩晕，时作时止，痰涎壅盛，心神昏愦，此属气血虚而挟风痰郁火也。

驱风化痰汤

人参　白术去芦　白茯苓去皮　半夏姜炒　陈皮　枳实酒炒　当归酒洗
川芎　白芍酒炒　桔梗去芦　南星　远志甘草水泡，去心　瓜蒌仁　白附
子　僵蚕　天麻　黄连酒炒　黄芩酒炒　甘草　怀生地

上剉一剂。生姜五片，水煎，温服。

一癫狂健忘失志，及恍惚惊怖入心，神不守舍，多言不定，一切真气虚损，用紫河车入补药内服之，大能安神养血宁志，治健忘惊悸，怔忡不寐，以六味丸加远志、石菖蒲、人参、白茯苓、当归、酸枣仁炒。

一治心恙狂惑，用无灰酒一碗，真麻油四两，共和匀，杨枝二十条，逐一条搅一二下，搅遍杨枝，直候油酒相和如膏，煎至八分，狂者强灌之，令熟睡，或吐或不吐，觉来即醒。

一治狂言乱语，用虾蟆一个，烧为末。酒调服。

一治癫狂诸病。

将军汤

大黄四两，酒浸一宿

上用水三升煎之，分作三服。癫狂病者，多怒为癫，多喜为狂。癫者，精神不守，言语错乱，妄见妄言，登高骂詈是也。狂之病始发，少卧少饥，自贤自贵，妄笑妄动，登高而歌，弃衣而走是也。癫病者，责邪之并于肝；狂病者，责邪之并于心也。此皆实证，宜泻而不宜补，故用大黄以泻之，取其苦寒，无物不降，可以泻实。又必数日后方可与食，但得宁静，便为吉兆。不可见其瘦弱减食，以温药补之，及以饮食饱之，病必再作，戒之戒之！缓与之食，方为得体。故曰：损其谷气则病易愈。所以然者，食入于阴，长气于阳故也。又宜滚痰丸下之。

一治癫狂不止，得之惊忧，极者用甜瓜蒂半两为末。每服一钱，井水调一盏投之，即大吐，后熟睡，勿令惊起。神效。

一治邪狂癫痫，不欲眠，妄行不止，用白雄鸡二只，煮熟，五味

调和，作羹食。

一治因惊忧失心，或思过多，气结不散，积有痰涎，留灌心包，窒塞心窍，以致妄言妄语，叫呼奔走。

雄朱丸

朱砂颗块者，二钱半，研　雄黄明净者，研，一钱半　白附子一钱

上和匀，以猪心血和为丸，如梧桐子大，另用朱砂为衣。每服三粒，以人参、菖蒲汤送下。常服一粒，能安魂定魄，补心益智。

一牧童小子，平日口中胡说，一片鬼话，令人惊骇，予诊之脉洪大，是实热也。以蚯蚓数条研烂，井水调服，立愈。

【点评】本篇首论癫狂之可治与不可治脉。狂多痰火实盛，故脉宜实大；癫为心血不足，脉宜虚，提示脉症相合者可治。治疗原则："痫病宜吐，狂宜下，癫则宜安神养血，兼降痰火。"故治癫首方养血清心汤为八珍汤与开心散之合方，以补气养心，兼化其痰。将军汤则以一味大黄为方，泻实以治狂，并嘱必数日后方可与食，"损其谷气，则病易愈。"另，对于癫狂的鉴别，篇中有"多喜为癫，多怒为狂"与"多怒为癫，多喜为狂"之相反说法，无论"多喜"还是"多怒"，均为精神病的表现，临证以辨清虚实为要，不必太过拘泥。如"癫者，精神不守，言语错乱，妄见妄言，登高骂詈是也。狂之病始发，少卧少饥，自贤自贵，妄笑妄动，登高而歌，弃衣而走是也。"虽分癫狂，龚氏均用将军汤治疗。

痫症

脉虚弦为惊，为风痫。

痫症者，发则仆地，闷乱无知，嚼舌吐沫，背反张，目上视，手足搐搦，或作六畜声者是也。盖痫疾之原，得之惊，或在母腹之时，或在有生之后，必因惊恐而致疾。盖恐则气下，惊则气乱，恐气归肾，惊气归心，并于心肾，则肝脾独虚，肝虚则生风，脾虚则生痰，

蓄极而通，其发也暴，故令风痰上涌而痫作矣。《内经》曰：然所以令人仆地者，厥气并于上，上实下虚，清浊倒置，故令人仆地，闷乱无知者，浊邪上干心君，而神明壅闭也。舌者心之苗，而脾之经络，连于舌本，阳明之经络，入上下齿缝中，故风邪实于心胸，则舌自挺，风邪实于阳明，则口自噤，一挺一噤，故令嚼舌。吐沫者，风热盛于内也，此风来潮涌之象。背反张，目上视者，风在太阳经也，足太阳之经，起于睛明，挟脊而下，风邪干之，则实而劲急，故目上视而背反张也。手足搐搦者，属肝木，肝木主筋，风热盛于肝，则一身之筋牵挛，故令手足搐搦也，搐者四肢屈曲之名，搦者十指开握之义也。或作六畜声者，风痰鼓其气窍，而声自变也，譬之弄笛焉，六孔闭塞不同，而宫商别异是也。

夫痫之为病，角弓反张，手足搐搦，口吐涎沫，俗云猪圈风也。亦因金衰木旺，生风外出，惊邪入内以致之。盖痫病一月数发者易治，周年一发者难治，虚实之判也。实则即攻之，虚者先补可也。治法当先以瓜蒂散吐之，用甜瓜蒂为末，每服一钱，井水调一盏投之，即大吐，后熟睡，勿令惊起，即效，后以汤药调理。

一论痫证宜下宜吐，茶子喜涌而能吐顽痰，宜取一升，捣烂，煎汤服，得大吐便止。

一论诸痫神智不宁，时发狂躁，多言好怒，面容不泽。

定神至宝丹

生地黄_{姜汁炒，五钱} 橘红 贝母 白茯苓_{去皮} 黄连 远志_{去心} 石菖蒲 酸枣仁_炒 枳实_{麸炒} 瓜蒌仁 天花粉 甘草_{少许}

上剉。生姜三片，水煎服。

一论痫者，痰涎壅并然也。

加减导痰汤 主方。神效。

南星_{姜制} 半夏 陈皮_{去白} 白茯苓_{去皮} 瓜蒌仁 枳实_{麸炒} 桔梗 山栀子 黄芩_{各一钱} 黄连_{姜炒，一钱} 甘草 木香_{五分，另研} 辰砂_{五分，为末}

上剉一剂。生姜煎，入竹沥、姜汁，磨木香，调辰砂末同服。

一论痫属气血虚，而兼痰火者，此攻补兼施，平肝解郁，清火化痰，除眩晕诸痫之症。

清心抑气汤

当归_{酒洗} 白芍_{酒炒} 白术_{去芦，炒} 白茯苓_{去皮} 陈皮_{去白} 半夏_{姜汁炒} 枳实_{麸炒} 竹茹 石菖蒲 黄连_{姜炒} 香附_{炒，各一钱} 麦门冬_{去心} 川芎 人参 远志_{去心} 甘草_{各四分}

上剉一剂。生姜煎服。

一论大人小儿，忽然昏晕倒地，五痫之症。

朱砂_{水飞，用猪心一个割开，入砂末五钱，湿纸包，慢火炙熟，取砂净，入后药，猪心予病人空心食} 南星_{沸汤浸三次，剉，姜制，二两} 巴豆仁_{五钱，石灰一碗，炒红，入仁在内，灰冷，取仁，将灰又炒，又以仁入内再炒，拣出，用草纸捶去油，灰不用} 全蝎_{去头足尾，炙，二钱} 龙胆草_{二两}

上为末，面糊丸，如梧桐子大。每服十五丸，姜汤送下。

一论风痫搐搦，心志发狂，弃衣而走，登高而歌，或数日不愈，逾垣上屋，妄言骂詈，不避亲疏，妄见鬼神，一切潮热，及风中厥逆，牙关紧闭，并可治之。

三圣散

防风_{去芦，三两} 瓜蒂_{炒，二两} 藜芦_{去苗，加减用，或一两，或半两，或二两}

上为粗末。每服五钱，用齑汁二盏，煎三沸，滤于大碗中，再用齑一盏，煎渣三沸，却入先煎药，同熬三沸，澄清，候温，徐徐投下，不必尽剂。吐，如吐不止，煎葱白汤咽三五口，立解，如不吐，再加服之。如服药多，不吐出涎，再饮齑汁、盐汤各一二盏投之，如不出，以光钗喉中探引，即出矣。须用白盆一个，黑盆不见涎形状，吐出青黄涎沫二三升为效。吐罢之后，吃微温白粥一二顿。

此三圣散，汗吐下三法俱行，防风发汗，瓜蒂下泄，藜芦涌吐。凡用法则禁忌症候，小者勿服，病久者虽合吐勿服，吐血人勿服，主病不正勿服，众口不能正勿服。先正病人心神，居净室中，善侍病者一二人，温克和柔，善诱患人则妙矣。提防吐后眩晕，跌扑呼叫。病人既吐，必损津液作渴，吐泻罢，可与冰水及新水，降心火，勿食热物。

一论诸风瘫疾，不能言语，怔忡健忘，恍惚去来，头目眩晕，胸中烦郁，痰涎壅塞，精神昏倦，心气不足，神志不宁，惊恐忧惨，虚烦少睡，或发癫狂，小儿惊痫风搐，大人暗风羊癫风癫，发叫如雷，其效如神。

千金保命丹侍御何中寰经验

朱砂二钱　珍珠一钱　胆星三钱　甘草　麻黄去根节　白附子炮　雄黄　薄荷各一钱　防风　琥珀　金箔　牛黄各一钱　僵蚕炒　犀角　麦门冬去心　枳壳去瓤　桔梗去芦　地骨皮　神曲炒　白茯苓去皮　白术去芦　人参各三钱　远志去心，三钱　柴胡三钱　天麻一钱　胆矾一钱七分　冰片少许　黄芩七钱　麝香少许　紫河车七钱　天竺黄一钱　荆芥七钱　蝉蜕一钱七分　川芎　牙皂各一钱

上为细末，炼蜜为丸，如弹子大，金箔为衣，用蜡包裹。用时取开，每服一丸，薄荷煎汤磨化下，不拘时服。忌猪羊肉、虾米、核桃、动风之物。

一参伯王摺庵公子，患痫七年，诸医罔效。召余治，以追风祛痰丸、安神丸，二丸兼进，半年而愈，逾四年未发。复因不善保守，病发如前，差役复求余治。余以此方制药一料，投之辄效，迄今数年不发，气体已复原矣。曩辱十公优渥赠全匾，曰：医士无双。余以此方屡验，故更一字，名曰：

医痫无双丸

南星一两　半夏一两，二味用白矾、皂角、生姜煎汤，浸一日夜，透，切片，随汤煮干，去矾、皂、姜不用　川芎三钱　归身酒洗　软石膏各一两　天麻七钱　僵蚕五钱　生地黄酒炒，一两　荆芥穗五钱　辰砂五钱　川独活五钱　乌犀角五钱　白茯苓去皮　拣参各一两　远志甘草水泡，去心　麦冬去心　白术去芦油　陈皮去白，各五钱　酸枣仁炒，五钱　黄芩三钱　川黄连去毛，五钱　白附子煨　珍珠　甘草各三钱　金箔三十片

上为细末，好酒打稀糊为丸，如梧桐子大，金箔为衣。每服五十丸，空心白汤送下，最能祛风化痰，降火补益，养血理脾，宁心定志。轻者半料奏效，重者全料。

一儿十五岁，御女后，复劳役，考试失意，患痫症三年矣，遇劳则发。用十全大补汤、加味归脾汤之类，更以紫河车生研如膏，入蒸糯米饭为丸，如梧桐子大。每服百丸，日三四服而痊。后患遗精，盗汗发热，仍用前药及六味丸而愈，此方治痫，不拘老幼皆效。

清心滚痰丸　治诸风癫痫有殊效。

一治惊痫方。

白矾一两，半生半枯　荆芥穗二两

上为末，面糊为丸，如黍米大，朱砂为衣。每服二十丸，姜汤送下。

【点评】痫症即西医之癫痫病，西药控制发作可，根治者少，故本篇值得仔细研读。龚氏对本病的病因病机描述比较清楚，如："盖痫疾之原，得之惊，或在母腹之时，或在有生之后，必因惊恐而致疾。盖恐则气下，惊则气乱，恐气归肾，惊气归心，并于心肾，则肝脾独虚，肝虚则生风，脾虚则生痰，蓄极而通，其发也暴，故令风痰上涌而痫作矣。"总由"厥气并于上，上实下虚，清浊倒置"而发病。治疗需分虚实，早期痰浊实证以吐法为主，代表方"三圣散"，此方验之临床确有良效，不仅治痫，也可治癫狂。但吐法的实施有严格的要求，还有许多禁忌证，三圣散方后有详细说明，当留意。另外值得关注的是"医痫无双丸"，龚氏曰："此方屡验"。

健忘

夫健忘者，陡然而忘其事也。尽心力思量不来，为事有始无终，言谈不知首尾，盖主于心脾二经。盖心之官则思，脾之官亦主思，此由思虑过度，伤于心则血耗散，神不守舍。伤于脾则胃气衰惫，而疾愈深，二者皆主人事，则卒然而忘也。盖心主血，因血少而不能养其真脏，或停饮而气郁以生痰，气既滞，脾不得舒，是病皆由此作。治之必须先养其心血，理其脾土，凝神定智之剂以调理，亦当以幽闲之处，安乐之中，使其绝于忧虑，远其六欲七情，如此日渐安矣。

一论思虑伤脾，不能摄血，致血妄行，或吐或下，或健忘怔忡，惊悸不寐，发热盗汗，或心脾伤痛，嗜卧少食，大便不调，或血虚发热，或肢体重痛，妇人月经不调，赤白带下，或晡热内热，瘰疬流注，不能消耗溃敛，或思虑伤脾，而作疟痢。

归脾汤 主方。

人参三钱 黄芪蜜炒，二钱 白术去芦，一钱五分 白茯苓去皮，三钱 当归酒洗，三钱 远志一钱，甘草水泡，去心 龙眼肉十枚 酸枣仁三钱，炒 木香八分 甘草六分，炙

上剉。姜、枣煎服。加柴胡、附子，名加味归脾汤。神不宁而健忘，倍酸枣仁、茯神、当归，加柏子仁。

一论诸虚健忘，及惊悸怔忡等症。

加减补心汤

人参 白茯苓 陈皮 白芍酒炒 远志甘草水泡，去心 酸枣仁炒 知母 白术 生地黄 当归 石菖蒲 麦门冬去心 黄柏酒炒 甘草

上剉。姜、枣煎服。

一论宁心保神，益血固精，壮力强志，令人不忘，清三焦，化痰涎，祛烦热，疗咽干，除惊悸，定怔忡，育养心神，大补元气，读书劳神，勤政劳心，并宜服之。

天王补心丹大中丞松石刘公传，加石菖蒲、百部、杜仲、甘草

怀生地四两 天门冬去心 桔梗各五钱 当归 柏子仁 酸枣仁炒 五味子各一两 麦门冬去心 远志甘草水泡，去心 白茯苓去皮 元参 丹参 人参各一两

上为末，炼蜜为丸，如梧桐子大，朱砂为衣。每服二三十丸，临卧灯心、竹叶煎汤送下，灯心、枣汤亦可。如饮食不思，大便不实，恐不宜也，又当服后方。一方加酒炒黄连五钱。

安神定志丸 功同补心丸。

人参一两五钱 白术去芦，炒 白茯苓去皮 白茯神去心 远志甘草水泡，去心 石菖蒲去毛，忌铁 酸枣仁炒，各一两 麦门冬去心，一两 牛黄另研，一钱 辰砂二钱五分，水飞为衣

上为细末，圆眼肉四两熬膏，和炼蜜三四两为丸，如梧桐子大，辰砂为衣。每服三十丸，清米汤下，不拘时，日三服。

一论凡人多识不忘者，心血足而无所蔽也，若心血不足，邪气蔽之，则伤其虚灵之体，而学问易忘矣。龟，介虫之灵物也；龙，鳞虫之灵物也，假二物之灵，以养心之灵，欲其同气相求云尔。远志辛温

味厚，辛温可使入心，味厚可使养阴；菖蒲，味辛气温，味辛则利窍，气温则通神，以之而治易忘，斯近理矣。

聪明丸春元周用廷经验

败龟甲炙酥　龙骨入鸡腹中，煮一宿　远志去心苗　石菖蒲九节者，各等分

上为末。每服一钱，酒调下，日三服。

一论读书辛苦，而有房劳者。

当归　生地黄　白术　元参各一钱　川芎　白芍　白茯苓　黄柏酒炒　知母酒炒　麦门冬去心　山栀炒　甘草各五分

上剉一剂。生姜煎服。

一论癫狂健忘失志，及恍惚惊怖入心，神不守舍，多言不定，一切真气虚损，用紫河车入补药内服之，大能安神养气宁志，治健忘、惊悸、怔忡、不寐，用六味丸，加远志、石菖蒲、人参、白茯神、当归、酸枣仁炒。

一论诸虚健忘等症，以十全大补汤，去川芎、肉桂、黄芪，加陈皮、远志、石菖蒲、麦门冬、酸枣仁、黄柏、知母。

【点评】健忘多责之心血虚，故"治之必须先养其心血，理其脾土，凝神定智之剂以调理，亦当以幽闲之处，安乐之中，使其绝于忧虑，远其六欲七情，如此日渐安矣。"这是治疗健忘症主要方法。方剂主要由补气养血、安神定志药组成。

惊悸

寸口脉动而弱，动为惊，弱为悸。心中惊悸，脉必大结；饮食之悸，沉伏动滑。

夫惊悸即动悸也。动之为病，惕然而惊；悸之为病，心下怯怯，如恐人捕，皆心虚胆怯之所致也。又曰：惊者，恐怖之谓；悸者，怔忡之谓。怔忡、惊悸、健忘三症，名异而病同。又云：惊悸者，蓦然而跳跃惊动，如有欲厥之状，有时而厥者是也。属血虚，时觉心跳者，亦是血虚。盖人之所主者心，心之养者血，心血虚，神气不守，

此惊悸之肇端也。

一人闻声即惊，医者令病人坐于堂上，使两人扶之，医自堂下，以小凳木槌手击，而口云：吾击凳，亦常事耳，尔何必惊？且击且言，患者视之久，而惊遂定。此深得乎治之法也。

一论惊悸怔忡，健忘不寐，属心血虚者。

补心汤 主方

当归一钱二分　川芎七分　白芍炒，一钱　生地黄三钱二分　白术去芦，一钱　远志去心，八分　白茯神一钱二分　酸枣仁炒，八分　麦门冬去心一钱　黄连姜汁炒，一钱　元参五钱　甘草炙三钱

上剉一剂。水煎，温服。一方加柏子仁。

一论血虚心神不安，惊悸怔忡不寐并治。

安神镇惊丸

当归酒洗，一两　贝母去心，一两　川芎七钱　生地黄酒洗，一两半　麦门冬去心，一两　酸枣仁炒，二两　白芍酒炒，一两　远志去心，七钱　陈皮去白，一两　白茯神去皮木，七钱　黄连姜汁炒，五钱　甘草三钱　朱砂研末，水飞为衣，一两

上为末，炼蜜为丸，如绿豆大。每服五十丸，食远枣汤送下。

一论七情六欲，相感而心虚，夜多梦寐，睡卧不宁，恍惚惊怖痰痴，属心气虚者。

益气安神汤

当归一钱二分　黄连姜汁炒　生地黄　麦门冬去心　酸枣仁炒　远志去心，各一钱　白茯苓去皮心，一钱二分　人参　黄芪蜜炒　胆星各一钱　淡竹叶一钱　甘草六分

上剉一剂。姜一片，枣一枚，水煎服。

一论小儿大人被惊，神不内守，痰迷心窍，恍惚健忘，诸痫、痴风、心风诸症。

安神醒心丸

南星末五两　川连末一两五钱，先以姜汁拌浸半日，入南星末，调和匀，成饼，于饭甑内蒸半日　人参末一两五钱　制远志末一两五钱　飞过辰砂研，七钱五分　琥珀七钱五分　酸枣仁炒，研末，一两

上用雄猪心血三个，入竹沥，打面糊为丸，如梧桐子大，金箔为

衣。每服五十丸，食远白汤送下。小者二三十丸。

一论异梦多惊有二法，一于髻中戴粗大灵砂一囊，一于枕中置真麝香一囊，皆能杜绝异梦，而疗夜魇。

一论夜梦，阴盛梦大水恐惧，阳盛梦大火燔灼，阴阳俱盛梦相杀，上盛梦飞，下盛梦堕，饱梦与人食，饥梦取人食，心实梦燔灼，心虚梦救火、阳物坚，肝虚梦细草芒芒，肝实梦伏树下不敢起，脾虚梦饮食不足，脾实梦筑墙盖屋，肺虚梦白物、斩血籍，肺实梦兵刃血战，肾虚梦舟船溺水，肾实梦伏水中、若有所畏。

【点评】本篇所论惊悸除用益气养血安神常规治法外，还记载了类似现代心理脱敏疗法，古人之智慧可叹。篇后所载的通过梦境判断阴阳五脏虚实的方法，也值得研究探讨。

怔忡

夫怔忡者，心中不安，惕惕然如人将捕是也，属血虚。有虑便动，属虚。时作时止者，痰因火动。瘦人多是血少，肥人属痰。怔忡者，心胸躁动，谓之怔忡，此心血不足也。多因汲汲富贵，戚戚贫贱，不遂所愿而成。

一论血虚火盛怔忡，心慌，恍惚，烦躁不宁。

养血清心汤

当归酒洗，一钱　川芎七分　白芍酒炒，一钱　生地黄酒洗，一钱　黄连姜汁炒，一钱　甘草三分　片芩去朽，八分　栀子炒，八分　酸枣仁炒　远志去心　麦门冬去心，各一钱

上剉一剂。生姜煎服。

一论心烦懊恼，惊悸怔忡，胸中气乱，此血虚而火盛也。

朱砂安神丸

朱砂另研，水飞滤过，五钱　当归酒洗，二钱五分　黄连酒洗，六钱　生地黄酒洗，一钱五分　甘草炙，二钱五分

一方加人参、白术、茯神、酸枣仁炒、麦门冬去心各等分，为末，

炼蜜为丸，如黍米大。每服五十丸，食远米汤送下。

一论思虑即心跳者，是心中无气少血，故作怔忡也。

四物安神汤

当归酒洗　白茯神去皮木　白芍酒炒　熟地黄　黄连姜汁炒　人参　白术去芦　辰砂研末，临服调入　竹茹　酸枣仁炒　麦门冬去心　乌梅一个　栀子　生地黄酒洗

上剉一剂。煎服。

一论心气怔忡而自汗者，不过一二服而愈。

参归腰子

人参五钱　当归身五钱　猪腰子一对

上先以腰子，用水二碗，煮至一碗半，将腰子细切，入二味药，同煎至八分，吃腰子，以药汁送下。如吃不尽腰子，同上二味药渣焙干为细末，山药糊为丸，如梧桐子大。每服三五十丸，米汁汤送下。

一论精神虚怯，恍惚不宁，心思不定，气不足，健忘怔忡。

加味宁志丸

人参　白茯苓去皮　远志甘草水泡，去心　石菖蒲米泔浸　酸枣仁炒　黄连去毛　柏子仁各一两　当归酒洗，八钱　生地黄酒洗，八钱　木香四钱　朱砂研水飞，一两二钱半，一半入药，一半为衣

上为细末，炼蜜为丸，如绿豆大。半饥时麦门冬去心煎汤送下五六十丸。

【点评】怔忡也责之虚，以心血虚为主，故以上诸方多含四物汤之组成。兼气虚者多用四君子汤、《千金》开心散(即人参、茯苓、远志、石菖蒲，《外台》改为丸，名定志小丸)；兼火者，则加黄连、黄芩、栀子、朱砂。健忘、惊悸、怔忡三者均以心血虚为主要病机，故龚氏曰："怔忡、惊悸、健忘三症，名异而病同"。治疗用方可以互参。

虚烦

夫虚烦者，心胸烦扰而不宁也。多是体虚，摄养有乖，荣卫不调，使阴阳二气皆有所偏胜也。或阴虚而阳盛，或阴盛而阳虚。《内经》曰：阳虚则外寒，阴虚则内热，阳盛则外热，阴盛则内寒。令人虚烦，多是阴虚生内热所致。虚劳之人，肾水有亏，心火内蒸，其烦必躁，吐泻之后，津液枯竭，烦而有渴，惟伤寒及大病后，虚烦之症，却无霍乱，临病宜审之。巢氏《病源》曰：心烦不得寐者，心热也。但虚烦不得寐者，胆冷也。

一论病后虚烦不得眠，及心胆虚怯，触事易惊，短气悸乏，或复自汗等症。

温胆汤

半夏汤泡，七钱　竹茹　枳实麸炒，各三钱　陈皮四钱半　白茯苓去皮，二钱五分　甘草炙，二钱五分

上剉。分二剂，姜、枣煎服。一方加酸枣仁炒、远志去心、五味子、熟地黄、人参各等分。

一论大病后表里俱虚，内无津液，烦渴心躁，及诸虚烦热，与伤寒相似，但不恶寒，身不痛，不可汗下，宜服竹叶石膏汤方见伤寒。

【点评】虚烦因虚而生。有大病后津液受伤之虚烦不寐，宜用竹叶石膏汤。也有病后胆虚冷的虚烦不寐，宜用温胆汤。

不寐

不寐有二种，有疾后虚弱及年高人阳衰不寐者，有痰在胆经，神不守舍，亦令不寐。虚者用六君子汤，加炒酸枣仁、黄芪。痰者用温胆汤，减竹茹一半，加南星、炒酸枣仁。伤寒不寐者，当求之本门。

一论心胆虚弱，昼夜不眠，百方无效，服此如神。

高枕无忧散

人参五钱　软石膏三钱　陈皮　半夏姜炒　白茯苓去皮　枳实麸炒
竹茹　麦门冬去心　酸枣仁炒　甘草各一钱五分

上剉一剂。龙眼五个，水煎服。

一论勤政劳心，痰多少睡，心神不定。

养心汤

人参　麦门冬去心　黄连微炒　白茯苓去皮　白茯神去木　当归酒洗
白芍酒炒　远志去心　陈皮　柏子仁　酸枣仁　甘草等分

上剉。莲肉五个去心，水煎，温服。

安神复睡汤

当归　川芎　白芍酒炒　熟地黄　益智仁　酸枣仁炒　远志甘草水
泡，去心　山药　龙眼肉各等分

上剉。姜、枣煎服。

一论心气不足，恍惚多忘，或劳心胆冷，夜卧不睡，此药能安神
定志。

加味定志丸

人参三两　白茯神去皮木，二两　远志甘草水泡，去心　石菖蒲各二两
酸枣仁炒，二两　柏子仁炒，去壳，二两

上为细末，炼蜜为丸，如梧桐子大，朱砂、乳香为衣。每服五十
丸，临卧枣汤送下。

附睡法：

睡不厌踦，觉不厌舒。踦者，曲膝蜷腹，以左右肋侧卧，修养家
所谓狮子眠是也。如此则气海深满，丹田常暖，肾水易生，益人多
弘。舒体而卧，则气宣而寡蓄，神散而不潜，故卧惟觉时可舒体耳。
西山蔡季通引《千金方·睡诀》云：睡则必侧，觉正而伸，早晚以时，
先睡心，后睡眼。晦庵以为此古今未发之妙。

一论胆虚，睡卧不安，心多惊悸，酸枣仁一两，炒令香熟，为
末，每服二钱，不拘时竹叶汤调下。

一治心下怔忡，睡倒即大声打鼾睡，醒即不寐，余以羚羊角、乌
犀角，各用水磨浓汁，入前所用养心汤或复睡汤内，服之立效。盖打
鼾睡者，心肺之火也。

一治胆虚，常多畏恐，不能独卧，如人捕状，头目不清。

人参　枳壳　五味子　桂心各三分　柏子仁一钱　甘菊花　白茯苓
枸杞子各三分　山茱萸五分　熟地黄五分

上为末。每服二钱，温酒调下。

【点评】不寐原因众多，而本篇论述较简单，主要从虚、痰两个角度论治。补虚多用定志丸、四物汤等，化痰多用温胆汤，安神多用酸枣仁、龙眼肉等。惊悸、怔忡、健忘、虚烦多伴不寐，故可与该四篇参看。

厥证

阳厥脉滑而沉实，阴厥脉细而沉伏。

气虚则发厥，血虚则发热。厥者，手足冷也。气属阳，阳虚则阴凑之，故发厥也。血属阴，阴虚则阳凑之，故发热也。气虚发厥者，当用温药。血虚发热者，不宜用凉药，当用温养气血之药以补之，宜养阴，黄芪建中汤之类是也。又有一种病实热者，极而手足厥冷，所谓热深厥亦深，此当用凉药，须以脉别之，此最难辨。

一论阳厥者，是热深则厥深，盖阳极则发厥也，急以六一顺气汤治之。

一论阴厥者，始得之，身冷脉沉，四肢厥逆，足蜷卧，唇口青，或自利不渴，小便色白，宜四逆、理中汤之类，仍速灸关元百壮，鼻尖有汗为度。

一论痰厥者，卒然不省人事，喉中有水鸡声者是也，用牙皂、白矾等分研末，吹鼻，即以香油一盏，入姜汁少许灌之立醒。或烧竹沥、姜汁灌之亦可。

一论蛔厥者，乃胃寒所致。经曰：蛔者，长虫也，胃中冷，即吐蛔，宜理中汤加炒川椒五粒，槟榔五分，吞乌梅丸。

一论气厥者，与中风相似，但风中身温，气中身冷，以藿香正气散加南星、木香、乌药。如有痰，以四七、导痰汤主之。

一论暴怒暴死者，名曰气厥。盖怒则气上，气上则上焦气实而不行，下焦气逆而不吸，故令暴死。气上，宜降之。

五磨饮子

木香　沉香　槟榔　枳实　台乌药

上五味等分，白酒磨服。立效。

黄芪建中汤_{见汗症} 六一顺气汤_{见伤寒} 四逆汤_{见中寒} 理中汤_{见中寒} 藿香正气散_{见霍乱} 四七汤_{见诸气} 导痰汤_{见痰饮}。

【点评】本篇文字不多，但对"厥"的分类清晰而全面。有阳厥、阴厥、痰厥、蛔厥、气厥等五种不同情况。龚氏指出："又有一种病实热者，极而手足厥冷，所谓热深厥亦深，此当用凉药，须以脉别之，此最难辨。"可见，对于需用六一顺气汤（四逆散合大承气汤）等凉药（也可出现手足厥冷）治疗的"阳厥"（真热假寒）证，辨脉最关键。实则在《伤寒论》219条（白虎汤证）中就有"手足厥冷"一症。

心胃痛

脉沉细而迟者，易治，浮大弦长者，难治。

胃脘痛者，多是纵恣口腹，喜好辛酸，恣饮热酒煎煿，复食寒凉生冷，朝伤暮损，日积月深，自郁成积，自积成痰，痰火煎熬，血亦妄行，痰血相杂，妨碍升降，故胃脘疼痛，吞酸嗳气，嘈杂恶心，皆膈噎反胃之渐者也。俗医以燥热之药治之，以火济火，误矣！古方有九种心痛，曰饮，曰食，曰风，曰热，曰冷，曰悸，曰虫，曰疰，曰去来痛。夫所谓冷者，唯一耳，岂可例以热药治之乎？！须分新久，若明知身犯寒气，口得寒物而病，于初得之时，当用温散温利之药。若病久，则成郁矣，郁则成热，宜用炒山栀为君，热药为之向导，则邪易伏，病易退。病安之后，若纵恣不改，病必再作，难治矣。此病虽日久不食，不死，必须待服药数剂，痛定，过一日，渐而少食，方得痊安。其有真心痛者，大寒触犯心君，又有污血冲心，手足青过节者，旦发夕死，夕发旦死，非药所能疗焉。

一论胃脘积有郁热，刺痛不可忍者，此方治心胃痛之主方也。

清热解郁汤

山栀仁炒黑，二钱　干姜炒黑，五分　川芎一钱　黄连炒，一钱　香附炒，一钱　枳壳去穰，麸炒，一钱五分　苍术米泔浸，七分　陈皮五分　甘草三分

上到一剂。生姜三片，水煎，热服。服后戒饮食大半日，再服一剂，神效！如痛甚，加姜汁二三匙，入药同煎。

一论诸积气为痛，心膈痛、腹痛、血积痛、肾气痛、胁下痛，大便不通，气噎，宿食不消等症。

神保丸

木香二钱五分　胡椒二钱五分　全蝎全者，七枚　巴豆十枚，去心，研末

上为末，入巴豆霜，再研，汤浸，蒸饼为丸，如麻子大，朱砂三钱为衣。每服三十粒。心膈痛，柿蒂、灯心汤下；腹痛，柿蒂、煨姜汤送下；血积痛，炒姜、醋汤下；肺气盛者，白矾、蛤粉、黄丹各一钱，同研为散，煎桑白皮、糯米饮，调下三钱；气喘，桑白皮、糯米饮下；肾气痛，胁下痛，炒茴香酒下；大便不通，蜜调槟榔末一钱下；气噎，木香汤下；宿食不消，茶下或酒浆饮任下；酒面热毒过度，痰饮致臂痛，柿蒂汤下；诸气，惟膀胱气胁下痛最难治，独此药能去之。有人病项筋痛，诸医皆以为风，治之数月不瘥，乃流入背膂，久之又注右胁，挛痛甚苦，乃合服之，一投而瘥，再服除根。

一论治心胃刺痛，并两胁肋痛，呕吐，胸痞，大便坚，六脉数，或发热口干。

清上饮

柴胡　黄芩　赤芍　厚朴　枳实　栀子　郁金　黄连　半夏　青皮　大黄　芒硝　甘草

上到。生姜三片，水煎，热服。

一治心气及胃脘诸痛，郁火所致者。

肥栀子去壳，十五枚，姜汁炒黑　抚芎一钱　香附童便炒，一钱

上到。水煎三滚，入姜汁三四匙，再煎一滚，去渣，入百草霜二匙，调和服之。

一治心胃痛不可忍者，或心神恍惚，栀子炒、黄连炒，二味等分，

用茯苓、茯神减半，水煎服，立止。

一治因多食煎炒、烧饼、米拌热面之类，以致热郁胃脘，当心而痛，或呕吐不已，渐成翻胃。

黄连六钱　甘草一钱

上剉。水煎，温服。立止。

一治胃脘心气作痛，有热者。

酒饼炒　栀子炒　石膏煅，各三钱

上剉。水煎。一服立止。

一论男妇小儿，惯常心腹作痛，宜服此一料，以拔病根，永不再发。此药能清痰涎，消食积、酒积、肉积、茶积，一切诸积在胃脘，当心而痛，及痞满、恶心、嘈杂、呕吐、嗳气、吞酸、脾疼、诸痛。神效。

无价金丹

白术去芦，炒，三两　枳实麸炒，一两　苍术米泔浸，炒，二两　猪苓一两
麦芽炒　神曲炒　半夏汤泡，各二两　泽泻　赤猪苓去皮　川芎　黄连陈土炒
白螺蛳壳各七钱　砂仁　草豆蔻　黄芩陈土炒　青皮去瓤　莱菔子炒　生
姜各五钱　陈皮去白　香附子童便炒　瓜蒌仁　槟榔各三钱　川厚朴去皮，
姜炒，二钱　木香二钱　甘草二钱

上为细末，青荷叶泡汤，浸晚粳米，研粉作糊为丸，如梧桐子大。每服七十丸，多至百丸，米汤送下。吞酸，加吴茱萸汤泡，寒月用五钱，热月用二钱半；久病挟虚，加人参、扁豆、石莲肉各五钱；时常口吐清水，加炒滑石一两，牡蛎煅五钱。

一论胃脘痛，属寒者。

丁胡三建汤

丁香　良姜　官桂各一钱五分

上剉一剂。水一碗，煎七分，用胡椒五十粒，炒为末，调入药内，顿服。一方用良姜末三分，米汤调下，立止。

一治心胃刺痛，不可忍者，胃口冷气所致者。

干姜炒　官桂　苍术米泔浸，炒　半夏姜汁炒

上剉。生姜煎服。

一论一切气痛、心痛、肚疼及冷气痛。

良姜一两五钱　　吴茱萸四两，炒　　胡椒一两

上为末。每服五分，轻者三分，用飞过盐三分，温酒调服。

一论气自腰腹间攻心，痛不可忍，腹中冰冷，自汗如洗，手足挛急厥冷。

山栀子大者四十九个，连皮捣碎，炒黑　　大附子一枚，炮，去皮脐

上为粗末。每服二三钱，酒煎八分，入盐一捻，温服。

一治诸般心腹气痛，或瘀血作痛。

桃灵丹

桃仁五钱　　五灵脂五钱，火煨制

上为末，醋糊为丸，如梧桐子大。每服二十丸，酒下，或醋汤下。

一人心胃刺痛，手足稍冷，出汗，指甲青，百药不效，余用当归三钱煎汤，外用水磨木香、沉香、乌药、枳壳，磨浓服，立止。

一论寒邪冷气入乘心络，或脏腑暴感风寒，上乘于心，令人卒然心痛，或引背臑，甚则经年不瘥。

桂附丸西园公屡验

川乌头炮，去皮脐，三两　　附子三两　　干姜炮，二两　　官桂二两　　川椒去目，微炒，二两　　赤石脂二两

上为细末，炼蜜为丸，如梧桐子大。每服三十丸，温水下，觉至痛处即止。若不止，加至五十丸，以知为度。若是朝服无所觉，至午后再进二十丸。若久心痛，每服三十丸至五十丸，尽一剂，终身不发。治心痛彻背如神。

一论心腹疼痛，每作必胸满，呕吐，厥冷，面赤唇麻，咽干口燥，寒热不时，而脉洪大。屡服寒凉损真之故，内真寒而外假热也。且脉弦洪而有怪状，乃脾气损亏，肝木乘之而然。当暖补其胃，补中益气汤方见内伤，依本方加半夏、茯苓、吴茱萸。

一妇人胃脘当心而痛剧，右寸关俱无，左虽有，微而似绝，手足厥冷，病热危笃，察其色，眼胞上下青黯。此脾虚肝木所胜，用参、术、茯苓、陈皮、甘草补其中气，用木香和胃，以行肝气，用吴茱萸散脾胃之寒，止心腹之痛。急与一剂，俟滚先服，煎熟再进，诸病悉愈。何可泥其痛无补法，而反用攻伐之药，祸不旋踵！

一妇人怀抱郁结，不时心腹作痛，年久不愈，诸药不应，余用归脾加炒山栀而愈。

一唐仪部胸内作痛，月余腹亦痛，左关弦长，右关弦紧。此脾虚肝木所乘，以补中益气加半夏、木香，二剂而愈，又用六君子汤二剂而安。此面色黄中见青。

一论有虫者，必面上白斑唇红，又痛后便能食，时作时止是也，用二陈汤加苦楝根皮煎服。上半月虫头向上，易治，下半月虫头向下，难治。或曰：痛而久卧不安，自按心腹，时大叫，面色或青或黄，唇缓，目无睛光者，此虫痛也。

一治蛔虫作痛神方，用苦楝根上皮，洗净，白水煎，露一宿，次日早，烧猪肉一块，嗅其气，然后服药。其法上半月服，其虫尽下。

一治寸白虫作痛，用酸石榴东南根二两，槟榔五钱，大黄五钱，白水煎，露一宿，次日五更冷服。未服，先烧些猪肉，嗅其气，不可食。其药上半月服之，立效。

一论胃冷，蛔虫上攻，心痛，呕吐，四肢冷。

乌梅丸

当归四钱　人参六钱　炮姜一两　肉桂六钱　大附子炮，六钱　川椒去目，炒，四钱　细辛六钱　黄连一两六钱，酒炒　黄柏六钱，酒炒

上为末，乌梅三十个，去核捣烂，入蜜为丸，如梧桐子大。每服五十丸，空心盐汤送下。乌梅用好醋浸一宿，去核，于五升米饭上蒸熟，杵如泥，和药令相得，纳臼中杵三千下，入蜜，和为丸。又治胃腑发咳，咳而呕，呕甚则长虫出。

一论虫攻心痛，并腹中有块，按之不见，往来痛无休止。

化虫丸

鹤虱三钱　胡粉炒　枯矾　苦楝根皮去浮皮　槟榔各五钱

上为末，面糊为丸，如梧桐子大。每服十五丸，米饮入真芝麻油一二点，打匀服之。其虫小者化为水，大者自下。

一妇年四旬，心胃刺痛，时痛时止，不思饮食，食则即吐，手足厥冷，胸中痞闷，口干作渴。余曰：此胃中有虫也。以二陈汤加槟榔、枳实、乌梅、花椒、炒黑干姜、苦楝根皮、生姜，煎一服，打下虫一大碗，遂止。

一论急心痛。

玄灵散

五灵脂_{去砂石}　玄胡索_炒　莪术_{火煨}　良姜_炒　当归_{各等分}

上为末。每服二钱，热醋汤送下。

一论诸心气痛，不可忍者。

绛雪散

白矾_{枯，一两}　朱砂_{一钱}　金箔_{三片}

上为末。每服一钱五分，轻者一钱，空心白汤送下。

一治心痛方

白矾_{枯，一两}　白硼砂_{一钱五分}

上为细末，姜汁打面糊为丸，如黄豆大。每服一丸，温酒送下。

一治心胃气痛如神，用生矾、枯矾等分为末，面糊丸如樱桃大。每服三丸，烧酒送下。立止。

一治心胃刺痛，黑沙糖半钟，热酒调服。

一治心气痛，五灵脂一钱，枯矾二分，为末，温酒调下。

一治心胃痛欲死，用良姜末三分，米汤调下，立已。

一徐四可治胃脘痛，用炒盐一钱，生姜七片，水煎一钟，温服。立止。

一论心腹痛，不问寒热新久，一服立止。

官桂_{一钱五分}　白芍_{二钱，酒炒}　甘草_{五分}

上剉。水煎服。如感冒寒邪，加香、苏；如有热，加芩、连；如大便闭，及下痢初起，任服凉药不通，腹痛不止，加大黄、枳壳。立效。

一治胃脘痛甚，诸药不效者。

黄连_{六钱}　大附子_{去皮脐，炮，一钱}

上剉一剂。生姜三片，枣一枚，水煎，稍热服。

一治心疼痛，荆子炒焦为末，米饮调下。

又方，蜜一小钟，酒一碗，同蜜煎滚，调枯矾末一钱，温服出汗。

一治诸血诸气痛不可忍，及心脾气血诸痛，又治血滞腰痛。

三香沉麝丸_{内翰苏沈方}

朱砂　血竭　没药_{各一分}　沉香_{三分}　木香_{五分}　麝香_{半分}

上剉为末，瓷器煮，生甘草膏丸，如皂角子大。每服一丸，姜盐汤嚼下。妇人产后气血痛并主之。亦治脾痛，血滞腰痛，用续断、牛膝、桃仁_炒，煎汤送下；血晕，用乳香泡汤，研，化服。

【点评】本篇所论心胃痛，包括了心绞痛、胃炎、胃溃疡、蛔虫病等多种疾病。但凡表现为剑突下、胃脘部的疼痛症均可以参见本篇内容。龚氏指出：心胃痛病因多端，有郁热者，方如"清热解郁汤"（为朱丹溪治六郁的越鞠丸之变方）、清上饮（为四逆散与大承气汤之加味方）；也有积气者，方如神保丸；有属寒者，方如丁胡三建汤、桂附丸；有瘀血者，如桃灵丹、玄灵散、三香沉麝丸；有虫痛者，如乌梅丸、化虫丸等。另，篇中有诸多无名小方，如黄连配甘草方、黄连配附子方、桂枝配白芍、甘草方（实为仲景桂枝加白芍汤之变方）等，均值得关注。

腹痛

心腹痛，不得息，脉细小迟者生，脉大而疾者死。

夫腹痛，寒气客于中焦，干于脾胃而痛者，有宿积停于肠胃者，有结滞不散而痛者，有痛而呕者，有痛而泻者，有痛而大便不通者，有热痛者，有虚痛者，有实痛者，有湿痰痛者，有死血痛者，有虫痛者，种种不同。治之皆当辨其寒热虚实，随其所得之症施治。若外邪者散之，内积者逐之，寒者温之，热者清之，虚者补之，实者泻之，泄则调之，闭则通之，血则消之，气则顺之，虫则追之，积则消之。加以健理脾胃，调养气血，斯治之要也。

一论风寒外感，饮食内伤，七情恼怒过度，肚腹疼痛初起者，行气香苏散_{方见饮食}。

一论外中寒邪，内伤冷物，肚腹绵绵痛不已，而手足厥冷者，五积散_{方见中寒}。

一论肚腹疼痛，有寒有热，有食有气，治一切肚腹痛之总司也。

开郁导气汤

苍术米泔浸，炒，一钱　陈皮五分　香附童便浸，炒，一钱　白芷一钱　川芎一钱　白茯苓去皮，一钱　干姜炒，五分　滑石一钱　山栀子炒黑，一钱　神曲一钱　甘草少许

上剉一剂。水煎，温服。

一论绵绵痛无增减，脉沉迟者，寒痛也。

姜桂汤

干姜　肉桂　良姜各七分　枳壳去，麸炒　陈皮　砂仁　厚朴姜汁炒　吴茱萸炒，各一钱　香附一钱五分　木香五分　甘草二分

上剉。生姜煎服。痛不止，加玄胡索、茴香、乳香；寒极手足冷，加附子，去吴茱萸、良姜；泄泻，去枳壳。

一论乍痛乍止，脉数者，火痛也。

散火汤

黄连炒　白芍炒　栀子炒　枳壳去穰　厚朴去皮　香附　川芎各一钱　木香　砂仁　茴香各五分　甘草三分

上剉一剂。生姜一片，水煎服。痛甚不止，加玄胡索。

一论肚腹满硬，痛久不止，大便实，脉数而渴者，积热也。

枳实大黄汤

枳实　大黄　槟榔　川厚朴各二钱　甘草三分　木香五分

上剉一剂。水煎，温服。

一论痛不移处者，是死血也。

活血汤

当归尾　赤芍　桃仁去皮尖　牡丹皮　玄胡索　乌药　香附子　枳壳去穰，各一钱　红花　官桂　木香各五分，另磨汁　川芎七分　甘草二分

上剉一剂。生姜一片，水煎服。

一论小便不利而痛，腹中勾引，胁下有声者，是湿痰也，二陈汤加减方见痰饮。

一论以手按之，腹软痛止者，是虚痛也。

温中汤

良姜五分　官桂五分　益智仁一钱　砂仁四分　木香另研　香附米

厚朴_{姜炒}　陈皮　小茴香_{酒炒}　当归　甘草_{各八分}　玄胡索_{六分}

上剉一剂。生姜煎服。

一论食积腹痛，其脉弦，其痛在上，以手重按愈痛，甚欲大便，利后其痛减是也。

加味平胃散

苍术_{米泔浸，炒，一钱}　陈皮_{一钱}　厚朴_{姜炒，八分}　半夏_{姜炒，八分}　川芎_{五分}　香附_{一钱}　炒枳实_{一钱}　木香_{八分}　神曲_{炒，一钱}　山楂_{一钱}　干姜_{七分}　甘草_{三分}

上剉一剂。生姜三片，水煎，温服。

一论时痛时止，面白唇红者，是虫痛也。

椒梅汤

乌梅　花椒　槟榔　枳实　木香　香附　砂仁　川楝子_{去核}　肉桂　厚朴_{去皮，姜炒}　干姜　甘草_{炙，各等分}

上剉一剂。生姜一片，水煎服。

三仙丸　治虫痛。

雄黄　白矾　槟榔_{各等分}

上为末，饭丸如黍米大。每服五分，食远白水下。干痛者，不吐不泄而但痛也；有时者，淡食而饥则痛，厚味而饱则否也。经曰：腹疾干痛有时，当为有虫，此之谓也。

一孩子腹中作痛，看看至死，腹中揣摸，似有大小块，诸医不效，余只令人慢慢以手搓揉痛处，半日，其虫自大便出而愈。

一妇人腹痛如锥刺，每痛欲死，不敢着手，六脉洪数。此肠痈毒也，用穿山甲、炒白芷、贝母、僵蚕、大黄，合一大剂，水煎服，打脓血自小便中出，即愈。

一李仪部，常患腹痛，治以补中益气加炒山栀，即愈。

一朱太守，因怒腹痛作泻，或两胁作胀，或胸乳作痛，或寒热往来，或小便不利，饮食不卧，呕吐痰沫，神思不清。此肝木乘脾土，用小柴胡加山栀、炮姜、茯苓、陈皮、制黄连，一剂即愈。_{制黄连，即黄连、吴茱萸等分，用盐水拌湿，越二三日，同炒焦，取连用。}

一人内停饮食，外感风寒，头疼发热，恶心腹痛，予以藿香正气散加香附、川芎，一服而止。次日，前病悉除，惟腹痛不止，以手重按，其痛稍止。此客寒乘虚而作也，以香砂六君加木香、炮姜服之睡觉，痛减六七，去二香，再服，即愈。

一妇人脐腹疼痛，不省人事，只此一服，立止。人不知者，云是心气痛，误矣。余用白芷、五灵脂、木通去皮，三味等分，每服五钱，醋水各半盏，煎至七分服。

一论白芍味酸微寒，补中焦之药，得炙甘草为辅，治腹中痛之圣药也，如夏中热腹痛，少加黄芩；若恶寒腹痛，只少加肉桂一钱，白芍三钱，甘草一钱五分。此三味为治寒腹痛，此仲景神品药也。如深秋腹痛，更加桂枝三钱；如冬月大寒，腹中冷痛，加桂枝一钱五分，水二盏，煎服。

【点评】本篇论腹痛之脉因证治。龚氏列举了热痛、寒痛、虚痛、实痛、湿痰痛、食积痛、死血痛、虫痛，以及痛而呕、痛而泻、痛而便秘等多种类型，治疗当"随其所得之症施治"，法有散之、逐之、温之、清之、补之、泻之、调之、通之、消之、顺之、追之等。所列举的6个有效医案，目的是示人以变法。最后龚氏特别提醒：白芍配炙甘草为"治腹中痛之圣药也"，中热腹痛加黄芩，即仲景黄芩汤；寒腹痛加桂，即桂枝加芍药汤，誉为"此仲景神品药也"。

腰痛

丹溪曰：脉必沉而弦，沉为滞，弦为虚，涩者是瘀血，缓者是湿，滑者、伏者是痰，大者是肾虚也。

夫腰乃肾之府，动摇不能，肾将惫矣。因嗜欲无节，劳伤肾经，多有为喜怒忧思，风寒湿毒伤之，遂致腰痛，牵引于脊背，旁及二胁下，不可俯仰，此由肾气虚弱所致，宜滋肾调气，病可除矣。

一论常常腰痛者，肾虚也，此方主之。

补肾汤

当归酒洗　白芍酒炒　生地黄　熟地黄　陈皮　小茴香盐酒炒　破故

纸_{酒炒} 牛膝_{去芦，酒洗} 杜仲_{去粗皮，酒炒} 白茯苓_{去皮，各一钱} 人参_{五分} 黄柏_{去皮，酒洗} 知母_{酒炒，各七分} 甘草_{炙，三分}

上剉一剂。枣二枚，水煎服。痛甚者，加乳香、砂仁、沉香，去白芍、生地、陈皮。如常服，合丸药，俱为细末，炼蜜为丸，如梧桐子大。每服五十丸，米汤下，酒下亦可。

一论腰胯湿热作痛者。

清热胜湿汤

苍术_{米泔制} 黄柏_{盐水炒} 羌活 白芍_{酒炒} 陈皮_{去白} 牛膝_{去芦，酒洗} 木瓜 杜仲_{姜汁炒} 威灵仙 泽泻_{各五分} 甘草_{三分}

上剉。生姜三片，水煎服。痛甚者，加乳香、没药各五分_{为末}；水湿停下，入黑丑、槟榔各五分；血痛，加归尾、桃仁_{去皮尖}各一钱，红花_{酒洗五分}；冷风作痛，加熟附子一钱，虎胫骨_末五分，去黄柏、泽泻各三分；倦怠，脚如砂坠，加苍术、防己、薏苡仁、白术各五分；游走而痛，加紫金皮；湿热，加炒栀子；气不顺，加乌药；酸软，加牛膝、当归、地黄；肾虚，加破故纸_{炒五分}。

一论气滞腰痛，并闪挫腰痛，肾虚腰痛。

立安散

当归 官桂 玄胡索_炒 杜仲_{去皮，姜炒} 小茴香_{酒炒各一两} 木香_{三钱} 黑丑_{一两，半生半熟}

上为细末。每服二匙，空心温酒调下。一方去黑丑，以酒煎服。

一论腰痛神方

鱼鳔，炒成珠，好酒一碗，淬入内，温热，通口连渣服。

一论此方专滋肾水，壮元阳，益筋骨，又能乌须，治肾虚腰痛，足膝痛。神效。

青娥丸

破故纸_{酒炒} 川草薢_{童便浸} 杜仲_{姜汁炒} 牛膝_{去芦，酒洗} 黄柏_{盐水炒} 知母_{酒炒，各四两} 胡桃肉_{去皮，泡，八两}

上为细末，炼蜜为丸，如梧桐子大。每服八十丸，空心酒送下。

一论肾气虚弱，肝脾之气袭之，令人腰膝作痛，伸屈不便，冷痹无力。夫肾，水脏也，虚则肝脾之气凑之，故令腰膝实而作痛，屈伸不便者，筋骨俱病也。经曰：能屈而不能伸者，病在筋，能伸而不能屈者，病在骨，故知屈伸不便，为筋骨之病也。冷痹者，阴邪实也，无力者气血虚也，独活寄生汤_{方见中湿}。

一论元气虚弱，腰痛白浊，以补中益气汤_{方见内伤}，依本方加黄柏、知母、白芍_{俱酒炒}、牛膝_{去芦，酒洗}、杜仲_{姜酒炒}。

一论肾经虚损，腰腿遍身疼痛。

壮肾散_{扶沟何晴岳传}

仙灵脾_{酒浸，五两}　远志_{去心，四两}　巴戟_{去心，六两}　杜仲_{酒炒，五两}　破故纸_{酒炒，五两}　肉苁蓉_{酒浸，六两}　青盐_{八两}　大茴香_{五两}　小茴香_{炒，五两}

上为末。每服二钱，用猪腰切开，掺药末在内，纸裹，火煨熟，细嚼，酒下。

一论腰痛，人皆作肾虚治，诸药不效者，此瘀血痛也。以大黄半两，更入生姜半两，同切如小豆大，于锅内炒黄色，投水二碗煎，五更初顿服，天明取下腰间瘀血物，用盆器盛，如鸡肝样，痛即止。

一治腰痛不能转侧，点药后，少顷复旧，神妙。

雄黄_{二钱}　黄丹_{一钱}　焰硝_{一钱}

上为细末，令病人仰睡，以银簪蘸药，点眼大角头少许，一二次。神效。要天月德日合，忌鸡犬等见之。去黄丹，名龙火丹。

一治腰痛良方。

杜仲_{姜酒炒二钱}　破故纸_{炒，五分}　小茴香①_{盐酒炒}　人参_{三分}

上为末，用猪腰子二个切开，入药蒸熟，带水渣同食，即愈。

一治腰痛秘方_{王明景传}。

当归_{酒洗}　杜仲_{酒炒}　大茴香_{酒炒}　小茴香_{酒炒}　羌活　独活

上剉一大剂，用头生酒浸一宿。次早滤汁，温热服之。用渣将酒再煎，温服，立效。

补遗

青娥丸_{马伏所秘传}　治诸虚百病，大补之圣药也，素患腰痛者殊效。

仙茅_{酒浸洗，勿犯铁器，四两}　白茯神_{去皮，四两}　破故纸_{四两，酒浸一日}

---

① 小茴香：剂量原缺。

怀生地黄_{酒浸，砂锅内蒸黑，四两}　甘枸杞子_{四两}　小茴香_{盐酒炒，二两}　黄精_{酒蒸，四两}　川杜仲_{去皮，姜汁炒，四两}　天门冬_{去心，四两}　菟丝子_{酒炒，捣饼，四两}　当归_{酒洗，四两}　肉苁蓉_{酒洗，去鳞，三两}　怀熟地黄_{酒洗，四两}　巴戟_{盐水泡，去心，四两}　青盐_{四两，水洗去泥，打碎炒}　牛膝_{去芦，酒洗，四两}　拣参_{二两}　锁阳_{三两}　鹿茸_{一两，炙}　川萆_{四两，童便浸七日，流水洗净，去臭气}　核桃肉_{去壳，一百五十个，捣成泥}

上为细末，好酒打糊为丸，如梧桐子大。每服百丸，空心好酒盐汤任下。忌三白。

一治一切腰痛如神_{宋东园传}。

黑丑，半生半炒，为细末，水和丸，如梧桐子大，硫黄末为衣。每服五十丸，空心盐水汤下。

【点评】多种疾病均可以出现腰痛症状，故病因复杂。本篇主要介绍了肾虚、气虚、湿热、气滞、瘀血等腰痛的治疗方药，大多仍为目前临床常用方。

胁痛

脉双弦者，肝气有余，两胁作痛。

夫胁痛者，厥阴肝经为病也，其症自两胁下痛引小腹，亦当视内外所感之邪而治之。若因暴怒伤触，悲哀气结，饮食过度，冷热失调，颠仆伤形，或痰积流注于胁，与血相搏，皆能为痛，此内因也。若伤寒少阳，耳聋胁痛，风寒所袭而为胁痛者，此外因也。治之当以散结顺气，化痰和血为主，平其肝导其滞，则无不愈矣。

一论左胁下痛，肝积属血，或因怒气所伤，或颠仆闪挫所致，而为痛也。

疏肝散_{主方}

黄连_{吴茱萸煎炒，二钱}　柴胡　当归_{酒洗，各一钱五分}　青皮_{去穰}　桃仁_{研如泥}　枳壳_{麸炒，各一钱}　川芎　白芍_{酒炒各七分}　红花_{五分}

上剉一剂。水煎，食远服。

一论右胁痛者，肝邪入肺也。

推气散

片姜黄　枳壳_{麸炒，各一钱}　桂心_{少许}　甘草_{炙，五分}

上剉一剂。生姜三片，水煎，食远服。一方加广陈皮一钱五分，半夏_{姜炒一钱}。

一论左右胁俱痛，肝火盛而木气实也。

柴胡归芎汤

柴胡　川芎　白芍　青皮_{去瓤}　枳壳_{麸炒，各一钱五分}　甘草　香附子　当归　龙胆草　木香　砂仁

各等分。上剉一剂。姜一片，水煎，温服。

一论因内有湿热，两胁痛甚，伐肝木之气，泻肝火之要药也。

当归龙荟丸

当归　龙胆草　山栀子　黄连　大黄_{酒浸，纸裹煨}　芦荟　青黛_{各五钱}　木香_{二钱五分}　麝香_{另研，五分}

上为细末，神曲打糊为丸，如梧桐子大。每服二十丸，姜汤送下。加柴胡五钱，青皮_{去瓤}，醋炒一两。

一论劳伤身热胁痛者，脉必虚也，补中益气汤_{方见内伤}，依本方加川芎、白芍、青皮、木香、砂仁、小茴香、枳壳，去黄芪、白术、升麻。

一论左胁下有块，作痛不移者，是死血也。

活血汤_{方见腹痛}，依本方加青皮，去乌药。

一论男子房劳兼怒，风府胀闷，两胁胀痛，此色欲损肾，怒气伤肝，六味地黄丸料加柴胡、当归，一剂而安_{方见补益}。

一妇人口苦胁胀，此肝火也，用小柴胡汤加黄连、栀子，稍愈，更以四君子汤，加当归、白芍、柴胡，调理脾胃而瘥。

【点评】胁痛多责之于肝气郁结，痰积瘀血，故"治之当以散结顺气，化痰和血为主"。大多治疗不难，愈后良好，"平其肝，导其滞，则无不愈矣"。需要注意的是，篇中告诉我们，胁痛也有因气虚者，宜用补中益气汤加减；有肾虚者，宜用六味地黄丸加味。

臂痛

臂为风寒湿所搏，或睡后手在被外，为寒邪所袭，遂令臂痛，及乳妇以臂枕儿，伤于风寒而致臂痛者，悉依本方对症用之。

一论有因湿痰横行经络而作臂痛者。

二术汤

苍术_{米泔浸，一钱半} 白术_{去芦} 南星 陈皮 白茯苓_{去皮} 香附 酒芩 羌活 威灵仙 半夏 甘草_{各一钱}

上剉一剂。生姜煎服。

一论臂痛因于寒者，五积散_{方见中寒}。

一论臂痛因于气者，乌药顺气散_{方见中风}。

一论臂痛因于湿者。

蠲痹汤

当归 赤芍 黄芪 羌活 姜黄 防风 甘草_{炙，各等分}

上剉。生姜五片，煎服。

一论臂冷痛，起手甚艰，或一臂痛，或两臂俱痛者，五积交加散。_{叶主簿传，效。}五积散合人参败毒散，加木瓜、姜、枣，煎服。未效，再加牛膝。可服乌药顺气散，加羌活、木瓜。

一论凡臂软无力，不任重者，乃肝经气虚，风邪客滞于荣卫之间，使血气不能周养四肢，故有此症。肝主项背与臂膊，肾主腰胯与脚膝。其二脏若偏虚，则随其所主而病焉。今此症乃肝气偏虚，宜补肝肾，六味丸主之。

一男子年六十余，素善饮，两臂作痛。恪服祛风治痹之药，更加麻木，发热体软，痰涌，腿膝拘痛，口斜语涩，头目晕重，口角流涎，身如虫行，搔起白屑，始信。谓余曰：何也？余曰：臂麻体软，脾无用也。痰涎自出，脾不能摄也。口斜语涩，脾气伤也。头目晕重，脾气不能升也。痒起白屑，脾气不能营也。遂用补中益气加神曲、半夏、茯苓，三十余剂，诸症悉退。又用参、术煎膏，治之而愈。

【点评】本篇提示：臂痛有实有虚，外感风寒湿者为实，以五积散、二术汤、蠲痹汤、乌药顺气散等疏风散寒，祛湿顺气分别治之。也有因虚者，因"肝主项背与臂膊"，肝虚者用六味丸；"脾主肌肉"，脾虚者用补中益气汤加味。

肩背痛

一论脉洪而大，脉促上紧者，肩背痛；沉而滑者，痰痛也。

豁痰汤

半夏制 栀子炒 陈皮 海桐皮 枳壳各八分 桔梗 赤芍 苍术制 香附各七分 茯苓去皮，六分 川芎 姜黄各五分 甘草二分

上剉一剂。生姜煎服。如痛甚，头剂加朴硝二钱。

一论肩背痛，不可回顾者，太阳气郁而不行也，以风药散之。脊痛腰强，腰似折，项似拔，此足太阳经不通行也，以：

羌活胜湿汤

藁本二钱 防风 羌活 独活各一钱 川芎一钱 蔓荆子六分 甘草六分

上剉一剂。水煎服。身痛腰沉，经中有湿寒，加防己一钱，轻者炮附子，重者炮川乌各五分。

一论背心一点痛者，痰气之所聚也。

参合汤

陈皮 半夏制 茯苓去皮 乌药 枳壳麸炒 僵蚕炒 川芎 白芷 麻黄 桔梗 干姜 紫苏 香附 苍术 甘草 羌活各等分

上剉。姜、枣煎服。

一论风热乘肺，肩背强直作痛。

提肩散

防风 羌活 藁本 川芎 白芍炒，各七分 黄连酒炒 黄芩酒炒，各五分 甘草四分

上剉一剂。生姜三片，煎服。湿，加苍术、防己、薏苡仁各五分；气虚，加人参；汗多加黄芪蜜炒一钱；血虚，加芎、归、地黄。

一治肩背痛，汗出，小便数而少，风热乘肺，肺气郁甚也，当泻风热则愈，以：

通气防风汤

防风　羌活　陈皮　人参　甘草_{各五分}　藁本　青皮_{各三分}　白豆蔻　黄柏_{各二分}　升麻_{四分}　柴胡　黄芪_{蜜水炒，各一钱}

上剉一剂。水煎，食后温服。如面白脱色气短者，不可服。

一论体虚人，背上恶风，或夏月怕脱衣，及妇人产后，被冷风吹入经络，故常冷痛，或手足冷入骨者，又治腰痛，及一切冷痹痛，又治湿气。

御寒膏

用生姜八两，取自然汁，入牛膝三两，乳香、没药末各一钱五分，铜勺内煎化，就移在滚水内，须以柳条搅令成膏，又入花椒末少许，再搅匀，用皮纸将纸作壳子，视痛处阔狭，贴患处，用鞋烘热熨之。候五七日脱下，或起小痕，不妨。

【点评】臂痛与肩背痛部位接近，病因相似，肩背痛也与感受风寒湿邪，或痰气所聚相关，唯此篇多风热乘肺的肩背痛。治疗基本相通，祛风寒多用羌活、独活、防风、藁本、麻黄等，祛湿用苍术、海桐皮、防己、薏苡仁等，化痰用二陈汤，理气用枳壳、乌药、苏梗、香附、豆蔻等，活血用川芎、赤芍，清热用黄连、黄芩、黄柏等。故二篇可相互参看。

痛风

夫痛风者，皆因气体虚弱，调理失宜，受风寒暑湿之毒，而四肢之内，肉色不变。其病昼静夜剧，其痛如割者，为寒多。肿满如剜者，为湿多。或汗出入水，遂成斯疾。久而不愈，令人骨节蹉跌，股胫消瘦者，为难疗矣。予考痛风，脉理多端，有旦定而夜甚，脉弦而紧者，是痛风也。脉沉而伏，中气也，不可一例而治，临症当审辨矣。经曰：痹者，谓风寒湿三气合而成痹。故曰痛痹，筋骨掣痛也；

曰着痹，着而不行也；曰行痹，走而不定也；曰周痹，周身疼痛也，皆邪气有余之候耳。

一论痛风，腰背手足肢节疼痛，乃血虚气弱，经络枯涩，寒滞而然也。午后夜甚者，血弱阴虚。午前早甚者，气滞阳弱。曰白虎历节风，走注风。膝大胫瘦，曰鹤膝风是也。

参五秦艽汤

当归二钱　赤芍酒炒，七分　苍术童便浸，一钱　生地黄酒浸，一钱　萆薢一钱　黑狗脊去毛根，二钱　川芎七分　羌活一钱五分　秦艽去芦，一钱五分　川独活一钱　五加皮二钱　黄连姜汁炒，二钱　黄柏酒炒，一钱　红花酒洗，八分　黄芩酒炒，一钱五分　黄芪酒炒，二钱　人参二钱　牛膝去芦，酒浸，一钱五分　杜仲每一两用茴香一钱，盐一钱，水二钟拌炒，此用二钱　生甘草二分

上剉，桃枝七根，每长一寸半，灯心七根，水煎，临服入童便、好酒各一盏，空心温服，渣再煎服。忌酒、面、鲤鱼、湿热、羊、鹅。如天将作雨，阴晦时日，而预先觉痛甚者，加防风、天麻、升麻；午后夜甚者，血弱阴虚，加升麻五分，牡丹皮一钱；早上午前甚者，气滞阳弱，加连翘、沉香、竹沥、乳汁，痛甚者，倍羌活、红花、酒炒黄芩，凉血则痛止。此症乃筋与骨症，患者乃外淫侵入日久，及年近衰者，不善养而得，盖筋属肝血，骨属肾水，内损所致耳。

一论湿热作痛，不拘上下用之。苍术妙于燥湿，黄柏妙于去热，二物皆有雄壮之性，亦简易之方也。加牛膝则治湿热下流，两脚麻木，或如火燎之热者。

二妙散

苍术米泔浸　黄柏乳汁浸透

上为末。每服三钱，用酒调下。痛甚，加生姜汁，热服。

一论血脉凝滞，筋络拘挛，肢节疼痛，行步艰难，活血理气，第一品也。

舒筋散

玄胡索炒　当归　辣桂各等分

上为末。每服二钱，用酒调下。玄胡索，活血除风理气。

十全大补汤治劳倦遍身疼痛，加半夏姜制，倍佳。

一妇人年七十余，遍身作痛，筋骨尤甚，不能屈伸，遍身作痒如虫行，口干目赤，头晕痰涌，胸膈不利，小便短赤，夜间殊甚，用六味地黄丸料加山栀、柴胡，水煎服。

一论瘀血湿痰，蓄于肢节之间，筋骨之会，空窍之所而作痛也。肢节沉重者，是湿痰，晚间病重者，是瘀血也。

赶痛汤

乳香　没药　地龙_{酒炒}　香附_{童便浸}　桃仁　红花　甘草节　牛膝_{酒浸}　当归　羌活　五灵脂_{酒淘，去土}

上剉。水煎，温服。

一论寒湿之气，痹滞关节，麻木疼痛。

续断丸

黄芪_{一两}　人参_{七钱}　白茯苓_{一两}　山茱萸肉_{一两}　薏苡仁_{一两}　续断_{一两}　防风_{七钱}　桂心_{一两}　山药_{一两}　白术_{七钱}　熟地黄_{二两}　牡丹皮_{一两}　麦门冬_{一两}　石斛_{一两}　鹿角胶[①]

上为细末，炼蜜为丸，如梧桐子大。每服五十丸，空心温酒下。

一论人手足不能屈伸，周身疼痛。

消风饮_{临川徐培鸿试验}

陈皮　白术_{去芦}　当归_{酒洗}　白茯苓_{去皮，各一钱}　防己　独活　木瓜　秦艽_{各六分}　半夏_{姜制}　牛膝　桂枝_{各八分}　玄胡索　羌活　枳壳_{去穰}　甘草　防风_{各五分}

上剉一剂。生姜煎，不拘时服。气虚，加人参八分。

一论一切遍身骨节疼痛，或流注作痛，不可忍者。神效。

人参　白术_{去芦}　白茯苓_{去皮}　当归　川芎　天麻　陈皮　甘草　赤芍　防风　生地黄　羌活　独活　南星　黄芩

上剉。生姜煎服。

一论风湿相搏，周身尽痛，以益气汤加羌活、防风、藁本、苍术治之。如病去，勿再服。以诸风药，损人元气，而益其病故也。

一男子两胯痛不可忍者。_{临川徐扩吾试效。}

黄芪_{蜜炒，一两}　拣参_{二钱}　苍术_{米泔制，一钱五分}　当归身_{酒洗，一两五钱}

---

① 鹿角胶：剂量原缺。

秦艽一两　牛膝去芦，酒洗，一两　独活一两　杜仲酒炒，一两五钱　熟地黄一两
桑寄生一两五钱　官桂三钱　木瓜五钱　小茴香盐酒炒，五钱

上为细末，酒打面糊为丸，如梧桐子大。每服百丸，空心酒下。

一论雷火针。

苍术五钱　川芎三钱　硫黄二钱半　穿山甲三钱，炒　蔓荆子三钱　皂角三钱　麝香五分　雄黄二钱　艾叶不拘

上为末，纸卷如指大，以草纸七层贴患处，将药燃起淬之，知痛则止。

一论熨法，治诸风恶毒，冷痹麻木肿痛，或遍身骨节痛，始觉肿痛，熨之无不即效。

苍术二两　羌活一两　独活一两　蛇床子五钱　蔓荆子五钱　穿山甲五钱，土炒　雄黄三钱　硫黄三钱　麝香三分

上为末，炒热，以绢包，熨患处。一法以醋拌炒作饼，用绢包，烧秤锤放饼上，熨之。

一论雷火针法。

咒曰：

天火地火，三昧真火，针天天开，针地地裂，针鬼鬼灭，针人人长生，百病消除，万病消灭。摄过。

上法可遇患人应痛处针之。用纸三层或五层，量病加减。衬纸于痛处穴上，将桃针向灯火点着，随后念咒三遍，针疾立愈。其针用五月五日东引桃枝，削去皮，两头如锥子样，长五六寸，用尖。

一人每劳肢体时痛，或用清痰理气之剂，反不劳常痛，加以导湿，臂痛漫肿，形体倦怠，内热盗汗，脉浮大，按之微细。此阳气虚寒，用补中益气加附子一钱，人参五钱，肿痛俱愈，又以十全大补百余剂而康。

一人形体丰厚，筋骨软痛，痰盛作渴，喜饮冷水。或用愈风汤、天麻丸等药，痰热益盛，服牛黄清心丸，更加肢体麻痹。余以为脾肾俱虚，用补中益气汤、加减八味丸，三月余而痊。后连生七子，寿跻七旬。《外科精要》云：凡人久服加减八味丸，必肥健而多子，信哉！

一治白虎历节风，走注疼痛，两膝热肿。

虎胫骨酥炙　黑附子炮制，去皮脐，各一两

上为细末。每服二钱，温酒调下。七日再服。

【点评】痛风相当于类风湿关节炎等病，古人也认为此病难治。病由体虚感受风寒暑湿之毒所致。首方"参五秦艽汤"中有补气的人参、黄芪，养血活血的当归、地黄、赤芍、川芎、红花，祛风寒湿邪的羌活、独活、秦艽、苍术、萆薢、五加皮，清热解毒的黄连、黄芩、黄柏，强筋壮骨的狗脊、牛膝、杜仲，此方用药平和，加减法详细，值得关注。另外，治湿热的"二妙丸"、瘀血湿痰的"赶痛汤"、外用方"雷火针"等，都是治疗痛风的好方好法。对于风药的使用，龚氏认为"如病去，勿再服。以诸风药，损人元气，而益其病故也"，提示风药不可过用、久用。

脚气

脉弦者风，濡弱者湿，洪数者热，迟涩者寒，微滑者虚，牢坚者实，结则因气，散则因忧，紧则因怒，细则因悲。

脚气者，湿热在足而作气痛也。湿热分争，湿胜则令人憎寒，热胜则令人壮热。此其为症，亦有兼头痛者，颇类伤寒，惟其得病之始，本于脚气为异耳。又不可以脚肿为拘，亦有痛而不肿者，名曰干脚气；亦有缓纵不随者，名曰缓风；亦有疼痛不仁者，名曰湿痹，亦有转筋挛急者，名曰风毒。此在医者体会而辨症耳，各有治法不同。大抵脚气之疾，壅疾也，喜通而恶塞。故孙真人曰：脚气之疾，皆由气实而死，终无一人以服药致虚而殂。故脚气之人，皆不得大补，亦不得大泻。是方也，木通、防己、槟榔，通剂也，可以去热；苍白二术，燥剂也，可以去湿。然川芎能散血中之气，犀角能利气中之血，先痛而后肿者，气伤血也，重用川芎，先肿而后痛者，血伤气也，重用犀角。若大便实者，加桃仁；小便涩者，加牛膝；有热，加芩、连，时热加石膏；有痰，加竹沥。全在活法，切勿拘也。凡脚气攻心，喘急不止，呕吐不休，皆死，水犯火故也。

一论专治脚气，憎寒壮热者，此湿热在足而作气痛也。

防己饮

苍术_{盐水炒} 白术 黄柏_{酒炒} 防己 生地黄_{酒炒} 川芎 槟榔 木通 犀角 甘草梢

上剉。水煎，空心服。

一论脚气初发，一身尽痛，或肢节肿痛，便溺阻隔，先用此药导之，次用当归拈痛汤，服愈。

羌活导痰汤

羌活 独活_{各一钱} 防己_{炒，一钱} 当归_{一钱} 大黄_{酒蒸，一钱五分} 枳实_{炒，一钱}

上剉。水煎服。

一论湿热脚气为病，肢节烦痛，肩背沉重，胸胁不利，兼遍身疼痛，下注足胫肿痛，脚膝生疮赤肿，及内外生疮，脓水不绝，或痒或痛，并宜服：

当归拈痛汤

羌活 茵陈_{各一钱} 防风_{去芦} 猪苓 苦参 白术_{去芦，各五分} 葛根_{四分} 黄芩_{酒炒} 泽泻 当归_{酒洗} 知母_{去毛} 人参 升麻 苍术_{米泔浸，炒，各四分} 甘草_{一钱}

上剉。水煎，空心服。

一论三阳经脚气，流注脚踝上，热赤肿，寒热如疟，自汗恶风，用人参败毒散各一钱_{方见感冒门}，加苍术_{米泔炒}，大黄_{酒蒸各二钱}，作一服，加生姜煎，空心服。皮肤搔痒赤疹，加蝉蜕。

一论风湿流注经络间，肢节缓纵不随，老人脚膝疼痛，不能履地。

七圣散

川牛膝_{酒浸} 杜仲_{姜酒炒} 续断 川萆薢 防风 川独活 甘草_{各三两}

上焙干为末。每服二钱，酒调服。

一治脚气止痛奇方。

乳香 没药 天麻 白附子 僵蚕

上剉，各等分，为微末。每服五分，空心酒调服。

一治湿气攻注，腰膝痛，行步不得。

当归酒洗　肉桂　玄胡索　萆薢　没药各三两　杜仲酒炒，一两五钱

上为细末。每服三钱，空心，温酒调下。

一治脚气浮肿。

川牛膝去芦，酒洗，钱半　威灵仙一钱　汉防己一钱　五加皮一钱五分　川独活一钱五分　苍术米泔水浸，一钱五分　当归身一钱　川黄柏盐酒炒，一钱

上剉一剂。生姜煎熟，入酒一杯，同服。

一人有气如火，从脚下入腹者，此虚极也。盖火起于九泉之下也。此病十不救一。治法以四物汤加黄柏、知母降火之药服之，外以大附子为末，津调，贴脚心涌泉穴，以引火下行。

一按：此条言犹有未尽者，如果劳怯阴虚之人有此，固当作阴虚治，若壮实之人有此，则是湿郁成热之候也。予尝冒雨途行，衣湿得此症，以后所制加味二妙丸一料，服之而愈，后医数人皆验。若误作阴虚治，则成痿疾矣。

一治足跟痛，有痰，有血热。血热，四物汤加黄柏、知母、牛膝。有痰唾者，五积散加木瓜。

一论两足湿痹疼痛，或如火燎之热，从足跗热起，渐至腰胯，或麻痹痿软，乃湿热为病，皆贪酒嗜欲，乘风所致然耳。

加味二妙丸

苍术泔制，四两　黄柏酒浸，晒干，二两　牛膝一两　当归尾酒洗，一两　萆薢一两　防己一两　龟板醋炙，一两，或去龟板，加熟地黄二两亦可

上为细末，好酒打糊为丸，如梧桐子大。每服七十丸，空心盐姜汤下。

一治一切寒湿虚冷脚气，肿痛焦枯，经年卧床，不能动履者，独活寄生汤各等分，入好酒煮熟饮之。效。方见中湿门

一论男妇五劳七伤，肾气衰败，精神耗散，风湿流注，脚膝酸痛，行步艰辛，饮食无味，耳焦眼昏，皮肤枯燥，妇人脏冷无子，下部秽恶，肠风痔漏，吐血泻血诸气，并皆治之。

经进地仙丹西园公屡验

黄芪炒，一两五钱　人参一两　白茯苓去皮，一两　白术去芦，一两　大附子炮，去皮，四两　覆盆子二两　首乌二两　川乌炮，一两　白附子炮，四两　牛膝酒浸，四两　肉苁蓉酒浸，四两　川草薢二两　菟丝子酒制，一两　乌药

二两　天南星炮，二两　骨碎补去毛，炒，三两　防风二两　赤小豆二两　木
鳖子去壳，二两　羌活二两　川椒去目，炒，四两　地龙去土，一两　金毛狗
脊去毛，二两　甘草一两

上为细末，酒煮面糊为丸，如梧桐子大。每服三四十丸，空心温
酒送下。陶隐君以此地仙丹编入《道藏经》。时有人自幼年时得风气
疾，久治不瘥，五十余年，隐居修合，日进三服，诸病顿愈，发白返
黑，齿落更生。人常言，看方三年，无病可治；治病三年，无药可
用。噫！有是哉！余近苦脚膝酸痛，服经进地仙丹，三月而愈，由是
知天下无不可治之病，医书无不可用之方，特在于遇医之明耳。

二十四味轻脚丸　脚气通用。

当归酒洗，二两　川芎一两　萆薢净水煮干，一两　木香七钱　海桐皮七钱
细辛一两　牛膝酒洗，一两　枳壳一两　苍术米泔浸，炒，七钱　防风七钱
石楠藤一两　麻黄七钱　杜仲姜炒，一两　木瓜七钱　威灵仙七钱　羌活一两
薏苡仁一两　乳香五钱　续断酒洗，七钱　槟榔一两　五加皮七钱　独活七钱
五灵脂七钱　没药七钱

上为细末，酒浸，雪膏为丸，如梧桐子大。每服五十丸，辣桂、
荆芥汤下，或枳壳、木瓜汤下。

一论寒湿脚气，疼痛不仁，两尺脉来沉细者，此痹症也。《内
经》曰：寒气胜者为痛痹，湿气胜者为着痹。今疼痛不仁，是寒而且
着也。两尺主两足，脉来沉者为里，迟者为寒。是方也，用桂、附治
其寒，苍术治其湿，甘、苓脾家药也，扶土气之不足，制湿气之有
余。然必冷服者，欲桂、附之性行于下，而不欲其横行于上也。

六物附子汤

白茯苓去皮，三两　大附子炮，去皮脐　桂心　防己各四钱　白术去芦，
三钱　甘草炙，一钱

上剉一剂。水煎，空心服。

一论两膝肿痛，脚胫枯细者，名鹤膝风也。或利后不谨，感冒寒
湿，或涉水履霜，以致两足痹痛，如刀剔虎咬之状，膝胫肿大，不能
行动，用补中益气汤去升、柴、陈皮，加附子、防风、牛膝、杜仲、
羌活、川芎、白芍、熟地、萆薢、防己、生姜、枣，煎服。

一论两腿酸软，或赤或白，足跟患肿或痛，或痒后痛，或如无

腿，或如皱裂，日晡至夜，胀痛焮热，以补中益气汤加入八味丸料，补其肝肾。

一论两足心发热作痒，以滚汤浸渍，溃而出水，肌体骨立，作渴吐痰，此脾肾虚而水泛为痰也，以补中益气汤兼进六味丸，久而元气复而诸症愈。

一论脚发热，则咽喉作痛，内热口干，痰涎壅上，此肾经亏损，火不归经，以补中益气汤加麦冬、五味，及加减八味丸，服愈。

一论两腿逸则筋缓痿软而无力，劳则作痛如针刺，脉洪数而有力，此肾肝阴虚火动之象也，用六味丸而愈。

一论八味丸治脚气，足少阴经脚气入腹，腹胀痛，上气喘急，肾经虚寒所致也。此症最急，以肾水乘心火，死不旋踵。八味丸，方见补益

一论八味丸治脚弱，加续断、草薢；老人加牛膝、鹿茸；治鹤膝风，加牛膝、人参、鹿茸。

一人以两足发热，或脚跟作痛，用六味丸及四物汤，加麦冬、五味、元参治之而愈。后因劳役，发热恶寒，作渴烦躁，用当归补血汤而安。

一人足热，口干，吐痰头晕，服四物汤加黄连、黄柏，饮食即减，痰热益甚，用十全大补汤加麦冬、五味、山药、山茱萸而愈。

一论风湿气，足胫肿痛，用此熏洗，立效。

防风　荆芥　苦参　番白草　地榆　青藤　麻黄　苍耳　苍术　生葱　炒盐　威灵仙各一两

上用水一桶，煮热，于桶内熏蒸痛处，出微汗。待汤少温，再洗痛处一二次，觉痛减。如贫者，只用桃、柳、榆、槐、桑、椿六件木枝煎水洗，亦效。

一论凡人患寒湿脚气，疼痛不仁者，内服煎剂，外宜以此汤煎洗之，盖冷疾洗之，无有不良。

一椒汤洗法，用川椒一两，葱一握，生姜掌大一块，水一盆，煎汤洗之。

一治远行脚打成泡，用水调生面糊贴，过夜间干，不可挖破。

一论两足痛如刀剜，不可忍者，先用生姜一片，蘸香油擦痛处，随用生姜，火烧熟，捣烂，敷患处。须臾，姜干而痛止。神效。

一论脚气冲心，用白矾三两，煎水浸洗两足，良久自愈。

一论脚走急，脚底被石块垫肿，不能行步，痛不可忍者，以烧红砖一块，将草鞋浸于尿缸内一宿，或半日，取来放在红砖上，将肿脚底立在草鞋上，火逼尿气入皮里，即消，此病诸方不载，如不早治，烂入脚底，俗曰罨①。

一治脚气肿痛，鹤膝风，不能动履，用真生姜汁一碗，入牛胶一两，熬成膏，入乳香、没药末各一钱，搅匀，绢帛摊贴，肿消痛止，次日将滚水入药碗内，去水，又摊又贴，效不可言。

补中益气汤见内伤　六味丸　八味丸俱见补益　当归补血汤见发热
十全大补汤见补益

补遗

一论鹤膝不能动履，肿痛难当，及麻木风湿，属虚寒者，宜之。

神仙风药酒

秦归身一两　大川芎一两　片白术去芦，五钱　白茯苓去皮　大川乌炮，各五钱　软防风五钱　荆芥穗五钱　羊角天麻五钱　全蝎炒，二钱　香白芷五钱　北细辛五钱　何首乌五钱　新草乌五钱　威灵仙五钱　金钗石斛五钱　川牛膝去芦五钱　川独活五钱　羌活三钱　麻黄节三钱　石楠藤五钱　薏苡仁酒洗，一两　川干姜五钱　赤桂五钱　尖槟榔五钱　宣木瓜五钱　真石乳五钱　明没药二钱　川续断五钱　白苍术米泔炒，一两　嫩黄芪五钱　两头尖五钱　南木香二钱　汉防己五钱　桑寄生五钱　赤茯神一两　骨碎补五钱　甘草节五钱　虎胫骨煅，乳浸，五钱

上合一处，用生头酒五斤，文武火熬熟，去火毒，早晚饮酒随量。

一治男妇风湿相搏，腰膝痛，或因坐卧湿地，雨露所袭，遍身骨节疼痛，风湿脚气并治。

秘传药酒方

白芷　桔梗　白芍　川芎　麻黄　茯苓　半夏　肉桂　甘草各一两　陈皮　川厚朴姜汁炒　枳壳炒　牛膝各二两　杜仲酒炒，二两　木瓜一两五钱　槟榔一两五钱　乌药二两　防己一两　独活一两五钱　当归一两五钱　苍术米

①　罨：当指热敷法，非病名。

泔浸，炒，四两

上各剉，以麻布袋盛，用无灰好酒三斗，将药袋悬浸于坛内，密封坛口，放锅内，煮一时久，然后取出，过三日后，去药，随量饮之。渣晒干为末，酒糊为丸，如梧桐子大。每服七八十丸，空心温酒下。腿膝疼痛，加川乌、虎胫骨；腰痛，加破故纸、肉苁蓉、枸杞子。

江侯秘传药酒方 治脚膝肿痛，并手足痛。

五加皮八两　川牛膝去芦　杜仲酒炒，各三两　当归　生地黄各三两
地骨皮二两

上剉散。好酒一罐，入药，重汤煮二炷香，土埋三日，出火毒，随量饮之。

一论妇人下体肿痛，用人参败毒散加苍术、黄柏、威灵仙，痛减，又以四物汤加苍术、黄柏、防己、红花、泽泻。

一秘方，治脚气肿痛，用木瓜为末，好酒调敷患处，立止。

一治两脚俱是疙瘩肿毒，骨痛，用独蒜切片，铺放痛处，每蒜一片，用艾二壮，去蒜，再换再灸，痛自愈。

【点评】脚气病本当特指维生素 B_1 缺乏症，但从本篇内容来看，凡下肢的疼痛或肿胀，均被列入了脚气病。故风湿性关节炎、结核性膝关节炎、下肢血栓闭塞性脉管炎、下肢静脉曲张、足跟痛、更年期膝骨关节炎、痛风、足底外伤等均可参见本篇内容。治疗主要从下焦湿热、风湿、寒湿虚冷、肝肾亏虚、脾虚湿困等角度考虑。

癞疝

《内经》曰：肝脉大急沉，皆为疝。心脉滑搏急，为心疝。肺脉沉搏，为肺疝。又三阳急为瘕，三阴急为疝。

夫疝者，由荣卫虚弱，寒湿不调，致令邪气乘虚入于心腹中，遂成诸疝。发则小腹疼痛，或绕脐逆上抢心，甚则手足厥冷，或大小便

闭结。其诸疝因邪气留滞，乃成积聚，令人羸瘦少气，洒淅寒热，嗜卧，饮食不养肌肤，或腹满呕泄，遇寒则痛。又有妇人小腹肿痛，攻击及二腿者，亦疝气也。

一论疝气者，阴肿腹痛也。

川楝子　小茴香　破故纸　青盐　山茱萸_{酒蒸，去核}　吴茱萸　三棱　莪术　通草　橘核　荔枝核　甘草_{各等分}

上剉。水煎，空心服，立效。收功加马兰花、苍术。如夏秋之月，暑入膀胱，疝气作痛，加黄连、香薷、扁豆、木通、滑石、车前子。

一论疝气肿痛，或大便闭结，或小便赤涩，或有寒有热，兼治之神方也。

川楝子_{酒蒸，去核，取肉}　胡芦巴_{酒炒}　小茴香_{盐酒炒}　青盐　黑丑_{捣碎}　木香　大黄　滑石　木通　吴茱萸_炒　乌药　车前子

各等分。上剉。水煎，空心服。

一治疝气，小肠气。_{南塘侄试效。}

猪苓　泽泻　苍术　赤茯苓　陈皮　川木通　白芍　川楝子　乌药　玄胡索　青皮　紫苏　马兰花　橘核仁_{三十个}　尖槟榔　甘草_{各等分}

上剉。生姜煎服。

一论治七疝，及奔豚，小肠气，脐腹大痛。

七疝汤_{知府刘水山传二方}

玄胡索　小茴香_{酒炒}　川楝子　全蝎_炒　人参　大附子　山栀子　木香_{各等分}

上为细末。每服三钱，空心温酒调服。

秘方治症同前。

青蒿_{一钱}　木通　甘草_{各一钱}　川乌_{炮，三钱}　灯草_{一钱}

上剉一剂。水煎，温服。

一论治外肾肿痛，诸般疝气，不论新久，一服如神。予尝用此丸治患疝气偏坠，已经十余年，服至一料除根，永不再发。

木香金铃丸_{严副使方}

木香　乳香　没药　大附子_{面裹，火煨}　小茴香_{盐酒炒}　川楝肉　玄

胡索　全蝎　人参各等分

上为细末，好酒打糊为丸，如梧桐子大。每服百丸，空心热酒送下。一服立止。

一论疝气发于寒月者，寒邪入膀胱也。加减五积散方见中寒，依本方加玄胡索。专治醉饱后色欲不节，触伤下腹，致成疝气。其症自小腹连两胁下，心头吊痛，额出微汗，宜之。

一论疝气，其症发于暑月者，暑气入膀胱也。

加减香苓散

枳壳麸炒　陈皮　香附　苍术　麻黄　香薷　猪苓　泽泻　木通　滑石　车前子　三棱　莪术　川楝子　玄胡索　甘草

上剉。姜、葱煎服。专治偏坠气，初起憎寒壮热，发表，轻者一服而愈。

一论疝气偏坠疼痛，属肾虚者，久服除根。六味地黄丸方见补益全料，内加人参三两，甘枸杞子二两，巴戟肉三两，怀生地黄六两用桂一两，酒二碗，煎一碗，拌地黄蒸之，破故纸二两水三碗，大小茴香各一两，青盐三钱，煎水一碗半，同拌巴戟、故纸，其四味同炒，同用之。上为细末，酒打面糊为丸，如梧桐子大。每服百丸，淡盐汤下。

一论狐疝者，昼则气出，而肾囊肿大，令人不堪，夜则气入，而肿胀皆消，稍无疾苦。盖狐之为物也，昼则出穴而溺，夜则入穴而不溺，以斯症肖之，故曰狐疝。夫昼，阳也；夜，阴也。昼病而夜否者，气病而血不病也。补中益气汤方见内伤，依本方加酒炒黄柏、知母。

一论㿗疝者，顽疝也，睾丸虽大而无疾苦也，此以父子相传，得于有生之初已然，非若有生之后，三因所致之疾也，故不必主治。

一论诸疝疼痛。太学生徐扩吾传。

猪苓　泽泻　木通　赤茯苓　胡芦巴　川楝肉　海藻　牵牛　巴戟　桂心　竹茹

上剉。水煎，空心服。

一论治疝气。许碧沚传。

槟榔一两　木通一两五钱　橘核　川楝子　小茴香　白茯苓　白术　猪苓　泽泻各一两

上剉。水煎，空心服。

一治偏坠气痛，用江枳壳、橘核、角茴三味，同炒至褐色去壳，将三味捣烂，头酒煎服，立愈。

一治偏坠气，用猪悬蹄烧存性，为末。每服三钱，黄酒调服。

一论治小肠偏坠气，用猪毛烧灰。每服二钱，空心热酒送下，立已。一方加小茴香_炒。

一治疝气偏坠，肿痛不可忍，用槐子一钱，炒，为末。入盐三分，空心热酒送下，立消而止。

一治阴囊风痒，浮萍煎水洗之。如成疮，用黄连、轻粉、鸡蛋壳烧灰，将末擦之，即已。

一治阴囊痒不可忍者，猪肉汤加胡椒煎汤洗之，立已。

一治阴囊、肾茎、肛门瘙痒，抓破出血，好了又痒者，陈酒、酽醋二碗，熬至一碗，洗患处，立已。

一治外肾肿大疼痛者，用大黄末、酽醋调敷患处，立消。

一周少峰亲家患疝气，偏坠肿痛，不可忍者，遇一秀才传一方，用黄土，水和作干泥，拍作大饼，火炷架干，火上烘热，熨痛处，冷则再易，立愈。

一外肾因扑损而伤，睾丸偏大，有时疼痛者，中有瘀血，名曰血疝。宜于夜分之时，自以一手托其下，一手按其上，由轻至重，玩弄百回，弥月之间，瘀血尽散，陈气皆行。诚妙术也，虽年深日久，无不愈之。

一治外肾着惊缩上者。

麝香_{二钱}　朝脑_{三钱}　莴苣子_{一茶匙}

上用莴苣叶捣为膏，贴脐上。

一治偏坠疝气。_{车左源传。}

苍术_{一斤，童便、人乳各浸三日，炒干}　橘核_{一两}

上为末，酒糊为丸。每服百丸，空心送下。

一治疝气。_{戴耕愚传。}

荔枝核_{三钱，烧存性}　小茴香_{炒，一钱}　川楝肉_{一钱}　橘核_{一钱}

上为末。盐酒调服，看时令，先要发散寒暑。

一治外肾肿大，麻木痛硬，及奔豚疝气偏坠。

七制金铃丸

川楝子不蛀者四十九个，去皮核，切片，分七制，各用七个。小茴香二钱五分，慢火同炒，并用茴香；破故纸二钱五分，同炒，并用故纸；黑牵牛二钱五分，同炒，并用牵牛；盐一钱，同炒，并用盐；斑蝥十四个，先去翅，同炒，去斑蝥不用；巴豆肉十四个，切作四段，同炒，去巴豆不用；萝卜子二钱五分，同炒，去萝卜子不用 **外加大茴香**炒

青木香 南木香 辣桂各二钱五分

上为细末，酒糊为丸，如梧桐子大。每服三十丸，食前盐酒下。积日计功，打坠瘀血症，本方加玄胡索半两略炒，没药为末，酒调下。

一治肾大如斗，不过三服除根。

大小茴香 青皮 荔枝核各等分

上剉散，炒黄，出火毒，为细末。酒调下二钱，日进三服。

一治疝气，外肾肿胀。神效。

四圣散

小茴香炒 **穿山甲**炒 **全蝎**炒 **南木香**各等分

上为末。每服二钱，酒调服。一服立效。

【点评】本篇论癞疝的脉因证治。病"由荣卫虚弱，寒湿不调，致令邪气乘虚入于心腹中，遂成诸疝"，故方中多含川楝子、大小茴香、橘核、荔枝核、三棱、莪术、延胡索等散寒理气、活血止痛药。对昼出夜入的狐疝，从阴阳气血角度判断为"气病而血不病"，方用补中益气加知母、黄柏的治疗值得参考。

痿躄

痿者，手足不能举动是也，又名软风。下身痿弱，不能趋步，及手战摇，不能握物。此症属血虚，血虚属阴虚，阴虚生内热，热则筋弛，步履艰难，而手足软弱。此乃血气两虚，风湿之症，古方通用风药治之，非也。独东垣、丹溪二先生治法，始合经意，而以清燥汤主之，丹溪又分血热、湿痰、气虚、血虚、瘀血等法。湿热，用东垣健步丸，燥湿降阴火，加苍术、黄柏、黄芩、牛膝之类；湿痰，二陈汤

加苍术、白术、黄芩、黄柏、竹沥、姜汁；气虚，四君子汤加苍术、黄芩之类；血虚，四物汤加黄柏、苍术，兼送补阴丸。亦有食积、死血，妨碍不得下降者，宜从食积、死血治之。他如潜行散、二妙散、虎潜丸，皆治痿妙药也。

一论六七月间，湿令大行，子能令母实而热旺，湿热相合，而刑庚金大肠，故寒凉以救之。燥金受湿热之邪，绝寒水生化之源，源绝则肾亏，痿躄之病大作，腰下痿软，瘫痪不能动履。

清燥汤

黄芪蜜水炒，一钱五分　苍术米泔浸，一钱　白术去芦，炒　陈皮　泽泻各五分　人参　白茯苓去皮　升麻各三分　麦门冬去心　当归身酒洗　生地黄　神曲炒　猪苓各二分　黄柏酒炒　柴胡　黄连各一分　五味子九个　甘草炙，二分

上剉一剂。水煎，空心温服。

一论此药能去风顺气，活血壮筋，又治痢后脚弱缓痛，不能行履，名曰痢风。或两膝肿痛，足胫枯细，名曰鹤膝风，兼治一切痹麻痿软、风湿夹虚之症。

大防风汤

当归酒洗，一钱　川芎七分　白芍酒洗，一钱　熟地黄一钱　黄芪蜜炙，一钱　人参五分　大附子炮，去皮脐，七分　防风一钱　牛膝酒洗，五分　杜仲姜炒，一钱　甘草炙，五分　羌活五分　白术去芦，一钱五分

上剉一剂。生姜五片，枣一枚，水煎温服。

按：上四物汤以补血，参、芪、术、草以补气，羌、防以散风湿，以利关节，牛膝、杜仲以补腰肾，以附子行参、芪之气，而走周身脉络，盖治血气两虚，挟风湿而成痹痿不能行者之圣药也，观其治痢后风可见矣。然可以治不足之痿弱，而不可治有余之风痹也。

一论五子益肾养心丸，治精血亏损，下部痿软无力，不能步履方见补益。

养血壮筋健步丸　治症同前。

黄芪盐水炒，一两　山药一两　五味子一两　破故纸盐水炒，一两　人参一两　白芍酒炒，两半　熟地黄四两　枸杞子一两　牛膝去芦，酒炒，一两　菟丝子酒炒，二两　当归酒洗，二两　白术去芦，炒，一两　杜仲姜汁炒，二两

虎胫骨_{酥炙，一两}　龟板_{酥炙，一两}　苍术_{米泔浸，二两}　黄柏_{盐水炒，二两}
防风_{六钱}　羌活_{酒洗，三钱}　汉防己_{五钱}

上为细末，用猪脊髓七条，炼蜜为丸，如梧桐子大。每服百丸，空心盐汤下。

一治一切麻痹、痿软、风湿、血虚之候，又治痢后脚软缓痛，不能行履，名曰痢风，或两脚肿痛，足胫枯细，名曰鹤膝风，以十全大补汤去肉桂，加防风、羌活、牛膝、杜仲、大附子_煨①。

一人两足痿弱，不能动止，予用人参、鹿茸各五钱，上剉一剂。水煎，空心温服，连进数服而愈。

一治两脚痿弱，不能行者，用新砖火烧红，以好醋浇之，候温布包，烙脚下遍处，立能行动。

一治肾气虚惫，腰膝酸痛，行步无力。

起痿丹

菟丝子_{酒洗，煨烂，捣饼，晒干，二两五钱}　肉苁蓉_{酒浸，二两}　川萆薢
破故纸_{酒炒}　胡芦巴_{酒炒}　沙苑蒺藜_{微炒}　川牛膝_{去皮，酒洗}　川杜仲_{酒炒}
防风_{酒洗}　甘枸杞子_{各二两}

上为末，酒煮猪腰子，捣烂和丸，如梧桐子大。每服七八十丸，空心酒下。河间方，去枸杞子，加桂枝减半。

【点评】痿躄一病类似于西医之吉兰－巴雷综合征，即脊神经和周围神经的脱髓鞘疾病，又称急性特发性多神经炎或对称性多神经根炎。多因气血两虚，又感风湿、湿热所致。李东垣"清燥汤"的组方配伍最为经典，验之临床疗效确切。另，龚氏曰："他如潜行散、二妙散、虎潜丸，皆治痿妙药也。"查"潜行散"出《医学纲目》卷十二引丹溪方。原书："黄柏，酒浸，焙干。生姜汁和酒调服，必兼四物等汤相间服妙"，治"痛风。血虚阴火痛风，及腰以下湿热注痛"。

---

① 十全大补汤……大附子煨：此方与前大防风汤基本相同。

消渴

消渴之脉数大者活，虚小病深厄难脱。

夫消渴者，由壮盛之时，不自保养，任情纵欲，饮酒无度，喜食脍炙，或服丹石，遂使肾水枯竭，心火燔炽，三焦猛烈，五脏干燥，由是渴利生焉。烦渴、燥渴、强中三症者，消渴也，多渴而利。燥渴者，由热中所作，但饮食皆作小便，自利而渴，令人虚极短气。强中者，阳具不交，而精液自出。凡消渴之人，常防患痈疽，所怕者，一饮酒，二房劳，咸食及面，俱宜忌也。大抵脉大者易治，细小者难医也。

一论消渴，引饮无度，脉实是也。

黄连　牛乳汁　生地黄汁　生藕汁各等分

上二味，熬汁为膏，入和牛乳、黄连，佐姜和蜜为膏，徐徐于舌上，以白汤些少送下。或将前二味药和汁为丸，如梧桐子大。每服五十丸，白汤送下，一日进十次。

一论治三消总治之方，服之立应。

人参　白术去芦　白茯苓去皮　当归酒洗　生地黄各一钱　黄柏酒炒　知母去壳　黄连　麦门冬去心　天花粉　黄芩各八分　桔梗五分　甘草二分

上剉一剂。水煎服。

天池膏　治三消如神。

天花粉　黄连各半斤　人参　知母去壳　白术炒，去芦，各四两　五味子三两　麦门冬六两，去心　藕汁二碗　怀生地黄汁二碗　人乳　牛乳各一碗　生姜汁二酒杯

上先将天花粉七味切片，用米泔水十六碗，入砂锅内浸半日，用桑柴火慢熬，至五六碗，滤清，又将渣捣烂，以水五碗，煎至二碗，同前汁又煎去二三碗，入生地等汁，慢熬如饧，加白蜜一斤，煎去沫，又熬如膏，乃收入瓷罐内，用水浸三日，去火毒。每用二三匙，安舌咽之，或用白汤送下。

一论消渴，口干心烦，用天花粉，长流水煎，当茶服之，立效。

一论治三消渴神效，用缫丝汤，如无缫丝汤，却以原蚕茧壳、丝绵煎汤，皆可代之，不时饮之，极效。盖此物属火，有阴之用，大能泻膀胱中伏火，引阴水上潮于口，而不渴也。

一论阴虚火盛，烦渴引饮无度。

养血清火汤

当归一钱　川芎八分　白芍酒炒，一钱　生地黄酒炒，一钱　麦冬一钱　石莲肉五分　天花粉七分　知母一钱　黄连八分　薄荷五分　乌梅肉五分　黄柏蜜水炒，五分　甘草五分

上剉。水煎，温服。

一治消渴病通用。

生地黄膏

生地黄束如碗大一把，洗切，研细，以新水一碗调开，用冬蜜一碗，煎至半，取出，入人参五钱，白茯苓去皮一两，为末，拌和，瓷器密收，以匙挑服。夏月可加五味子、麦门冬。

一治消渴。

玉泉丸

人参　黄芪半生半蜜炙　白茯苓　干葛　麦冬　乌梅肉焙　甘草各一两　天花粉一两五钱

上为细末，炼蜜为丸，如弹子大。每服一丸，温汤嚼下。

一人消渴引饮无度，或令食韭苗，或炒，或作羹，勿入盐，日二三次，其渴遂止。

一人消中，日夜尿七八升者，鹿角烧令焦，为末。以酒调服五分，日三次，渐加至方寸匕。

一治消渴。

天花散

天花粉一两　生地黄一两　麦门冬五钱　五味子三钱　葛粉五钱　甘草五钱

上剉。糯米一撮，水煎服。

一论肾水枯竭，不能运上，作消渴，恐生痈疽。

参芪救元汤

黄芪_{蜜炒}　人参　粉草_炙　麦门冬_{去心}　五味子

各等分。上剉。水煎，入朱砂少许，不拘时服。

一论一常人，平日口干作渴，因饮酒，食炙爆、补剂，房劳，凡若此类过多，致令肾水枯竭，不能上制心火，故有此症，后必有疽发也，宜先服此，以绝其源，及痈疽发后服此，尤有益也。

八味丸

怀生地黄_{酒浸，瓦焙干，二两}　山药_{一两}　牡丹皮_{八钱}　泽泻_{酒浸，焙干，八钱}　山茱萸_{去核，瓦焙，一两}　肉桂_{五钱}　白茯苓_{去皮，八钱}　五味子_{微焙，一两五钱}

上为细末，炼蜜为丸，如梧桐子大。每服五六十丸，五更时淡盐汤送下，温酒亦可。

一论心肾不交，消渴引饮，有人病渴用渴药，累年不愈，用加减八味丸而愈。其疾本以肾水枯竭，不能制火，心火上炎，是以生渴，此药降心火，生肾水。

一人不时发热，日饮冷水数碗，寒药二剂，热渴益甚，形体日瘦，尺脉洪大而数，时或无力。王太仆曰：热之不热，责其无火；寒之不寒，责其无水。又云：倏热往来，是无火也；时作时止，是无水也。法当补肾，用加减八味丸，不月而愈。

一治肾水不足，虚火上炎，发热作渴，口舌生疮，或牙龈溃蚀，咽喉作痛，或形体憔悴，寝汗发热，五脏齐损，以六味丸加肉桂一两，五味子四两。

一人形体魁伟，冬日饮水，自喜壮实。余曰：此阴虚也。不信。一日，口舌生疮，或用寒凉之剂，肢体倦怠，发热恶寒，以有作六味丸、补中益气汤而愈。

一晡热内热，不时而热，作渴痰唾，小便频数，而口舌生疮者，此下焦阴火也，以六味丸效。

【点评】从本篇对消渴的病因病机描述来看，基本与糖尿病一致。故以口渴为主症的糖尿病可以参考本篇方药。篇后两个案例中的加味八味丸，疑指本篇的八味丸，即肾气丸去附子，加五味子方，但剂量比例有所变化。

痉病

痉，痉字之误也。强痉者，坚强而劲直，颈项牵急而背反张也。此因风寒湿三者客于太阳，伤其大筋，筋牵而急，故令痉也。然得之风湿者，令人有汗而不恶寒，名曰柔痉，昔人以桂枝加葛根汤主之是也。得之寒湿者，令人无汗恶寒，名曰刚痉，昔人以葛根汤主之是也。小续命汤有麻黄、杏仁，可以发表散寒；有桂枝、芍药则可以解肌驱风；有防风、防己，则可以驱邪胜湿；有人参、甘草，则可以益气柔筋；有川芎、黄芩，则可以和阴去热；乃附子之热，则可以温经，而亦可以去湿者也。

二痉歌：原来痉病属膀胱，口噤如痫身反张，此是伤风感寒湿，故分两证有柔刚。无汗为刚须易识，惟有葛根汤第一，有汗为柔见的端，桂枝葛根汤救急，二症皆宜续命汤，刚痉去桂用麻黄，柔痉去麻当用桂，只依此法最为良。

小续命汤

麻黄去节　人参　黄芩酒炒　白芍酒炒　川芎酒洗　防己　杏仁去皮尖　桂枝　甘草各一钱　防风　附子炮，去皮脐，各五分

上剉一剂。水煎，温服。

葛根汤

葛根二钱　麻黄八分　桂枝八分　芍药二钱　甘草八分

上剉。生姜、大枣水煎服。

一论刚柔二证，头摇口噤，身反张，手足挛搐，头面赤，项强急，与瘛疭同治法。

如圣饮

柴胡　黄芩　半夏　赤芍　川芎　甘草　白芷　当归　防风　羌活　乌药

上剉。生姜，水煎服。有汗是柔痉，加白术、桂枝；无汗是刚痉，加麻黄、苍术。口噤切牙，大便实，加大黄利之。

一论痉病有二，发热恶寒，头项颈强，腰脊反张，口噤面赤，瘛疭如痫，有汗柔痉，无汗名刚。以补中益气汤，去黄芪、柴胡、升麻，加川芎、白芍、熟地、白茯苓。刚痉身热面赤，脉紧，加羌活、防风、黄芩、干葛，去白术。柔痉身不热，手足冷，脉沉细，加熟附子、羌活。风痰痉，加羌活、防风、瓜蒌、枳实、桔梗、片芩、竹沥、姜汁，去人参、白术。破伤风痉，加僵蚕、全蝎、防风、羌活、南星、瓜蒌仁、枳实、黄芩、桔梗、竹沥、姜汁，去白术、人参。汗吐下多发痉者，本方倍人参、黄芪、当归、生地、荆芥、羌活、白术。

【点评】痉病即仲景之痉病，以角弓反张为主症，故病在膀胱经，根据有汗无汗，仲景分为刚柔二痉，分别用葛根汤与桂枝加葛根汤。龚氏用小续命汤，有汗去麻黄用桂，无汗去桂用麻黄，并对小续命汤各药做了详细分析，此方治痉作用当更佳。

浊证

两尺脉洪数，必便浊失精。

精之主宰在心，精之藏制在肾。凡人酒色无度，思虑过情，心肾气虚，不能管摄，往往小便频数，便浊之所由生也。因小便而出者，曰尿精。因见闻而出者，曰漏精。心不足而挟热者，为赤浊。心不足而肾冷者，为白浊。阴不升，阳不降，上下乖揆，是以有清浊不分之证。大率多是湿痰流注。直燥中宫之湿，兼降火升举之法，此为至要之语也。

一论便浊之症，因脾胃之湿热下流，渗入膀胱，故使便溺赤白，混浊不清也。宜燥中宫之湿，用升麻、柴胡提气，使大便润而小便长，不宜用寒凉伤血之药。

主方

陈皮八分　半夏八分　茯苓一钱　苍术米泔浸，炒，七分　黄柏酒炒，七分　柴胡七分　升麻三分　白术去芦，五分　神曲炒，五分　牡蛎五分　栀子炒，一钱　蛤粉三分　滑石一钱　甘草三分上剉一剂。生姜二片，白果九枚，水煎，空心服，渣再煎服。忌煎炒辛辣物。

一论心中烦躁，思虑忧愁抑郁，小便赤浊，或有砂膜，夜梦遗精，遗沥疼痛，便赤，或酒色过度，上盛下虚，心火上炎，肺经受克，故口苦咽干，渐成消渴，四肢倦怠，男子五淋，妇人带下赤白，五心烦躁，此药温平清心，养神秘精。

清心莲子饮

石莲肉 人参各二钱五分 黄芪蜜炙 赤茯苓各二钱 麦冬去心 地骨皮 黄芩各一钱五分 车前子一钱五分 甘草三分

上剉一剂。灯草十根，生姜三片，水煎，空心服。上盛下虚，加酒炒黄柏、知母各一钱；热，加柴胡、薄荷各一钱五分。

一论心经伏暑，小便赤浊而有热也。

加味四苓散

人参减半 白术去芦 赤茯苓去皮 猪苓 泽泻 香薷 石莲肉 麦冬去心，各等分

上剉。水煎，空心温服。

一论小便白浊，频数无度，漩白如油，光彩不定，漩脚澄下，凝如膏糊，此真元不足，下焦虚寒之所致也。

萆薢散

益智仁一钱五分 川萆薢三钱 石菖蒲一钱 乌药一钱

上各等分，剉一剂。水煎，入盐一捻，空心温服。一方加茯苓三钱，甘草八分。肾虚，加牛膝三钱，杜仲三钱，山药三钱；便赤，加泽泻二钱，麦冬二钱。

一论白浊初起，或半月者，下焦虚热之所致也。

滋肾散

川萆薢二钱 麦冬去心，二钱 远志去心，一钱 黄柏酒炒，二钱 菟丝子酒炒，三钱 五味子酒炒，四分

上剉一剂。竹叶三片，灯草一团，水煎，空心服。

一论赤白浊，乃水火之不分也。

水火分清散

益智仁一钱五分 石菖蒲一钱 赤茯苓三钱 车前子三钱 猪苓三钱

泽泻二钱　　白术去芦，一钱五分　　枳壳麸炒，一钱　　萆薢二钱　　麻黄三分　　甘草八分　　陈皮二钱

上剉。水酒各半煎，空心服。久病，去麻黄，易升麻。

一治遗精白浊

玉还丹弟云嵩传

五色龙骨　　左顾牡蛎　　莲花须　　芡实　　石菖蒲　　五味子　　黄柏酒炒，各一两

上为细末，用金樱子煎汤为糊，入臼内捣千余下，成剂为丸，如梧桐子大。每服五十丸，盐汤下，干物压之。一方，用石莲子，去石菖蒲。

一治遗精白浊。

山药一两　　黄柏酒炒，二两　　牡蛎火煅，醋淬七次，五钱　　白茯苓去皮，一两

上共为细末，酒糊为丸，如梧桐子大。每服五十丸，空心水酒下。

一论白浊，梦泄遗精，及滑出而不收者。

樗根丸

樗根白皮有荚者是　　黄柏炒褐色　　蛤粉炒　　青黛　　干姜炒黑　　滑石各等分

上为末，水糊为丸，如梧桐子大。每服百丸，空心温酒送下。虚劳，四物汤下。

一论白浊，经年不愈，或时梦遗，形体瘦弱，当作心虚治之。

定志丸

远志甘草水浸，去心　　石菖蒲各二两　　人参一两　　白茯神去木二两　　黄柏酒炒，二两　　蛤粉炒，一两

上为末，炼蜜为丸，如梧桐子大，朱砂为衣。每服三十丸，空心米汤送下。

一治小便白浊，出髓条者。

人参　　白术　　白茯苓　　青盐　　破故纸　　大茴香　　益智仁　　酸枣仁炒　　左顾牡蛎各一两

上为末，酒糊为丸，如梧桐子大。每服三十丸，温酒米饮任下。

一论瘦人阴虚火动，患赤白浊下，清离滋坎汤_{方见劳瘵}，依本方加草薢、牛膝、山栀、萹蓄、赤芍。

一论久患白浊不止，而作头昏者，以益气汤加白茯苓、半夏。

一论发热口干，小便频浊，大便闭结，盗汗遗精，甚至废寝，用当归六黄汤二剂，盗汗顿止，用六味丸_{视补益}，二便调和，用十全大补汤_{方见补益}，及前丸兼服，月余悉愈。

一论肥人湿痰，患赤白浊者，二陈汤_{方见痰饮}，依本方加苍术、白术、人参、当归、生地、麦冬、山栀、黄柏、草薢、牛膝、萹蓄。

一论肝肾脾肺虚损，赤白浊，久不愈者，六味丸、补中益气汤，早晚兼服。六味丸_{方见补益}，补中益气汤_{方见内伤}，依本方加白茯苓、半夏。

一人久患白浊，发热体倦，用补中益气加炮姜，四剂，白浊稍止，再用六味地黄丸兼服，诸症悉愈。

一人患头晕白浊，余用补中益气汤加茯苓、半夏，愈。而复患腰痛，用山药、山茱萸、五味、草薢、远志，顿愈。又因劳心，盗汗白浊，以归脾汤加五味而愈。后不时晕眩，用八味丸而愈。

补遗

一治遗精白浊。

木贼、小川芎_{各五分}，粉葛_{一两居其中}，蛇蜕一寸半_{头向上者}，挂壁显神通。

上用酒炒，空心服。

一治赤白浊_{陈云岳传}。

木通_{去节，七钱} 滑石_{三钱} 粉草_{四钱} 黄荆子_{一勺}

上剉。水煎，空心服。立已。

【点评】乳糜尿、慢性尿路感染、尿路结石等病多有尿浊症。龚氏认为尿浊主要由湿痰流注，阴不升，阳不降，清浊不分所致。治疗当"直燥中宫之湿，兼降火升举之法"，"不宜用寒凉伤血之药"。故方以二陈、四君子、四苓、二妙等健脾燥湿法为主。降火主要用黄柏，其次有黄芩、地骨皮、青黛等。分别清浊多用草薢、石菖蒲等。劳伤脾虚所致者，以补中益气为基本方；肝肾不足者，则以六味地黄丸为基本方。

遗精

遗精白浊，当验于尺，结芤动紧，二症之的。

梦泄者，其候有三：年少壮盛，鳏旷逾越，强制情欲，不自知觉，此泄如瓶之满而溢也，是以无病，不药可也。或心气虚，不能主事，此泄如瓶之侧而出也，人多有之，其疾犹轻，则以和平之剂治之。真元久虚，心不摄念，肾不摄精，此泄如虚瓶而漏者也，其病最重，须作大补汤丸治之，不可缓也。

一论心所慕而作梦遗，此君火既动，而相火随之，治在心。

黄连清心汤

黄连六分　生地黄三钱　当归三钱　人参二钱　远志去心，一钱　白茯苓三钱，去皮木　酸枣仁炒，一钱五分　石莲肉一钱　甘草八分

上剉。水煎服。加麦门冬去心，尤妙。

鲁藩泰兴王验方　治遗精。

人参二钱　石莲肉一钱　莲须二钱　芡实三钱　麦冬二钱　白茯神三钱　远志一钱　甘草八分

上剉。水煎，温服，一方，加酸枣仁一钱，柏子仁二钱，石菖蒲一钱，黄柏酒炒二钱。

一论心神宁静则精固，君相火息则溺清，有是症者，始因挠乎心，摇乎精而然也。龙雷火动，其水浊而不清，尾闾不禁，即精关弛而不固。治宜补心宁神，滋阴固本。

益智固真汤

黄芪蜜炒，一钱五分　人参三钱　白术酒炒，去芦，一钱　白芍酒炒，一钱　白茯神去皮木，一钱　五味子十二粒，夏用十六粒　当归身酒炒，一钱　麦冬去心，一钱　巴戟肉三钱　益智仁去壳，一钱　酸枣仁炒，一钱　山药一钱　泽泻一钱　升麻五分　黄连酒炒，一钱五分　黄芩一钱　黄柏酒炒，七分　知母一钱　莲花蕊一钱　生甘草梢一钱五分

上剉。分二剂。水煎，空心服。

一论心神不安，肾虚，每自泄精等症。

宁神固精丸

黄柏_{酒炒} 知母_{酒炒，各一两} 牡蛎_煅 龙骨_煅 芡实 莲蕊 白茯苓_{去皮} 远志_{去心} 山茱萸肉_{各三两}

上为细末，煮山药糊为丸，如梧桐子大，朱砂为衣。每服五十丸，米汤送下。

一论夜梦遗精，或滑精，虚损之极，久不能止者。

滋补丸

人参 白术_{去芦，炒} 白茯苓_{去皮} 当归_{酒洗} 川芎 白芍_{酒炒} 熟地黄_{酒蒸} 甘枸杞子 杜仲_{酒炒} 牛膝_{去芦，酒洗} 天门冬_{去心} 破故纸_{酒洗} 远志_{甘草水浸，去心} 牡蛎_煅 龙骨_煅 金樱子_{去毛} 莲蕊 甘草_{炙，各等分}

上为细末，山药打糊为丸，如梧桐子大。每服百丸，空心酒下。

一论男子发热遗精，或小便不禁，俱属脾肾亏损，补中益气汤_{方见内伤}合六味丸_{方见补益}，二方合作汤剂，水煎服。

一论嗜欲无度，梦遗精滑，日夜长流，百方罔效，病将垂危者。

玉堂丸_{扶沟何晴岳传}

莲须_{色黄者佳，一斤} 石莲肉_{净肉，一斤} 芡实_{净肉，十二两} 麦冬_{去心，四两}

用公猪肚一个，入家莲肉_{带心皮}一斤，入砂锅内，水煮烂，去肚，将莲肉晒干，同前药为细末，炼蜜为丸，如梧桐子大。每服百丸，空心莲须煎汤送下。其效如神。

一男子水脏虚惫，遗精盗汗，往往夜梦鬼交，獖猪腰子一枚，以刀开去筋膜，入大附子末一钱匕，以湿纸包，煨熟，空心服之，便饮酒一二钟，多亦甚妙，三五服效。

一论养元气，生心血，健脾胃，滋肾水，止盗汗，除遗精，降相火，壮元阳。

养心滋肾丸_{临川徐昭志传}

人参_{一两} 芡实_{去壳，一两} 酸枣仁_{炒，二两} 天冬_{去心，二两} 远志_{甘草水泡，去心，一两} 当归_{酒洗，一两} 莲蕊_{一两} 柏子仁_{去油，炒，一两} 石菖蒲_{去毛，六钱} 熟地黄_{酒蒸，二两} 五味子_{一两} 麦冬_{去心，二两} 知母_{去毛，酒炒，二两} 白芍_{盐酒炒，一两五钱} 白茯神_{去皮木，一两} 莲肉_{去心皮，一两}

牡蛎火煅，一两　怀山药炒，三两　生地黄酒洗二两　黄柏去皮，盐水炒，二两

上为细末，炼蜜为丸，如梧桐子大。每服七十丸，空心盐汤下。

一论神者，精气之室也，神以御气，气以摄精，故人寤则神栖于心，寐则神栖于肾。心肾，神之舍也，昼之所为，夜之所梦，男子梦交而精泄，女子梦交而精出，是皆不知清心寡欲之道也。斯人也，神不守舍，从欲而动，昼有所感，夜梦随之，心不摄念，肾不摄精，久而不已，遂成虚损，或有神气萎靡，念虑猖狂，风邪乘其虚，鬼气干其正，与妖魅交通者，是又难状之疾也，以**镇神锁精丹**主之。

人参　白茯苓　远志甘草水煮，去心　柏子仁　酸枣仁炒，各一两　石菖蒲去毛，一两　白龙骨煅　牡蛎煅，各两半　辰砂水飞，五钱，留一钱为衣

上共为末，炼蜜为丸，如弹子大。每服一丸，枣汤下。

一论精滑久不愈，牡蛎砂锅内煅，醋淬七遍，为末，醋糊为丸，如梧桐子大。每服五十丸，空心盐汤下。

一治心虚梦泄，以白茯苓去皮一味为末，空心米饮调下。

一治遗精虚漏，小便余滴，及夜多小便者，用益智仁十四个，水煎，入盐少许同服。

一梦泄不止，脉弦而大。

石莲肉六两　甘草二两

上为细末。每服二钱，食前灯心汤下。

一人劳则遗精，齿牙即痛，以补中益气加半夏、茯苓、芍药，并六味地黄丸，渐愈，更以十全大补加麦门冬、五味而痊。

一人白浊梦遗，口干作渴，大便闭涩，午后热甚，用补中益气加芍药、元参，并加减八味丸而愈。

一人茎中痛，出白津，小便闭，时作痒，用小柴胡加山栀、泽泻、炒莲、木通、龙胆草、茯苓，二剂顿愈，又兼六味地黄而痊。

一人便血精滑发热，一男子尿血发热，一男子发热遗精，或小便不禁，俱属肾经亏损，用地黄丸、益气汤以滋化源，并皆得愈。

一人午后有热，遇劳遗精，其齿即痛，此脾肾虚热，先用益气汤送六味丸，更以十全大补汤而愈。

一人梦遗精滑，气血虚损，用十全大补汤加山茱萸、山药、五味、麦冬。

补中益气汤方见内伤　六味丸　八味丸　十全大补汤俱见补益

【点评】开篇用瓶满而泄、瓶侧而泄、虚瓶而漏来形容遗精的不同情况，形象且生动，对理解遗精的治疗与预后很有帮助。遗精多责之虚，多从心、脾、肾三脏论治。故篇中数方均有《备急千金要方》开心散之组成(人参、茯苓或茯神、远志、石菖蒲)补其心，安其神；用补中益气汤健其脾；六味地黄丸补其肾。固涩药多用龙骨、牡蛎、石莲肉、莲须、莲花蕊、芡实、益智仁、金樱子等。

诸淋

脉盛大而实者生，虚细而涩者死。

夫淋者，有五淋之别，气、砂、血、膏、劳是也。皆由膏粱之味，湿热之物，或烧酒炙肉之类过多，或用心太过，或房劳无节，以致心肾不交，水火无制，而成五淋之症。名虽有五，大概属热者居多，故有新久虚实之不同耳，学者审而变通焉，慎毋胶柱以调瑟也。

一论气、砂、血、膏、劳五淋，气淋为病，小便涩滞，常有余沥不尽也；砂淋为病，阴茎中有砂石而痛，溺不得卒出，砂出则痛止也；膏淋为病，溺浊如膏也；劳淋为病，遇房劳即发，痛引气冲也；血淋为病，遇热则发，甚则尿血。候其鼻准色黄者，知其为小便难也。

一论心经蕴热，脏腑闭结，小便赤涩，癃闭不通，及热淋尿淋，如酒后恣欲而得者，则小便将出而痛，既出而痒，以此药主之。

八正散

大黄三钱　瞿麦二钱　木通二钱　滑石三钱　萹蓄二钱　栀子二钱　车前三钱　甘草八分

上剉一剂。灯心水煎，空心服。

按：上方治诸淋，属实热者宜之。

一治五淋神方。

海金沙散

当归二钱　雄黄一钱　川牛膝三钱，去芦，酒浸　大黄酒浸，三钱　木香八分　海金沙三钱

上为细末。每服一钱五分，临卧酒调服。两服见效。

按：上方治诸淋，不问虚实，宜之。

一治淋沥疼痛，兼红淋。

滋阴清火散

当归二钱　生地黄三钱　熟地黄三钱　黄柏酒炒，二钱　知母酒炒，二钱　黄芩三钱　黄连八分　木通三钱　桑白皮三钱

上剉。水煎，空心温服。

一治诸淋久不止者。

加味滋阴散

当归二钱　川芎一钱五分　白芍二钱　熟地黄三钱　陈皮二钱　半夏二钱　白茯苓去皮，三钱　甘草八分　升麻三分　柴胡五分　牛膝去芦，二钱　黄柏姜炒，一钱五分　知母酒炒，一钱五分　白术去芦，一钱五分　苍术去芦，一钱五分

上剉。水煎，露一宿，空心服。

一论诸淋多属膀胱之气虚弱，不能运水道，而成诸淋也，宜补中益气汤殊效方见内伤。

一论下淋久不止，乃元气下陷故也，宜补中益气汤方见内伤，依本方参、芪减半，加川芎、白芍、熟地、半夏、茯苓、牛膝、黄柏、知母、苍术，水煎，露一宿，空心服。

一论纵欲强留不泄，淫精渗下而作淋者。

益元固精汤

人参　白茯苓　莲蕊　巴戟　升麻　益智仁　黄柏酒炒，各二钱　山药　泽泻各一钱五分　甘草梢三钱

上剉。水煎，空心温服。

一治小便淋沥不通，又治老人虚寒者，患死血作淋，痛不可忍者，宜六味地黄丸方见补益，依本方倍茯苓、泽泻。又治小便频数不禁，去泽泻，用益智仁。

一治病苦淋沥，而茎中痛不可忍者，六君子汤方见补益，加黄柏一钱五分，知母一钱五分，石韦三钱，滑石三钱，琥珀八分，水煎服。

一治冷淋，诸药不效者，四君子汤_{方见补益}，加猪苓、泽泻、木通，连进三服，又以菟丝子研极细，用鸡翎管吹入小便孔内，极效。

一治心经积热，小便涩，及五淋。

火府丹

生地黄_{一两，捣膏}　木通　黄芩_{炒，各一两}

上为细末，炼蜜为丸，如梧桐子大。每服三十丸，木通煎汤送下。加甘草名导赤散。许学士云：一卒病渴，日饮水斗许，不食者三月，心中烦闷，时已十月。余谓心经有伏热，与火府丹数服而渴止食进。此本治淋，用以止渴，可谓通变也。

一李司马茎中作痛，小便如淋，口干唾痰，此思色精降而内败，用补中益气汤、六味地黄丸而愈。

一儒者发热无时，饮水不绝，每登厕，小便涩痛，大便牵痛。此精竭复耗所致，用六味丸加五味子，及补中益气。喜其谨守，得愈。若肢体畏寒，喜热饮食，用八味丸。

一老人阴痿思色，精不出，内败，小便水道涩痛如淋，用八味丸加车前、牛膝，立效。

一老人精已竭而复耗之，大小便牵痛，愈痛愈便，愈便愈痛，服以八味丸，其功最效。

补遗

一治血淋。

阿胶_{炒，二两}　猪苓　泽泻　滑石　赤茯苓_{各一两}　车前子_{五钱}

上剉。水煎，空心服。

【点评】淋证主要见于急慢性尿路感染、肾盂肾炎、前列腺炎等病。有五淋之分，但"名虽有五，大概属热者居多，故有新久虚实之不同耳，学者审而变通焉，慎毋胶柱以调瑟也"。在治疗上，区别新久虚实相对更重要。首方八正散是治疗急性热性淋证的主方，而补中益气汤、六味地黄丸、八味丸则是治疗虚性淋证的主方。龚氏称海金沙散可通治一切虚实淋证，"候其鼻准色黄者，知其为小便难也"。以上都值得临床进一步观察。

关格

夫关格者，谓膈中觉有所碍，欲升不升，欲降不降，饮食不下。此为气之横格也，必用吐。其气之横格，必在吐出痰也。有痰，以二陈汤探吐之，吐中便有降。有气虚不运者，补气药中升降。

丹溪曰：此症多死，寒在上，热在下也。寒在胸中，遏绝不散，无入之理，故曰格。热在下焦，填塞不通，无出之由，故曰关。格则吐逆，关则不得小便。

《内经》云：人迎与气口俱盛四倍以上为关格。关格之脉赢，不能极于天地之精气，则死矣。

一论关格，上焦痰壅，两手脉盛是也。

枳缩二陈汤

枳实麸炒，一钱　砂仁七分　白茯苓去心　贝母去心　陈皮　苏子　瓜蒌仁各一钱　厚朴姜炒，七分　川芎八分　木香五分　沉香五分　香附童便炒，七分　甘草三分

上剉一剂。生姜三片，水煎，入竹沥，磨沉木香服。

一阴阳关格，前后不通，寻常通利大府，小水自行。中有转胞一症，诸药不效，失救则胀满闷乱而死。予尝以甘遂末，水调，敷脐下，内以甘草节煎汤饮之，及药汁至脐，二药相反，胞自转矣，小水来如涌泉。此救急之良诀也。

【点评】关格为难治之症，因痰气横格，上不能入，下不能出，致上吐下闭。其多见于慢性肾病尿毒症期。治用吐法，"提壶揭盖"，开上而通下。篇后介绍的甘遂外用，甘草内服的反药疗法值得现代临床借鉴。

遗 溺

夫尿者，赖心肾二气之所传送，膀胱为传送之府，心肾气虚，阳气衰冷，致令膀胱传送失度，则必有遗尿失禁之患矣。经云：膀胱不利为癃，不约为遗尿也。大宜温补，清心寡欲，又有产后不顺，致伤膀胱，及小儿胞冷，俱能令人遗尿失禁，各须随症治之。

一论小便不禁，出而不觉者，是有热不禁也，宜五苓散_{方见中暑}，依本方去桂，加黄柏、黄芩、黄连、栀子、山茱萸肉、五味子，水煎，空心服。

一治小便不禁虚弱者，用五苓散_{方见中暑}，依本方合四物汤_{方见补益}，加山茱萸肉、五味子，共十一味，水煎，空心服。

一治肾气不足，小便频数，日夜百余次。

缩泉散

乌药　益智仁_{各等分}

上为细末，山药糊为丸，如梧桐子大。每服七十丸，空心盐汤下。

一治遗尿不禁。

鸡膍胵_{一具，并晒干，去秽净，不用水洗，男用雌鸡，女用雄鸡}

上为细末。每服二钱，空心滚汤调下。二三服愈。

一治遗尿失禁，益智仁七个，桑螵蛸七个，为末。酒调服，用熟白果七个送下。

一治夜多小便，用益智仁二十四个，研碎，入盐同煎服。

一治小便多，萆薢，夜煎服之，永不夜起。

一治夜多小便，用胡桃，灰煨熟，临卧温酒嚼下。

一治小便内虚热者，频数不禁，用六味地黄丸，服效。

一治气不足，脉微而涩，小便频数，用小茴香不拘多少，同盐炒为末，取糯米糕一片，炙软热，蘸药吃。立效。

一治小便频数，用猪尿胞洗净，以糯米煮烂，入椒少许同煮，去椒，只用胞，切吃。

一治小便遗尿失禁，多气虚，以益气汤去柴胡，加茯苓、熟地黄、益智仁、肉桂。

一治小便频数，或劳而益甚，属脾气虚弱，以益气汤加山药、五味子。

一论身体虚瘦，夜常遗尿失禁。

人参_{八分} 白术_{麸炒，一钱} 山药_{一钱} 益智仁_{七分} 山茱萸_{去核，七分} 当归_{一钱} 白芍_{酒炒，一钱} 黄芪_{蜜炙，一钱} 酸枣仁_{炒，七分} 甘草_{炙，四分}

上剉，作一剂。水煎服。

一论遗尿失禁，身体虚瘦，补中益气汤_{方见内伤}，依本方去柴胡，加山药一钱，益智仁七分，山茱萸一钱。

一人因劳发热，小便自遗，或时不利。余作肝火阴挺，不能约制，午前用补中益气加山药、黄柏、知母，午后服地黄丸，月余诸症悉退。此症若服燥剂而频数或不利，用四物、麦冬、五味、甘草。若数而黄，用四物加山茱萸、黄柏、知母、五味、麦冬。若肺虚而短少，用补中益气加山药、麦冬，若阴挺痿痹而频数，用地黄丸而愈。

一论肾与膀胱俱虚，冷气乘之，不能约制，故遗尿不禁，或睡中自出。

加味地黄丸

怀生地黄_{酒蒸，四两} 怀山药_{二两} 牡丹皮_{一两五钱} 白茯苓_{一两} 山茱萸_{酒蒸，去核，二两} 破故纸_{炒，二两} 益智仁_{一两} 人参_{一两} 肉桂_{五钱}

上为细末，炼蜜为丸，如梧桐子大。每服百丸，空心盐汤下。

一小便桶内起泡盈桶，此肾水衰也，用红鸡冠花为末。每服三钱，空心温酒调下。

【点评】遗尿责之心肾，因膀胱不约所至。因热而遗者，用五苓散合黄连解毒汤治之，通因通用。因虚而遗者，用补中益气、六味地黄加减治疗。篇中有诸多止遗缩尿的安全小偏方，也值得参考。

小便闭

小便不通，由膀胱与肾俱有热也。肾主水，膀胱为津液之府，此二经为表里，而水行于小肠，入胞者为小便。肾与膀胱即热，热入于胞，热气大盛，故结涩，令小便不通，小腹胀满。气急甚者，水气上逆，令心急腹满，乃至于死。诊其脉紧而滑直者，不得下小便也。

一论膀胱有热，小便闭而不通也。

导水散

当归二钱　瞿麦三钱　车前子二钱　滑石三钱　赤茯苓三钱　泽泻二钱　猪苓二钱　木通二钱　石莲子去壳，一钱　山栀子三钱　黄连六分　黄柏一钱五分，酒炒　知母一钱五分　甘草八分

上剉。灯草煎，空心温服。

一小便不通，百法不能奏效，服此无不愈。

禹功散

陈皮　半夏姜制　赤茯苓　猪苓　泽泻　白术炒　木通各一钱　条芩八分　升麻三分　甘草三分　山栀子炒，一钱

上剉一剂。水二钟，煎至一钟，不拘时服。少时，以鸡翎探吐之，得解而止。妙在吐，譬如滴水之器，闭其上窍则不通，拔之则水通流泄矣。

一论溲溺不通，非细故也。期朝不通，便令人呕，名曰关格。又曰不通而死矣。一见呕吐，便不可救。经曰：出入废则神机化灭，升降息则气立孤危，此之谓也。

一论小便闭塞，用煎汤药过多而不通者，是元气虚而不能输化也，以补中益气汤主之。

一论小便淋沥不通，以六味丸倍茯苓、泽泻。

一论小便不通，先将麝香半分，填患人脐中，上用葱白、田螺，各捣烂成饼，封于脐上，用布带缚住良久，下用皂荚烧烟，熏入阴中，其水窦自通。妇人亦用皂荚煎汤熏洗便处，即通。

一论小便不通，膀胱发热者，朴硝为细末。每服二钱，大茴香煎

酒调下。

一论小便不通，腹胀，土蒺藜炒黄为末。黄酒调下。

一论小便不通，用猪胆汁投热酒中，服之立通。

又方，用蚯蚓研，以冷水滤浓汁，服半碗，立通。大解热疾不知人事欲死者，服之立效。

一论小便不通，脐下满闷者。

海金沙一两　腊茶五钱

上为细末。每服三钱，生姜、甘草梢煎汤调下。

一论小便不通，两尺脉俱沉微，乃阳虚故也。曾服通滑寒凉之药所致者，用大附子一枚重一两者，炮，去皮脐，盐水浸，泽泻一两，二味剉作四剂服，水二盏，灯心七根煎，食远服。

一论小便不通，体肿喘嗽，用补中益气汤，金匮肾气丸兼服。

一论小便不通，服凉药过多，胀满几死，以附子理中汤加琥珀末，一服立通。

一妇人病，饮食如故，烦热不得卧，而反倚息，以胞系了戾，不得溺，故致此病，名曰转胞。但利小便则愈，八味丸主之方见补益。

一治男子消渴，小便反多，妇人转胞，小便不通，宜服八味丸。又治妇人阴冷。

立斋云：治老人阴痿思色，精不出，内败，小便涩痛如淋，八味丸加车前子、牛膝。若老人精已竭而复耗之，大便小便牵痛，愈痛愈欲便，愈便则愈痛，此药最效，八味丸主之方见补益。

一治小便不通，用蝼蛄一个，焙熟嚼吃，黄酒送下，立通。

一治小便不通，并伤寒杂症，而不可以药通利者，用此药立通。以皮硝煎化，用青皮蘸水搭脐上，并小便处，热则易之。

一治小便不通，已经七八日，遍身手足肿满，诸医罔效。余以紫苏煎汤，入大脚盆内，令病人坐上熏蒸，冷则添热滚汤，外用炒盐熨脐上、遍身肿处，良久便通，肿消而愈。

一治小便不通，小腹胀满，不急治，即杀人。连根葱白一斤，捣烂炒热，以布裹，分作二包，更替熨脐下，即通。加些麝香尤妙。

一治小便不通，诸药无效，或转胞至死，此法用之，小便自出。猪尿胞一个，倾出尿，用鹅毛管去头尾，插入窍孔内，线扎定，以口吹气，令胞满，用线管下再扎住，将管口放在小便头上，向窍孔，解下线，手搓，其气透里，自然小便即出，效。

【点评】小便闭有两种情况，无尿或尿潴留。无尿多见于严重的心肾疾病和休克，为《内经》所说的"出入废则神机化灭，升降息则气立孤危"之死证。尿潴留为膀胱气化不利，多种因素造成，有热者，用导水散、禹功散等；气虚者用补中益气；中阳虚用附子理中加琥珀末；肝肾阴虚者用六味地黄倍茯苓、泽泻；阴阳两虚用肾气丸等。另，篇中介绍的一些外用偏方也值得关注。

大便闭

脉多沉伏而结。阳结，脉沉实而数；阴结，脉伏而迟或结。老人、虚人便结，脉雀啄者，不治。

夫阴阳二气，贵乎不偏，然后津液流通，肠胃润溢，则传送如经矣。摄养乖理，三焦气滞，运棹不行，遂成闭结之患。有五，曰风闭、气闭、热闭、寒闭、湿闭是也。更有发汗利小便，及妇人产后亡血，走耗津液，往往皆能令人闭结。燥则润之，涩则活之，闭则通之，寒则温之，热则清之，此一定之法也。

一论大肠实热，大便闭结不通，用大黄、皮硝、牙皂三味，各等分，水煎，一服立效。

又方，用大黄末三钱，皮硝五钱，用好烧酒一碗泡化，服之立效。

又方，用皮硝五钱，热酒化开，澄去渣，加香油三四茶匙，温服立通。

一论凡大便难，幽门不通，上冲，吸门不开，噎塞，大便燥结，气不得下，治在幽门，以辛润之，专治大肠血少，结燥不通。

润肠汤 通幽汤去大黄、火麻仁

当归一钱五分　生地黄二钱　熟地黄二钱　桃仁一钱五分　红花五分
升麻一钱　大黄煨，一钱　火麻仁一钱　甘草五分上判。水煎，去渣，调槟榔末二钱，稍温服。

一论大便闭结至极，昏不知人事，用大田螺二三枚，以盐一小撮，和壳生捣碎，置病人脐下一寸三分，以宽帛紧系之，即通。

一论大便闭结。

导痰小胃丹

木香　槟榔　火麻仁　枳壳

上将枳壳每个切作四片，用不蛀皂角三寸，生姜五片，巴豆三枚略捶碎，不去壳油用水一盏，将枳壳同煎熟，滤去三味不用，只将枳壳剉细，焙干为末，入前三味末，炼蜜为丸。蜜汤下，不拘时服。

一治大便不通，乌桕木方停[①]一寸，劈破，以水煎取小半盏，服之立通。不用多吃。极神！

一人大小便闭，数日不通，用商陆捣烂，敷脐上，立通。

一论自汗，大便闭结不通，且便于老人，并日久不能服药者。

蜜导法

蜜炼如饴，乘热捻作如指，长二寸，两头如锐，纳谷道中，良久，下燥粪者。加皂角末少许，更效。

香油导法

用竹管蘸葱汁，深入大便内，以香油一半，温水一半，同入猪尿胞内，捻入竹管，将病人倒放，脚向上，立时即通。

一论自汗，小便利而大便燥硬，不可攻，以此方导之。

猪胆导法

猪胆一枚，倾去一小半，仍入好醋在内，用竹管相接，套入谷道中，以手指捻之，令胆汁直射入内，少许即通，盖酸苦益阴，以润燥也。

一论大便不通，并伤寒杂症，用药不行者，粟米水煮至熟，入火麻仁微炒不拘多少，入粥内再煮二三沸，饮汤，即通。

一论虚弱老人，大便闭涩不通。

---

① 乌桕木方停：《斗门方》记载："一治大便不通，乌桕木根方寸一寸，劈破，以水煎，取小半盏服之，不用多吃，兼能利水。"

润肠丸

杏仁_{炒，去皮尖}　枳壳_{炒，去穰}　火麻仁_炒　陈皮_{炒，各五钱}　阿胶_炒　防风_{各二钱五分}

上为细末，炼蜜为丸，如梧桐子大。每服五十丸，白汤送下。

一老儒素有风热，饮食如常，大便十七日不通，肚腹不胀，两尺脉洪大而虚。此阴火内燥津液，用六味丸二十余剂，至三十二日，始欲去，用猪胆润，而通利如常。

一妇人年七十有三，痰喘内热，大便不通，两月不寐，脉洪大，重按散乱。此属肝肺肾亏损，朝用六味丸，夕用逍遥散，各三十余剂，计所进诸药百余碗，腹始痞闷，乃以猪胆汁导而通之，用十全大补调理而安。若服前药饮食不进，诸症复作。

一治老人大便闭涩，连日不通，火麻仁一盏半_{研，水浸取汁}，芝麻半盏_{炒，研，水浸取汁}，荆芥穗一两，桃仁_{去皮尖，炒，研}一两，入盐少许，同煎服之，立效。

一治大便常闭结，宜久服。

活血润燥丸

当归_{酒洗，二两}　怀生地黄_{一两}　怀熟地黄_{一两}　火麻仁_{一两五钱}　枳壳_{麸炒，七钱}　杏仁_{去皮，五钱}

上为细末，炼蜜为丸，如梧桐子大。每服七十丸，空心温水送下。

一治大便不通。

大黄　皮硝　牙皂

上三味，各等分。水煎，一服，立通，

【点评】大便闭结不通的病机多端，有风、气、热、寒、湿、燥等多种因素。本篇主要介绍了大肠实热、阴血不足便闭的治方，以及蜜煎导、香油导、猪胆导等对症处理的通便法。另，便闭伴噎塞，治在幽门，用润肠汤，此方升麻配大黄，欲降先升，思路巧妙，阴血不足型的食管癌可参考本方。

二便闭

一论大小便不通，关格不利，烧皂角细研，粥饮下三钱，立通。

一方，用不蛀皂角，安瓦上，烧着，置马桶内，坐上，熏其粪门，自通。

二便闭结甚难医，急炒盐来塞满脐，蒜片覆盐推艾熨，利便良方少人知。

一论葱豉饼，专治老人大小便不通。

生姜半两　　葱白根叶一大茎　　盐一捻　　豆豉三十粒

上捣烂，须烘热，安脐中，以帛扎定，良久气透即通，或再换一饼。

又方，用蜂蜜一钟，入皮硝二钱，滚汤一茶钟化下。

一治大小便不通，明矾末一匙，安脐中，冷水滴之，冷透腹内，自然通。如是曾灸无脐孔，即于灸盘上，用纸作圈子笼灸盘，着矾末在内，仍以水滴之。若仓卒无矾，以盐烧过入脐内，蒜片上灸之。

一论关格胀满，大小便不通，独蒜烧熟，去皮，绵裹纳下部，气立通。冷则易。腹满不能服药者用之。

一论大小便不通者，此气闭也。

铁脚丸

皂角去皮子，炙不拘多少，为细末，酒打面糊为丸，如梧桐子大。每服三十丸，酒送下。

一论大小便不通，此方治之，殊效。

蜗牛膏

用蜗牛三枚，去壳，捣如泥，加麝香少许，纳脐中，以手揉按之，立通。或用田螺亦可。

一治大小便不通，猪牙皂角末，猪胆汁调，竹管吹入粪门。小便不通，葱汁吹入马口。愈。

六七月间，寻牛粪中有大蜣螂，不拘多少，用线穿起，阴干收贮。用时取一枚，要全者，放净砖上，四面以炭火烘干，以刀从腰切断，如大便闭，用上半截，小便闭，用下半截，各为细末，新汲水调服，二便俱闭者，则全用之。

一人大小便不通十余日，腹胀欲死，诸医用硝、黄、牵、巴等无效，予以冬葵子一剂水煎服，立通。

一论大小便不通垂危者。

苏危散

苦瓜蒂五钱　川乌炒，八分　草乌炒，九分　香白芷　牙皂炒　细辛各三钱　胡椒一钱　麝香少许

上为细末。用小竹筒将药少许吹入肛内，即通。神速！

一论脏腑实热，或小便不通，或大便不通，或大小便不通。

颠倒散

大黄六钱　滑石三钱　皂角五钱

上为细末，温酒送下。如大便不通，依前分两。如小便不通，黄三、石六，角如前。如大小便俱不通，黄、石均分，角亦如前。

一治大小便不通，百方不效，肚腹胀痛，咽喉饱塞，或痰壅盛气喘，伤寒结胸，卧不倒床，水米不下，死在须臾。此幽门气闭不通，用甘遂五分，面裹，火煨熟，取出为末，入麝香三厘，用饭捣为丸，淡姜汤下，立通。或小便不通，或大便不通，或大小便俱不通者，皆效。

【点评】本篇未谈病因，直接介绍治法，当与小便闭、大便闭两篇互参。

痔漏

脉沉小实者易治，浮洪而软弱者难愈。

夫痔漏之原，由乎酒色过度，湿而生热，充乎脏腑，溢于经络，坠于谷道之左右，冲突为痔，久而成漏者也。痔轻而漏重，痔实而漏虚。治痔之法，不过凉血清热而已，至于治漏，初则宜凉血清热燥湿，久则宜涩窍杀虫，而兼乎温散也。或曰：痔漏火是根原，何故而

用温涩？殊不知痔止出血，始终是热。漏流脓水，始是湿热，终是湿寒，不用温药，何以去湿而化寒乎?! 非止痔漏，百病中多有始热而终寒者，如泻痢，如呕吐，初作则肠胃气实而热，久则肠胃气虚而为寒矣。

一论痔疮肿痛初起，立效。

祛风解毒汤

黄连一钱 黄芩一钱 连翘一钱五分 赤芍一钱 枳壳麸炒，一钱 大黄酒蒸，一钱五分 苦参一钱五分 黄柏一钱 槐花一钱

上剉。水煎，空心服。为末，为丸，用温水下，亦可。

一论《内经》曰：二阴皆属肾，虽见症于大肠，实阴虚而火盛也。

祛毒养荣汤

当归一钱 芍药二钱 生地黄酒洗，一钱 黄连酒炒，一钱五分 黄芩一钱 黄柏酒炒，五分 知母一钱 连翘一钱 升麻五分 荆芥一钱 槐角二钱 皂角子二钱 皂角刺二钱 天花粉二钱 黄芪一钱 人参一钱 甘草节一钱

上剉一剂。水煎，空心热服。远酒色，则全愈。

一论千金不换刀圭散，治痔漏，百发百中方见中风。

一论专治通肠痔漏。

济生莲蕊散

莲蕊焙，一两 当归五钱 五倍子五钱 黄连五钱 乳香五钱 没药五钱 矾红四两 黑丑头末炒，一两 锦纹大黄半生半熟，一两

上共九味，为细末。欲服药，前一日勿食晚饭，次日空心，用淡猪肉汁一钟，好酒一钟半和猪肉汁煎，称药一钱二分，调服。午后于干净黄土上大便，见紫血为验。或如烂杏，五色相杂，亦为验矣。如散药难服，用酒糊丸，如绿豆大。每服一钱五分，淡猪肉汤下。此方神效，不可轻忽。切忌烧酒、色欲、发物、鱼羊犬肉。

一论治痔漏累验。

猬皮丸长葛张明山传

刺猬皮一个，连刺酒浸，炙干 当归酒洗，二两 槐角酒浸，炒，二两 黄连酒炒，二两 地骨皮酒炒干，二两 甘草蜜炙，二两 乳香二钱 核桃十个，内取膈三十六片

上为细末，醋糊为丸，如梧桐子大。每服二十五丸，白汤或酒早

晚二服。一月后平复。神效。

一论凡人衣食丰饶，患痔必由于饮食色欲所致，及有乘酒犯房，欲要除根，必须服此滋阴补内之药，大戒醇酒厚味，寡欲可也。

脏连固本丸

怀生地黄<small>六两</small>　山药<small>四两</small>　山茱萸肉<small>四两</small>　白茯苓<small>去皮，三两</small>　牡丹皮<small>三两</small>　泽泻<small>二两</small>　黄连<small>四两</small>　黄柏<small>去皮，四两</small>　槐角<small>三两</small>　知母<small>去毛，三两</small>　人参<small>三两</small>　当归<small>二两</small>　皂角<small>二两</small>　天花粉<small>二两</small>

上各为细末，用雄猪大肠一段，去脂油，灌药末于内，两头丝线缚住。用糯米二升煮饭，将半熟时，捞起，去汤，将药肠盘藏于饭中，如蒸饭已熟，待冷些取出，去两头无药线缚之肠，将药肠入净石臼内杵烂，拣出肠渣筋，如不粘，加些饭杵之好，丸如梧桐子大，晒干。每服百丸，白滚水送下。

一论痔漏多年不瘥之神方也。

收功补漏丸<small>临川徐学韦验</small>

白茯苓<small>去皮</small>　赤茯苓<small>去皮</small>　没药<small>各二两</small>　破故纸<small>四两</small>

上药俱不犯铁器，于石臼捣成块，春秋酒浸三日，夏二日，冬五日，取出，木笼蒸熟，晒干，为末，酒糊为丸，如梧桐子大。每服二十丸，缓缓加至五十丸止，空心温酒送下。予尝以此方加入全料六味地黄丸，同作一处，同丸服，治年久漏不愈者，一料全愈。

一论漏疮，先须用补药以补气血，用参、芪、归、术为主，大剂服之，外以附子为细末，津调作饼子，如铜钱厚，以艾火灸之，漏大者艾炷亦大，漏小者艾炷亦小，灸令微热，不可令痛，饼干即易之，再和再灸，又以补气血药作膏贴之。

一论痔疮，脓血淋漓，口干作渴，晡热便血，自汗盗汗，以益气汤加茯苓、半夏、炮干姜，脾胃渐醒，后以六味丸兼进而愈。

一治莲花痔疮<small>余绍坪得效。</small>

黄连<small>三钱</small>　乌梅<small>三十个</small>　大黄<small>三钱</small>　穿山甲<small>炒，三钱</small>

上剉一剂。水煎，空心服，

补遗

一治痔漏热症，有瘀血作痛，取出恶物，通利大小肠。

川芎<small>一钱五分</small>　白芷<small>一钱</small>　赤芍<small>二钱</small>　枳壳<small>一钱</small>　阿胶<small>炒，二钱</small>　莪术<small>一钱</small>

生地黄三钱　茯神三钱　木通二钱　五灵脂一钱　桃仁十粒　大黄二钱　白茯苓三钱　甘草八分

上剉一剂。生姜三片，蜜三匙，水煎，食前服，以利为度。

一治痔漏脱肛便血方。

川黄连多用酒浸，约三日许，净四两　防风去芦　枳壳去穰，麸炒，二两　当归全用，四两

上四味，为细末，以前浸黄连酒和面糊为丸，如梧桐子大。每服七八十丸，空心米饮或沸汤送下。忌煎炒、酒、面、羊、鸡、鱼腥之物。

生肌散

五倍子炒黄色，三两　乳香　没药　孩儿茶各一钱　白矾枯，五分

上为细末，每次以竹管吹入漏疮口内。

一治痔，谷道中虫痒不止，用水银、枣膏各二两，同研相和，捻如枣核状，薄绵片裹纳下部，明日虫出，若痛者，加用轻粉作丸。

【点评】本篇论痔漏的病因与治法。龚氏曰："治痔之法，不过凉血清热而已，至于治漏，初则宜凉血清热燥湿，久则宜涩窍杀虫，而兼乎温散也。或曰：痔漏火是根原，何故而用温涩？殊不知痔止出血，始终是热。漏流脓水，始是湿热，终是湿寒，不用温药，何以去湿而化寒乎?! 非止痔漏，百病中多有始热而终寒者，如泻痢，如呕吐，初作则肠胃气实而热，久则肠胃气虚而为寒矣。"这是治疗痔漏，以及泻痢、呕吐的重要经验，值得重视。初为热，故方中清热药多用三黄、大黄等。久则为寒为虚，以补中益气、六味地黄为基本方。痔漏多伴局部瘀血，故方中常配生地、当归、芍药、乳香、没药、穿山甲等活血止痛药。祛毒养荣汤中之升麻、荆芥配伍巧妙，前者取欲降先升之意，又能凉血解毒；后者祛风止痒，也可升散。另，龚氏评价为"神效"的两首方不可忽视。

体气

天香散内阁秘传

琥珀　乳香各一钱五分　白胶香三钱　白芷二钱　当归　蛤粉各一钱五分
枯矾三钱　蜜陀僧五分

上为细末。洗净腋下，每日擦之。有加铜绿者。

一治体气方，蜘蛛一个，生捉大者，将瓦灯盏二个，一盛一盖，
泥封固，火煅。轻粉一钱，枯矾一钱，赤石脂一钱。先服通药，后用
自己小便洗，以此擦之。

一治体气并口齿恶臭方。

丁香五钱　藿香叶　零陵香　甘松各三钱　香附　白芷　当归　桂
心　槟榔　益智仁各一两　麝香五分　白豆蔻去壳，一两

上为细末，炼蜜为丸，杵千下，丸如梧桐子大。每噙五丸。至二
十日，身体即香。

一治体气方。

枯矾一钱　轻粉二分　蛤粉二钱　蜜陀僧五分

上为细末，研匀。每以少许擦之。

一治腋气方。

乌龙丸

当归酒炒，一两　怀生地一两，捣烂　白茯苓去皮，二两　甘枸杞子炒，
一两　石莲肉炒，一两　丁香三钱　莲肉焙，五钱　木香五钱　乳香五钱　青
木香五钱　冰片一分五厘，另研　京墨五钱

上为细末，用陈米饭、荷叶包烧过捣烂，入地黄为丸，如黄豆
大，用麝香一分，黄酒化，为衣。每服三四十丸，临卧半饥半饱用砂
仁一二分炒，入黄酒内送下。妇人加乌药醋炒三钱，香附米童便炒三钱。

收功后药：

人参　当归　生地黄　乳香　没药　官桂　木香各一钱　麝香以上
八味，用陈酒浸过一宿　青皮　陈皮　白芷　良姜　麻黄　米壳　甘草各
一钱

上剉。水煎服。出汗，外用枯矾、川椒各一两，为末，擦腋下。终身忌鳜鱼、羊肉。去大小便，不可与女人同厕。

一治狐臭神方。真轻粉研细，先用水洗净，次擦上药，立愈。每三日擦一次，搽一月，断根。何以知其断根也？其患人多是油耳，若病根一去，则油耳自愈，此为验也。

一治腋气，五更时用猪精肉二大片，以甘遂末一两拌之，挟腋下，至天明，以生甘草一两，煎汤饮之，良久，泻出秽物。须在荒野之处则可，恐秽气传人故也。依法三五次即愈。虚弱者，间日为之。其他蜜陀僧、胡粉之类，皆塞窍以治其末耳。

一治体气秘方，专治五膈、五噎、痞塞，诸虚百损，五劳七伤，体气、口气、颡气，一切诸般臭气，初服一七，百体遍香，若常服，身体康健，壮阳滋肾，补益丹田，其功不可尽述。

透体异香丸

沉香　丁香　木香　藿香　没药　甘松　缩砂　丁皮　官桂　白芷零陵香　细茶　槟榔　香附子　孩儿茶　白豆蔻　人参各一两　乳香檀香　山奈　细辛　益智仁　当归　川芎　乌药各五钱　麝香　朝脑各一钱　薄荷一两

上先将大粉草半斤剉片，水煮汁，去渣，将汁熬成膏，将前药为末，炼蜜并膏捣膏和为丸，如芡实大。每清晨嚼化一丸，黄酒送下。忌生冷毒物解之。

沐浴方

防风　荆芥　细辛　当归　羌活　独活　皂角　藿香　白芷　藁本番白草　水红花　川芎　甘松

上剉。水煎沐浴。令人香肌肤，去风癣。

[点评]体气包括身体、口腔、腋下等部位发出的各种异常气味。本篇介绍了不少外用与内服的方药，以各种"香"药为主，仅药名含"香"字者就有乳香、白胶香、丁香、藿香、零陵香、香附、麝香、木香、青木香、沉香、檀香11种。另，有些外用药含轻粉、蜜陀僧等有毒药，需谨慎！

脱肛

脉小而缓者，易愈。

夫脱肛者，乃虚寒下脱，其病或因肠风痔漏，久服寒凉，或努而下脱，或因久痢，里急窘迫而脱也，有产妇用力过多，及小儿叫号努气，久痢不止，风邪袭虚而脱也。

夫脱肛者，肛门翻出也。盖肺与大肠为表里，肛者大肠之门，肺实热则闭积，虚寒则脱出。肾主大便，故肺肾虚者，多有此症。若大肠湿热，用升阳除湿汤；若血热，用四物加条芩、槐花；血虚，四物加白术、茯苓；兼痔，加黄连、槐花、升麻；虚弱，用补中益气汤加芍药；肾虚，加六味地黄丸主之。

升阳除湿汤

自下而上者，引而竭之。

升麻八分　柴胡八分　防风一钱五分　麦芽三钱　泽泻三钱　苍术一钱五分　陈皮二钱　神曲二钱　猪苓二钱　甘草八分

上剉。水煎，空心温服。胃寒肠鸣，加益智仁一钱五分，半夏二钱。

一论脱肛，乃脾肺虚寒下脱，肛门翻出也。

提气散

黄芪二钱，蜜炙　人参三钱　白术二钱，去芦，炒　当归身三钱　白芍二钱，炒　干姜八分，炒　柴胡八分　升麻四分　炙甘草八分　羌活一钱五分

上剉。水煎服。

洗法：用五倍子三钱，白矾一块，水煎，温洗，以芭蕉叶或荷叶托之。

一治脱肛方：以蜘蛛七个，烧存性，为末，每少许，香油调敷。

一方以生蜘蛛捣，搭脐上，即收。

一方以死鳖头一枚，烧令烟尽，捣末敷上，以手按托之。

一方以乌龙尾即梁上尘灰，同鼠粪和之，烧烟于桶内，令坐其上熏之，数遍即上，不脱为效。

一论脱肛者，肛门翻出，虚寒而脱也，益气汤去柴胡，加生地、白芍、茯苓、桔梗、炒干姜、枣，煎服。

一治脱肛气热者，宜：

熊胆五分　片脑一分　儿茶二分

上为末，以人乳调搽肛上，热汁自上，而肛收矣。

【点评】脱肛主要责之肺、肾。病因不单一，有湿热、血热、血虚、气虚、肾虚等多种情况，龚氏分别列出了方药。

诸虫

脉沉实者生，虚大者死，尺脉沉而滑者，为寸白虫。䘌蚀阴症，脉虚小者生，劲急者死。

《外台》云：虫脉当沉弱而弦，今反洪大，即知蛔虫甚也。

九虫形状：一曰伏虫，长四寸，为群虫之长。二曰蛔虫，又曰长虫，动则吐清水，出则心痛，贯心则杀人。三曰白虫，长一寸，又曰寸白虫，相生子孙，转大长至四五寸，或因脏腑虚弱而动，或因食甘肥而动，其发动则腹痛，发作肿聚，去来上下，痛有休息，亦攻心痛，口喜吐涎，及吐清水，贯伤心者死。四曰肉虫，状如烂渣，令人烦满。五曰肺虫，状如蚕，令人咳而声嘶。六曰胃虫，状如蛤蟆，令人呕逆，吐，喜哕。七曰弱虫，状如瓜瓣，又名膈虫，令人多唾。八曰赤虫，状如生肉，令人肠鸣。九曰蛲虫，形至微细，状如菜虫，居洞肠之间，因脏腑虚弱而致发动则为痔、为疥癣，因人疮处，以生诸痈疽、癣瘘、瘑①疥、龋虫，无所不为。谷道虫者，由胃弱阳虚，而蛲虫下乘也。谷道肛门，大肠之候，蛲虫者，九虫内之一虫也，在于肠间，若脏腑气爽，则不妄动，胃弱阳虚，则蛲虫乘之，轻者或痒，或虫从谷道中溢出，重者侵蚀肛门疮烂。

一论诸般痞积，面色痿黄，肌体羸瘦，四肢无力，皆缘内有虫

---

① 瘑(guō 锅)：疮也。

积，或好食生米，或好食壁泥，或食茶炭咸辣等物者，是虫积，只此一服除根。

指迷七气汤

青皮_{去穰} 陈皮 三棱_{醋炒} 莪术_{醋炒} 香附 益智仁 藿香 官桂 桔梗 大黄 槟榔 甘草

上剉。水煎，露一宿，五更，空心温服。不得些少饮食，不然则药力减，而虫积不行矣。服药顷，肚腹必痛，当下如鱼冻，或长虫，或血鳖，至日午，虫积下尽，方用温粥止之，后服退黄丸一料，全愈。

退黄丸

平胃散_{六两} 绿矾_{一两}

上用醋糊为丸，如梧桐子大。每服六十丸，枣汤送下。忌食生冷、发热、湿面等物。

万应丸 治诸虫。

大黄_{八两} 黑牵牛_{四两} 槟榔_{四两}

上为细末，用苦楝根皮一斤，皂角_{不蛀者}十锭，用水二大碗，煎成膏，搜和前三味药为丸，如梧桐子大。外用沉香、木香、雷丸各一两，为细末，先用沉香为衣，然后木香、雷丸为衣。每服三丸，四更时分用沙糖水送下。

一论蛔虫，或心如刺，口吐清水，用生艾取汁，宿勿食，但取肥猪脯一方寸片，先吃，令虫闻香，然后饮汁，当下虫。

一论小儿诸疳生虫，不时啼哭，呕吐清水，肚腹胀痛，唇口紫黑，肠头湿䘌，宜服：

化䘌丸

青黛 芦荟 胡黄连 芜荑仁 蛤蟆_{烧灰} 川芎 白芷_{各等分}

上为细末，猪胆汁浸，蒸糕，丸如麻子大。每服一二十丸，食后、卧时杏仁汤送下。

一治下部生虫，䘌蚀肛烂，见五脏便死，艾叶入雄黄末，入管中，熏下部，令烟入，即愈。

一治下部虫痒，大枣蒸取膏，以水银和捻，长三寸，以绵裹宿纳下部中，明日虫皆出，又治痔漏。

一治虫已蚀下部，肛尽肠穿者，取长股蛤蟆青背者一只，鸡骨一分，烧灰，合纳下部令深，大效。

一论妇人阴中生疮，如虫咬痛，用桃叶捣烂，绵裹纳阴户中，一日换三次，即安。

一论妇人阴蚀疮，阴户中有细虫，其痒不可当，食人脏腑即死，令人发寒热，与劳症相似。用猪肝切作大片，以花椒葱拌猪油，煎干，待冷，纳阴户中，少顷取出，再换一片，其虫入肝尽出，再用后方洗之。

洗拓散

五倍子　花椒　蛇床子　苦参　白矾　葱各等分

上水煎，熏洗。神效。

【点评】古代因卫生条件差，虫证多。龚氏列举了九虫，本篇对蛲虫病的论述最详。虫下后所用的"退黄丸"，目的是为纠正虫病引起的缺铁性贫血之"黄"，非黄疸之"黄"。方中用平胃散健脾助运，绿矾即硫酸亚铁，以补铁。从篇后妇人阴中生疮的描述中推测，当为滴虫病，其外洗方值得借鉴参考。

卷 六

头痛

头痛短涩脉病乖，浮滑风痰必易解，寸口紧急，或短，或浮，或弦，皆主头痛。

夫头者，诸阳所聚之处也，诸阴至颈而还，惟足厥阴有络上头至颠顶。其脉浮紧弦长洪大者，属风热痰火而致也，其脉微弱虚濡者，属气血两虚，必丹田竭而髓海空虚，为难治也。

其有真头痛者，脉无神而脑中劈劈痛，其心神烦乱，为真头痛也，旦发夕死，夕发旦死。盖头痛暴起者，如鼻塞发热恶寒，乃感冒所致也。其曰头痛者，有虚有火，有痰厥，有偏有正。其偏于左边头痛者，宜小柴胡汤加川芎、当归、防风、羌活。其偏于右边头痛者，补中益气汤加白芷、独活、蔓荆子、酒芩。其眉棱处痛者，二陈汤加酒炒片芩、羌活、薄荷。其脑顶痛者，宜人参败毒散加川芎、藁本、酒炒黄柏、木瓜、红花、酒炒大黄。

一论一切头痛主方，不问左右偏正新久，皆效。

清上蠲痛汤

当归酒洗，一钱　小川芎一钱　白芷一钱　细辛三分　羌活一钱　防风一钱　菊花五分　蔓荆子五分　苍术米泔浸，一钱　麦冬一钱　独活一钱　生甘草三分　片芩酒炒，一钱五分

上剉一剂。生姜煎服。左边痛者，加红花七分，柴胡一钱，龙胆草酒洗七分，生地黄一钱；右边痛者，加黄芪一钱，干葛八分；正额上眉棱骨痛者，食积痰壅，用天麻五分，半夏一钱，山楂一钱，枳实一钱；当头顶痛者，加藁本一钱，大黄酒洗一钱；风入脑髓而痛者，加麦门冬一钱，苍耳子一钱，木瓜、荆芥各五分；气血两虚，常有自

356

汗，加黄芪一钱五分，人参、白芍、生地黄各一钱。

一论年深日近偏正头疼，又治肝脏久虚，血气衰弱，风毒之气上攻，头痛，头眩，目晕，怔忡，烦热，百节酸疼，脑昏目痛，鼻塞声重，项背拘急，皮肤瘙痒，面上游风，状若虫行，及一切头风，兼疗妇人血风攻注，头目昏痛，并皆治之。

追风散

防风_{去芦，一两} 荆芥穗_{一两} 羌活_{五钱} 川芎_{一两} 白芷_{五钱} 石膏_{煨，一两} 全蝎_{去头尾，五钱} 白僵蚕_{炒，二两} 白附子_{炮，五钱} 天南星_{炮，一两} 天麻_{五钱} 地龙_{五钱} 川乌_{炮，去皮尖，一两} 草乌_{炮，去皮尖，一两} 雄黄_{二钱五分} 乳香_{二钱五分} 没药_{二钱五分} 甘草_{炙，一两}

上为细末。每服五分，茶汤调，食后临卧服。清头目，利咽膈，消风化痰。

一论痰厥头痛，其症眼黑头旋，恶心烦闷，气短促上喘，无力以言，心神颠倒，目不敢开，如在风云中，头苦痛如裂，身重如山，四肢厥冷，不得安卧，此乃胃气虚损，停痰而致也。

半夏白术天麻汤

黄柏_{酒洗，二分半} 干姜_{炒，二分} 泽泻 白茯苓_{去皮} 天麻 黄芪_{蜜炒} 人参 苍术_{米泔浸，炒，各五分} 神曲_炒 白术_{去芦，炒} 半夏_{姜炒} 陈皮_{各八分} 麦芽_{炒，七分}

上剉。生姜三片，水煎，热服，可一剂而愈。

一论头痛偏左者，属血虚火盛也。

加味四物汤

当归 川芎 生地黄 黄柏_{酒炒} 知母_{酒炒} 蔓荆子 黄芩_{酒炒} 黄连_{酒炒} 栀子_{炒，各等分}

上剉一剂。水煎，温服。风盛，加防风、荆芥。

一论头痛偏右者，属痰与气虚也。

黄芪益气汤

黄芪_{蜜炙} 人参 白术_{去芦} 陈皮 半夏_{姜汁炒} 当归_{酒洗} 川芎 藁本 甘草_{炙，各五分} 升麻 黄柏_{酒炒} 细辛_{各三分}

上剉一剂。姜、枣煎服。

一论头左右俱痛者，气血两虚也。

调中益气汤

黄芪_{蜜炒} 人参 甘草_炙 苍术_{米泔浸，炒} 川芎_{各六分} 升麻 柴胡 陈皮 黄柏_{酒炒} 蔓荆子_{各三分} 当归_{六分} 细辛_{二分}

上剉一剂。水煎，温服。

一论偏正头风，一切头痛，诸风眩晕，头目昏重。

都梁丸

香白芷，切碎，晒干，为细末，炼蜜为丸，如弹子大。每服一丸，荆芥穗点腊茶细嚼下。

一论眉棱骨痛者，风热并痰也。

选奇汤

羌活 防风_{各二钱} 酒片芩_{一钱五分，冬月不用，或甚者炒用} 半夏_{姜汁炒，二钱} 甘草_{一钱，夏月生，冬月炙}

上剉一剂。水煎，食后服。

一论雷头风者，头痛而起核块也，头面疙瘩，恶寒发热拘急，状如伤寒。

升麻汤

升麻 苍术_{米泔浸} 薄荷叶_{各等分}

上剉。水煎服。

一谭侍御，但头痛即吐清水，不拘冬夏，吃姜便止，已三年矣。余作中气虚寒，用六君子加当归、黄芪、木香、炮姜而瘥。

一论颈项强急，筋痛不能回顾者，乌药顺气散加羌活、独活、木瓜。

一治偏正头痛、头风。

羌活 细辛 白芷 川芎 蔓荆子 薄荷 防风 甘草_{各等分}

上为细末。每服二三茶匙，白汤调下。

一人头痛发热，眩晕喘急，痰涎壅盛，小便频数，口干引饮，遍舌生刺，缩敛如荔枝然，下唇黑裂，面目俱赤，烦躁不寐，或时喉间如烟火上冲。急饮凉茶少解，已至于死，脉洪大无伦，且有力，扪其身烙手。此肾经虚火，游行于外，投以十全大补加山茱萸、泽泻、牡丹、山药、麦冬、五味、附子一钟，熟睡良久，脉症略减三四，再以八味丸服之，诸症悉退，后畏冷物而瘥。

一治头风肿痛，偏正不拘，用艾捶烂，铺纸上，将筷卷成筒，次将黄蜡熔化，灌入筒内，以满为度，如左边疼，将药烧烟入右耳，右熏左，即安。

一论半边头痛。

祛痛膏

防风 羌活 藁本 细辛 菊花_{各五分} 南星 草乌 白芷_{各一钱}

上为细末，用连须葱一把洗净，同前药捣成膏，铜锅炖热，量痛大小，以油纸摊药，贴痛处，周遭以生面糊封之，再用干帕包定，其痛即止。一方加菊花、独活各一钱五分，草乌一钱，麝香一分。

【点评】本篇论头痛的脉因症治。头痛病因多端，以脉可判断头痛的易治与难治，极有临床参考价值。首方清上蠲痛汤确为治疗头痛的有效方，临床屡试屡验，正如龚氏所说"一切头痛主方，不问左右偏正新久，皆效。"但本方不适用于虚寒及髓海空虚的头痛。次方追风散从其组方来看，含牵正散、川草乌、乳香、没药等峻药，当适用于清上蠲痛汤无效的顽固性头痛。选奇汤除用于治疗眉棱骨痛外，对鼻窦炎伴眉棱骨或后项胀痛者疗效确切；鼻塞严重者，可去羌活、防风，加麻黄，效果更佳。对头痛伴眩晕者，首选半夏白术天麻汤。总之，本篇所列头痛诸方均值得我们好好学习。

须发

医者所论，人须发眉，虽皆毛类，而所主五脏各异，故有老而须白，眉发不白者，或发白而须眉不白者，脏气有所偏故也。大率发属于心，禀火气，故上生；须属于肾，禀水气，故下生；眉属于肝，故侧生。男子肾气外行，上为须，下为势，故女子、宦人无势，则亦无须。而眉发无异于男子，则知不属肾也明矣。

妇人无须，无血气乎？岐伯曰：今妇人之生，有余于气，不足于血，冲任之脉，不荣唇口，故须不生。

宦者，其须独去，其故何也？曰：宦者伤其宗筋，血泄不复皮肤，故须不生。

天宦未尝被伤，其须不生，其故何也？曰：天宦禀赋不足，宗筋不成，故须不生。

天下第一乌须方 阁老高中玄传

五倍子一斤，择整个者，个个捶破，去虫土，择粗者如黄豆大，次者如赤豆大，又次者如绿豆大，分三样，入新锅内，炒如栗壳色，以青湿布包之，以脚踏成饼，晒干为末，锡罐盛贮，筑实封口，勿令泄气，听用 红铜末半斤，淘去皮土，见清水，令干，入铁锅内炒大热，倾入酽醋少半碗，拌匀湿透，再炒，入醋七次，研为末，罗过，以棉纸另包，听用 白矾四两，为末，另包 皂矾四两，为末，另包 白及四两，切片，焙干，研为细末，纸包

上每遇染须时，量须之多少用药。如五倍子九钱，铜末一钱八分，白矾、白及、皂矾各九分，再加食盐九分，共入于碗内，再研极细，入小铜杓内，以浓茶卤调如稀糊，放木炭火上，徐徐熬之，不住手搅匀，熬成稠糊为度。预先以肥皂水洗净须发待干，以抿子挑药，乘热敷须鬓上，用油纸兜住，外用乌帕包裹至顶，解衣护枕而睡。至半夜验药将干，以手搜去残药，如干甚，用茶卤湿润，去药。至天明洗面，略洗须鬓。如面皮上有黑处，以指蘸油涂摩，即用软纸擦去油迹。染后仍以香油少许润之，即明黑可观。先一月染上四次，后半月染一次，永不露白。

野狐倒上树 尚书刘三川传

黑铅四两 汞二钱

先将铅化成汁，后入汞，凝成叶子，煎成钱样，外用铁丝穿作二三串，听用。再用大瓷罐一个，入无盐好醋三碗，将铅钱入罐内，悬于醋上，离醋二指，内泡卷柏二个，鸭嘴胆矾四钱，用瓷碟封口盖之，再用黄泥封固，夏月日中晒七日，冬月糠火煨七日。出，罐底摘一孔，出醋不用，揭起碟来，扫下药霜来，用脂皮包住收之。临用药时，将须发以温水洗净，就湿再用脂皮包手，指拈药霜，粘在须发上，自然黑到根。神效。切忌香肥皂水洗。

乌须方 刺史周如梅传

宫粉一两二钱五分 白矾三钱 白石灰二钱 樟脑二分 麝香一分 轻

粉三分　真百草霜八分　水银一钱，先将铅一钱化开，入水银，结成砂子

上为末，用咸水和，熬滚，涂须鬓上，烧半炷香，即洗去。

青云独步丹　乌须黑发，延年益寿。

赤白何首乌共一斤，黑豆三升半，煮汁，浸何首乌一昼夜，去汁后，将豆拌首乌，木甑蒸浸五次　当归身酒洗，三两　赤茯苓半斤，用牛乳浸过，煮干　白茯苓半斤，用人乳浸过，煮干　补骨脂盐酒炒，四两　甘杞子酒浸，焙，三两　菟丝子半斤，酒浸，蒸，捣饼，焙干　怀牛膝甘草水泡，四两　怀生地黄酒浸，入砂仁三钱，同蒸干，为末　真没药一两五钱，去砂

上忌铁器，晒干为末，炼蜜为丸，如梧桐子大。每服三十丸，空心酒下，午间姜汤下，临卧盐汤下。忌三白。

造酒乌须方本府麦推府传

怀生地黄四两　大当归二两　小红枣肉三两，净　赤白何首乌各一斤，煮水制过地黄，勿犯铁器　生姜汁四两　麦门冬去心，一两　胡桃肉三两　甘枸杞二两　莲肉三两　土蜜三两

上先用酒洗净地黄，将何首乌水去渣，入地黄煮，俟干，再用姜汁水煨干为度，便将地黄捣烂。以一官斗糯米，水十二斤，作酒，曲药如常。俟酒浆来，方以水调匀地黄，入酒糟内。过三日，去糟，将前药切片，入绢袋中，悬酒坛内，笋壳包封，毋令出气，放锅内，煮三炷香为度。后以酒坛埋土中三宿，去火毒，任意饮三五杯。

乌须秘方用龟尿，研墨涂须乌立时。要取龟尿亦有法，猪鬃刺鼻龟即尿。

乌须秘方

用马蝗蜞，寻起数条，纸包。要用时，将鸡血或猪血，将蚂蝗入血内，令食饱，针出血，同龟尿同研墨，浓涂须发上。可乌一月，乃乌须第一方也。

乌须神妙方本府苏通府传

五倍子炒黑，为末　铜末一钱　白及末八分　食盐三分　诃子末三分　没食子末三分　白矾三分　黑矾三分　细辛末三分

上为细末，热茶调稀，重汤煮，入黑矾再煮，面上生光，搽须上，油纸裹，立黑。

乌须狐狸倒上树周宾崇传，自蜀中得来

山茄要选顶黑者，收约有八九升来，去蒂，以夏布包，洗去浆水，将山茄扭自然汁四五碗，入上等好墨四五钱，打碎黑矾四五钱，二味俱入山茄汁内，贮新瓦罐中。每用，将竹片蘸药汁于须鬓上，自尾倒上，切莫粘肉上，则洗不去矣。

一论乌须生发良方。

蒲公英摘净，切，四两 血余洗净，四两 青盐四两，研

上用瓷罐一个，盛蒲公英一层，血余一层，青盐一层，盐泥封固，春秋五日，夏三日，冬七日，桑柴火煅，令烟尽为度，候冷取出，碾为末。每服一钱，清晨酒调下。

一儒者，因饮食劳役及恼怒，须发脱落，余以为劳伤精血，阴火上炎所致，用补中益气加麦门冬、五味，及六味地黄丸加五味，须发顿生如故。

一男子年二十，顶发脱尽，用六味地黄丸，不数日，发生寸许，两月复初。

一史万湖云：男女偶合，须发脱落，无药调治，至后数月复生。

【点评】本篇详细记载了大量染须发方法，可见古人对美的追求一点不亚于现代。内服乌须生发良方用了蒲公英，此药至贱，但其作用不可小视，特别是乌发作用，多被忽视。篇后两个脱发案例提示：局部病症当从调理全身气血阴阳入手。

面病

《难经》云：人面独能耐寒者，何也？盖人头者，诸阳之会也。诸阴脉皆至颈项中而还，独诸阳脉皆上至头，而足阳明胃之经起鼻交頞中，入齿中，侠口环唇，倚颊车，上耳前，过客主人穴，其或胃中风热，或风热乘之，令人面肿，或面鼻色紫，风刺瘾疹，或面热面寒，随其经证而治之。

一论面寒者，阳明经虚寒也。

升麻附子汤

升麻　葛根　白芷　黄芪各七分　大附子炮，七分　人参　草豆蔻各五分　益智仁三分　炙甘草五分

上剉一剂。连须葱白二根，水煎，温服。

一论面热者，阳明经风热也。

升麻黄连汤

升麻　葛根各一钱五分　白芍七分　川芎四分　薄荷　荆芥各三分　苍术八分半　黄连酒洗，五分　黄芩六分　犀角四分半　白芷二分　甘草五分

上剉。水煎，食后服。

一论面上疮者，上焦火也。

清上防风汤

防风一钱　荆芥五分　连翘八分　山栀五分　黄连五分　黄芩酒炒，七分　薄荷五分　川芎七分　白芷八分　桔梗八分　枳壳五分　甘草三分

上剉一剂。水煎，入竹沥同服。

一论面唇紫黑，乃阳明经不足也。

升麻白芷汤

升麻　防风　白芷各一钱　芍药　苍术各三分　黄芪　人参各五分　葛根一钱半　甘草四分

上剉一剂。姜、枣煎服。宜早后、午前服，取天气上升于中，使阳达于面也。

一论面上粉刺者，肺火也。

清肺饮

连翘　川芎　白芷　黄连　黄芩　荆芥　桑皮　苦参　山栀　贝母　甘草

上剉。水煎，临卧服。

一点痣方。

以巴豆七个，石灰等分为末，以咸水搜在盏内，藏糯米于巴豆、石灰内，候米烂，将痣用针拨动，以米膏点之，绝三日不洗，自然脱落。

一起字出青方。

矿石灰　紫蓼灰各一钱　苦参五钱　碱一钱

上为末，水调，写字上，有泥起，拂去再上。加百草灰、辣蓼灰各一钱。

一出刺青方，马肉不拘多少，尽令苍蝇作坏，生蛆出，晒干为末，以针挑动青处，掺药，其青自出。

一抓破面皮，用生姜自然汁调轻粉擦患处，便无痕迹。

一洗面方，每早以漱口水吐在手掌中洗面，久久自润，粉刺自消。

一治赤红烂脸，水银、柏油蜡各一钱，共捣涂之。

一治面上齄鼻酒刺方。

雄黄一钱　硫黄五分　铅粉一钱

上共为末，乳汁调涂，晚上敷，次日温水洗之。如此三上，去矣。

【点评】面部异常责之足阳明经，故用方多不离升麻、葛根，有热者配三黄、栀子、薄荷；虚者配黄芪、人参。又病在上，在皮肤，多配荆芥、白芷、防风。

耳病

两寸脉浮洪上鱼际为溢，两尺脉短而微，或大而数，皆属阴虚，法当补阴抑阳。左寸洪数心火上炎。两尺脉洪者，或数者，相火上炎，其人必遗精，梦与鬼交，两耳蝉鸣或聋。

耳者属肾，而开窍于少阳之部，通会于手三阳之间，坎离交则聚气以司聪，以善听也。关于肾而贯于脑。《内经》曰：五脏不和，则九窍不通，其耳鸣、耳痒、耳聋者，皆属肾虚，水不上头，清气不升所致也，从补益门治之。其壮年及小儿，耳肿、耳痛、耳聤，乃三阳风热壅遏所致也，宜升阳散火汤加黄柏、知母，晚间兼服金花丸可矣。

一论思虑烦心而神散，精脱于下，则真阴不上泥丸，而气不聚，故耳鸣，耳重不听，及耳内痒。

安神复元汤

黄芪蜜炙，一钱五分　人参一钱五分　当归酒洗，一钱五分　柴胡一钱　升麻五分　黄连酒炒，一钱　黄芩酒炒，一钱　黄柏酒，炒，三钱　知母一钱　防风一钱　蔓荆子七分　麦门冬一钱　茯神一钱　酸枣仁炒，一钱五分　川芎一钱　甘草五分　甘枸杞子一钱五分

上剉一剂。圆眼肉三枚，水煎服。

一论劳聋、气聋、风聋、虚聋、毒聋、久聋、耳鸣。劳聋者，劳火鼓其听户也；气聋者，经气塞滞于听户也；风聋者，风热闭其听户也；虚聋者，气血虚耗而神不用也；毒聋者，脓血障碍，妨于听户也；久聋者，病非一日，邪气壅塞也。凡有是聋者，势必耳鸣，故总系其耳鸣也。

千金补肾丸

当归酒洗　白芍酒炒　怀熟地黄酒蒸　黄芪蜜炒　人参　白茯神去皮木　山茱萸酒蒸，去核　牡丹皮　泽泻　菟丝子酒制　石斛　蛇床子　肉苁蓉　干姜　桂心　大附子炮，去皮脐　巴戟去心　远志去心　细辛　甘草各二两　石菖蒲一两　防风一两五钱　羊肾二枚

共二十三味。上为细末，炼蜜为丸，如梧桐子大。每服十五丸，加至三四十丸，盐汤下。西园公加山药二两，殊效。

一论虚火上升，痰气郁于耳中，或闭或鸣，痰火炽盛，或忧郁痞满，咽喉不利，烦躁不宁。

通明利气汤

苍术盐水炒，一钱　白术去芦，炒，一钱　川芎八分　陈皮盐水浸，二钱　香附童便炒，一钱　黄柏酒炒，二钱　栀子仁炒，一钱　贝母三钱　生地黄姜汁浸，一钱　黄连一钱半，酒浸，猪胆汁炒　玄参酒洗，二钱　木香五分　槟榔一钱　甘草炙，四分　黄芩一钱半，酒浸，猪胆汁炒

上剉二剂。生姜、水煎，入竹沥同服。

一论阴虚火动而耳聋或鸣者，六味地黄丸见补益，依本方加黄柏、知母、石菖蒲、远志去心。屡验。

一治耳鸣主方。

黄连　黄芩　栀子　当归　陈皮　胆星各一钱　龙胆草　香附各八分　元参七分　青黛　木香各五分　干姜炒黑，三分

上剉一剂。生姜三片，煎七分，入元明粉三分，痰盛加五分，食后服，如作丸子，加芦荟五分，麝香二分，为末，神曲糊为丸。每服五十丸，淡姜汤送下。如肾虚耳鸣者，服六味地黄丸。

一论耳主风者，耳肿作痛，牙关紧急，乍寒乍热，饮食不下是也。

射干散 苦竹吴绍源传

升麻　桔梗　射干　昆布　连翘　甘草

上剉。水煎，热服。汗出立愈。并治面肿、牙痛、咽喉痛。神效。

一治耳鸣如流水声，耳痒及风声，不治久成聋，生乌头一味，掘得，乘湿削如枣核大，塞耳中，旦易一次，夜易一次，不三日愈。

一论塞药治耳聋，殊效。

石菖蒲一寸　巴豆一粒，去壳　全蝎一个，去足尾

上为末，葱汁为丸，如枣核大。绵裹塞耳，即通。

一论塞药专治耳聋，或因病因气，及感风邪而聋者。若年老而聋者，不治。

蚯蚓去土，阴干为末，七分　麝香三分，用葱切寸许，塞药于内，左聋塞右耳，右聋塞左耳，左右俱聋，两耳俱塞，即效。

一治耳聋。

通灵丹

安息香一钱五分　桑螵蛸一钱五分　阿魏一钱五分　朱砂五分　蓖麻子仁七个　巴豆仁七个　独蒜七个

上为细末，入二仁与蒜同研为丸，如枣核大。每用一丸，绵裹入耳内，觉微痛即去。

一论聤耳生脓并黄水。

红棉散

枯白矾五分　干胭脂粉二分半　麝香少许　片脑一分　熟炉甘石五分

上为末，先以棉杖子展干脓水，另将鹅翎管子送药入耳底。一方，用蚌竹粉易矾、甘石，亦效。

一治耳卒肿，出脓水，用枯矾为末，以笔管吹耳内，日三四次，或以棉裹塞耳中。

一治上热，耳出脓汁。

甘草炙　升麻　木通　赤芍　桑白皮炒　生地黄　前胡　赤茯苓　蔓荆子　甘菊花各等分

上剉。姜、枣煎服。

一治人耳如蝉鸣，服四物汤，耳鸣益甚，此元气虚损之证，五更服六味丸，食前服补中益气汤，顿愈。此证若血虚而有火，用八珍汤加山栀、柴胡；气虚而有火，四君子汤加山栀、柴胡。若因怒即聋或鸣，实用小柴胡加芎、归、山栀；虚用补中益气汤加山栀。午前甚，用四物加白术、茯苓，久用补中益气；午后甚，用地黄丸。

一论治人因怒耳鸣，吐痰作呕，不食，寒热胁痛，用小柴胡合四物，加山栀、茯苓、陈皮而瘥。

一论耳鸣，因虚火妄动，心神不宁，以益气汤，去升麻、参、芪，加半夏、茯苓、川芎、白芍、竹茹、黄柏、黄连、天麻、蔓荆子、细辛。

一论耳中常鸣，生地黄，截，塞耳，数易之，以瘥为度。一法，以纸裹，灰火中煨之用。良。

一治耳痛，肺火盛，肾气虚，以四物汤四钱，黄柏三钱，童便煎，空心服。

一寡妇耳内外作痛，不时寒热，脉上鱼际。此血盛之证，用小柴胡汤，加生地黄，以抑其血而愈。又项间结核如串珠，寒热，用加味归脾汤、加味逍遥散，调补肝脾而愈。

六味丸方见补益　补中益气汤方见内伤　八珍汤方见补益　四君子汤方见补益　小柴胡汤　加味逍遥散　加味归脾汤方俱见妇人虚劳　四物汤方见补益

一专治耳内常鸣，耳聋。

独胜丸

川黄柏去皮，八两，人乳拌匀，晒干，再用盐水炒，绢包

上为细末，水糊为丸，如梧桐子大。每服百丸，空心盐汤送下。

一治耳内肿痛，脓血出，枯白矾末，入麝香少许，吹耳中，日三四度，或棉裹塞耳中。立瘥。

一治耳聋，细辛为末，熔黄蜡为丸，如鼠粪大。棉裹塞耳中，又

以灸耳前陷中七壮。

一治气道壅塞，两耳聋聩，用甘遂如枣核大，棉裹塞耳中，却以甘草放口内随嚼。又宜生葱白塞耳内，频换，即通。

【点评】本篇论耳病的脉因症治。凡神经性耳鸣耳聋、中耳炎、外耳道炎等均可参见本篇治法方药。首方安神复元汤由补气、安神、清热泻火、散风药组成，治在上焦心。次方千金补肾丸为肾气丸的加味方，治在下焦肾。通明利气汤又从痰火论治。射干散则从咽论治，若风热同时犯于耳、面、牙、咽此方最宜。可见耳病复杂，治当认清病位、病性。

鼻病

右手脉浮洪而数，为鼻衄、鼻渊。左手脉浮缓，为伤风鼻塞，鼻流清涕。

夫鼻者，肺之候，时常和则吸饮香臭矣。若七情内郁，六淫外伤，饮食劳役之过，则鼻气不能宣调，清道壅塞，即为病也，为衄血，为流清涕，为疮疡，为壅，为塞，为浊涕不闻香臭。此皆脏腑不调，邪气郁于鼻，而清道壅塞矣。寒则温之，热则清之，塞则通之，壅则散之可也。

一论肺热鼻流浊涕，窒塞不通，又治鼻不闻香臭。

神愈散

细辛白芷与防风，羌活当归半夏芎，桔梗茯苓陈皮等，十味等分剉和同，三钱薄荷姜煎服，气息调匀鼻窒通。

一治脑漏。

防风　荆芥　独活　连翘　藁本　辛夷　甘草　细辛　牙皂　石菖蒲

上剉。水煎服。如数服未效，可将后药三味为末，棉裹塞鼻内，即效。

一论鼻流浊涕不止者，名曰鼻渊，乃风热在脑，伤其脑气，脑气不固，而液自渗泄也。

苍耳散

白芷一两　辛夷仁　苍耳炒，各一钱五分　薄荷五分

上剉。水煎服。

一论鼻中流出臭脓水，名曰脑漏。

辛夷散

辛夷花一钱　黄芪一钱　人参一钱五分　当归一钱　白芍二钱　川芎一钱
白芷一钱　细辛八分　黄芩酒炒一钱　甘草六分

上剉一剂。灯心三十根，水煎，食远服。

一治颏疮或鼻疮。

乳香五分　没药五分　孩儿茶一钱　鸡膍胵焙黄色，一钱

上为细末，擦患处。

一老人鼻中流涕不干，独蒜四五个，捣如泥，贴脚底心下，用纸贴之，其涕不再发。

一男子，酒齇鼻，雄猪胆，每日早以好酒调服一个，不过半月，如旧。

一治糟鼻验方。

用硫黄为细末，甚者加草乌，同为末，以酥油调稀，涂患处。如觉痛苦，用栀子煎汤服之，或洗药处，即愈。

一论鼻赤久不瘥，用大黄、芒硝、槟榔等分为末，水调，敷患处，三四次洗净。以新银杏去壳嚼烂，敷于鼻上，不过五七次，复旧。

一治赤鼻，槟榔为片，将茄汁浸晒一二次，为末，面上红累，硫黄以人乳浸满碗，倾入汤锅，煮干，先须用唾湿鼻，方抹药末。

一论鼻渊头眩。

清泥丸敛神汤

人参　防风　麦门冬去心　当归头　枯芩酒炒　川芎　黄连酒炒，各一钱　蔓荆子八分　升麻三分　生甘草三分　明天麻　制半夏各七分

上剉。水煎，食远服。脑漏者，加苍耳子二钱，黄芪一钱。

一论鼻流涕，久而不愈，乃成脑漏，必因亏损元阳，以致外寒内热，甚则有滴下腥臭之恶者也，知保养，服药，方可渐次许痊。

加味防风汤

防风一钱　片芩酒炒，一钱五分　人参　白及各一钱　麦门冬去心，二钱
生甘草五分　知母一钱　炒白芍一钱　怀生地酒洗，一钱　黄柏酒炒，一钱
黄芪一钱　黄连酒炒，一钱　当归头　百合各一钱

上剉。水煎，食远，温服。

一论鼻涕长流，名鼻渊也。

当归　川芎　白芷　人参　白茯苓　苍耳子　香附子各一钱　天
竺黄三钱　防风　秦艽　荆芥　薄荷　麦门冬　蔓荆子　甘草各等分

上为细末，炼蜜为丸，如梧桐子大。每服三四十丸，米汤送
下。效。

一男子面白，鼻流清涕，不闻馨秽，三年矣，用补中益气汤加麦
门冬、山栀而愈。

一论色欲太过，虚损白浊，魤出清涕如泉涌者，补中益气汤方见
内伤，依本方加黄柏、知母、白芷、细辛、藁本、五味子、白菊、辛
夷、苍耳叶，水煎，温服。

一论肺虚，为四气所干，鼻内壅塞，涕出不已，或气息不通，或
不闻香臭。

川芎　白芷　细辛　藁本　防风　木通　辛夷仁　甘草

上剉。水煎服。

一治鼻中肉赘，臭不可近，痛不可摇，以白矾末加硇砂少许，吹
其上，顷之化水而消，与胜湿汤合泻白散二剂。此味厚壅湿热蒸于肺
门，如雨霁之地突生芝菌也。

一治鼻中肉赘，用藕节有毛处一节，烧灰存性为末，吹患处
即瘥。

一治血热入肺，名曰酒齄鼻，此方主之。

苦参净末，四两　当归净末，二两

上和调酒糊为丸，如梧桐子大。每服七八十丸，食后，热茶
送下。

一治鼻疳烂，通鼻孔。

鹿角一两　白矾一两，俱放在瓦上隔火过　人头发五钱，在灯火上烧过

上为末，先用花椒汤洗净，掺药于疳上，三四次即愈。如疮不收

口，用瓦松烧灰存性，研末，干掺之。即收。余治陈都宪夫人患此，得效。

一人酒齄鼻红赤，余用此方，晚服用六味地黄丸全料加当归二两，苦参四两，空心服。不两月而愈。

金花丸

黄连二两　枯芩二两　黄柏二两　栀子一两　大黄二两，酒蒸九次　桔梗　白粉葛各二两

上为细末，水法为丸，如梧桐子大。每服七八十丸，白温水送下。

【点评】本篇主要涉及鼻窦炎、慢性鼻炎、过敏性鼻炎、鼻息肉、酒齄鼻等病症。病在局部，伤在脏腑，病因多端，"七情内郁，六淫外伤，饮食劳役之过"均可致病。"皆脏腑不调，邪气郁于鼻，而清道壅塞矣。"故治疗方法不一，原则仍尊"寒则温之，热则清之，塞则通之，壅则散之可也。"其中苍耳散为治疗鼻炎的常用方，原出南宋的《严氏济生方》，组方简洁平和，原书治"鼻渊，鼻流浊涕不止"。可见本方适用于鼻窦炎，而非过敏性鼻炎。

口 舌

脉左寸洪数，心热口苦；右寸浮数，肺热口辛；左关弦数而虚，胆虚口苦，洪甚而实，肝热口酸；右关沉实，脾胃有实热，口甘，兼洪数者，口疮，或为重舌、木舌。脉虚者，中气不足，口舌苦，服凉药不愈者，宜理中汤。

夫口舌之为病，或为重舌、木舌，为糜烂生疮之类。经云：肝热则口酸，心热则口苦，脾热则口甘，肺热则口辛，肾热则口咸。有口淡者，胃热也。口臭者，乃脏腑燥腐之气蕴积于胸臆之间而生热，冲发于口也。口疮者，脾气凝滞，加之风热而然也。治当以清胃泻火汤主之，此正治之法也。如服凉药不已者，乃上焦虚热，中焦虚寒，下

焦虚火，各经传变所致，当分别而治之。如发热作渴饮水口疮者，上焦虚热也，补中益气汤主之。如手足冷，肚腹作痛，大便不实，饮食少思，口疮者，中焦虚寒也，附子理中汤主之。如晡热内热，不时而热，作渴痰唾，小便频数，口疮者，下焦阴火也，六味地黄丸主之。如食少便滑，面黄，肢冷，火衰土虚也，八味丸主之。若热来复去，昼见夜伏，夜见昼伏，不时而动，或无定处，若从脚起，乃无根之火也，亦用八味丸及十全大补汤，加麦门、五味，更以附子末，唾津调搽涌泉穴。若概用凉药，损伤生气，为害非轻。

一论心肺蕴热，口疮咽痛，膈闷，小便淋浊不利。

清金导赤散

黄连六分　黄芩一钱五分　栀子二钱　木通二钱　泽泻二钱　生地黄四钱　麦门冬三钱　甘草八分

上剉一剂。生姜三片，水煎，食后频频服之。

一论上焦实热，心胃二经之火而作口舌生疮肿痛者，并咽喉、牙齿、耳面肿痛，皆效。

清胃泻火汤

连翘　桔梗　黄连　黄芩　栀子　干葛各七分　元参　升麻　生地各一钱　薄荷五分　甘草三分

上剉。水煎，频频温服。

一论饮酒过度，舌本强肿，言语不清，此脾虚湿热，以益气汤加神曲、麦芽、干葛、泽泻。

一论上焦虚热，发热作渴，饮食劳役则体倦，此内伤气血，而作口舌生疮者，宜补中益气汤方见内伤，依本方加麦冬、五味子。

一论中焦虚寒，手足冷，肚腹痛，大便不实，饮食少思，而作口舌生疮者，以附子理中汤方见中寒，依本方。

一论晡热内热，不时而热，作渴痰唾，小便频数，而作口舌生疮者，此下焦阴火也，以六味地黄丸方见补益，依本方。

一论如食少便滑，面黄肢冷，而作口舌生疮者，此火衰土虚也，以八味丸方见补益，依本方。

一论若热来复去，昼见夜伏，夜见昼伏，不时而动，或无定处，而作口舌生疮者，若从脚起，乃无根之火也，以八味丸及十全大补汤

^{方见补益}，依本方加麦门冬、五味子。

一论口疮臭气秽烂，久而不瘥者，用黄柏五钱，青黛一钱五分，为末。每用一钱，于舌上，津咽下。

一论口疮，用黄连、川椒等分为末。每少许，搽疮上，噙漱良久，以凉水漱咽。咽喉有疮，加孩儿茶。

一治口舌生疮。

加味阴阳散

黄连　干姜　青黛　孩儿茶_{各等分}

上为末。每用少许搽患处，立效。

一方用五味子为末。掺疮上，即愈。

一治口疮良方^{徐杏庄老师传}。

生白矾_{一钱}　朱砂_{二分}

上共为末。敷上立愈。

一论口舌生疮，咽喉肿痛，咳嗽痰涎，清声润肺，宽膈除热。

上清丸^{黄滨江传}

百药煎_{四两}　薄荷_{净末，四两}　砂仁_{二两}　诃子　桔梗　甘松_{各五钱}　寒水石_{二两}　元明粉_{五钱}　硼砂_{五钱}　片脑_{一钱}

上为末，甘草熬膏，丸如梧桐子大。每服三五丸，茶清下。

一论口疮连年不愈者，此虚火也。

玄门丹

天门冬_{去心}　麦门冬_{去心}　玄参_{各等分}

上为细末，炼蜜为丸，如弹子大。每服一丸，噙化下。

一人口内如无皮状，或咽喉作痛，喜热饮食。此中气真寒而外虚热也。用加减八味丸而愈。

一人舌肿舒出口外。舌者心之苗，又脾之经络连舌本，散舌下，其热当责于心脾二经，所谓热胜则肿也。用蓖麻子去壳，纸裹，捶出油，透纸作捻，烧烟熏之而愈。《本草》云：蓖麻主浮肿恶气，取油涂之，叶主风肿不仁，捣蒸敷之，则其能解风肿内热也，可知矣。

一人胃弱痰盛，口舌生疮，彼服滚痰丸愈盛，反泻不止，恶食倦怠。此胃气被伤也，予以香砂六君子汤数剂少可，再以补中益气汤加茯苓、半夏而愈。夫胃气不足，饮食不化，亦能为痰，补中益气，乃治痰之法也，若虚症而用峻利之剂，岂不危哉！

一人脾胃虚，服养胃汤、枳术丸，初有效，而久反虚，口舌生疮，劳则愈盛。此中气虚寒，用理中汤少愈，更以补中益气汤加半夏、茯苓而安，夫养胃汤，香燥之剂也，若饮食停滞，或寒滞中焦，服则燥开胃气，宿滞消化，最为近理，使久服则津液愈燥，胃气愈虚，况胃气本虚而用之，岂不反甚其病哉！亦有房劳过度，真气衰败，或元气不足，不能上蒸，中州不运，致饮食不进者，以补真丸治之。若丹田之火，上蒸脾土，脾土一和，中焦自治，饮食自进，何口疮之不愈哉。

一人舌青黑有刺，乃热剧也，良由思虑过度，怒气所得病者，要将舌来土壁上贴之方好，予制此方即效。

清心散

赤茯苓去皮，一钱　酸枣仁一钱　麦门冬去心，一钱　远志甘草水泡，去心，五分　黄连一钱　胡麻仁一钱　枳壳去穰，八分　小木通八分　小甘草二分

上剉。水煎，温服。

一男子口臭，牙龈赤烂，腿膝痿软，或用黄柏等药益甚，时或口咸，此肾胃虚热，以六味丸治之，悉愈。

一治口疮、喉痛、牙疼妙药陈上余传。

硼砂一钱　孩儿茶二分　雄黄二分　青黛七分　胡黄连三分　冰片一厘　玄明粉二厘

上共研末。搽上。

一香薷治口气甚捷，盖口臭是脾有郁火，溢入肺中，失其清和甘美之意，而浊气上干故也。

一补舌唇方贾兰峰传。用鲜蟹烧灰，每二钱，用乳香、没药各二分半，涂之，即生肉。如去多唇舌，用川乌、草乌为末，摊纸一条，以凉水调合贴之，即不觉痛，可用刀取。如流血，以陈石灰涂之，愈后舌硬，用白鸡冠血点之即软。

一生舌方，以活蟹一个，炙干为末，收之。如遇此患，敷上，合口即已。

一治舌上肿硬，以百草霜、海盐等分为末，井花水调敷患处，又

宜真蒲黄末频掺舌上，内以黄连一味煎汤服之，以泻心火。

一治舌长过寸，研冰片敷之，即收。

一治舌无故出血如泉，槐花炒为末，掺之即止。

一治舌忽胀出口外，俗云蜈蚣毒，用雄鸡冠血一小盏浸之，即缩入。

一舌吐不收，名曰阳强。一舌缩不能言，名曰阴强。

一男子舌常破而无皮状，或咽喉作痛，服清咽利膈散益甚。予以理中汤治之，乃愈。

【点评】本篇主要论述了口中味觉异常、口臭、口腔溃疡、舌衄等病症。口中苦、酸、辛、甘、咸对应心、肝、肺、脾、肾，由脏腑功能异常所致，且多为脏腑之热，如"经云：肝热则口酸，心热则口苦，脾热则口甘，肺热则口辛，肾热则口咸。"大多符合临床实际。但龚氏特别提醒"服凉药不愈者，宜理中汤。""若概用凉药，损伤生气，为害非轻。"临证还需认真观察，辨清寒热虚实。

茧唇

《内经》云：脾气通于口。又云：脾之荣在唇。盖燥则干，热则裂，风则𥆧，寒则揭。若唇肿起白皮，皱裂如蚕茧，名曰茧唇。有唇肿重出如茧者，有本细末大，如茧如瘤者。或因七情动火伤血，或因心火传授脾经，或因厚味积热伤脾。大要审本病，察兼症，补脾气，生脾血，则燥自润，火自除，风自息，肿自消。若患者忽略，治者不察，妄用清热消毒之药，或用药线揭去皮，反为翻花败证矣。

一论肝经怒火，风热传脾，唇肿裂，或患茧唇。

柴胡清肝散

柴胡　黄芩炒，各一钱　黄连一钱五分　山栀七分　当归一钱五分　川芎六分　生地黄一钱　升麻二钱　甘草三分　牡丹皮一钱五分

上剉一剂。水煎，食后频服。若脾胃弱，去芩、连，加白术、茯苓。

一论阴虚火动，唇燥裂如茧。

济阴地黄丸

熟地黄_{四钱}　山茱萸_{酒蒸，去核，二钱}　干山药_{三钱}　辽五味子_{四分}

麦门冬_{三钱}　当归_{酒洗，三钱}　肉苁蓉_{二钱}　甘枸杞子_{三钱}　甘菊花_{三钱}

巴戟肉_{三钱}

上为细末，炼蜜为丸，如梧桐子大。每服百丸，空心白汤送下。

一论中气伤损，唇口生疮，或齿牙作疼，恶寒发热，肢体倦怠，食少自汗，或头痛身热，烦躁作渴，气喘，脉大而虚，或微细软弱。

补中益气汤

人参　黄芪_{蜜水炒}　甘草_{各一钱五分}　白术_{去芦}　当归　橘红_{各一钱}

柴胡　升麻_{各五分}

上剉一剂。姜、枣煎服。

一论唇素燥裂生疮，用橄榄烧灰为末，以猪油调涂患处，立已。

一论冬月唇干血出，用桃仁捣烂，猪油调涂唇上，即效。

【点评】从茧唇的症状描述来看，类似于西医的"唇癌"。病机为"因七情动火伤血，或因心火传授脾经，或因厚味积热伤脾。"篇中所列三方分别从清肝火、养肾阴、补脾气治疗。龚氏告诫："妄用清热消毒之药，或用药线揭去皮，反为翻花败证矣。"

牙齿

右寸关脉洪数，或弦而洪，肠胃中有风热。齿痛，尺脉洪大而虚者，肾虚，主齿动摇疏豁，相火上炎而痛。

夫牙齿者，乃骨之萃也。骨乃肾主之，则诸经血脉津液，皆润泽清凉矣。盖血旺则凉，凉即骨坚固，血虚则热，热则齿浮动。人之上唇，人中之下牙[①]属督脉，下前齿属任脉，其两颐上下及环口皆属乎阳明二经，故牙床属土，牙齿犹如木栽土上，土凉则根固，土热则齿

---

① 人中之下牙：当指上前齿。

摇。牙即骨也，骨不能痛，其痛者，牙龈筋肉也。人食梅多者，牙即矬麻，痿而不能力嚼者，非木酸制土耶?! 其牙龈肉脱，胃火也。牙疏脆者，肾之相火也。经曰：诸痛痒疮疡，皆属心火。缘心火之下，阴精承之，若承之不缺，何痛之有?! 其牙患之名，有风牙、虫牙、牙疳、牙宣，盖由于火之不济也，故热则生风，风字有虫。又曰：血遇火则沸而出，牙宣也，热兼外邪则肿痛。真阴未成而热炽者，曰疳，乃溃塌之速。凡为治者，保肾水者知其本，清胃火者知其标，疏风邪者知其权。盖风药善通经开腠，则是火郁宜发之义耳。修养家常食淡些，则血不凝，戒慎厚味甘辛香辣，则不积火。治牙至药不效时，热之积也。盖因纵欲而阴虚，嗜味以为补，而益增其火。其目下嗜欲之节①，乃为后边晚景，不甚苦于牙也。禀阳明火多者，易作牙病也。凡用椒、姜、巴豆、荜茇性热辣者，擦而定痛，虽快于一时，实乃资邪益深矣，戒之! 戒之! 其小儿牙疳、牙痛者，恣以甘，嗜以味，而不知节，厚其衣，重其棉，而不知摄。乳儿作疳者，母之遗热也。烘焙纯棉夜暖，图于睡寐，况脏腑真阴未成，所以为害暴也，固不可不留心究明于斯矣。

经云：肾衰则齿豁，精固则齿坚。

一论一切牙齿肿痛，皆属胃经火盛，多辛热厚味，及服温暖之药过多，以致胃热，上下牙痛，牵引头脑而热，其齿喜冷恶热者。

加味清胃散

当归尾二钱　生地黄三钱　牡丹皮三钱　升麻四分　黄连六分　加防风一钱五分　荆芥一钱　软石膏三钱

上剉一剂。水煎服。若牙颧额半边痛者，加防风、羌活、白芷、细辛；若牙龈脱而出血者，加扁柏叶、黄芩、荆芥、栀子；若虚损人牙痛者，加黄柏、知母、人参、甘草；若满口浮而痛，不能力嚼者，加连翘、元参、芍药；小儿牙疳者，乳母服，加天花粉、元参、白芷；醇酒厚味，唇齿作痛，或牙龈溃烂，连头面颈项作痛者，并加犀角、连翘、甘草；胃寒齿痛，加草豆蔻、细辛、防风、羊胫骨灰，去牡丹皮。

---

① 嗜欲之节：疑当作"嗜欲不节"。

一论胃有实热齿痛，或上牙痛尤甚者。

凉膈散

连翘　栀子各三钱　大黄四钱，酒蒸　芒硝一钱　黄芩三钱　薄荷八分
知母一钱五分　升麻四分　石膏三钱　黄连六分　甘草八分

上剉一剂。水煎，频服。

一论风牙疼痛。

草乌二钱，米泔水浸，去皮，炒焦　细辛一钱　全蝎梢五钱，洗去臊　白僵
蚕五条，炒去丝　冰片

上研匀，搽患处。开口流涎，内服清胃散。

一治风牙肿痛。

保牙散

软石膏一两　川乌三钱　草乌三钱　花椒三钱

上俱生用，为末。擦牙漱口，吐之立已。

一陈省斋遇一道人，治牙痛如神。

巴豆去壳，三枚　真川椒七粒

上先将川椒略焙为末，次入巴豆同研极细，入红米饭些许捣研，
为丸如黍米大。每用一丸，贴痛处。

一陈恕轩治牙痛不可忍者。

花椒炒　胡椒　白矾半生半枯　食盐炒

上各为末，合和同研。每少许擦痛处，吐涎即止。

一治风冷齿痛。

白芷　细辛　良姜　荜茇　川椒　香附　蜂房炒

上各等分，为细末。擦牙搐鼻。

一治牙痛方。

黑豆一两，炒　盐六钱　花椒五钱　生姜六钱　连须葱六钱　艾六钱

上白水煎，漱口，吐去。

一论牙属肾，骨之余，不作痛。作痛者，乃手足阳明经之火
沸，血壅牙根，齿龈浮起作痛也，宜清胃火为主。其牙齿疏脆剥削，
渐觉齿稀，牙蛀去，乃属肾之真阴亏欠，牙不坚实矣，宜服六味地
黄丸。

滋阴清胃固齿丸　善治牙痛，且能固齿。

山药末一两　牡丹皮末一两　黄柏酒炒，为末，二两　黄连酒炒，为末，一两　升麻末二两　当归末酒洗，一两　元参末一两　干葛末一两

上用知母一两，山楂肉二两，煎汤，去渣，净汁煮葛粉为糊，又用籼米饭一盏，研烂，和葛粉，同又研匀，调以上八味末为丸，如绿豆大，以水飞过朱砂为衣，晒干。每服三钱，食后白汤送下，要忌一切厚味、姜蒜、椒辣诸般等物。

一治胃经虚热，齿牙作痛者，补中益气汤方见内伤，依本方加熟地黄、牡丹皮、白茯苓、白芍药。

一论齿动作渴，属脾胃虚弱，阴火炽盛者，补中益气汤方见内伤，依本方加酒炒黄柏、知母。

一治每劳心则齿缝肿，而不能咀嚼，此元气虚弱也，补中益气汤方见内伤，依本方。

一论齿浮作痛，耳面黑色，口干作渴，日晡则剧，此脾虚也，用益气汤、加减八味丸而愈。

一朱工部午后有热，遇劳遗精，其齿即痛，此脾肾虚热，先用补中益气汤、六味丸，更以十全大补汤而愈。

一男子齿浮作痛，耳面黧色，口干作渴，日晡则剧，脾虚弱也，用补中益气汤、加减八味丸而愈。

一男子口臭，牙龈赤烂，腿脚痿软，或用黄柏等药，益甚，时或口咸，此肾经虚热，余用六味地黄丸而瘥。

一男子每遇发热，牙即浮肿，此足三阴虚火，用加减八味丸，而不复作。

一论肾气虚寒，牙齿作痛，面色黧黑，精神憔悴，脚膝无力，饮食少思，或痰气上升，小便频数，齿不坚固，或口舌麻闷，畏饮冷水，以八味丸数服而安。

一治胃中客热牙疳，出血口臭，齿龈肿痛腐烂。

甘露饮

枇杷叶三钱　石斛三钱　黄芩二钱　枳壳一钱　天门冬三钱　生地黄　熟地黄　山茵陈　麦门冬各三钱　甘草八分

上剉。水煎服。

一李小园患满口牙齿疼痛，溃烂动摇，饮食不下，乃牙疳也，诸

医不效，忽遇一道人传方，一擦即愈。

川椒_{炒，一钱半}　铜青_{一钱}　硼砂_{一钱}

上三味为末。每少许擦患处，流涎立已。

一治牙疳，根内臭烂黑色，有虫作痛。

鸡内金_{即鸡膆脰粗皮阴干，一具}　白芷_{二钱}　铜青_{一钱}　麝香_{一分}

上为细末。以温盐水漱口，贴患处。

一治牙疳臭烂，久不愈。

白硼砂_{二钱}　白枯矾_{一钱}　芦荟_{五分}　青黛_{三分}　轻粉_{三分}　雄黄_{二分}
冰片_{一分}

上为细末。候睡去时，以竹管引药吹在牙疳上，或以鸡翎扫敷之。

一论牙痛或肿，风牙、虫牙、动牙，长痛不可忍_{宋知府传}。

马蜂窝　白蒺藜　花椒　艾叶　葱头　荆芥　细辛　白芷_{各等分}

上剉散。醋煎，口噙良久，吐出即瘥。

一治牙痛，虫蛀不已，诸药不效者。

救苦丹

蟾酥_{三分，剉细，乳汁些少溶化于器内}　雄黄_{二分}　细辛_{二分}　冰片_{二分}

上将酥乳调和，细细纳蛀牙孔内或痛牙龈缝中，口中痰涎任流出之，内服加味清胃汤。

一方治虫牙肿痛，用雄黄二分，麝香少许，搽于虫孔中，虫死，则痛止。

一方治风牙、虫牙作痛，用黄蜂窝一个，以花椒填满其窍，以白盐一钱封口，烧存性，入白芷、羊胫骨灰各一钱，同研为细末。先以清茶漱口净，然后以药擦之，及敷痛处。如有虫蛀孔作痛，以少许塞孔中，立验。

固齿明目乌须黑发良方　牙痛胃火，厚味所起，齿痛肾虚，房劳过矣，补肾牙牢，清火痛止，节欲甘淡，何疾不愈。经验良方，擦牙固齿，明目乌须，香口润体。久而用之，其妙无比。

何首乌_{黑豆拌蒸一次，牛膝拌蒸一次，四两}　旱莲草_{四两}　槐角_{黑豆煮汁，拌蒸，四两}　怀生地黄_{酒拌，砂锅内蒸一日，至黑，二两}　骨碎补_{刮去皮毛，炒七次，一两五钱}　青盐_{二两}　没食子_{公母成对，二两}

上共为细末，每早擦牙，滚水咽下。能用于须发未白之先，可免染须之劳，乌须黑发，固齿牢牙，永世不落，真仙方也！

牢牙固齿乌须黑发秘方临川刘云来传

没食子四钱　青盐二两　细辛一两　地骨皮二两　熟地黄二两　破故纸炒，四两

上共为细末。每早擦牙良久，滚水咽下。

擦牙乌须方本县丁族传

白茯苓去皮　细辛　牙皂烧成灰，存性　五倍子炒黑，各等分

上为细末。频频擦牙。日久须白者转黑。

一擦牙固齿，牙宣口臭，乌须乌发吏部吴继疏试效。

旱莲草炒干，切碎，半斤　香附米四两

上二味，入砂锅炒黑存性，为末。擦牙。

一固齿乌须王斗岳传。

青盐炒，一两　槐角子炒，一两　牡丹皮酒洗，一两　破故纸酒炒，七钱　细辛酒洗，五钱　熟地黄酒浸一日，晒干，一两　没食子三钱　百药煎二钱

上共为末。每早擦牙，咽下。

一擦牙防齿患，取青槐枝捶半碎，半斤，水四碗，煎二碗，去渣，入好盐一斤，煮干，更将盐炒，研细擦牙。温水漱口，吐水洗眼，明目固齿。修合日期：五月五日，六月六日。

【点评】本篇所涉疾病为牙周炎、牙龈炎、龋齿等。病与肠胃风热、肾虚相火上炎关系密切。故"凡为治者，保肾水者知其本，清胃火者知其标，疏风邪者知其权。盖风药善通经开腠，则是火郁宜发之义耳"为治牙病的重要原则。同时告诫："禀阳明火多者，易作牙病也。凡用椒、姜、巴豆、荜茇性热辣者，擦而定痛，虽快于一时，实乃资邪益深矣，戒之！戒之！"

眼　目

左寸脉洪数，心火炎上也。关弦而洪，肝火盛也。右寸关俱弦

洪，肝木夹相火之势，而来侮所不胜之金，而制己所胜之土也。

夫天运拂经，则两曜薄蚀，人身违和，则两目眵昏。是眼目之在人，犹日月之丽天，明则其常，而昏则其变也。一身之中，惟目最为贵重者，脏腑之精华萃焉，血脉之宗会系焉。东垣曰：按《阴阳应象论》云：诸脉皆属于目。又曰：目得血而能视，五脏六腑之精气，皆上注于目而为之精。精之窠为眼，骨之精为瞳子，筋之精为黑睛，血之精为目窠之总络，气之精为白眼，肌肉之精则为约束裹撷，筋骨血气之精而与脉并而为系，上属于脑，后出于项。是故瞳子黑眼法于阴，白眼赤目法于阳，故阴阳合德，而为精明也。是以五脏六腑，十二经脉，三百六十五络，其血气皆禀受于脾土，上会于目而为明。故目者心之使也，心者神之舍也，若精神乱而不守，卒然见非常之怪，邪中其精则精散，则视歧，观一物为两也。因事烦扰，饮食失节，劳役过度，致脾胃虚弱，心火大盛，则百脉沸腾，血脉并行，经曰：天明则日月不明，邪害空窍是也。董院使云：目之首尾，赤睛属心，其满眼白睛属肺，其乌睛圆大属肝，其上下肉胞属脾，而中间黑瞳一点如漆者，肾实主之，是随五脏各有证应。然论其所主，则瞳子之关系重焉，何以言之？目者，肝肾外候也，肝取木，肾取水，水能生木，子肝母肾，焉有子母而能相离者哉！故肝肾之气充，则精彩光明，肝肾之气乏，则昏蒙眩晕。乌轮赤晕，刺痛浮浆，此肝热也。胆生清泪，枯黄绕睛，此肝虚也。瞳人开大，淡白偏斜，此肾虚也。瞳人焦小，或带微黄，此肾热也。又曰：白睛带赤，或红筋者，其热在肺。上胞下胞或目唇间如疥点者，其热在脾。又曰：眼者轻膜裹水，照彻四方，溯源反本，非天一之水入目，孰为之主宰乎？！析而论之，则拘急牵扬，瞳青胞白，痒而清泪，不赤不痛，是之谓风眼。乌轮突起，胞硬肿红，眵泪湿浆，里热刺痛，是之谓热眼。浑而泪，胞肿而软，上壅朦胧，酸涩微赤，是之谓气眼。其或风与热并，则痒而浮赤，风与气搏，则痒涩昏沉。血热交聚，故生淫肤、粟肉、红缕、偷针之类。气血不至，故有眇视、胞垂、雀眼、盲障之形。淡紫而隐红者，为虚热。鲜红而兼赤者，为实热。两眦呈露，生胬肉者，此心热血旺。白睛红膜，如纸伞者，此气滞血凝。热证，瞳人内涌，白睛带湿，色浮而赤也。冷证，瞳人青绿，白睛枯槁，气沉而浊也。眼热经久，复为风冷所乘，则赤烂。眼中不赤，但为痰饮所注，则作痛。肝气不顺而夹热，所以羞明。热气蓄聚而伤胞，所以胞合。刘河间曰：在腑则为表，当除风散热。在脏则为里，当养血安神。如暴失明、昏涩、翳膜、眵泪，斑入眼，此风热也。一云：斑入眼，此肝气盛，而发在标也，宜表散以去之。如昏弱不欲视物，内障见黑花，瞳子散大，皆里也。血少神劳，肾虚也，宜养血补水安神以调之。

观诸公所论治疗之法，大概以清心凉肝，调血顺气为先，不可固执水能生木之说，而偏补养。盖肾水恶燥，设遇虚证，亦不过以当归、地黄等药润养之，轻则温补之，亦可也，况夫脾能发燥，肝亦好润。古方率用杏仁、干柿、饴糖、沙蜜为佐，果非润益之意乎？！抑且脾者诸阴之首，目者血脉之宰也，故脾虚则五脏之精气皆失所司，不得归明于目矣。心者，君火也，主藏神明，宜静而安，相火代行其令，相火乃胞络之火，主百脉，皆荣于目，既劳役妄动，又因邪气所并，而损血脉，是故诸病生焉。翳目者，虽宜养血安神，又当兼理脾胃，乃良法也。至于退翳一节，尤关利害。夫翳起于肺，肺家受热，轻则朦胧，重则生翳。有曰真珠翳状如碎米者易散，有曰梅花翳状如梅花者难消。虽翳自热生，然治法先退翳而后退热者，谓热极生翳，若先去赤热，则血为之凝而翳不能去。其有赤眼，与之凉药过多，又且涤之以水，不反掌而水凝。眼特一团水耳，水性清澄，尤不可规规于点洗。缘其喜怒失节，嗜欲无度，劳役眼力，泣涕过伤，凌寒冲风，当暑冒日，不避烟火，饮啖诸多，此皆患生于脏腑者也，专事点洗可乎哉？！在乎察受病之因，究标本之理，推明运气以调之，斟酌药饮以平之，患者又能静坐闲居，澄神息虑，节饮食，戒色欲，专内视，简外观，爱惜目力，则无有不安者矣。

一论暴发眼肿如桃，并赤眼痛涩难开者。

祛风清热散

当归尾二两　赤芍二钱　川芎一钱五分　生地黄三钱　黄连六分　黄芩二钱　栀子三钱　连翘三钱　薄荷八分　防风一钱五分　荆芥一钱　羌活二钱　桔梗八分　枳壳一钱　甘草八分　白芷梢一钱

上剉一剂。灯草七根，水煎，食后服。肿痛甚，加大黄、芒硝；风热，加蔓荆子、牛蒡子；乌珠痛，加天麻、川乌生用三片；犯眼，加苍术、朱砂；眼生翳障，加白蒺藜；眼目被人打伤青肿，加大黄，如杖疮，肿痛未破，作憎寒壮热，或打重血气攻心，加大黄、桃仁；如打扑伤损内重，瘀血不散，加大黄、桃仁，服之立愈。

一论治眼暴发赤肿，睑高，苦痛不可忍者。

救苦汤

连翘　桔梗　红花　细辛各二分　当归身夏月减半　甘草炙，各一钱　苍术米泔浸　龙胆草各一钱四分　羌活太阳　升麻阳明　柴胡少阳　防风　藁本　黄连　生地黄　黄柏　黄芩　知母各三钱　川芎六分

上㕮咀一剂。水煎，临卧服。

一治火眼、赤眼暴发肿痛，不可忍者。

黄连　黄柏各一钱　生白矾二分

上㕮咀。胶枣一枚，煎水半钟，洗之立消。

一洗暴发烂弦风眼，用皂矾不拘多少，瓦器盛，于三伏内晒之至白色，须晒十余日方好，再入黄连末十分之一，每用少许，水和，纸隔洗眼，立效。

一治眼暴发肿痛，用白矾枯过为末。每用三钱，生姜去皮，取自然汁，调如膏，抹纸上，令患人闭目，将药贴眼上，烧一炷香尽，痛即止，用温水轻轻洗去。神效。

一外治火眼肿痛，用青矾炒三钱，黄土六钱，各为细末，井花水调作两饼子。如眼大，先将水洗净眼，次用纸贴眼上，后用饼贴纸上，令病人仰睡，用水润饼，如干再润，二三时即已。

一治眼暴发，赤肿痛泪，隐涩难开，用大黄末，新汲水调，涂两眉正上头两脑，水润之，须臾，肿消痛止。

一治证如前，用黄连末五钱，薄荷二钱半，为末，用鸡蛋清和，隔纸涂眼上良久，干则以水润之，即效。

一论凡眼疾暴发，新久肿痛，痛不可忍者，皆缘心家火起所致也，并治一应障翳等疾。

光明丸李中山传

生地黄　白芷　羌活　独活　甘草　薄荷　防风　荆芥　木贼　甘菊花　草决明　黄连　黄芩　黄柏　大黄　连翘　桔梗各二钱　归尾　川芎各三钱

上药十九味，为末，炼蜜为丸，如绿豆大。每服三五十丸，白滚汤送下，清晨、晚上各进一服。

一论暴发眼。

泻火升阳汤

黄芪八分　人参七分　甘草五分　柴胡一钱五分　栀子二钱　菊花二钱　枳实一钱六分　甘枸杞子二钱　当归　川芎各三钱　黄芩二钱　升麻一钱八分　薄荷二钱　藁本二钱　生地黄三钱　龙胆草二钱

上剉一剂。用水一钟，酒一钟，煎至一钟，临卧服。渣再用水三钟，煎至一钟，温服，即愈。如未全愈，将第三次渣，用水一钟，煎至半钟，温服。忌鱼鸡。

一论内障眼，得之脾胃元气虚弱，心火与三焦皆盛，饮食失节，形体劳役，不得休息，故上为此证也。

冲和养胃汤

黄芪一钱五分　人参一钱　炙甘草一钱五分　当归酒洗，一钱　白术去芦，一钱　白芍酒炒，六分　白茯苓三分　柴胡七分　升麻一钱　羌活一钱五分　防风五分　黄连七分　黄芩七分　干姜一分　五味子二分　葛根一钱

上剉一剂。水煎，稍热服。

一论肝主目，肝受热则不能视，血弱则肝气无以荣养，肝气有亏，则有花也。久视艰涩，大眦赤色者，此血不足，肝之失养也，迎风有泪，肾之虚也，黑睛有翳不散，此亦因劳受风，血弱不能行也，宜服此药，补肝血，滋胆水，益肾气，大有殊功。

家传养肝丸

羚羊角镑，另研，五钱　生地黄酒浸　熟地黄酒蒸　肉苁蓉酒洗　甘枸杞子　防风去芦　草决明炒　菊花　羌活　当归酒洗　沙苑蒺藜炒，各一两　楮实子炒，五钱　羊子肝小肝叶，煮，焙干为末

上为细末，炼蜜为丸，如梧桐子大。每服五十丸，加至七十丸至百丸。早盐汤下，午茶下，临卧酒下，不饮酒人，当归汤下。即补肝重明丸去赤芍、甘草。

一论素禀虚弱，勤劳，眼目昏暗。

当归酒洗，一钱五分　白芍酒炒，一钱　川芎一钱　黄柏人乳汁炒，一钱　生地黄二钱　龙胆草酒洗，四分　密蒙花五分　白术去芦，一钱　人参五分

知母_{人乳汁炒，一钱}　茺蔚子_{一钱}　黄芩_{酒炒，七分}

上剉一剂。水煎服。

一论病目用凉药过多，以致隐涩难开。

防风_{七分}　黄芪_{一钱}　炙甘草_{五分}　蔓荆子_{三分}　当归_{五分}　白芷_{三分}

升麻_{七分}　柴胡_{五分}

上剉一剂。水煎服。

一论日晡两目紧涩，不能瞻视者，此元气下陷也，补中益气汤_{方见内伤}，依本方倍参、芪。

一论肾水枯竭，神光不足，眼目昏暗，此壮水之主，以制阳光。

壮水明目丸

熟地黄_{一两二钱}　山药_{一两二钱}　泽泻_{八钱}　山茱萸_{酒蒸，去核，一两二钱}

茯苓_{去皮，一两}　川芎_{三钱}　牡丹皮_{八钱}　当归_{酒洗，一两}　生地黄_{五钱}　蔓荆子_{一两}　甘菊花_{五钱}　黄连_{五钱}　柴胡_{三钱}　五味子_{五钱}

上为细末，炼蜜为丸，如梧桐子大。每服四五十丸，好酒送下。

一论远年近日，烂弦风眼，翳障青盲，肿痛百病。

点眼仙方_{临州马伏所传}

蕤仁_{三钱，净，去皮，将竹纸去油，方入药，用笔筒卷纸，将药铺纸上，重层卷碾}

珍珠_{二分五厘，生用，绵纸包，打碎，研烂}　琥珀_{二分，生用，纸包，打碎，研烂}

熊胆_{一分五厘，生研}　牛黄_{一分，生用}　麝香_{半分，生研}　片脑_{一分五厘，生研}

蜂蜜_{三钱五分，用慢火煨化，滤去渣}

上先秤眼药罐，次加蜜，秤后入药，搅以上药八味，和匀点睛。

一论暴发风热，时行火眼。神效。

紫金锭_{陈省斋秘传方}

川黄连_{四两，剉为粗末，将井花水十钟，浸二三日，入锅，煎至三钟，去渣，再熬}至半钟，下水胶一钱二分，溶化，调后药为锭　铜绿_{五钱}　轻粉_{二钱}　宫粉_{三两}

上共为细末，将黄连汁调为锭，阴干。用时将井花水磨。加熊胆五分，冰片二分，尤妙。

一论两目翳障，烂弦风热，昏蒙色眼，皆治。

光明散

炉甘石_{用上好的，四两}　珍珠_{四钱}

上二味，用竹纸包定，将新倾银紫泥罐作饼，包石、珠在内为丸，外用熊胆一钱，硼砂二钱，火硝三钱，研末为衣，再用紫泥罐包裹晒干，用炭火煅炼，以七根线香为度，炼四炷香，用童便淬之，浸黑色为妙，又炼根半香，以好醋淬之，再炼根半香，歇火，听用。前炼过末药一钱，加熊胆一分，火硝一分，为极细末，点眼。其效如神。

一论远年近日，内障青盲，云翳推移，火眼暴发，迎风冷泪，怕日羞明，肝肾虚损等疾，点之悉愈。能治七十二种眼疾，能医二十年目不明者。惟有瞳人反背而睛散者，不治。

仙传珊瑚紫金膏 薛巡兵秘传

白炉甘石 南方出，名羊脑炉甘，童便浸七日，用灰火硝银，砂锅内煅，投入童便内，共十日，晒干，细研，一两　麝香 拣净，去皮，细研，五分　黄丹 高者，名国丹，滚水飞过三次，晒干，细研为末，一两　海螵蛸 即乌贼鱼骨，剥去皮甲，微火炙过，细研，一钱　乳香 光明者，入砂锅内，微火炒，出其烟，研细末，二钱　没药 光明者，入砂锅内，微火炒，出烟，细研，二钱　白硼砂 明净，二钱，细研　青盐 去泥土，细研，五分　片脑 细研，三分

上将前七味，各研细末，称足，合入一处，入钵内，再研细极无声，后入麝、片二味，再研极匀。将蜂蜜用绢袋滤过，熬蜜滴水成珠，夏老冬嫩，春秋酌老嫩之间。用蜜调药，令稀稠得所，瓷器内封固，不可泄气。点眼。神效。

一人两目作痛，服降火去风之药，两目如绯，热倦殊甚，余用十全大补汤数剂，诸症悉退，服补中益气汤兼六味丸而愈。复因劳役，午后目涩热倦，再用十全大补而痊。

一人年二十，素嗜酒色，两目赤痛，或作或止，两尺洪大，按之微弱，余谓少年得此病，目当失明。翌早索图而行，不辨天日，众皆惊忌。余以六味丸料加麦冬、五味，一剂顿明。

一人目赤不明，服祛风散热药，反畏明重听，脉大而虚。此因劳心过度，饮食失节，以补中益气加茯神、酸枣、山药、石枣、五味，顿愈。又劳役，复甚，用十全大补汤加前药渐愈，却用补中益气汤加前药而痊。

一儒者，日晡两目紧涩，不能瞻视。此元气下陷，用补中益气倍加参、芪，数剂而愈。

一论眼病之后，微有上热，白眼红，多眵泪，每疼痛而隐涩难开。此苦寒太过，而真气不能通九窍也，故眼目昏花不明。以补中益气汤去参、术、陈，加防风、白芷、蔓荆子。

一论内障眼，得之元气脾胃虚弱，心火与三焦俱盛，饮食失节，形体劳役，不得休息，故上为此证也。以益气汤加黄连、黄芩、干姜、五味，去陈皮。

一论诸般翳障，攀睛胬肉，内障青盲等证。

益府秘传拨云龙光散

蕤仁五两，去粗壳，取仁，用温水浸，去嫩皮、膜、尖、心，用上好白竹纸包裹，捶去油，以尽为度用，五钱　牛黄二分五厘　白磁砂即好白细瓷器，四五钱重，用头酸醋一碗，将瓷器以砂罐盛贮，放炭火内烧红，先投入醋内，以七次为度，又用童便一碗，烧红投便内，以七次为度，又将醋、童便合一碗，又烧红投入，以七次为度，先将磁研炼，以水澄清，用中间的，阴干，五分　好珍珠八九分，将雄鸡一只，以珠入鸡肚内，过一宿，然后杀鸡取珠，用豆腐蒸过用，五分　硼砂二钱五分　琥珀五分　真熊胆三分，以瓷瓦盛，放火上，烘去水，用二分五厘，炼　硇砂三四分，将冷水一碗，以火煮干为度，用一分　当门子一分　白丁香一分　海螵蛸水煮过六七次，二分　冰片二分　人龙用男人、孩子口内吐出食虫，即用银簪破开，河水洗刮令净，阴干，二分

上精制，一处细研、任意点眼。盲者复明。古今天下第一仙方，不可妄传非人，秘之！秘之！

一治气血虚损，眼目昏暗，此壮水以制阳光。有误服寒凉之过，黑暗全不通路，以十全大补汤加沉香、大附子、白豆蔻。

东垣谓：目能远视，而不能近视，火盛而水亏也，法当补肾，六味地黄丸主之。目能近视而不能远视，有水而无火也，法当补心，定志丸加茯苓主之。又曰：不能近视，晨服地黄丸，不能远视，卧服定志丸，是以通手足少阴经也。是以知不能近视者，肾水亏火盛也，不能远视者，心血不足也。

定志丸

远志去心　石菖蒲各二两　人参一两　白茯神三两

上为细末，炼蜜为丸，朱砂为衣。每服二十丸，米汤下。加白茯苓一两。

六味地黄丸方见补益

【点评】本篇涉及眼科的多种疾病，包括目外障、目内障。心、肝、脾、肺、肾五脏失调均可殃及眼睛，导致眼睛疾患。病证有虚有实，有寒有热。诊断上，可从两眦赤睛、白睛、乌睛、肉胞、黑瞳等部位的异常现象中判断病变脏腑与寒热。治疗当"在乎察受病之因，究标本之理，推明运气以调之，斟酌药饮以平之。患者又能静坐闲居，澄神息虑，节饮食，戒色欲，专内视，简外观，爱惜目力，则无有不安者矣。"即要用药，也须注意养护是关键。

喉痹 声哑 痄腮

两寸脉浮洪而溢者，喉痹也。脉微而伏者，死。

《内经》曰：一阴一阳结，谓之喉痹。一阴者，手少阴君火，心主之脉气也。一阳者，手少阳相火，三焦之脉气也。二脉并络于喉，其气热则内结，结甚即肿胀，肿胀甚则痹，痹甚则不通而死矣。夫推原十二经，惟足太阳则下项，其余皆凑于喉咙。然《内经》何独言一阴一阳结为喉痹？盖君相二火，独胜而热，中络故痛者，速也。余谓一言可了者，火也。故十二经中，言嗌干、嗌痛，喉肿颔肿，舌本强，皆君火为之也。惟咽痹急速，相火所为也。夫君火者，犹人火也；相火者，犹龙火也。人火焚木其势缓，龙火焚木其势速。《内经》之言喉痹，则与咽舌其两间耳，然其病同于火，故不分也。后之医者，各详其状，强立八名①，曰：单乳蛾、双乳蛾、子舌胀、木舌胀、缠喉风、走马喉风。热气上行，故传于喉之两旁，近外作肿，以其形似，是谓乳蛾，一则为单，二则为双。其比乳蛾差小者，名喉闭。热结于舌下，复生一小舌子，名曰子舌胀。热结于舌中，舌为之肿，名曰木舌胀，强而不柔和也。热结于咽喉，肿绕于外，且麻且痒，肿而大者，名曰缠喉风。喉痹暴发暴死者，名曰走马喉风。此八种之名虽详，若不归之火，则相去远矣，其微者，可以咸软之。若其大者，以辛散之。今之医者，皆有其药也，如薄荷、乌头、僵蚕、白

---

① 八名：只有六名。加下文之"喉闭"也仅七名。

矾、朴硝、铜绿之类。至于走马喉痹，何恃此乎?！其生死人反掌之间耳。其最不误人者，无如砭针出血，血出则病已。《易》曰：血去惕出，良以此乎。

昔余治一妇人，木舌胀，其舌满口，诸医不愈，余以银针小而锐者，砭之五七度，肿减，三日方平，计所出血几至盈斗。

又治一男子，缠喉风肿，表里皆作，药不能下。余用凉药灌于鼻中，下十余行，外用拔毒散敷之，阳起石烧淬，与伏龙肝各等分，细末之，以新水扫百遍，三日热始退，肿始消。

又尝治一贵妇喉痹，盖龙火也，虽用凉剂，而不可使冷服，为龙火，宜用火逐之。人火者，烹饪之火是也，乃使曝于烈日之中，登于高堂之上，令侍婢携火炉，坐药铫于上，使药常极热，不至太沸，通口时时呷之百余次，其火自散。此法以热行寒，不为热而扞格故也。

大抵治喉痹，用针出血，最为上策。但人畏针，委曲旁求，瞬息丧命。凡用针而有针创者，宜捣生姜块，调以热白汤，时时呷之，则创口易合。《铜人》亦有灸法，然痛微者可用，速者恐迟则杀人，故治喉痹之人，与救人同，不容少待。《内经》火郁发之。发谓发汗，咽喉中岂能有汗，故出血者，乃发汗之一端也。后之君子，毋执小方，而曰吾药不动脏腑，又妙于出血，若幸遇小疾而获效，不幸遇大病而死矣，毋遗后悔可也。

一论喉痹危急，死在须臾，牙关紧闭，病人大指外边指甲下根，不问男左女右，用布针针之，令血出即效，如大势危急，两手大指俱针之，其功尤效。

一论治不测急慢喉痹，咽喉肿塞不通。

开关神应散

盆硝研细，四钱　白僵蚕微炒，去嘴，八分　青黛八分　蒲黄五分　麝香一分　甘草八分　马勃三分　片脑一分

上各为细末，称足，同研极匀，瓷瓶收贮。如有病症，每用药一钱，以新汲水小半盏调匀，细细呷咽。如是喉痹，即破出血，便愈。如不是喉痹，自然消散。

若是诸般舌胀，用药半钱，以指蘸药擦在舌上，下咽津唾。如是小儿，一钱作为四五服，亦如前法用，并不计时候。马勃，一名

马疕，菌也，虚软如紫絮，弹之紫灰出，状如狗肺，生湿地园中久腐处，主恶疮马疥，敷诸疮良，以蜜揉拌，以水调呷，治喉痹咽痛。

一论咽喉肿痛，痰涎壅盛，初起或壮盛人，上焦有实热者可服。

清咽抑火汤

连翘一钱五分　片芩一钱　栀子一钱　薄荷七分　防风一钱　桔梗二钱　朴硝一钱　黄连一钱　黄柏五分　知母一钱　玄参一钱　牛蒡子一钱　大黄一钱　甘草五分

上剉一剂。水煎，频频热服。闻生过杨梅疮者，加防风、山豆根二两。

一论虚火上升，喉痛并喉内生疮，喉闭热毒，最能降火滋阴。

滋阴降火汤

当归一钱　川芎一钱　白芍一钱二分　川黄柏蜜水炒，一钱　生知母一钱　怀熟地黄二钱五分　天花粉一钱　生甘草一钱

上剉一剂。水煎，入竹沥一盏，温服。加元参二钱，白桔梗去芦三钱。

一论喉痹肿痛，声哑不出，饮食不下，阴虚相火上炎，咳嗽痰喘，潮热虚劳等症，内服此药，外用神仙通隘散吹之，即愈。

滋阴清火汤

怀熟地黄一钱　山茱萸酒蒸，去核，一钱　白茯苓去皮，一钱　山药一钱　泽泻一钱　桔梗二钱　元参一钱　牡丹皮一钱　黄柏蜜水炒，一钱　知母一钱　天门冬去心，一钱　麦门冬去心，一钱　甘草一钱

上剉一剂。水煎，温服。外用硼砂一味，噙化咽下，降痰消毒如神。

一论咽喉肿痛，属素虚弱者，或服凉药过多而作泻者，皆可服。

清上养中汤

小甘草　桔梗各二钱　元参　当归　黄芩各一钱　陈皮去白　白术去芦　白茯苓去皮　麦门冬去心　连翘各八分　人参　防风　金银花各八分

上剉一剂。水煎，食远频服，有痰，加贝母。

一论咽喉肿痛，不能言语，或吐或泻，或不食，或四肢冷痹，但可进药，无不愈者，此从治法也。

通关散

炙甘草_{一钱五分} 人参 白术_{去芦} 白茯苓_{去皮} 桔梗_{各二钱} 防风_{七分}

薄荷_{五分} 荆芥 干姜_炒 或加大附子_{炮，各五分}

上剉。水煎。频频与服。

一论喉痹，双单乳蛾，风肿，吐咽不下，死在须臾，治一切喉痹之总司也。

山豆根为末，用熊胆和为丸，用鸡腔皮阴干，研末为衣，如绿豆大。每用一丸，放舌上。徐徐咽下，即愈。

一治喉风等症。

起死回生散

蜈蚣_{三钱，焙存性} 胆矾_{一钱} 全蝎_{二钱，焙存性} 蝉蜕_{一钱，焙存性} 僵蚕_{去丝嘴，一钱，炒} 穿山甲_{麸炒，三钱} 蟾酥_{三钱} 乳香_{五分} 川乌_{一钱}

上为细末。每服一钱五分或二钱，小儿每服一分或六七厘，用葱头捣烂，和药，酒送下，出汗为度。如口不开，灌服。忌猪、羊、油、鸡、面七日。

一论单蛾、双蛾、风喉、喉痹肿痛，水浆不入，死在须臾_{宾崇周姻家试验}。

胆矾_{一钱五分} 硼砂_{一钱八分} 鸡内金_{制过，一钱} 枯白矾_{二钱} 百草霜_{三钱，以众末黑为度}

上各为细末，用绢罗过。用中指盛药，按上患处，久噙，令痰多，去后用薄荷汤漱口。如甚，将鹅翎削尖，刺破，用药按上，或用鹅毛蘸醋带药刷上，满口刷搅，引痰出尽，即愈。一方加熊胆五分，更效。

一论喉风肿痛几死_{双桥周姻家屡验}。

茶子 霜梅 酽醋

上三味，研烂去渣，将药汁蘸扫咽喉，即时吐痰而愈。

一论喉痹肿痛，汤水不下，死在须臾，用此一吹即活。

牛黄_{二钱} 硼砂_{一钱} 雄黄_{三分}

上为细末，每用一分五厘，吹入喉内，即愈。

一论喉痹肿痛_{车左源传效}。

郁金_{一钱} 雄黄_{五分} 巴豆肉_{去壳，四个，两个生用，两个用猪油包裹，灯上}

烧熟存性

上为末，三味搅匀。每用一分二厘，入竹筒内，吹患处，小儿用六厘。

一治喉闭风闭难治者，猪牙皂角一条，用蜜调和，水煎，如急，立服，缓则露一宿，尤妙。倘如口紧者，撬开灌之，将危者即苏。

一治喉风危急，用大黄为末，竹筒盛之，安青鱼胆七个，入末，待干，研末，听用。遇患喉痹，吹入鼻中或喉中，立效。

一论时气缠喉，渐入喉肿塞，水谷不下，牙关紧闭，不省人事。

神应散

雄黄　枯矾　藜芦生用　牙皂炙黄

上各等分为末。每用豆大一粒，吹入鼻内，吐痰。神效。

一论喉痹乳蛾，咽喉肿痛，汤水不入，死在须臾之急。巴豆去壳，捣为末，入细辛末少许，同研匀，卷在纸内，中间剪断，如左患塞右鼻，如右患塞左鼻孔中，双肿左右相替塞之，咽喉立开，如神。

一论喉痹肿痛，水浆不入，死在须臾扶沟刘昆汇传。先用皂角、细辛为末擦牙，次用陈盐、松菜烧灰、霜梅肉、生艾叶擂烂，同扎于筷头上，蘸喉数次，吐痰尽，即食百沸汤。食后，用米粥调服。

一治咽喉肿痛。

百药煎　硼砂　甘草　生白矾各等分

上四味为细末。每服一钱，食后用米汤调，细细呷咽。

一论缠喉肿痛，皂角为末，用醋调涂外颈上，干则易，其乳蛾即破而愈。

一论喉风肿痛，不可忍者，霜梅五个或七个去核，白矾一两，研烂，用好醋一碗，入药同煮以矾化为度，待温，用筷扎绵，缴齿上下至喉，先缴牙外，自外而缴至舌下，自舌下又缴至舌上，缴至喉，其痰自然涌出，痰带丝者即愈，无丝者丝断不治。

一论喉痹壅塞不通者，用红蓝花捣绞取汁一小钟，服之，以瘥为度。如冬月无湿花，可浸干者，绞取浓汁，如前服。效。

一论咽喉肿痛。

吹喉散周印池传

牙硝一两五钱　硼砂五钱　雄黄二钱　僵蚕二钱　冰片二分

上共为细末。每用少许，吹喉立效。

一治咽喉肿痛，水吞不下，用青盐、白矾、硼砂各等分，为末。吹患处，有痰吐出而愈。

一治咽喉肿痛，水浆不入，死在须臾，用真蟾酥为末，用筷头点入对嘴上，即时消散，其效速如风。

一论久嗽喉痛。

小太平丸

人参_{二分}　五味子_{三分}　天门冬_{去心，二钱}　麦门冬_{去心，二钱}　玄参_{八分}　徽墨_{三分}

上为细末，炼蜜为丸。嚼化下。痰甚，加贝母。

一论劳役过伤，忽咽喉肿闭，不省人事，喘促痰涌，汗出如水，肢体痿软，脉浮大而数，此饮食劳役，无根虚火上炎也，补中益气汤_{方见内伤}，依本方加肉桂，顿苏。

一论咽喉肿痛，口舌生疮，劳则愈甚，此脾肺气虚，膀胱有热也，补中益气汤_{方见内伤}，依本方加元参、酒炒黄柏、知母，稍愈，去知、柏，加山药、山茱萸。

一论咽喉肿痛，服凉药过多，或过劳，痛愈甚，此中气虚热也，补中益气汤_{方见内伤}，依本方加炒芩、连。

一论积热上攻，痰涎壅盛，喉痛声哑，肿痛难禁。

上宫清化丸_{内阁秘传}

黄连_{去毛，六钱}　桔梗_{去芦，六钱}　山豆根_{四钱}　粉草_{四钱}　薄荷叶_{一钱}　白硼砂_{六分}

上为细末，炼蜜为丸，如芡实大。时常嚼化。

一论喉痛有痰，声哑。

薄荷_{二两}　细茶_{一两}　白硼砂_{七钱}　乌梅肉_{二十一个}　贝母_{二钱}　冰片_{三分}　孩儿茶_{五钱}

上为细末，炼蜜为丸，如皂角子大。每嚼化下。

一论声哑。

甘草　乌梅　桔梗　乌药

上剉。水煎，温服。

一治出声音方。

诃子炮，去核，一两　木香一两　甘草五钱

上剉。水煎，入生地黄汁一合，再煎数沸，放温，分六服。每食后，日进半料。

一论声嘶失音。

铁笛丸

当归酒洗，一两　怀熟地黄一两　怀生地黄一两　天门冬去心，盐炒，五钱　黄柏蜜炒，一两　知母五钱　麦门冬去心，盐炒，五钱　玄参三钱　白茯苓去皮，一两　诃子五钱　阿胶炒，五钱　人乳一碗　牛乳一碗　乌梅肉十五个　甜梨汁一碗

上为细末，炼蜜为丸，如黄豆大。每服八九十丸，诃子汤下，萝卜汤亦可。

一治失音，用槐花新瓦上炒熟，怀之，随处细嚼一二粒，久久自愈。

一治失音，用生白矾，炼蜜为丸服。效。

一治声哑、失音不出，用猪板油切烂，入蜜内，重汤煮熟，食之。

一论疟腮肿痛。

防风　荆芥　羌活　连翘　牛蒡子　甘草各等分

上剉。水煎服。外用赤小豆末，醋调敷，恐毒气入喉难治。

一方用石灰不拘多少，炒七次，地下窨放七次，醋调，涂肿处，立愈。

一论疟腮疙瘩肿痛，及吹乳。

南薄荷三钱　斑蝥去翅足，炒，三分

上为细末。每服一分，烧酒调下，立消。服药后，小便频数，服益元散一服。

一治卒喉中生肉，以棉裹筷头蘸盐措肉上，日六七度，易。

一人患喉闭，以防风通圣散治之，肿不能咽，此证须针之，无奈牙关已闭，遂刺少商穴出血，口即开，更以胆矾吹患处，吐痰一二碗许，仍投药乃愈。尝见患此疾者，畏针不刺，多毙。少商穴在手大指内侧，去爪角如韭叶许。

一人喉闭，肿痛寒热，脉洪数，此少阴心火，少阳相火二经为

病，其证最恶，惟刺患处出血为上。因彼畏针，先以凉膈散服之，药从鼻出，急乃愿刺，则牙关已紧，不可针，遂刺少商二穴，以手勒去黑血，口即开。仍刺喉间，治以前药，及前吹喉散吹之，顿愈。又以人参败毒散加芩、连、牛蒡子、玄参，四剂而平。经曰：火郁发之。谓发汗，出血乃发汗之一端也。河间云：治喉之火，与救火同，不容稍息！尝见喉闭不出血，喉风不去痰，以致不救者多矣。每治咽喉肿痛，或生疮毒，以荆防败毒散加芩、连，重者用防风通圣散。

一男子口舌常破，如无皮状，或咽喉作痛，服诸凉药，愈甚，余以理中汤一剂，乃可。

一人脚发热则咽喉作痛，内热口干，痰涎上壅，此肾经亏损，火不归经，用补中益气加麦冬、五味，及加减八味丸而愈。

一人患喉痛，日晡益甚，此血气虚而有热，用八珍汤而愈。后每入房，发热头痛，用补中益气汤加麦冬、五味，及六味丸常服，后不复作。

一丹溪先生云：咽痛属血虚，用四物汤加竹沥。阴虚火上炎者，必加玄参；气虚，加人参、竹沥。又云：咽喉肿痛，有阴虚阳气飞越，痰结在上者，脉必浮大，重取必涩，去死为近，宜人参一味，浓煎，细细饮之。如作实证治之，祸如反掌。此发前人之未发，救无穷之夭亡但此一方，宜斟酌用之，看证按方，不可泥执也。

一人因怒气大叫，将下腮脱落，任掇不上，众视束手，余以乌梅捶饼，塞于两腮坐牙尽头空处，张口流涎，须臾，随手掇上。

补遗

一治喉痛如生毒物，并单蛾喉咙并治。用巴豆、半夏各等分，将此两味用上好醋放小罐内煎熟，取巴豆、半夏，一起研末，用麻布包做数粒，如豆子大，以前醋浸之，取一粒含在喉痛处，至热，又换别粒含之，直至吐泻而后已，即以稀粥补之而愈。忌冷水、猪油。

一利膈生津，止渴清音，常用之药也。

乌梅一两　苏州薄荷叶四两

上为细末，白糖霜四两，蜜丸，如芡实大。每用一丸，噙化。

一治喉风、咽痛、双单乳蛾姜师周传。乌梅去核，竹签插在蟛蜞身上，阴干，取烧灰存性，为末，点患处，立愈。

一治咽喉肿痛，生疮声哑，危急之甚，及治虚劳声嘶喉痛。

神仙通隘散贾兰峰秘方

白硼砂二钱　孩儿茶一钱　蒲黄六分　青黛一钱　牙硝六分　枯矾六分
白滑石一钱　片脑二分　黄连末，五分　黄柏末，五分　寒水石一钱

上为细末。吹喉中，立效。

一治喉中热毒肿痛，喉闭、乳蛾等证。

清上丸

熊胆一分　雄黄五分　硼砂一钱　薄荷叶五钱　青盐五分　胆矾少许

上为细末，炼化白糖为丸，如芡实大。卧时舌压一丸，自化入喉。神效。

一治声音不出。

真苏子二两　诃子三个　杏仁三十个　百药煎二两

上为末。每服二三钱，热酒调下。

一治欲好声音，用杏仁一升熬去皮尖，酥一两，蜜少许为丸，如梧桐子大。空心米汤下十五丸。

一治失音，皂角一条去皮子，萝卜三个切作片，水煎服之。不过三服，能语声。

【点评】"夫推原十二经，惟足太阳则下项，其余皆凑于喉咙。"十一条经络与咽喉相连，可见咽喉病之复杂。本篇主论喉痹，以咽喉肿塞不通为特征，涉及急性喉炎、急性化脓性扁桃体炎等病。病因多责之火热，有君火相火之分，"言嗌干、嗌痛，喉肿颔肿，舌本强，皆君火为之也。惟咽痹急速，相火所为也。"当咽喉肿痛甚者，可致呼吸困难而危及生命，古人称"走马喉风"。对这种危急症，认为针刺法最佳。故曰："大抵治喉痹，用针出血，最为上策。"除病患局部针刺放血外，也可刺少商穴。对于痰甚所致的喉风，主张用祛痰法，常用白矾、硼砂、藜芦、皂角等药。治喉痹除用内服药外，篇中列举了不少吹药、点药、噙化药，均为喉科常用有效药。除喉痹外，篇后还列有治疗声嘶、失音及疿腮肿痛方。

结核

结核者，火因痰注而不散，郁结坚硬如果中核也，或在颈胁，或在手足，或在颈项，或在臂在腋，如肿毒，不红不痛，不作脓，不必溃发，但令热气散，核自消。大法宜二陈汤加竹沥，多服为效。

梅核气者，室碍于咽喉之间，咯之不出，咽之不下，如梅核之状者是也。始因喜怒太过，积热蕴隆而成，疠痰郁结，致有斯疾耳。治宜导痰开郁，清热顺气，加陈皮、半夏、川芎、香附、山栀、黄芩、枳壳、苏子之类是也。如老痰凝结不开，以咸能软坚之药，海石是也。

一论咽喉结核成块，如核桃者，肿硬疼痛，两腋下俱有，及颈项肿硬，头不能转。

消解散

南星三钱，泡　半夏二钱，姜炒　陈皮二钱　枳实一钱　桔梗八分　前胡二钱　柴胡八分　黄连六分　白附子八分　连翘三钱　赤芍二钱　防风一钱五分　独活二钱　莪术一钱　木通二钱　苏子三钱　白芥子二钱　蔓荆子二钱　甘草八分

上到。生姜、灯草煎服。

一论不问男妇，遍身疙瘩成块如核，不红不痛，皆痰流注而成结核也。

醉翁仙方 海上异人传

白头翁一斤，去叶用根，分作四服。每一服四两，用酒煎，一日三次服之。二日服尽而已。

一秘方治症同前，效不可言。

蓖麻子一斤，去壳用肉，放入公猪肚内，酒煮，肚烂为度，取出蓖麻子，晒干为末，用前烂猪肚捣千余下，为丸。酒送下，一日服三次。

一论妇人遍身痰核，不痛不红不肿，内消之剂。

陈皮二钱　半夏二钱　白茯苓三钱　当归三钱　川芎一钱五分　白芍二钱

枳实一钱　黄连六分　香附二钱　桔梗八分　龙胆草三钱　连翘三钱　防己二钱　羌活二钱　柴胡八分　甘草八分

上剉。生姜三片，水煎服。

一论结核，浑身手足俱有核，如胡桃者，并治胸中胃脘至咽门窄狭如线，疼痛者，此风痰气热所致也。

开结导痰汤

陈皮一钱　半夏七分　枳壳一钱　枳实七分　桔梗五分　前胡八分　黄芩一钱　香附童便浸，三分　威灵仙七分　荆芥七分　羌活七分　木香五分　槟榔八分　僵蚕二分　射干七分　甘草七分

上剉一剂。生姜三片，水煎服。

一论痰核气核，疿腮疙瘩，及吹乳等症。

内消散朱宾湖得效

南薄荷三钱　斑蝥去翅足，三分，炒

上为细末。每服三分，烧酒调下，立效。服之后，小便频数，服益元散。以乌鸡子清，丸如绿豆大。每服一丸，茶下，加至五丸，却每日减少一丸，减至一丸后，每日服五丸，治瘰疬，名内消丸。

一论痰核方庠生石介伯传。

归尾一两　赤芍梢一两五钱　连翘一两　藁本七钱五分　细辛八分　羌活一两　独活一两　防风一两五钱　荆芥八分　小川芎六钱　薄荷一两　白芷梢一两　桂枝一两　甘草节六钱　赤芍一两

上为细末。每服二三钱，食后酒调服。

一论痰核，在喉咙上下左右，或生在两腋下，并治瘰疬庠生敏所兄传。

防风一两五钱　山茨菇一两　穿山甲七钱　射干二两　红内消二两　白芷梢　乌药一两　连翘一两　车前子一两　汉防己二两　何首乌二两　牛蒡子　薄荷各一两　金银花　桔梗各一两五钱　独活一两　僵蚕一两　半夏一两　赤芍一两五钱　夏枯草二两　皂角刺二两　小川芎一两　当归尾一两　甘草五钱

上剉一剂。水煎，食后服。有潮热，加黄芩、柴胡各五钱。

一男子素善怒，忽项微肿，渐大如升，用清痰理气，而大热作渴，小便频浊。余谓肾水亏损，用六味地黄丸、补中益气而愈。亦有

项胁等处大如升斗，或破如菌榴，不问大小，俱治以前法，必多服，以愈为度。

补遗

神效治痰疬妙方陈柘所传

天花粉三两　昆布酒洗，八钱　贝母一两　炒僵蚕一两五钱　全蝎酒洗，五个　炒黄连五钱　知母一两　蒲公英二钱　陈皮一两　青皮炒，一两　归尾七钱　黄芩酒炒，一两　栀子一两五钱　红花五钱　土木鳖去壳，十个　穿山甲土炒，一两　连翘去心，一两五钱　海藻酒洗，一两半　夏枯草一钱五分

上将前十七味君臣药分为十剂，其蒲公英、夏枯草，每服各照数。用白水煎，临服时加浓酒一杯同服。

一治痰核**金星膏**苏九宁传。

金星凤尾草一两五钱　实竹叶一两　葱白三十根　侧柏叶一两五钱

上用香油一斤，浸药一日，用火熬，看药焦黄为度，用棉布袋滤去渣，仍入锅内熬。熟油一斤净，入顶好铅粉三两，用竹搅匀，文武火熬，看烟起黑色，再入铅粉四两，着四五十下锅，仍用竹不住手搅匀，滴水成珠，取起放在地上，再搅，去火毒。

一治痰核、气核陈出实传。

黄芩一钱五分　枳实一钱　苏子　贝母　连翘各一钱　海藻　香附各七分　桔梗　白芥子各八分　甘草三分

上剉。水煎，食后服。

一治痰气核，用柏子仁一斤，晒干为细末。每用末二两，又将天门冬、连翘心各用一两，为末，入小布口袋内，将白水酒两小瓶煨熟，窨二三日。食后每服一碗，半月内即消。

一治痰气核颈大戴雷门传。

牛蒡子五分　枳实五分　僵蚕五分　防风　桔梗　黄芩　连翘各八分　贝母一钱　海藻水洗　金银花　枯矾各一钱　夏枯草八分

上剉一剂。白水煎，食后服。

一治痰核心泉侄传。

用黄泥作窝，入生矾四两，鹿角蛇一条，在窝内阴干，火煅化，为末。每服一分，温酒调服，立消。

一治项后侧少阳经中疙瘩，肉色不变，不问大小，及日月深浅，

或有赤硬肿痛。

生山药一排，去皮　蓖麻子二个，去壳

上二味，研匀。摊帛上，贴之。如神。

一治梅核气。

加减四七汤

苏梗八分　陈皮一钱五分　厚朴八分　南星二钱　半夏二钱　茯苓三钱
枳实一钱　青皮二钱　砂仁八分　益智仁一钱五分　白豆蔻八分　神曲炒，
二钱　槟榔一钱

上剉。生姜煎服。

【点评】颈项、胁腋及全身出现的不红不痛，不作脓，不溃发的包块为结核，西医的颈部与腋下淋巴结核、甲状腺结节与肿瘤、脂肪瘤等可见该症。病因火与痰结，郁而不散所致。故治疗以化痰、泻火、发散、活血为法。化痰多用二陈汤、导痰汤等方，泻火用连翘、薄荷、金银花、夏枯草、黄连、黄芩、龙胆草等，发散用羌活、独活、防风、荆芥、白芷等，活血药多用当归、赤芍、川芎。用药"多服方效"，提示本病不会速愈。另用一味白头翁治疗的偏方也值得关注。

瘿瘤

夫瘿瘤者，多因气血所伤，而作斯疾也。大抵人之气血，循环无滞，瘿瘤之患，如调摄失宜，血凝结皮肉之中，忽然肿起，状如梅子，久则滋长。瘿有五种，曰：石、肉、筋、血、气是也。瘤有六种，曰：骨、脂、石、肉、脓、血是也。治法，瘿瘤二者，切不可针破，针破则脓溃烂，则杀人！惟脂瘤可破去脂粉，即为异，不可轻易为。余将瘤瘿之分于后，医者宜审辨之，则不误也。

消瘿汤

海藻洗　龙胆草　海蛤粉各二两　通草　昆布烧存性　枯白矾　松
萝各一两　半夏二两五钱　麦曲一两五钱　白芷一两

上为末。每服五钱，酒煎。忌甘草、虾、鱼、猪肉、五辛、诸毒等物。又要吞矾蜡丸。

一论治瘰瘤、痈疽、便毒、恶疮，久漏不愈者。

经验矾蜡丸

白矾_{用生}四两为末，黄蜡二两_{溶化}，众手为丸，如梧桐子大。每服三十丸，空心白汤下。

一论内府秘传方，治瘿气。

海藻_{热水洗净} 昆布_{洗净} 海带 海螵蛸 海粉_{飞过} 海螺_{醋淬} 甘草_{少许}

上，如项下摇者用长螺，颈不摇用圆螺，各等分，为末，炼蜜为丸。每夜卧时口中噙化一丸。功效不可言也。

一论系瘤神方，兼去鼠奶痔及瘤，同。

用芫花根洗净带湿，不可犯铁器，须于木石器中捣取汁，用线一条，浸半日或一宿，将线系瘤，经宿则落。如未落，再换一线，不过三次，自落。用龙骨、诃子、赤石脂各等分，为末，敷疮口，即合。如无根，用芫花泡水浸线，系鼠奶痔，依法用之。无不效。

一论洗瘤秘方：用染指草_{名金凤花}一棵，煎水频洗，夏用鲜，春秋冬用干，煎水洗。

一治瘿验方。

沉香 乳香 丁香 木香 藿香_{各一钱五分}

上用腊月母猪眼睛七个，同药配好，酒煮三炷香，露一宿，连药焙干为末，炼蜜为丸，如白果大。临卧噙化。服一料效。

一治颈下卒结囊，欲成瘿者。海藻一斤，洗去咸，酒浸饮之。加昆布等分，为末，炼蜜为丸，如杏核大。含口中，稍稍咽下。

一治瘿消块。

神效开结散

沉香 木香_{各二钱} 橘红_{四两} 珍珠_{四十九粒，入砂罐内，以盐泥封固，煅赤，取出，去火毒} 猪靥子肉_{四十九枚，用豚猪者，生项间，如枣子大}

上为末。每服一钱，临卧酒调，徐徐咽下。患小三五服，大者一剂愈。忌酸、咸、油腻、滞气之物。须用除日于净室修合。

【点评】瘿瘤即缺碘引起的单纯性甲状腺肿。故治疗用了大量含碘量极高的海藻、昆布、海带等食品，以及猪的甲状腺（猪靥子肉）。另，篇中所列的"系瘤神方"当适用于有蒂的肉瘤。而由一味染指草组成的"洗瘤秘方"当适用于病毒、霉菌等引起的皮肤疣、瘤等。

肺痈

寸口脉数而实者，肺痈也。其脉短而涩者，自痊。脉浮大者，难治。

夫肺痈者，由寒热之气内舍于肺，其气结聚之所成也。盖因调理失宜，劳伤血气，风寒得以乘之，寒生热，风亦生热，壅积不散，遂成肺痈。咳而脑漏，右胁隐痛，二脚肿满，咽干口燥，烦闷多渴，时出黄唾腥臭，状如糯米粥，难治。有脓而呕者，不可治呕，脓尽而止，则自愈。若吐黄色脓臭，或带粉红色者，即肺痿也。大抵脉细而沉，里虚而变证矣。

一论咳嗽，吐脓血，腥臭不可闻者，肺痈也。

黄芪蜜水炒　防风　金银花　忍冬藤　金沸草　牛膝　桔梗各等分

上用鸭一只，缢死，破开，入前七味药于鸭肚内，用好酒煮尽为度，吃鸭。药渣晒干为末，酒调服，后服净脓汤。

净脓汤此汤吃鸭后宜服

甘草四两，剉作大帖。用水煎，顿服。如纳不得，吐出之，服后：

化痰止咳丸

白矾二两，枯的　百草霜一两

上二味，为末，清水为丸。每服三五十丸，人参、五味各三钱，煎汤送下，作三日用。

一论治肺虚，用白鸭一只，去内脏，用薏仁、杏仁各一两，入鸭腹中，饭上蒸熟，去药，只吃鸭肉，大能补肺。

一论肺痈，吐脓腥臭，用黄豆以病人口嚼，不觉豆之气味，是肺痈也。

一论肺痈，以薏苡仁略炒为末，糯米饮调服，入粥煮吃亦可，或水煎服，当卜脓血而安。

保肺丹

凡治肺痈，必以此药间而服之，以护膈膜，不致溃透心肺，最为切当。即矾蜡丸_{方见瘿瘤}，用蜜水送下。

【点评】肺痈类似于西医的肺脓肿。"盖因调理失宜，劳伤血气，风寒得以乘之，寒生热，风亦生热，壅积不散，遂成肺痈。"虚实错杂，病较难治。篇中介绍的白鸭食疗方与黄豆口嚼的鉴别诊断法值得借鉴。

肺痿

寸口脉数而虚者，肺痿也。

肺痿之候，久咳不已，汗下过度，重亡津液，便如烂瓜，如豕脂，小便数而不渴。渴者自愈，欲饮者欲瘥。此由肺多唾涎沫而无脓者，肺痿也。

一论肺痿咳嗽，其证辟辟燥咳，胸中隐隐而痛，脉弱无力。

薏苡仁散

当归　白芍　黄芪　人参　五味子　麦门冬　桑白皮　黄芩　百部　薏苡仁

上剉。生姜煎服。

【点评】肺痿以干咳，胸隐痛，脉无力为特征，为肺中津液大伤的病证。本篇只列一方"薏苡仁散"，方由益气养血，清热生津药组成，含当归补血汤、生脉饮。另本篇曰："肺多唾涎沫而无脓者，肺痿也。"上篇肺痈门则曰："若吐则黄色脓臭，或带粉红色者，即肺痿也。"前后矛盾。但也提示：肺痈若出现粉红色分泌物时病情更重，可转为肺痿。

心漏

一论胸前有孔，常出血水者，谓心漏也。

鹿子丸

嫩鹿茸_{去毛，酥炙，微黄}　　大附子_{炮，去皮脐}　　盐花_{各等分}

上为末，枣肉为丸。每服三十丸，空心酒送下。

一论胁下生漏疮，如牛眼状，脓水不止，用盐少许，安白牛耳内，然后取牛耳中垢，以敷疮上，即瘥。如不用盐，即牛耳不痒，难取其垢。

其诸漏疮，外用蒜切片，放疮上，将艾灸之，不过数次灸，即愈。

一论漏疮，血水出不止。

蛇皮_{烧灰，三钱}　　五倍子　　龙骨_{各五钱}　　川续断_{五钱}　　乳香_{三分}

上共为末。津唾调敷患处，立止。

【点评】从症状描述来看，心漏为慢性疮疡类疾病，由正气不足，阳气亏虚，不能托毒外出所致。故首方"鹿子丸"用鹿茸、附子，扶阳托毒，类似阳和汤之方义。或用隔蒜灸法。

卷 七

妇人科

妇人之病，有可治、有不可治者，皆由其心性善恶所关也。闻有德性柔良，举止端重，克尽妇道，孝敬翁姑，助夫教子。凡内助理家，女工、井臼、桑麻之事，无不尽善者，必无灾病。岁或有之，亦易为治也。有等逆妒险恶，罔尊凌卑，惟其衣食自私，全无宗祀之念，犯有七去，助无一能，天教病入膏肓，虽卢扁亦难治疗。予因痛识此病，借立医方，此为劝戒。其胎前产后等病，各自有方，开列于后。

妇人总论

夫妇人乃众阴所集，常与湿居，荣卫和平，诸病无由而生，荣卫虚弱，则百病生焉。经云：二七而天癸至，任脉通，太冲脉盛，月事以时下，交感则有子矣。其天癸者，天一生水也。任脉通者，阴用之道泰也。太冲脉盛者，血气俱盛也。何谓之月经？月者，阴也，经者，经络也。过期而行经者，血寒也；未期而先行者，血热也；经行作痛者，气之滞也；来后或作痛者，气之虚也。其色紫者为风，黑者多热，淡者多痰，如烟尘水者，血不足。余考古方，耗其气以调其经，则以为人之正气不宜耗也。太冲者气也，任脉者血也，气升则升，气降则降，血随气行，无有暂息。若独耗其气，血无所施，正气既虚，邪气必胜，故百病生焉，其经安得调乎？！况心生血，脾统血，脉为之元也，养其心则血生，实其脾则血足，气盛则血行矣，安得独耗其气哉?! 此调经之要法也。行经之时，保如产母，一失其宜，为病不浅，当戒暴怒，莫损于冲任，远色欲，莫损于血海。一有抑郁，宿血必停，走于腰胁，注于腿胯，遇新血击搏，则疼痛不已，散于四肢，则麻木不仁，入于血室，则寒热不定，或怔忡而烦闷，或入室而狂言，或涌上出，或归大肠，皆因七情之气所致也。余考产后一科，胎前血气，用药温暖于理最当。产后治法，至于子和，论产后出血数斗，世人皆以血气两虚，妄用温热之剂养血补虚，止作寒治，举世皆然，故有误者。殊不知，妊孕如天地之孕物，阴阳和合，人物俱生，阴阳偏胜，岂得孕乎?! 譬如瓜果，值水旱，花实萎落，故立秋后十日，寸草不结，乃寒不发生也。今妇人终于十月而产者，反为寒治，则非理矣。若子和之法，当行温凉，温热之剂，实所禁也。以余常用和暖之剂，使血得暖以流通，其恶露自尽，故无后患耳。况生产有难易，血气有盛衰，岂可偏执一法，能尽产后无穷之变乎?! 余每经历新产，月里用温暖治效者十多八九，用温凉治效者，百无二三。尝考子和之法，施于月外，蕴热自甚，阴虚潮热往来，当行温凉之剂，故无禁耳，其月里可不慎哉?! 人之受胎，虽是阳精所得，实赖母血而成。亦若瓜果，赖枝叶所荫也。今妇人终于十月而产者，即瓜熟蒂落脱壳之意，虽冒寒暑伤食，调理不宜急迫，则随手而愈。间有失珍重，不满十月而动胎产者，犹若枝蔓瓜果，有所伤也。胞系腐烂，胎始堕落，故此得病，则难愈矣。昔人所谓小产伤如大产者，此也。凡妇人新产，荣卫俱虚，腠理不密，或冒风寒，或伤饮食，或恶露不通，或血行过度。如此四者，俱能发寒热，身疼，腹痛，又不可相类而用药也。又如产后脾胃既虚，或多食鸡子冷物，所伤脾胃，遂成伤食，以致身热，气口脉盛，当行消食之药。世人多因身热，便为外感，遂行温凉之药发汗退热，胃气转伤，岂无死者?! 产后半月之前，难去内外之邪，亦当兼行血气，若过半月以后，倘有杂证，不可偏执产后一门治疗，又当各类中求之，庶不耽误病体矣。

【点评】本篇首论妇人体质特征："夫妇人乃众阴所集。"故生活起居宜偏温，忌寒凉。次论月经异常之主病。通常"过期而行经者，血寒也；未期而先行者，血热也；经行作痛者，气之滞也；来后或作痛者，气之虚也。其色紫者为风，黑者多热，淡者多痰，如烟尘水者，血不足。"并指出经期保养的重要性，"行经之时，保如产母。一失其宜，为病不浅。"后详论产后用药的注意事项等，均为治疗妇人病的重要原则与经验，值得细细品读。

调经诸方

一论此方调益荣卫，滋养气血，治冲任虚损，月水不调，脐腹疼痛，崩中漏下，血瘕块硬，发歇疼痛，妊娠宿冷，将理失宜，胎动不安，血下不止，及产后乘虚，风寒内搏，恶露不下，结生瘕聚，小腹坚痛，时作寒热，妇人百病。宜：

四物汤

当归身_{酒洗}　川芎　白芍药_{酒炒}　怀熟地黄_{各二钱}

上剉一剂。水煎，温服。看病加减。

一经候将来，腹中阵阵作痛，乍作乍止者，血气实也，用生地，加黄连、香附、桃仁、红花、玄胡索、牡丹皮、莪术。

一经水常不及期而行者，血热也，用生地，加黄连、黄芩、白芷。

一经水常过期而来者，瘦人多是血少，倍当归、地黄，加黄芪、甘草，少佐以红花、桃仁泥，以为生血之引用也。肥人大概是气虚挟痰，阻滞升降然也，去地黄，加参、芪、甘草、茯苓、半夏、陈皮、香附。

一常过期而紫黑成块者，血热也，多作腹痛，用生地，加香附、黄连、玄胡索、五灵脂、乳香、没药。

一过期而血淡色者，痰多血少也，用生地黄，合二陈汤，煎服。

一肥盛妇人，经水或二三个月一行者，痰盛而躯脂闭塞经脉，以导痰汤加芎、归、香附、苍术、白术。

一经水适来适断，往来寒热如疟者，合小柴胡汤煎服。

一经行过三五日，腹中绵绵走痛者，此血行而滞气未尽行也，加木香、槟榔，煎服。

一经水行后而作疼者，血气俱虚也，加四君子汤煎服。

一经事欲行，脐腹绞痛临经者，血涩也，加川楝子、小茴、木香、槟榔、玄胡索。

一行经时忽作气恼，后得心腹腰胁痛不可忍，脉弦急不匀，乃瘀血作痛也，加桃仁、红花、玄胡、莪术、青皮。行血即愈。

一经行不止，加炒阿胶、地榆、荆芥穗。

一妇人因经血过多，五心烦热，日晡潮热，加胡黄连。二三服效。

一妇人筋骨肢节痛及遍身，头疼，两手脉弦，憎寒如疟，每以散风止痛之剂罔效，加羌活、防风、秦艽、官桂。立效。

一血崩初起，不问虚实，加荆芥穗灯上烧过、防风、升麻。如不止，加蒲黄、白术炒、升麻。

一治血崩，加荆芥、黄芩、香附。

一治崩漏，加沙参、益母草、香附炒、阿胶炒、蒲黄炒、陈皮、白术、甘草，去当归不用。

一赤白带下，加柴胡、升麻酒炒，各七分、半夏姜汁炒、白茯苓、苍术米泔浸，炒、黄柏酒炒、知母酒炒、干姜炮，升阳除湿，带自除也。

一胎动下血不安，加艾叶、阿胶炒、黄芩、白术、砂仁、香附、糯米。

一胎死腹中，加官桂、白芷、麝香。

一产后恶露不行，加益母草、桃仁、苏木。

一产后血虚，昏晕不醒，加人参、白术、白茯苓、干姜、香附、甘草。

一腹中气块，加木香、槟榔。

一血积块痛，加三棱、莪术、官桂。

一口干烦躁，加麦冬、干葛、乌梅。

一骨蒸劳热，加知母、地骨皮、柴胡。

一小便闭塞，加泽泻、木通。

一大便不通，加桃仁、大黄。

一虚烦不眠，加竹叶、人参、酸枣仁炒。

一心神恍惚，加远志、酸枣仁、白茯苓、辰砂另研。

一呕，加藿香、半夏、砂仁、陈皮。

一泻，加白茯苓、白术、莲肉、山药、炮干姜。

一妇人经水先期而至，血紫有块，腰痛，手足冷痹，口干，头眩，胸痞，本方加条芩、荆芥、香附、小茴、玄胡、续断、地榆、杜仲、甘草。

一妇人血块作痛不可忍者，加三棱、莪术、青皮、陈皮、小茴、香附、吴茱萸、玄胡索、木香、甘草、姜、枣，煎服。

一妇人经不下行，逆经吐血不止，本方一两，加川大黄酒浸，炒，一两，水煎，入童便同服。立效。

一妇人女子经行愆期，以至鼻衄，错经妄行，本方去地黄，加桃仁、山栀炒、大黄酒炒、甘草，共七味，水煎，临服入童便同服。

一妇人经行三日后，来多不止，本方加伏龙肝、地榆、蒲黄、黄柏、侧柏叶、黄连、白茯苓、甘草、栀子，十三味。因气恼，加香附。脾胃虚，少食，加白术。

一论妇人经不调，或腹痛白带，或淋漓不止，或肌瘦者，头目眩晕，面色痿黄，四肢无力，以十全大补汤加香附、陈皮、玄胡索、砂仁、阿胶、沉香、小茴香、吴茱萸。

一论室女十四岁，经脉初动，名曰天癸水失于调理，心腹胀满，恶寒发热，头身遍疼，此感寒血气不顺，宜服小温经汤、和气散主之。

小温经汤

桂枝三分　白芷四分　白术五分　川芎七分　当归酒洗，一钱　熟地黄一钱　枳壳麸炒，七分　白芍酒炒，一钱　羌活四分　柴胡四分　砂仁四分　黄芩七分　香附炒，一钱　甘草二分　小茴酒炒，四分

上到一剂。生姜三片，水煎，热服。血气刺痛，心腹难忍，加玄胡五分；咳嗽，加杏仁去皮尖七个，五味子十粒，桔梗七分。

和气散

香附炒，五钱　黄芩四钱　枳壳去穰，炒，四钱　陈皮　藿香　小茴酒炒　白术去芦　玄胡索　砂仁　草果各三钱，去壳，炒　甘草八分　厚朴去皮，五钱

上为细末。每服二钱，空心米汤调，酒亦可。

一论室女十五六岁，经脉不通，日夜寒热，手足麻痹，饮食少进，头疼、恶心、呕吐，腹中忽然结一块痛者，此症误食生冷所伤，可服：

加减四物汤

香附_{炒，一钱}　当归_{酒洗}　川芎　枳壳_{去穰，炒}　柴胡　白芍_{酒炒，各八分}　黄芩　陈皮　三棱_{醋炒}　莪术_{醋炒，各六分}　熟地黄_{一钱}　白芷　玄胡索　小茴_{酒炒}　白术_{去芦，炒}　青皮_{去穰}　砂仁　肉桂　甘草_{各五分}

上剉作一剂。水煎，空心热服。遍身痛，加羌活。

一论室女十七八岁，经脉不通，或百日或半年，颜色青黄，饮食少进，寒热往来，四肢困倦，头疼目眩，肚疼结块，五心烦热，呕吐膨胀。此乃脾胃受伤，气血俱弱，误食生冷，急宜和气血，扶脾胃，先以逍遥散，次服加味八物汤，后服调经丸。

逍遥散

当归_{酒洗，一钱五分}　白芍_{酒炒，一钱}　柴胡_{一钱}　黄芩_{一钱}　川芎_{七分}　熟地黄_{七分}　半夏_{姜炒，七分}　人参_{五分}　麦门冬_{去心，五分}　甘草_{四分}

上剉散。生姜三片，水煎，热服。后服八物汤十剂，又可服调经丸数服。若少睡，加酸枣仁_炒，以敛心血。

加味八物汤

香附　当归　白芍_{酒炒}　白术_{去芦}　川芎　人参　熟地黄　小茴香_炒　黄芩　柴胡　白茯苓_{去皮}　甘草。

上剉。水煎服。腹痛，加玄胡索、枳壳、干漆；呕吐恶心，加良姜、砂仁；手足麻痹，恶寒，加肉桂；咳嗽，加杏仁、五味子、款冬花。

调经丸

香附_{醋浸，晒干，三两}　当归_{酒洗}　白术_{去芦，一两半，如腹痛，以苍术代之}　枳壳_{麸炒，两半}　赤芍　陈艾_{醋炒}　陈皮　小茴_{酒炒}　川芎　厚朴_{姜汁炒，各一两五钱}　熟地黄_{酒蒸，两半}　青皮_{去穰，一两二钱}　玄胡索　砂仁　三棱_{醋浸}　莪术　牛膝_{去芦，酒洗}　白芷　粉草_{各一两}

上为细末，醋打米糊为丸，如梧桐子大。每服百丸，空心米汤送下。

一论妇人二十岁后，遇经脉动来，沿身疼痛，手足麻痹，寒热，头痛，目眩，可服：

加减五积散

厚朴_{去皮，姜汁炒} 苍术_{米泔浸} 川芎 白茯苓_{去皮} 当归_{酒洗} 姜半夏_炒 白芍_{酒炒} 独活 羌活 牛膝_{去芦} 桔梗 白芷 枳壳_{麸炒} 麻黄_{去根} 陈皮_{各等分} 甘草_{三分}

上剉散。姜、葱煎，热服。咳，加五味、杏仁；泻，去枳壳，加肉蔻。

一妇人二十三四岁，经水不调，或赤白带下，或如梅汁淋漓，或成片，有阻二三月者，此乃气血虚弱，渐致潮热咳嗽，饮食少进，四肢倦怠，久必变生骨蒸，即成劳瘵。急当调治，可服前加味八物汤四剂，方可服大温经汤。

大温经汤

香附_{八分} 当归_{酒洗} 熟地黄 鹿茸_{醋炙，各八分} 白芍_{酒炒，七分} 人参 白茯苓_{去皮} 白术 吴茱萸_炒 玄胡索 川芎_{各五分} 砂仁_{四分} 陈皮_{四分} 小茴_{酒炒，四分} 沉香_{三分} 黄芪_{蜜炒，五分} 阿胶_炒 肉桂 甘草_{各三分}

上剉一剂。生姜三片，水煎，空心热服。如汗不止，加酸枣仁_炒、黄芪_{蜜炒}；咳嗽，加杏仁、五味、半夏、桔梗各五分；潮热，加柴胡、黄芩。

一论妇女二十四五岁，所服药饵，加味四物六君汤。

加味四物六君汤

厚朴_{姜汁炒，五分} 桔梗 白术_{去芦，各四分} 砂仁 红花_{各三分} 黄连_{酒炒，三分} 玄胡_{三分} 陈皮_{四分} 甘草_{二分} 当归_{酒洗} 香附_{各五分} 枳实_{麸炒} 白茯苓_{去皮} 川芎 赤芍 苏叶 槟榔 半夏_{姜汁炒，各四分}

上剉散。生姜三片，水煎，空心热服。

一论妇人二十五六岁，血海虚冷，经水不调，或时小腹疼痛，或下白带如鱼脑髓，或似米泔，不分信期，每日淋漓不止，面色痿黄，四肢无力，头晕，眼花，目眩，宜服四物补经汤，兼服乌鸡丸调理。

四物补经汤

香附 当归 白芍_{酒炒，各六分} 熟地黄 川芎_{各五分} 黄芪_{蜜炒，炙} 白茯苓_{去皮} 白术_{去芦} 黄芩 玄胡索 陈皮_{各四分} 砂仁 小茴_{酒炒}

人参　阿胶炒，各三分　沉香另研，三分　吴茱萸三分　粉草二分

上剉。生姜三片，水煎，空心热服。

乌鸡丸

海金沙　侧柏叶盐水炒，焙干，各四两　香附炒，三两　厚朴姜炒，三两
当归酒洗，三两　白术去芦　川芎各二两　白芍酒炒，二两　熟地二两　羌活
一两半　防风一两半　人参一两　砂仁一两　粉草三钱

上剉，用白毛乌肉膳鸡一只，不问三五年者俱好，杀，净，去
肠、屎、毛，将药一半入鸡肚中，放铜锅内，好酒五壶，水二瓶，文
武火煮至干，取鸡去骨，取肉，切细，同药晒干为末，用粳米粉酒水
煮糊为丸，如梧桐子大。每服百丸，空心米汤吞下，酒亦可。

一论妇人二十七八岁，身体虚败，经水不时淋漓，或成片，或下
黑水，面色青黄，头晕眼花，四肢困倦，宜服此四五剂后，服前大温
经汤十余帖。

止经汤

当归酒洗，一钱三分　白术去芦，八分　白芍酒炒　川芎　熟地黄　香
附　阿胶炒　黄芩　蒲黄炒　侧柏叶　砂仁各七分　甘草炒，三分

上剉。生姜煎，空心热服。咳，加五味子、杏仁去皮；肚痛，加
枳壳、玄胡索、干漆；气急，加半夏、苏子各五分。

一治妇人经水来多不止，用蕲艾一两，好生酒炒三次，碗盖，淬
入水，煎滚，去渣，温服，立止。

一论妇人三十一二岁，年年生育，败血过多，以致经水不匀，不
时腹中疼痛结块，饮食少进，困倦目眩，潮热往来，五心烦躁，此血
虚胃热，宜服红花当归散，兼用八物汤。

红花当归散

当归酒洗，八分　川芎　赤芍药　熟地黄　黄芩　香附各六分　枳壳
五分　玄胡索五分　厚朴姜炒　小茴香酒炒　柴胡　陈皮　三棱醋煨，各四分
莪术醋煨，四分　牛膝去芦，四分　红花三分　甘草二分

上剉。生姜水煎，空心热服。

一论妇人三十四五岁，因经水来时，当风坐卧，失于回避，腠理
空虚，外邪乘入，遍身麻痹，不能转侧，肺经受风，咳嗽痰盛，宜服
五积交加散三四剂，又服八物汤十余帖。

五积交加散只可服一二帖，勿多服

羌活一钱　苍术米泔浸　防风去芦　枳壳麸炒　陈皮　柴胡　当归酒洗
川芎　独活　白芷　半夏姜，炒　麻黄　桔梗　白茯苓　厚朴姜炒，各八分
桂枝四分　甘草三分

上剉。姜、葱煎，热服。再服，去柴胡，加乌药、僵蚕各一钱，酒煎，热服。

一论妇人三十六七岁，经行太过，血气虚耗，胃气不足，故经水妄来，可进八珍汤同乌鸡丸治之。

八珍汤

当归酒洗　白术去芦，各一钱　白茯苓去皮　人参　川芎　熟地黄
白芍酒炒，各八分　甘草三分　香附八分

上剉。生姜水煎，热服。

一论妇人三十八九岁，经水不行，腹中有块，痛，头晕眼花，不思饮食，乃血断早，余血未尽，不时攻痛成疾。宜莪术散，逐去余血。

莪术散

香附三两　当归酒洗　莪术醋煨　玄胡索　赤芍药　枳壳麸炒　熟地黄　青皮去瓤　白术去芦　黄芩各一两　三棱醋煨　小茴香炒　砂仁各八钱
干漆炒尽烟　红花各五分　川芎八钱　甘草一钱

上为细末。每服二钱，空心好米酒调服。

一治妇人腹中常常作痛，上下不定，经年积血也。

青皮　陈皮　三棱　莪术　香附　乌药　干姜

上各等分，醋煎，焙干为末。空心陈皮汤调下。

一论妇人四十二三岁，经水断绝，五十一二复来，或淋漓，或成片条，漏下不止，宜服和经汤，兼四物补经汤、乌鸡丸，相间服之可好。和经汤若三帖，即去气药，乃香附、陈皮、小茴是也。

和经汤

白芍酒炒，一钱二分　当归酒洗　熟地黄　白茯神　黄芩　香附　白术去芦　川芎　酸枣仁炒　蒲黄炒　阿胶面炒，各八分　白芷一钱　陈皮

小茴酒炒，各七分　甘草①

上剉。每服一两，姜、枣煎，热服。四物补经汤、乌鸡丸方俱见前。

一凡妇人经水不调，或前或后，或多或少，时常头晕眼黑，耳鸣，赤白带下，腰腹疼痛，五心烦热，四肢沉困，胸膈痞闷，不思饮食，肌肤减削，一切百病皆治，宜此：

调经滋补丸

香附米酒、醋、童便、盐汤各浸一两，各炒干，共四两　怀生地黄酒浸，砂锅蒸黑，二两　当归酒洗，二两　川芎　白芍酒炒，各一两　白术去芦炒，二两　白茯苓去皮，一两　陈皮　怀山药　牡丹皮　小茴盐酒炒　玄胡索　阿胶蛤粉炒　山茱萸酒蒸，去核，各一两

上为细末，酒醋打面糊为丸，如梧桐子大。每服百丸，空心米汤送下。

一论妇人五十岁以外，经水犹不断，颠颠倒倒，不准而来，当预防，恐成败血症也，此丸甚妙。

十金丹

当归头二两　怀山药三两　白术三两　人参二两　黄芩酒炒，二两　绵地榆二两　鹿角霜三两　黄柏酒炒黑，二两　白茯神去皮心，一两　怀生地黄酒浸，烘干，四两

上共为细末，用艾叶三两，水二斤，煎至一斤，去渣，入浮小麦粉六两，搅匀，煮熟，糊和药为丸。每日空心服一百五十丸，扁柏叶煎汤送下。

一治妇人因怒吐痰，胸膈作痛，服四物、二陈、芩、连、枳壳之类不应，更加祛风之剂，半身不遂，筋渐挛搐，四肢痿软，日晡益甚，内热口干，形体倦怠。予以为郁怒伤脾肝，血气复损而然，遂用逍遥散、补中益气汤、六味丸调治，喜其谨疾，年余悉愈，形体康健。

一治妇人晡热，形体瘦倦，饮食少，无味，月经不行，或鼻衄，或血崩久矣，或用顺气清热等剂不应，更加寒热，且时欲作呕，此乃

---

① 甘草：剂量原缺。

郁怒损伤脾胃，虚火错经妄行而然耳，以补中益气汤，兼进六味丸。

一治妇人多怒，经行旬余方止，后淋沥无期，肢体倦瘦，口干内热，盗汗如洗，日晡益热。皆由肝脾亏损，无以生发元气，以补中益气汤，加茯神、远志、麦门冬、酸枣仁、五味、牡丹皮、龙眼肉。

逍遥散_{方见虚劳} 补中益气汤_{方见内伤} 六味丸_{方见补益} 十全大补汤_{方见补益}

【点评】调经首方四物汤，称可治"妇人百病"，方后列了37条加味法，可见四物汤是治疗妇科病的基本方。四物汤后诸方，则以年龄论治，从14～50岁，按不同年龄、不同病证分别列方。所列调经诸方大多为前世经典方，也有经方的加减方。对于月经量多或出血不止者，多用黄芩、蒲黄、地榆、阿胶、艾叶等；疼痛者，多用延胡索、小茴香；有结块者，多用三棱、莪术等。另发现，香附的使用率很高，共出现了28次，在治疗痛经、月经不调、闭经、崩漏、胎动下血、胸闷、气恼等方中都有，可见香附是治疗妇人病的重要药物。

断产方总论

妇人欲断产者，不易之事。虽曰天地大德曰生，然亦有生产艰难，或生育不已，或不正之属，为尼为娼，不欲受孕，而欲断之者。故录验方，以备所用。然其方颇众且多，有用水银、虻虫、水蛭之类，孕虽不怀，难免受病。此方平和而有异验，故具于后。

一妇人断产验方。

故蚕纸，方圆一尺，烧为末，酒调服，终身不复怀孕也。

一千金断产方。

油煎水银，一日方熄，空心服枣大一丸，永断不孕，且不损人。

一断子法。

用白面一升，无灰酒三斗，打作糊，煮至二升半，绢袋滤去渣，分作三服，月经来日，晚吃一服，五更吃一服，天明吃一服，经事即行，终身无子。

【点评】本篇记载的是古代的绝育验方，现代生殖医学已非常发达，这些方法只有史学价值了。

经闭

脉，女人尺脉常胜，而右手脉大，皆其常也。若肾脉微涩，或浮，或滑，而断绝不匀，或肝脉沉而急，皆经闭不调之候也。

丹溪曰：经候有枯闭不通者，有不及期与过期者，有妄行者，有色紫黑及淡者，有成块者，有作痛者。夫经不通，或因堕胎，及多产伤血，或因久患潮热消血，或因久发盗汗耗血，或因脾胃不和，饮食少进而不生血，或因痢疾失血。治宜生血补血，除热调胃之剂，随证用之。或因七情伤心，心气停结，故血闭而不行，宜调心气，通心经，使血生而经自行矣。

一治妇女经闭，不论虚实寒热新久，即服此方，有殊效。

清热通经汤

当归酒洗，一钱　川芎一钱　白芍酒炒，一钱　生地黄一钱半　大黄七分
官桂四分　厚朴姜炒，八分　枳壳麸炒，一钱　苏木一钱　枳实麸炒，一钱
黄芩一钱　红花五分　乌梅一个　桃仁去皮尖，十个

上剉。生姜三片，水煎，空心热服。不数剂而奏效。

一论妇女经水不通，腹中结块，癥瘕攻注刺痛，宜服：

归术破癥汤

归尾酒洗　赤芍　白芍　青皮各一钱　三棱醋炒，一钱　莪术醋炒，一钱
香附醋炒，一钱半　乌药七分　官桂　苏木　红花各五分

上剉一剂。水煎，入酒一盏，空心服。

一论妇女经闭，一二年不通，脐左下一块如碗口大，间或吐血或便血，发热咳嗽，吐痰，盗汗等症，宜：

养血调经丸

当归酒洗，二两　川芎一两　熟地黄四两　山茱萸酒炒，去核，二两　怀

山药_{二两}　生地黄_{酒洗，二两}　益母草_{二两}　白芍_{酒炒，二两}　牡丹皮_{一两}
白茯苓_{去皮，一两五钱}　栀子仁_{炒，一两五钱}　香附米_{酒炒，二两}　泽泻_{一两五钱}
陈皮_{一两五钱}

上为末，炼蜜为丸，如梧桐子大。每服三钱，空心淡姜汤送下。

一治妇人血瘕作痛，脐下胀满，或月经不行，发热体倦。

当归_{八分}　桂心_{六分}　玄胡索_{炒，四分}　白芍_{酒炒，六分}　血竭_{六分}
蒲黄_{六分}

上为末。每服二钱，空心酒调下。

消积通经丸

香附米_{醋炒，十两}　艾叶_{醋炒，二两}　当归_{酒洗，二两}　川芎_{一两}　赤芍
_{一两}　生地黄_{二两}　桃仁_{去皮，一两}　红花_{酒洗，一两}　三棱_{醋炒，一两}　莪
术_{醋炒，一两}　干漆_{炒，一两}

上为细末，醋糊为丸，如梧桐子大。每服八十丸，临卧淡醋汤
送下。

一治妇女月经不通，鼻衄出血不止_{侍郎张玉阳传}。

当归_{一钱半}　川芎_{一钱}　白芍_{一钱半}　生地黄_{一钱半}　知母_{一钱}　黄柏
_{盐水炒，一钱二分}　桃仁_{去皮尖，一钱}　红花_{一钱}　牡丹皮_{一钱}　茅根　侧柏
叶_{各二钱}　大黄_{用红花、苏木、茜根煎，酒煮大黄一日，取出晒干，三钱}

上剉一剂。水煎，空心服。

一治室女经水不行_{翰林张明宇传}。

当归　川芎　赤芍　生地黄　荆芥穗　枳壳_{麸炒，各一钱}　马鞭草
_{一钱半}　牡丹皮　川牛膝　生蒲黄_{各五分}　桂心_{二分}　乌梅_{二分}

上剉一剂。水煎服，日二剂。过期不行，加泽兰叶。

一治室女经闭，咳嗽发热，属虚弱者，宜：

养血通经汤

牡丹皮　当归_{各一钱五分}　白芍　陈皮　白术_{去芦}　香附_{各一钱}　川
芎_{八分}　柴胡_{七分}　黄芩_{七分}　甘草_{四分}　生地黄_{一钱}

上剉一剂。水煎，空心温服。

通经调气汤_{治症同前}

当归_{酒洗}　川芎　白芍_{酒炒}　生地黄　香附米_{童便炒，各一两}　牡丹
皮_{八钱}　柴胡_{六钱}　黄柏_{酒炒，六钱}　知母_{童便炒，八钱}　牛膝_{酒洗，八钱}　桃

仁_{去皮尖}　红花_{二味量加}

上剉十剂。水煎，空心一服，食远一服。

一治妇人经闭不通，不论新久，下取良法。

下取通经丸

乳香　没药　孩儿茶　巴豆_{去壳}　血竭　葱白_{各五分}　斑蝥_{五个}

上为末，共捣为丸，绵裹三层，系放筒口上，将线系住，送入阴户内三四寸许，俟一炷香，经水即下。

一治妇人胃气素弱，为哭母吐血咳嗽，发热盗汗，经水三月不行。此乃悲则伤肺，以补中益气汤加桔梗、贝母，兼进六味丸。

一妇人经闭八月，肚腹渐大，面色或青或黄，用胎症之药不应。余诊视之，曰：面青脉涩，寒热往来，肝经脉病也，此郁怒伤脾肝之证，非胎也。不信，仍用治胎散，不应。余用加味归脾、逍遥之药，各二十余剂，诸症稍愈。彼欲速效，别服通经丸药一服，下血昏愦，自汗恶寒，手足俱冷，呕吐不食。余用人参、炮姜，二剂渐愈，又用十全大补汤五十帖而愈。

一妇人久患疟，形体怯弱，内热晡热，自汗盗汗，饮食少思，月事不行，或用通经丸，虚症悉具。此因虚而致疟，因疟以闭经也，用补中益气汤及六味地黄丸，疟愈经行。

一妇人性沉多虑，月经不行，胸满食少，或作胀，或吐酸，余以为中气虚寒，用补中益气汤加砂仁、香附、煨姜，一剂而胸膈和，饮食进，更加六君，加芎、归、贝、桔梗、生姜、大枣数剂，脾胃健而经自调矣。

一妇人素有胃火，或用清胃散而安，后因劳役，燥渴内热，肌肉消瘦，月经不行。此胃火消烁阴血，用逍遥散加牡丹皮、炒栀子以清胃热，用八珍汤加茯苓、远志以养脾，而经自行矣。

补中益气汤_{方见内伤}　六味丸_{方见补益}　十全大补汤_{方见补益}　逍遥散_{方见妇人虚劳}　归脾汤_{方见妇人虚劳}　六君子汤　八珍汤_{俱见补益}

【点评】引起闭经的原因众多，龚氏用6个"或因"罗列了该病的病因。归纳起来主要有3种情况，即失血耗血过多，脾虚生血过少，七情伤心致血闭不行。治疗上耗血过多者，养血补血；脾虚生血不足者，健脾益气；气郁血瘀者，理气活血。首方"清热通经汤"即四物汤与桃核承气汤、小承气汤的合方，龚氏称"妇女经闭，不论虚实寒热新久，即服此方，有殊效"。应该是临床运用机会很高且有效的方，值得关注。对虚性的闭经，仍遵循以下原则用药，即气虚者用补中益气汤或六君子汤，阴虚者用六味地黄丸，气血两虚者十全大补汤或八珍汤，心脾两虚者用归脾汤，肝血虚血热者，用逍遥散。

崩 漏

妇人漏血下赤白，日下血数升，脉急疾者死，迟者生。又曰：脉小虚滑者生，大紧实数者死。又云：尺寸脉虚者，漏血。漏血脉浮，不可治也。

夫妇人崩中漏下者，由劳伤血气，冲任之脉虚损故也。冲脉、任脉为经脉之海，皆起于胞内，而手太阳小肠之经也，手少阴心之经也，此二经上为乳汁，下为月经。妇人经脉调适，则月水依时，若劳伤冲任，气虚不能制其经脉，血非时而下，淋漓而不断，谓之漏下也。故五脏伤损，五脏之色，随脏不同，若五脏皆虚损者，则其色随血下。诊其脉，寸口弦而大，弦则为减，大则为芤，减则为寒，芤则为虚，虚寒相搏，其脉为革，妇人即半产而漏下。又云：尺脉急而弦大，风邪中少阴之经，女子漏血下赤，又漏下赤白不止，脉小虚滑者生，脉大紧实数者死也。又曰：漏血下赤白，日下血数斗，脉急疾者死，迟者生也。又云：尺寸脉虚者，漏血。漏血脉浮，不可治也。若经候过多，其色瘀黑甚者，崩下，吸吸少气，脐腹冷极，则汗出如雨。尺脉微小，由冲任虚衰，为风冷客乘胞中，气不能固，可灸关元百壮在脐下当中三寸是其穴也。

一论女人漏下恶血，月事不调，或暴崩不止，多下水浆之物，皆因饮食不节，劳倦所伤，或素有心气不足，致令心火乘脾，必怠惰嗜卧，困倦乏力，气短气急。脾主滋荣周身者也，脾胃虚而心胞乘之，故漏下月水不调也，况脾胃为血气阴阳之根蒂也，当除湿去热，抑风气上伸，以胜其湿，又云：火郁则发之，宜用：

升阳除湿汤

当归酒洗，五分　黄芪一钱五分　苍术米泔浸，一钱半　柴胡一钱五分　升麻一钱　藁本一钱　防风一钱　羌活一钱五分　独活五分　蔓荆子七分　甘草炙，一钱

上剉，作一剂。水煎，空心温服。少时以早饭压之。可一服而愈。又灸足太阴脾经血海穴二七壮。此药乃从权之法，因风胜湿，为胃气下陷，而气迫于下，以收其血之暴崩也。往后必须服黄芪、人参、当归、炙甘草之类。数服以补之。

一治妇人崩漏，多因气所使而下者。

黄芪蜜炙，五分　人参五分　白术去芦，一钱　当归身酒洗，一钱　川芎五分　白芍酒炒，一钱　熟地黄一钱　香附炒黑，一钱　蒲黄炒，五分　地榆五分　升麻三分

上剉一剂。水煎，空心服。

一治妇人经水过多不止者。

樗根皮七钱半　白芍炒，一两　黄芩炙，一两　龟板炙，一两　黄柏炒，三钱　香附子童便浸一宿，二钱五分

上为末，酒糊为丸，如梧桐子大。每服五十丸，空心温酒白汤送下。

一治妇人血崩，气血两虚而兼热者。

当归酒洗，一钱　川芎七分　人参一钱　黄芪盐炒，一钱　防风一钱　荆芥一钱　白芍酒炒，八分　艾叶酒炒　真阿胶炒成珠，各一钱　蒲黄略炒，一钱　黄连酒炒，钱半　黄芩酒炒，一钱　白术去芦，土炒　地榆各一钱　生地黄姜汁炒，一钱半　山栀子炒黑，一钱　生甘草三分

上剉一剂。水煎，空心温服，或姜、枣煎服。

一治妇人血崩，或作肚腹刺痛者。

蒲黄炒　五灵脂　官桂　雄黄　甘草各一钱

上为细末。每服一钱，姜汤调下。

一治血崩，恶血去多，心神恍惚，战栗虚晕者，宜：

复元养荣汤

远志肉五分　人参一钱半　酸枣仁炒，一钱　黄芪蜜炒，一钱　荆芥八分

白芍_{酒炒，一钱}　当归头_{一钱}　地榆_{一钱}　白术_{去芦，一钱}　甘草_{三分}

上到一剂。枣一枚，水煎，温服。如虚极发晕，不省人事，口噤，急以醋㗒其面，又将铁锤烧通红，浸入醋碗内，沸起醋气，熏本妇鼻边。此产后通用法也。

一治妇人经候凝结，黑血成块，左胁有血痕，水泄不止，食有时不化，后血块暴下，并水泄俱作，是前后二阴，有形血脱，竭于下既久，经候犹不调，水泄，日三四行，食罢烦心，饮食减少，人形瘦弱。血脱益气，古圣人之法也，先补胃气，以助生发之气，故曰阳生阴长，诸甘药为之先务也，甘能生血，阳生阴长之理，人生以谷气为宝，故先理胃气为要。

益胃升阳汤

黄芪_{蜜炒，一钱半}　人参_{一钱二分}　甘草_{炙，一钱}　陈皮_{一钱}　白术_{去芦，二钱}　当归_{一钱}　柴胡_{五分}　升麻_{五分}　神曲_{炒，一钱}　生黄芩_{二分}

上到一剂。水煎服。腹痛，加白芍三分，中桂少许；如口渴作干，加葛根八分。

一异人传授秘方，治血崩如神。

金凤膏

白毛乌肉雄鸡一只，吊死，水泡，去毛，去肠杂不用，将金樱子之根洗净切片，装入肚内，酒煮，令熟，去药。将鸡、酒任意食之。

一治血崩试验方云来弟传。

怀生地黄_{用砂罐，去皮，煎水，蒸黑，六分}　牡丹皮_{六分}　石枣_{酒蒸，去核，六分}　淮山药_{五分}　条芩_{酒炒，八分}　蒲黄_{炒，六分}　阿胶_{炒，八分}　香附_{醋炒，六分}　白芍_{酒炒，八分}　白术_{去芦，炒，六分}　黄连_{姜汁炒，八分}　陈皮_{五分}　甘草_{一分}

上合一剂。生姜三片，枣一枚，不拘时服。

一治妇人五十以上，经脉暴行。《内经》曰：火主速，不可以冷病治之，如下峻药即死，止可用黄连解毒汤以清其上，加棕灰、莲壳灰以涩其下，然后用四物汤凉血和经可也。

一方治血崩，用槐花一两，百草霜五钱，为末。每服二钱，烧红秤锤淬酒下。

一方治风热血崩，荆芥穗灯火烧焦，为末。每服三钱，童便调服。

一方治血虚内热，血不归元而崩，桂心烧存性，为末。每一二钱，米饮调下。

一方治血崩，枯矾为末，面糊为丸，指顶大。每一丸，好酒下。

一方治血崩，棕烧灰，一撮。好酒调，空心一服。立止。

一方治血崩，用益智仁为末。每服二钱，以烧红秤锤淬黄酒调服。

一方治血崩，用精肉四两，百草霜二两，筛过。蘸吃。即止。

一方用干驴粪为粗末，入坛内烧烟，令崩妇坐其上，烟熏，久久自止。

一方用鱼腥草，剉一剂。水煎服，立止。

一方用鸡子一个，去黄，入银朱三钱，搅匀，烧存性。温酒下。

一方蚕沙，拣净为末。每服三钱，空心温酒调下。

一方五灵脂炒尽烟为末。每服一钱，温酒调下。一方，半生半炒。

一方香附米，炒黑为末。每服三钱，空心热酒调服，米饮亦可。

一妇人崩漏，面色黄，或赤，时觉腰间脐下痛，四肢困倦，烦热不安，其经行先发寒热，两胁如束。此脾胃虚损，元气下陷，与相火湿热下迫所致，以益气汤加防风、白芍、炒黄柏。

一女子漏下恶血，月经不调，或暴崩不止，多下水浆之物，或白带脱漏不止，皆因饮食不节，劳倦所伤，或素有心气不足，致令心火乘脾，必怠惰嗜卧，困倦乏力，气短气急。脾主滋荣周身者也，脾胃虚而心胞乘之，故漏下，月水不调也，况脾胃为血气阴阳之根蒂乎。当除湿去热，抑风气上伸，以胜其湿。又云：火郁则发之，以益气汤去参、术、陈皮，加苍术、藁本、防风、羌活、蔓荆子。

一妇人经行太过，血气虚耗，胃气不足，故经水妄行，可以十全大补汤加香附，去桂、芪。

一妇人患崩，过服寒凉之剂，其症益甚，更加肚腹痞闷，饮食不入，发热烦躁，脉洪大而虚，此脾经气血虚而发燥也。急用八珍汤加炮姜以温补之，缓则不救。不信，乃服止血降火之剂，虚症蜂起，始信予言，缓不及治矣。

【点评】龚氏认为崩漏多"由劳伤血气，冲任之脉虚损故也。"治疗多用补法，其中以李东垣的补脾法居多。以黄芪、人参补中益气，柴胡、升麻、羌活、独活、防风升阳、散风、除湿以助脾之运，地、芍、归、芎以补血和血，兼热者多加黄芩、黄连、栀子、地榆，阴虚者加阿胶、龟甲，兼瘀血腹痛者加蒲黄、五灵脂、香附。

带下

妇人带下，六极之病，脉浮则为肠鸣腹满，紧则为腹中痛，数则为阴中痒，痛则生疮，弦则阴户掣痛，带下脉浮，恶寒，漏下者，不治。

妇女下白而不甚稠者，曰白淫，与男子白浊同也，系出于相火，如龙雷之扰而不澄清然耳，属于足少阴、太阳，治当清补为主。其下赤白稠黏者，谓之带下，属于心胞手厥阴、少阳，即若男子自遗之精，甚至如砂石之淋。原乎心胞，系于脊，络于带脉，通于任脉，下抵涌泉，上至泥丸。王叔和云：崩中日久，为白带漏下，多时骨髓枯，言之切矣。治宜血肉之剂以培之，此乃穷源探本之论，百世不易之法。时人皆泥于常套，作湿痰以治，又以牡蛎、龙骨、地榆、胶艾之类涩之，和以四物，兼以提升。殊不知根本损伤，以致腐败而来，彼塞滞不消之物，则益加其滞，升提不正之气，则增剧其郁，噫！或非医者之过，抑求治者之不贤也。凡遇是病，必以六龙固本丸、十六味保元汤主之。

十六味保元汤

黄芪一钱　石斛七分　巴戟肉二钱　白茯苓一钱　升麻七分　圆眼肉三枚　贯仲去根土，三钱　人参二钱　山药一钱　川独活一钱　当归身二钱　莲蕊一钱　黄柏酒炒，八分　生甘草三分　杜仲小茴、盐煎汤拌炒，一钱五分　骨碎补先以稻草火上烙去毛，以粗布拭净，一钱

上剉一剂。水煎，空心温服。潮热，加柴胡八分，黄芩酒炒一钱；带甚者，月经必少，其有聚而反多者，色紫，适来适断，漓漓落落而

不净者，加荆芥一钱，黄连酒炒七分，地榆八分；若五心烦躁而口舌干者，加知母一钱，麦门冬一钱，地骨皮八分；大便涩而燥者，乃血少，火燥阳明也，四物汤加麻仁、大黄等分，研如泥，半夜热服之；带下久不能止，服前药不能奏效者，宜六龙固本丸，大效。

一论此药能生血固真，补心益肾，带不漏则经水自调，月经调准则有孕，男妇元气充足，产子少疾而有寿矣。此方不特赤白带下有效，凡小产后虚者，血出崩虚者，五劳七情，女劳怯者，一切不足之症，并欲求嗣得孕，妇女诸虚，皆有殊效者也。

六龙固本丸

怀山药四两　巴戟肉四两　山茱萸肉四两　川楝子肉二两　黄芪二两　补骨脂二两，青盐三钱，煎汤拌，半日搓去皮，黄柏五钱，酒煎，拌骨脂，炒　小茴香一两，盐二钱，煎汤拌，楝肉同炒干　人参二两　莲肉二两　木瓜二两，用水三碗，煎至一钟，拌上三味，同微炒干为度　当归身二两　生地黄二两　白芍一两　川芎一两

上药十四味，用水三碗，童便二钟，好酒一钟，拌浸一日，烘，又浸，又烘干，上为细末，用斑龙胶一料，和丸如梧桐子大。每服百丸，空心淡盐汤送下。斑龙胶方见补益人多难得，予常用炼蜜为丸，服之亦效。

一治妇人经水不调，肚腹冷痛，赤白带下，子宫虚冷，久无子息，先宜服五积散加香附、吴茱萸、小茴，入米糖一块，煎服，减麻黄，后服此丸药。

白凤丹

嫩黄芪蜜水炒　人参去芦　川芎　白茯苓去皮　当归酒洗　川干姜炒　大附子面裹煨，去皮脐　小茴香盐酒炒　白芍酒炒　肉桂　白术去芦，微炒　胡椒　艾叶醋炒　破故纸盐酒炒　乌药以上各二两　甘草炙，一两　香附米醋炒，六两　苍术米泔浸，炒，四两　吴茱萸炒，一两

上剉片，用白毛乌肉鸡一只，重二斤，吊死，水泡，去毛屎并头足不用，铁锅内将药片盖上，入好酒，煮烂为度，取去骨，同药在锅，焙干为末，将鸡酒汁打稀米糊为丸，如梧桐子大。每服五十丸，空心，好酒送下。

一治妇人赤白带下，宜补中益气汤加黄柏、知母、香附、半夏、

川萆薢、川楝子肉，姜煎，先服此汤，次进后丸药。

归附地黄丸

当归_{酒洗，三两}　川芎_{一两}　白芍_{酒炒，二两}　熟地黄_{酒蒸，二两}　香附子_{童便浸，炒，二两}　陈皮_{一两半}　黄柏_{去皮童便浸三日，晒干，一两半}　知母_{去毛，一两半，酒浸，晒干}　五味子_{一两半}　苍术_{米泔浸，炒，二两}　牡蛎_{煅，五钱}　椿根皮_{酒炒，一两半}

上为细末，酒糊为丸，如梧桐子大。每服五十丸，空心淡盐汤下，后用干物压之。忌葱、白萝卜、胡椒、煎炒、发热之物。一方有白葵花，一方无五味，有山茱萸，酒蒸去核，二两。人虚，加人参、白术。

一治妇人赤白带下，宜用：

溯源丹

当归_{酒洗}　熟地黄_{酒蒸}　蕲艾_{醋炒，各二两}　香附_{醋浸，炒，三两}　川芎_{米泔制}　人参_{各一两二钱}　白芍_{酒炒}　阿胶_{蛤粉炒}　白术_{去芦}　茅根_{各六钱}　椿根皮_{酒炒}　黄柏_{酒炒，各一两}　地榆_{七钱}　白茯苓_{去皮，八钱}　白石脂_{七钱}

上为细末，米醋糊为丸，如梧桐子大。每服五六十丸，空心米汤送下。

一治妇人赤白带下，上热下寒，口出恶气，或咽干，或牙痛，或耳鸣，或遍身流注疼痛，发热憎寒，或口吐酸水，或心腹气痛，或下五色腥臭，用：

清玉散

当归_{酒洗}　生地黄　川芎　牡丹皮　陈皮　黄连　升麻　甘草　半夏_{姜制}　白茯苓　赤芍　苍术_{米泔浸}　香附　黄芩　柴胡_{去芦}

上剉一剂。生姜煎服。

一治妇人白带，其效如神_{心泉任传}。

硫黄不拘多少，将豆腐剜去中一块，入硫黄居中，上仍用豆腐盖住，砂锅底放稻草铺之，放豆腐于内，上仍用草盖，入水煮一日，频频添水，豆腐煮黑为度，取出硫黄，研为末，将白芍纸包，水湿，火煨，切片，为末，各等分，合一处和匀，水打面糊为丸，如梧桐子大。每早空心用五分，好烧酒一钟送下。服五日后，即愈。如未愈，每早服一钱，服至五日，全愈。

一治妇人白带，男子白浊下淋。

干姜炮，一两　　百草霜二两

为末。每服一钱，温酒调下。

一治妇人赤白带下，不论年月深久不瘥。

干姜炒黑，五钱　　白芍酒炒，二两

上为细末。每服一钱，空心米饮调服。

又方，白鸡冠花捣末。每服三钱，空心酒调下。赤带用赤鸡冠花。

又方，用鹿角烧灰，存性为末。好酒调下，空心服二匙。

又方，鸡子开顶，入硫黄末三分，湿纸裹，火煨。嚼吃，好烧酒下。

又方，苍术米泔浸，焙干，干姜炮，各等分，为末。每服二钱，空心酒调服。

又方，白芷四两，以石灰半斤淹三宿，去灰，炒焦为末。清米饮空心调服。

又方，硫黄五钱炒化，胡椒四十九粒，为末。好酒调服。

又方，硫黄五钱，用乌梅肉三钱，捣丸，黄豆大。每服五丸，空心好酒送下。

又方，黄荆子炒焦，为末。空心米饮调服。以能燥湿痰也，亦可治心痛。

一治赤白带下。五倍子炒，桃仁炒，去皮尖，上各等分，为末。每服二钱，空心烧酒调服。

一治妇人久患白带，瘦削无力，倦怠欲睡，腰酸腿痛，饮食无味，面黄，日晡烦热，小水淋漓，用十全大补汤，去桂，加车前子、地骨皮、鹿角胶，大获全效。

一妇人带下，四肢无力。盖四肢者，土也，此脾胃虚弱，湿痰下注。以补中益气汤兼归脾汤二药治之，即愈。

一妇人年已六旬，内热口干，劳则头晕，吐痰带下，或用化痰行气，前症益甚，饮食愈少，肢体或麻，服祛风化痰，肢体常麻，手足或冷或热，日渐消削。此症属脾气虚弱，而不能生肺，祛风之剂，复损诸经也，当滋化源，以补中益气汤加白茯苓、半夏、炮干姜。

如圣丹

白矾　蛇床子各等分

上为末，醋糊为丸，如弹子大，胭脂为衣。薄绵裹，留绵线二尺许，系药丸深入玉户中，定坐半日，热极再换。大抵此疾多因子宫不洁，服药难以取效。

一治妇人带下，肠有败脓，淋露不已，腥秽殊甚，遂至脐腹更增冷痛，此盖为败脓所致，卒无已期，须以排脓乃已。

白芷一两　单叶红葵根二两　芍药白者　白矾各五钱，枯，另研

上为末，同以蜡丸梧桐子大。空心饭前米饮下十丸，或十五丸。候脓尽，仍用他药补之。

五积散方见中寒　补中益气汤方见内伤　十全大补汤方见补益　归脾汤方见妇人虚劳

【点评】带下通常会以下焦湿热论治。但龚氏认为带下多因虚，以致腐败，不可作湿痰治，也不可以牡蛎、龙骨、地榆、胶艾收涩之。否则"彼塞滞不消之物，则益加其滞；升提不正之气，则增剧其郁。"故强调"固本""保元"。

虚劳

夫人之生，以气血为本，人之病，未有不先伤其气血者。世有室女童男，积想在心，思虑过当，多致劳损，男子则神色先散，女子则月水先闭，何以致然？盖忧愁思虑则伤心，心伤则血逆竭，血逆竭则神色先散，而月水先闭也。火既受病，不能荣养其子，故不嗜食，脾既虚，则金气亏，故发嗽，嗽既作，水气绝，故四肢干，木气不充，故多怒，发焦筋痿，传变五脏，至此成劳，最为难治。或有以为血热，用凉药解，殊不知血得热则行，冷则凝，凡经水少，渐至不通，手足骨肉烦疼，渐至羸瘦，渐生潮热，脉来微数，此阴虚血热，阳往乘之，水不能灭火，火逼水涸，当养阴血，慎勿以药通之。

一论治妇人，以血旺气衰为本，心生血，肝藏血，今血衰而气盛

者，由心气虚耗，又不能生血，又不能制乎肺金，使肺气得以乘乎肝木，肝之亏损，则不能藏血，渐至枯涸，不荣经络，因月信不调矣。此药专补心元之虚，抑其肺金之盛，调和荣卫，滋养血脉，其疾自愈，兼治血气过多，虚劳发热，及吐血衄血，咳嗽痰喘上壅，胸膈不利，虚劳热嗽，痰喘无汗者，可用：

茯苓补心汤

当归酒洗　川芎　白芍酒炒　怀熟地黄　陈皮　半夏汤泡，切片，姜汁炒　白茯苓去皮　桔梗去芦　枳壳去穰，麸炒　前胡去芦，各一钱　干葛　紫苏各七分　人参　木香各五分　甘草三分

上剉一剂。生姜、枣子煎服。

一论妇人诸虚百损，五劳七伤，经脉不调，肢体羸瘦，此药专调经水，和血脉，补虚劳，扶元气，健脾胃，养心肺，润咽喉，清头目，定心慌，安神魄，退潮热，除骨蒸，止喘嗽，化痰涎，收盗汗，住泄泻，开郁气，利胸膈，疗腹疼，解烦渴，散寒热，祛体痛，大有奇效，不能尽述。

济阴至宝丹

当归酒洗　白术去芦，炒，各八分　白芍酒炒，八分　白茯苓去皮，八分　生知母去毛　贝母去心　香附童便炒　地骨皮　麦门冬去心　陈皮各八分　薄荷　柴胡　甘草各三分

上剉一剂。煨姜三片，水煎，温服。

一论妇人脾经失血，少寐，发热盗汗，或思虑伤脾，不能摄血，以致妄行，或健忘怔忡，惊悸不宁，或心脾伤痛，嗜卧少食，或忧思伤脾，血虚发热，或肢体作痛，大便不调，或经候不准，晡热内热，或瘰疬流注，不能消散溃敛，宜：

归脾汤

黄芪蜜水炒　人参　白术去芦炒　白茯神去皮木　当归酒洗　远志甘草水泡，去心　酸枣仁炒　龙眼肉各一钱　木香　甘草炙，各五分

上剉一剂。姜、枣煎服。

加味归脾汤

治瘀血已去，或脾经失血，小腹作痛，无寐，发热盗汗，或脾伤不能摄血，或心脾伤痛，嗜卧少食，或忧思伤脾，血虚发热，或肢体

肿痛，大便不调，或经候不准，晡热内热等症，依前方，加柴胡、栀子是也。

一论妇人血虚劳倦，五心烦热，肢体疼痛，头目昏沉，心忪烦躁，口燥咽干，发热盗汗，减食嗜卧，及血热相搏，月水不调，脐腹胀痛，寒热如疟，又治室女血弱阴虚，荣卫不和，痰涎潮热，肢体羸瘦，以致骨蒸劳热，宜：

逍遥散

当归　白术去皮，炒　白芍酒炒　白茯苓去皮　柴胡　甘草炙，各一钱

上剉。煨姜一块，入薄荷少许，水煎，温服。加牡丹皮、山栀仁炒，名加味逍遥散。

一论妇人发热齿痛，日晡益甚，月水不调，此脾血虚，加升麻，寻愈。后因怒复痛，以前药加川芎而瘥。

一论妇人虚劳血气，脾胃虚损之极，发热痰嗽，喘急之甚，相火妄动，肌肉消削，四肢沉困，夜出盗汗，精神短少，或大便稀溏，或腹中积块，或疟母癥瘕，面黄肌瘦，百药罔效。宜：

五仙散

嫩黄芪蜜水炒　拣参去芦　白术去芦，炒　当归酒洗，各二钱　甘草炙，一钱

上剉一剂。龙眼五个，莲肉七个，水煎，温服。有热，加地骨皮、知母；嗽，加五味子、桑白皮；痰、加贝母、半夏；渴，加五味子、麦门冬；吐血，加生地黄、犀角、玄参、茅根汁；血虚，加熟地黄、白芍药。

一论妇人血气两虚，五心虚热，或白带频频注下。先贤有云：妇人性悍，必多淫火，且少有不如意处，心中躁急，咸池之火上燔，五心如烈炭是也。宜：

十珍饮子

淮山药一钱半　杜仲盐炒，一钱　人参一钱　白术去芦，一钱　怀生地黄一钱　白茯神去皮木，七分　当归一钱　川芎七分　白芍酒炒，一钱　甘草三分

上剉。枣二枚，灯心七茎，水煎，空心服。

一治肝胆经症，寒热往来，晡热，潮热，身热，默默不欲食，或

怒火，口苦，耳聋，咳嗽发热，或胁痛脚满，转侧不便，两胁痞闷，或泻利，或呕吐酸水，宜：

小柴胡汤

柴胡二钱　黄芩一钱半　人参七分　半夏一钱　甘草五分

上㕮咀一剂。姜、枣煎服。

加味小柴胡汤

肝胆经风热，耳前后肿痛，或结核恦痛，或寒热晡热，或经候不调等症，即小柴胡汤加山栀子、牡丹皮。

一论肾虚发热作渴，吐痰，小便淋沥，头晕眼花，咽燥唇裂，齿不坚固，腰腿酸软，自汗盗汗，便血诸血，失音，水泛为痰之圣药，血虚发热之神剂。

六味丸

怀生地自制，八两，用酒蒸至黑　山茱萸酒蒸，去核　干山药各四两　牡丹皮　白茯苓去皮　泽泻各三两

上为末，炼蜜为丸，如梧桐子大。每服三钱，空心白滚水下。

一论妇人经水不调，或不通，虚劳吐血，衄血，咳血，便血，发热咳嗽，盗汗，痰喘，心慌，一切虚损劳怯，骨蒸危笃等症，并皆治之。此方作汤服亦可。

滋阴地黄丸

怀熟地黄姜汁浸，焙干，四两　淮山药二两　山茱萸酒蒸，去核，二两　白茯苓去皮　牡丹皮　泽泻去毛，各一两半　天门冬去心　麦门冬去心　生地黄酒洗　知母去毛，酒炒　贝母去心　当归酒洗　白芍酒炒　香附米童便浸，炒，各一两

上为细末，炼蜜为丸，如梧桐子大。每服百丸，空心盐汤送下。吐痰，淡姜汤送下。

一论妇女五劳七情所伤，骨蒸，五心烦热，心虚惊怕，经水，或前或后，或淡白，或紫色，时常注带下，或因烦劳，生气恼怒，产后失调，致赤白带渗，及夜卧身体上下疼痛，及午后神疲，腰腿酸软，或心嘈，又时饱闷，及梦寐不清，或冲任二脉，结癥瘕隐隐，久服大有功效。

白凤丹

真正白丝毛乌骨雄鸡_{一只，先以黄芪末一两，当归末一两，甘草末五钱，三味}和米粉七合，匀作七分，调成小块，鸡食之，约有六七日，吊死，不出血，去毛肠不用

当归身_{酒洗，三两}　川芎_{二两}　白芍_{酒炒，三两}　怀生地黄_{酒洗，五两}　山药_{三两}　鹿角霜_{四两}　天门冬_{去心，一两}　人参_{二两}　丹参_{水洗净，二两}　山茱萸_{酒蒸，去核，三两}　木瓜_{一两半}　胡黄连_{一两}　知母_{去毛，酒炒，三两}　小茴_{酒炒，二两}　麦门冬_{去心，二两}　怀牛膝_{去芦，酒洗，二两}　秦艽_{去芦，二两}　银柴胡_{二两}　鳖甲_{醋炙，一两}　生甘草_{一两}

上俱制如法，剉匀，将鸡切作小块，俱盛于瓷坛内，用水二分，好酒二分，米醋一分，坛口用柿漆纸封固，置大锅内，桑柴火煮三昼夜，取出，日晒夜烘，俟干，又入汁拌，又烘晒，以汁尽为度，为极细末，炼蜜和杵千余下，丸如梧桐子大。每服百丸，空心淡盐汤送下。

一妇人，为哭母，吐血咳嗽，发热盗汗，经水不行，此悲伤肺，以补中益气汤加桔梗、贝母、知母，多服，归脾汤送下六味丸。

一妇人热来复去，昼见夜伏，不时而动，或无定处，而作口舌生疮者，若从脚起，乃无根之火也，以十全大补汤加麦门冬、五味子。

一妇人患劳嗽，不时发热，或时寒热，或用清热之剂，其热益甚，盗汗口干，两足如炙，遍身皆热，昏愦如醉，良久热止方苏，或晡热至旦方止。此乃阴血虚而阳气弱也，朝用六味丸料，夕用十全大补汤，月余诸症稍愈，更兼以补中益气汤，两月余而愈。

【点评】本篇所论妇人虚劳为妇人虚损性疾病，有多种症状，主要表现为精神不足，面色无华，皮肤干燥，消瘦，手足骨肉烦疼，潮热，易怒，闭经，不嗜食，咳嗽，脉微数等。病起于忧愁思虑过度，因"忧愁思虑则伤心，心伤则血逆竭，血逆竭则神色先散，而月水先闭也。火既受病，不能荣养其子，故不嗜食，脾既虚，则金气亏，故发嗽，嗽既作，水气绝，故四肢干，木气不充，故多怒，发焦筋痿，传变五脏，至此成劳，最为难治。"并告诫，对虚劳引起的闭经"当养阴血，慎勿以药通之。"因病由心起，故首方用"茯苓补心汤"，此方组成类似十味温胆汤合四物

汤，养血益气，化痰理气，安神定志，龚氏认为此方"专补心元之虚，抑其肺金之盛，调和荣卫，滋养血脉。"

值得关注的是逍遥散归入了虚劳门，可见此方以补为主，重在补肝血。逍遥散出自宋代的《太平惠民和剂局方》，原文如下："逍遥散，治血虚劳倦，五心烦热，肢体疼痛，头目昏重，心忡颊赤，口燥咽干，发热盗汗，减食嗜卧；及血热相搏，月水不调，脐腹胀痛，寒热如疟；又疗室女血弱阴虚，荣卫不和，痰嗽潮热，肌体羸瘦，渐成骨蒸。""虚劳发热，及寒热俱发者，……气壮者，可与逍遥散。"可见此方所适应的病证为"血虚""血弱阴虚""血热""气壮者"，血虚而气不虚是本方的关键病机，故此方的脉象特征是右手脉弦，左手脉细弱。因女子以肝为先天，以血为本，逍遥散为妇人病的常用方也就不难理解了。另，评价为"大有奇效，不能尽述"的济阴至宝丹，实际就是逍遥散加知母、贝母、香附、地骨皮、麦门冬、陈皮六味药组成，其功效有"调经水，和血脉，补虚劳，扶元气，健脾胃，养心肺，润咽喉，清头目，定心慌，安神魄，退潮热，除骨蒸，止喘嗽，化痰涎，收盗汗，住泄泻，开郁气，利胸膈，疗腹疼，解烦渴，散寒热，祛体痛"等 22 种之多，故此方值得大家重视。

求嗣

《易》曰：天地纲蕴，万物化醇，男女媾精，万物化生。则纲蕴者，升降凝聚之谓也，媾精者，配合交感之谓也，必二气合生且成矣，否则独阴不成，孤阳不生，理有必然者。知此，则人之不成孕育者，岂无由哉。抑岂[①]夫妇竟无一交媾之遇哉，遇而不适其会，是亦独阴孤阳之谓也。不知者诿于天命，则泥矣。间虽有倡为资药饵以养精血，候月经以种孕育之说，又多峻补，以求诡遇。则求嗣未得，而害已随之，予之痛惜也久矣。夫种子之道有四：一曰择地，二曰养

---

① 抑岂（yì qǐ 义起）：难道也。

种，三曰乘时，四曰投虚是也。盖地则母之血也，种则父之精也，时则精血交感之会也，虚则去旧生新之初也。予尝闻之吾师曰：母不受胎，气盛血衰故也。衰则伤于寒热，感于七情，气凝血滞，营卫不和，则经水先后不一，多寡不均，谓之阴失其道，何以能受！父不种子，气虚血弱故也。弱则原于色欲过度，损伤五脏。五脏皆有精，而藏于肾，精既弱，譬之射者力微矢弱，安能中的！谓之阳失其道，何以能施！究斯二者，皆由己之不能自实，以致元真耗散，阴涸阳枯，遂成不孕者多矣，动辄归咎天命，不亦误哉！故必地盛则种可投，又必时与虚俱得焉，则未有不成孕而生子者矣。虽然至难养者精与血，至难遇者时与虚，苟不凭以药饵之力，示以调摄之宜，候以如期之法，则养与遇者，竟茫然矣。是知种子之法，以调经养精为首，而用药须审平和，夫妇尤必各相保守，旬日之间，可使精与血俱盛。所待者，时也。当夫月经初来，即记其时，而算以三十时辰，乃两日半也，至此积秽荡涤既尽，新血初生，所谓时与虚者俱会矣。当此时而有人道之感，虽平生不孕者亦孕矣，尚何疑哉！是乃历试历验，百发百中者也，呜呼！是说也，岂畔道云乎哉！盖培植元气，颐养天真，特资药力以佐助之，所谓人定亦可以胜天者也。

及其既孕，特欲要定生男女，先以父生年一爻在上，母生年一爻在下，以受胎月居中。是乾、坎、艮、震，阳象也，是巽、离、坤、兑，阴象也，可预立某年某月为生男，某年某月为生女，可预定焉。予敢统为图后嗣者告。

画卦算生男女歌：

父母之年上下举，坐胎之月为中主，乾坎艮震定是男，巽离坤兑定是女。算男却生女，三五九岁死，算女却生男，终久鬼来缠，若是正胎者，寿考不须言。

乾☰ 坎☵ 艮☶ 震☳ 以上是男胎。

巽☴ 离☲ 坤☷ 兑☱ 以上是女胎。

千金种子方

进火之时，至阴节间而止，不尔则过一宫矣。盖深则少阴之分，肃杀之方，何以生化，浅则厥阴之分，融和之方，故能发生，所以受胎之处，在浅不在深也。非经后不可用事，经后一日男，二日女，三日男，此外皆不成胎。大风大雨，大寒大暑，阴晦日月蚀，皆不可交接，生子喑聋痴哑，四体不完，且自损寿。

一论凡妇人无子，多因七情所伤，致使血衰气盛，经水不调，或前或后，或多或少，或淡色如水，或紫色如块，或崩漏带下，或肚腹疼痛，或子宫虚冷，不能受孕，宜进此药，而效可通神。

预服万灵丹少参姚范川传

当归身酒洗，四钱　川芎四钱　白芍酒炒，三钱　熟地黄酒蒸，六钱　白茯苓去皮，三钱　陈皮三钱　香附米炒，六钱　吴茱萸炒，四钱　玄胡索三钱　牡丹皮三钱

上剉作四剂。每一剂，加生姜三片，水一碗半，煎至一碗，空心温服，渣再煎，临卧服。待经至之日服起，一日服一剂，药尽经止，则当交媾，即成孕矣。若未成孕，经当对期，俟经来再服四剂，必孕无疑矣，百发百中。若先其三五日，色紫者，血虚有热也，加条芩三钱，若过期经水色淡者，血虚有寒也，加官桂、干姜炒、艾叶醋炒各三钱。

一论此方常服，顺气养血，调经脉，益子宫，疗腹痛，除带下，种子屡效，不可尽述。

种子济阴丹

香附米四两，一两醋浸，一两米泔浸，一两酒浸，一两童便浸，各浸三日，烘干，为末　益母草二两，以上二味忌铁器　真阿胶蛤粉炒成珠，二两　艾叶醋浸，炒，一两　当归酒洗，一两五钱　白芍酒炒，一两二钱　怀熟地黄姜汁炒，二两　川芎一两　陈皮去白，一两　半夏汤泡，姜汁浸，香油炒，二两　白茯苓去皮，一两　白术去芦，土炒，两半　条芩炒，一两　牡丹皮酒洗，一两　吴茱萸汤泡，一两　玄胡索四钱　小茴香盐酒炒，五钱　川续断酒洗，一两　没药五钱　麦门冬去心，一两　甘草炙，三钱

上为细末，酒糊为丸，如梧桐子大。每服百丸，空心米汤送下，温酒、滚水俱可。气虚，加人参一两。一方加山药、石斛各一两。

一论孕育子嗣，全在调经理脾，血气充旺，调其经候，去其妒忌，再服孕方，自然有子。

调经育子汤

当归酒洗，一钱　川芎七分　白芍酒炒，一钱　熟地黄姜汁炒，七分　陈

皮八分　白术去芦，一钱　香附酒炒，一钱　砂仁二分　丹参五分　条芩酒炒，一钱　甘草炙，四分

水煎，空心服。先期者热，加黄连姜汁炒七分，倍黄芩；后期者血虚，加黄芪蜜炙一钱，倍归、芎；腹痛有块，加玄胡索炒、牡丹皮各一钱；发热，加软柴胡、地骨皮；赤白带下，加柴胡、升麻俱酒炒各七分，半夏姜汁炒、白茯苓、苍术米泔浸，炒、黄柏酒炒、知母酒炒、干姜泡，升阳除湿也；肥盛者，痰脂满子宫，加南星、半夏、苍术、茯苓；瘦怯者，血少不能摄精，倍芎、归；经血过多，加炮姜五分，荆芥穗炒八分，地榆九分；经闭不通，加桃仁、红花、苏木；气盛善恼，加乌药、香附、柴胡、陈皮。

一治妇人阴血不足，久无子者，能使胎孕。

六味地黄丸方见虚劳，依本方全料，加童便、炒香附二两，炼蜜为丸服。

一治妇人无子仙方。

乌鸡丸

香附米一斤，四制，酒、醋、童便、米泔浸，各四两　白茯苓去皮，四两　当归二两　吴茱萸五钱，水浸，去苦汁　川芎一两　白芍一两　黄芪蜜炙，五钱　黄柏一两　大附子一个，看虚实用　怀生地黄酒拌，砂锅内蒸黑，四两　陈皮去白，两半　山药一两　白术去芦，陈土炒，一两　莲肉去心皮，二两　酸枣仁一两　知母一两　小茴香二两　阿胶蛤粉炒，五钱

用雄乌骨鸡一只，吊死，去毛屎净，蒸熟，连骨捣烂，同前药为末，炼蜜为丸。每服二钱，临经之日，每日三服。半月见效，多服恐生双胎。

补天育嗣丹方 大伯王如永传

怀生地黄去轻浮者不用，沉实者八两，好酒浸一宿，入砂锅内蒸一日，至黑　嫩鹿茸酥炙，二两　虎胫骨酥炙，二两　白茯苓去皮，切片，乳汁浸，晒干，再浸再晒三次，三两　败龟板酥炙，二两　淮山药四两　山茱萸酒蒸，去核，四两　牡丹皮去骨，三两　天门冬去心皮，三两　泽泻去毛，二两　当归身酒洗，四两　甘枸杞子四两　补骨脂盐水洗，微炒，二两

上忌铁器，为细末，用紫河车一具，此乃混沌皮也，又名混元衣，取首男胎者佳，此乃初结之真气也。先用米泔水浸洗，再入长流

水浸一刻，以取生气，取回，入碗内，放砂锅内蒸一日，极烂如糊，取出，先倾自然汁在药末内，略和匀，此天元真气汁也。将河车放石臼内杵如泥，却将药末、汁同杵匀为丸，如干，加些炼蜜，杵匀为丸，如梧桐子大。每服三钱，空心温酒送下。忌三白。此全天元真气，以人补人，方妙不可言。

续嗣壮元丹 种子天下第一方。

嫩鹿茸酥炙，一两　真沉香一两　肉苁蓉酒洗，去甲，一两　天门冬去心，一两　麦门冬去心，一两　甘枸杞子一两　拣参一两　熟地黄酒蒸，一两　巴戟去心，一两　山药四两　柏子仁去壳，四两　白茯苓去皮，一两　辽五味一两　当归酒洗，一两　山茱萸酒蒸，去核，四两　川杜仲酒炒，一两　牛膝去芦，酒洗，一两　小茴香盐炒，一两　破故纸炒一两　何首乌米泔浸，一两　石菖蒲去毛，一两　朱砂五钱　菟丝子陈酒洗，令净，炒干，捣成饼，晒干为末，一两　鳖甲酥炙，一两

上为细末，酒打面糊为丸，如梧桐子大。每服四十丸，空心盐姜汤下，临卧再进一服。忌烧酒、胡椒、干姜、煎炒之物。专治虚损，阳事不举，少弱多情，癏冷，心肾不交，难成子嗣，遗精白浊，五劳七伤，一切亏损之疾，无不应验。

鲁府遇仙传种子药酒方

白茯苓去皮，净，一斤　大红枣煮，去皮核，取肉，半斤　胡桃肉去壳，泡去粗皮，六两　白蜂蜜六斤，入锅熬滚，入前三味，调匀，再用微火熬膏，倾入磁坛内，又加南烧酒二十斤，糯米白酒十斤，共入蜜坛内　绵黄芪蜜炙　人参　白术去芦　当归　川芎　白芍炒　生地黄　熟地黄　小茴　覆盆子　陈皮　沉香　木香　甘枸杞子　官桂　砂仁　甘草　乳香　没药　辽五味子

上为细末，共入蜜坛内，和匀，笋叶封口，面外固，入锅内，大柴火煮二炷香，取出，埋于土中三日，去火毒。每日早、午、晚三时，男女各饮数杯，勿使大醉。安魂定魄，改易容颜，添髓驻精，补虚益气，滋阴降火，保元调经，壮筋骨，润肌肤，发白再黑，齿落更生，目视有光，心力无倦，行步如飞，寒暑不侵，能除百病，交媾而后生子也。神秘不可传人，宝之，宝之。

一治妇人子宫虚冷，带下白淫，面色痿黄，四肢酸痛，倦怠无力，饮食减少，经脉不调面无颜色，肚腹时痛，久无子息。服药更宜

戒气恼，更忌生冷，其效如神。

艾附暖宫丸

香附米六两，醋浸　艾叶三两　当归酒浸，三两　川芎二两　白芍酒炒，二两　怀生地酒蒸黑，一两　黄芪蜜炙，三两　吴茱萸三两　官桂五钱　川续断一两半

上为细末，醋糊为丸，如梧桐子大。每服五十丸，空心淡盐汤下。

一论妇人气盛于血，变生诸症，所以无子，寻常头晕，膈满，怔忡，皆宜服。

抑气散

香附米童便浸，四两　白茯神去皮木，一两半　陈皮去白，二两　甘草炙，一两

上为末。每服二钱，空心滚水送下。

一论妇人妒妾误夫无子，盖正士入朝，小儿忌之。美色入室，少妇妒之，咸宜此，可免妒忌之病也。

去妒丸

天门冬去皮心　赤黍米去壳，微炒　薏苡仁去壳，炒，各等分

为上末，炼蜜为丸。每服百丸，食远白汤送下。妇人当服则不妒也。

【点评】求嗣篇主要论述了受孕与不孕不育的机制，如何判断生男生女的方法，以及助孕的方药。有些认识与方法现在来看并不科学，但绝大多数的观点非常正确，如择地、养种、乘时、投虚的种子四道，极为生动形象。对于以药助孕时，又提示："间虽有倡为资药饵以养精血，候月经以种孕育之说，又多峻补，以求诡遇。则求嗣未得，而害已随之，予之痛惜也久矣。"篇中所列的种子方，大多以养血的四物汤合香附、陈皮、砂仁等理气药，吴茱萸、桂枝、干姜、艾叶等温理药，或黄芩、丹皮等清热药组成，因症加减以"调经育子汤"最全面。实际中，不孕与不育原因众多，不单纯为虚，临证还当仔细审证用药。

妊娠

经云：阴搏阳别，谓之有子，此是气血调和，阳施阴化也。诊其手少阴脉动甚者，妊子也。少阴，心脉也，心主血脉。又，肾名胞门子户，尺中肾脉也，尺中之脉，按之不绝者，妊娠之脉也。三部浮沉正等，按之无断绝者，有娠也。又，左手沉实为男，右手浮大为女，左右俱沉实，生二男，左右俱浮大，生二女。又，尺脉左偏大为男，右偏大为女，左右俱大产二子。又，左右手尺脉皆浮，为产二男，不尔，女作男生，俱沉为产二女，不尔，男作女生。又，左手尺脉浮大者，男，右手尺脉沉细者，女。又，得太阴脉为男，得太阳脉为女，太阴脉沉，太阳脉浮。欲知男女，背面男行，还复呼之，左回首是男，右回首是女。又看上阃①时，夫从后急呼之，左回首是男，右回首是女。妇人妊娠，其夫左边乳房有核是男，右乳房有核是女。

妊娠一月，名曰始形。饮食精熟，酸美受御，宜食大麦，毋食腥辛之物，是谓才贞。足厥阴养之。足厥阴者，肝之脉也，肝主血，一月之时，血流涩如不出，故足厥阴养之。足厥阴穴，在右足大指歧间白肉际处是。

妊娠二月，名曰始膏。毋食腥辛之物，居必静处，男子勿劳，百节皆痛，是谓始藏也。足少阳养之。足少阳者，胆之脉也，主于精，二月之时，儿精成于胞里，故足少阳养之。足少阳穴，在足小指间本节后跗骨上一寸陷中者是。

妊娠三月，始胎。当此之时，血不流，形象始化，未有定仪，见物而变。欲令见贵盛公主好人，端坐庄严，不欲令见伛偻侏儒丑恶之人，及猿猴之类。毋食姜兔，毋怀刀绳。欲得男者，操弓矢，射雄鸡，乘肥马于田野，观虎豹及走犬。欲得女者，则著簪珂环，珮弄珠玑。欲令子美好端正者，数视白璧美玉，看孔雀，食鲤鱼。欲令儿多智有力，则啖牛心，食大麦。及欲令子贤良盛德，则端心正坐，清虚

---

① 阃(kǔn 捆)：门槛。

合一，坐毋斜席，立毋偏倚，行毋斜径，目毋斜视，耳毋斜听，口毋邪言，心毋邪念，毋妄喜怒，毋得思虑，食毋到腐，卧毋横足，思欲瓜果，啖味酸菹，好芬芳，恶见秽臭。是谓外象而变者也。手心主养之。手心主者，脉中精神，内属于心，无悲哀思虑惊动。手心主穴，在掌后横纹是。诊其妊娠脉滑疾，重以手按之散者，胎已三月也。

妊娠四月之时，始受水精，以成血脉。其食宜稻粳，其羹宜鱼雁，是谓盛荣，以通耳目而行经络，洗浴远避寒暑。是手少阳养之。手少阳者，三焦之脉也，内属于腑，四月之时，儿六腑顺成，故手少阳养之。手少阳穴，在手小指间本节后二寸是也。诊其妊娠四月，欲知男女，左脉疾为男，右脉疾为女，左右俱疾为生二女。当此之时，慎勿泻之，必致产后之殃。何谓也？是手少阳三焦之脉，内属于三焦。静形体，和心志，节饮食。

妊娠五月，始受火精，以成其气。卧必晏起，洗浣衣服，深其屋室，厚其衣裳，朝吸天光，以避寒殃。其食宜稻麦，其羹宜牛羊，和以茱萸，调以五味，是谓养气，以定五脏者也。一本云：宜食鱼鳖。足太阴养之，足太阴脾之脉主四季，五月之时，儿四肢皆成，故足太阴养之。足太阴穴，在足内踝上三寸也。诊其妊娠脉，重手按之不散，但疾不滑者，五月也。又，其脉数者必血怀，脉紧者必胞阻，脉迟者必腹满喘，脉浮者必水怀为肿。

妊娠六月，始受金精，以成其筋。欲微劳，无得静处，出游于野，数观走犬，及视走马。宜食鸷鸟猛兽之肉，是谓变腠膝筋，以养其爪，以牢其背膂。足阳明养之。足阳明胃之脉，主其口目，六月之时，儿口目皆成，故足阳明养之。足阳明穴，在太冲上二寸者是也。

妊娠七月，始受木精，以成体。劳躬摇支，毋使定止，动作屈伸，居处必燥，饮食避寒。常宜食稻粳，以密腠理，是谓养骨牢齿者也。手太阴养之。手太阴者肺脉，主皮毛，七月之时，儿皮毛已成，故手太阴养之。手太阴穴，在手大指本节后白肉际陷中。诊其妊娠七月，脉实大牢强者生，沉细者死。怀躯七月而不可知，时时蛆而转筋者，此为躯蛆，时嚏而动者，非躯也。怀躯七月，暴下斗余水，其胎必损而堕，此非时孤浆预下故也。

妊娠八月，始受土精，以成肤革。和心静息，毋使气极，是谓密腠理而光泽颜色。手阳明养之。手阳明者大肠脉，大肠主九窍，八月之时，儿九窍皆成，故手阳明养之。手阳明穴，在大指本节后宛宛中是。诊其妊娠八月脉，实大牢强弦紧者生，沉细者死。

妊娠九月，始受石精，以成皮毛，六腑百节，莫不毕备。饮醴食甘，缓带自持而待之，时谓养毛发，多才力。足少阴养之。足少阴者肾之脉，肾主续缕，九月之时，儿脉续缕皆成，故足少阴养之。足少阴穴在足内踝后微近下前动脉是也。

妊娠十月，五脏俱备，六腑齐通，纳天地于丹田，故使关节人神咸备。然可预修滑胎方法也。

一论妇人经水不行，已经三月者，尺脉不止，则是胎也。

验胎散

川芎为末。每服一钱，空心艾叶煎汤调下，觉腹内微动，则有胎也。若服后一日不动，非胎，必是经闭。

一治妇人经水过月不来，难明有无胎孕。

艾醋汤

用好醋炒艾，服半盏后，腹中翻，大痛，是有孕。不为痛，定无孕。

一论妇人经水不行，身无病似病，脉滑大而六脉俱匀，乃是孕妇之脉也，精神如故，恶闻食气，或但嗜一物，或大吐，或时吐清水，此名恶阻，切勿作寒病治之，宜服此药。如觉恶心呕吐，加丁香、生姜煎。

保生汤

人参二钱　白术五钱　橘红五钱　香附子五钱　乌药五钱　甘草一钱

每剉一两。水一盏半，生姜五片，水煎五分，去渣，温服，不拘时候。或为末，姜汤调亦可。

一论恶阻，谓妇人有孕，恶心阻其饮食也，宜服：

养胃汤

当归酒洗　白芍酒炒　白术去芦,炒　白茯苓去皮　陈皮　藿香　砂仁　神曲炒　半夏汤泡透,切片,用香油炒过,不伤胎气　香附炒,各等分　甘草减半

上剉。生姜三片，枣二枚，水煎，温服。

一妇人有孕，呕吐不止，予用二陈汤，半夏<small>姜汁炒</small>用一半，陈皮、茯苓、甘草用一半，生姜七片，煎服立止。

一妇人妊娠三月，其经月来三五次，但不多，饮食精神如故。此血盛有余，儿大能饮，自不来矣，后果然。

一论子烦，谓妊娠烦躁而闷乱心神也，宜进：

竹叶汤

白茯苓<small>去皮，一钱</small>　防风<small>去芦，一钱</small>　麦门冬<small>水润，去心</small>　黄芩<small>各一钱半</small>

上剉一剂。竹叶五片，水煎，温服。

一论子痫，谓妊娠痰涎潮搐，目吊口噤，不省人事也。

羚羊散

当归<small>酒洗</small>　川芎　防风　独活　白茯苓<small>去皮</small>　五加皮　薏苡仁　酸枣仁<small>炒</small>　杏仁<small>去皮</small>　木香　甘草　羚羊角

上剉一剂。生姜五片，水煎，温服。

一论儿在腹中哭，用多年空房下鼠穴中土一块，令孕妇噙之，即止。

一论子悬，谓妊娠心胃连痛，兼治胎气不和，心腹胀满疼痛，或临产惊恐气结，连日不下，及胎前一切诸疾，悉宜此方加减治之。

紫苏和气饮

当归<small>酒洗</small>　川芎　白芍<small>酒炒</small>　人参　紫苏　陈皮　大腹皮　甘草

上剉一剂。生姜五片，葱白七寸，水煎，温服。腹痛，加香附、木香；咳嗽，加枳壳、桑白皮；热，加黄芩；呕吐，加砂仁；泄泻，加白术<small>去芦，炒</small>、白茯苓<small>去皮</small>；感冒，加羌活、麻黄；伤食，加山楂、香附；气恼，加香附、乌药。

一论子肿，谓妊娠七八月前后，面目虚浮，肢体肿满也，宜：

茯苓汤

当归　川芎　白芍<small>炒</small>　熟地黄　白术<small>去芦，炒</small>　白茯苓　泽泻　条芩　栀子<small>炒</small>　厚朴<small>姜炒</small>　甘草　麦门冬<small>去心</small>

上剉一剂。水煎，温服。

一论子气，谓妊娠自三月成胎之后，两足自脚面渐肿腿膝以来，行步艰难，以至喘闷，似水气之状，至于脚指间有黄水出者，谓之子气。

天仙散

天仙藤<small>即青木香藤，洗清，略炒</small>　紫苏　陈皮　香附<small>炒</small>　乌药　木瓜
甘草

上剉。生姜煎服。加苍术尤妙。

一论子淋，谓妊娠小便涩痛频数也，宜后方。

子淋散

麦门冬<small>去心</small>　赤茯苓　大腹皮　木通　甘草

上剉。淡竹叶十片，水煎，空心服。

一论转胞，谓妊娠卒不得小便也，因胎长逼近于胞，胞为所逼而侧，令人数溲，胞即膀胱也。然子淋与转胞相类，但小便频数，点滴而痛，谓子淋，频数出少而不痛，为转胞，间有微痛，终是与淋不同。并宜五苓散加炒阿胶，又宜冬葵散，治孕妇转胞，小便不通，及男子小便不通，皆效。

冬葵散

冬葵子<small>半两</small>　山栀子<small>半两，炒，研</small>　木通<small>三钱</small>　滑石<small>半两，研，此药滑胎，
临月可用，六七月以前不可用</small>

上剉一剂。水一盏半，煎八分，温服。外以冬葵子、滑石、栀子为末，田螺肉捣膏，或生葱汁调膏，贴脐下，立通。

一妊娠转胞，不得小便者，用八物汤加半夏、陈皮，名曰三合汤，服之探吐，以升提其气，上窍通而下窍自利也。

一论胎漏下，谓妊娠有胎而血漏下，属气血虚而有热也。

芎归汤

当归尾　川芎<small>各五钱</small>

上剉一剂。好酒煎，入童便一盏，同服。一服立止，如神。

胶艾四物汤　治症同前。

当归<small>酒洗，一钱</small>　川芎<small>八分</small>　白芍<small>酒炒，一钱</small>　怀熟地黄<small>酒蒸，一钱</small>　条
芩<small>一钱五分</small>　白术<small>去芦，炒，二钱</small>　砂仁<small>炒，一钱</small>　香附<small>炒，一钱</small>　艾叶<small>少许</small>
真阿胶<small>炒成珠，八分</small>

粳米一撮，水煎服。一方，加炒蒲黄一钱，陈皮七分，杜仲<small>盐水
炒一钱</small>，续断一钱，甘草<small>炒四分</small>，去艾叶不用，只用水煎服。

一治胎动出血，产门痛。黄连为末。酒调二钱，日三服。

一论胎动，谓妊娠因事跌仆，子死腹中，恶露妄下，疼痛不已，口噤欲死。用此药探之，若子死腹中，立便逐下，若腹痛即止，子母俱安。又治临产难生，胞衣不下，及产后血晕，不省人事，状似中风，血崩恶露不止，腹中血刺疼痛，血滞浮肿，血入心经，语言颠倒，如见鬼神，血风相搏，身热头痛，似疟非疟，一切胎前产后，狼狈垂死等症，并皆治之。宜：

佛手散

当归_{酒洗，一两}　川芎_{七钱}

上剉一剂。水煎将熟，再入酒煎，温服，如口噤，撬开灌之，如人行五里许，再灌之，便醒，立产。如胎漏下血不止，以酒煎，入童便一盏，温服。

一方，治胎气动，用鲤鱼一个，水煮熟，并汤食之，立效。

一因事动胎，致胎不安，动撞不已，及下血欲堕者，四物汤合四君子汤，加条芩、阿胶、砂仁、白芷、桑寄生。

一论安胎，谓安胎有二，有因病而胎动者，但疗母病，其胎自安。有胎不应，妄触母病，但安胎气，母病自瘥。一论孕成之后，觉气不安。或腹微痛，或腰间作痛，或饮食不美，或胎动下血，及五六个月，常服数剂甚妙。

安胎饮

当归身_{酒洗，一钱}　川芎_{八分}　白芍_{酒炒，一钱}　条芩_{一钱五分}　白术_{去芦，炒，二钱}　砂仁_{微炒，一钱}　陈皮_{一钱}　苏梗_{八分}　甘草_{四分}　熟地黄_{酒蒸，一钱}

上剉一剂。水煎，温服。如下血不止，加蒲黄_炒，阿胶_炒各一钱；腹痛，加香附_{醋炒}、枳壳_{麸炒}各一钱。

一论半产，谓妇人怀孕，气血虚弱，不能荣养，以致数月而堕也。

芎归补中汤

黄芪_{蜜水炒}　人参　白术_{去芦，炒}　当归　川芎　白芍_炒　干姜_炒　阿胶_炒　五味子　木香　杜仲_{姜汁炒}　甘草_炙

水煎，温服。

一论阳施阴化，胎孕乃成，血气虚乏，不足荣养，其胎则堕。又有劳恐伤情，内火便动，亦能堕胎，火能消物，造化自然。予见一妇，但有孕，及至三个月左右必堕，诊其脉，左手大而无力，重按则涩，知其血少，以其壮年，只补中气，使血自荣，时正初夏，教以浓煎白术汤下黄芩末一钱，与数十剂，得全而生一子也。盖孕至三月上属相火，所以易堕。

安胎丸 妊娠宜常服之。

当归酒洗　川芎　白芍酒炒　条芩各一两　白术去芦，炒，五钱

上为细末，酒糊为丸，如梧桐子大。每服五十丸，茶汤任下，空心日服。养血清热之剂也，瘦人血少有热，胎动不安，素惯半产者，皆宜服此，以清其源而后无患也。

一妇人小产，常服此以保胎，孕十月完足，胡莲肉去心四两，砂仁炒二两，共为末，每服二三匙，米饮调下，日服二三次。

一论妇人惯常小产，久而不孕者可服。过七个月不必服。

千金保孕丹

当归酒洗，一两　熟地黄酒蒸，一两　人参一两五钱　白术去芦，炒，四两　条芩一两　陈皮一两　香附子童便浸，一两　续断酒浸，一两五钱　杜仲盐酒炒，一两半

上为细末，糯米饭为丸，如梧桐子大。每服七十丸，白汤下。一方去人参，加砂仁、川芎、阿胶、艾叶、益母草，枣肉为丸。

一论妇人曾经小产，今有孕，预先培补为妙。大凡妇人堕胎，只是奇经废弛，冲任带脉受亏而然，宜服此汤，大有益也。

加味八珍汤

黄芪二钱　白术去芦，一钱　甘草炙，三分　防风七分　熟地黄酒洗，一钱　川芎七分　白芍酒炒，一钱　人参二钱　知母一钱　当归酒洗，一钱　山药一钱　益智仁研，八分　升麻四分　黄柏酒浸，炒，一钱

以上到一剂。水煎，温服。

一治妇人每怀胎至三四月必堕，不肯服药，用四五年老母鸡煮汤，入红壳小黄米，煮粥食之，不数日胎竟固全，至月满而生。

一论妊娠身居富贵，口餍甘肥，忧乐不常，食物不节，既饱便卧，致令胎胞肥厚，根蒂坚牢，行动艰难，因致临产必是难生，八月可服此药，日进二服，补其血而顺其气，使子易生而胎易落也。又治

小产瘀血腹痛，及胎衣不下。

保生无忧散

当归　川芎　白芍各七分　乳香一分　枳壳一钱二分，炒　木香　甘草各五分　血余烧灰，四分

上剉一剂。水煎，温服。

一治胎肥壅隘，动止艰辛，临月服之，缩胎易产。

瘦胎散

枳壳五钱　香附子三钱　甘草一钱半

上为末。每服二钱，百沸汤调服。

一论妊娠至八九个月，服数剂甚好，令易产，腹亦少痛。

达生散

当归身酒洗　白芍酒炒　白术去油芦，炒，各一钱　人参　陈皮　紫苏各五分　大腹皮洗，各一钱　甘草炙，三分

上剉一剂。葱五根，水煎服。或加砂仁五分，枳壳麸炒八分，尤妙。如胎肥气喘，加黄杨脑七个，此黄杨树梢儿也，此物能瘦胎不长；夏加黄芩，春加川芎，冬加砂仁；气虚，倍参、术；气实，倍陈皮、香附；血虚，倍当归、加地黄；性急多怒，加柴胡；有热，加黄芩；食少，加砂仁、神曲；渴，加麦门冬；食多易饥，加黄杨脑；有痰，加半夏姜汤泡，切片，香油炒、黄芩；腹痛，加木香。

一论妊娠至七八月间，服此胎气敛束，令人易产。凡患产难者，多由内热灼其胎液，以致临产之际，干涩而难，或脾气怯弱，不能运化精微，而令胞液不足，亦产难之道也，故用白术、茯苓益其脾土，而培万物之母；用黄芩清其胎热，泻火而存胞液；用陈皮者，取其辛利，能流动中气，化其肥甘，使胎气不滞，儿身不肥耳，此束胎之义也。

束胎丸

茯苓七钱五分　陈皮三两　黄芩夏一两，春秋三钱，冬五钱　白术二两

上为末，酒糊丸，梧桐子大。每服五十丸，米汤送下。

一治妇人胎痛。

当归　川芎　条芩酒炒　阿胶炒　香附　玄胡索

水煎，温服。

一治孕妇心痛。

玄胡索五钱　当归一钱　乳香五分　甘草一钱

上剉。水煎，温服。

一治孕妇腹痛，或胎动不安。

砂仁炒，二两　条芩炒紫黑，一两半　白术去芦，炒，一两

上为末。每服三钱，紫苏汤调下。

一治孕妇腰痛，状不可忍，补骨脂不拘多少，瓦上炒令香熟，为细末，嚼核桃半个，空心温酒调下二钱。

一治孕妇偶因所触，或堕高伤折，致胎动不安，腹中痛不可忍者，砂仁不拘多少，熨斗内盛，慢火炒令热透，去皮，捣罗为末。每服二钱，用热酒调下。须臾，觉腹中胎动极热，即胎已安。神效！

一治妊娠大便闭涩艰难。

当归　川芎　白芍　生地黄　枳壳　黄连

上剉。水煎，温服。

一论妊娠下痢赤白，腹中疼痛。

当归五分　白芍一钱　白术五分　白茯苓五分　泽泻五分　木香三分　槟榔三分　黄连五分　黄芩五分　甘草三分

上剉作一服。水一盏半，煎至一盏，空心温服。如白痢腹痛甚，恐有寒也，去芩、连，加干姜炒二分。

一治妊娠腹痛下痢，脓血不止。

黄连八分　厚朴姜炒　阿胶炒　当归各六分　艾叶　黄柏　干姜炒，各五分

上为末。空心米饮下方寸匕，日三服。

一论妊娠泄泻，肠鸣，腹冷痛，手足厥逆。

人参　白术炒　干姜炮　甘草炙

上剉。生姜三片，枣二枚，水煎，空心温服。加肉蔻、砂仁。

一论孕妇疟疾，寒热相半，并产后疟疾。

当归　川芎　白芍　青皮　陈皮　半夏　白茯苓　槟榔　草果　良姜　紫苏　干葛　甘草

上生姜、枣煎，临发日服。

一论孕妇咳嗽，用贝母麸炒，研为末，砂糖拌匀，丸如鸡头实

大，口含化，效。

一论妊娠忽然口噤吐沫，不省人事，言语错乱。

三合汤

当归_{酒洗}　川芎　白芍_{酒炒}　生地黄　陈皮　白茯苓_{去皮}　远志_{甘草}
_{水泡去心}　麦门冬_{去心}　竹茹　石菖蒲　甘草　半夏_{姜泡，香油炒}

上剉。生姜、水煎服。

一论妊娠风寒咳嗽，痰喘满闷。

百合　贝母　紫菀　白芍　前胡　赤茯苓　桔梗　甘草

生姜五片，水煎服。

一论妊娠不语，非病也，闻有此者，不须服药，临产日，但服四物汤之类，产后便语。

一论妊娠怀鬼胎，如抱一瓮。《脉经》云：设令宫中人，若寡妇无夫，常夜梦寐交通邪气，或怀似胎，而成癥瘕之疾，急当治下，宜用：

斩鬼丹

吴茱萸　川乌头　秦艽　柴胡　白僵蚕_炒　巴戟_{去心}

上为末，炼蜜为丸，如梧桐子大。每服七丸，蜜酒送下。出恶物即愈。

一论妊娠癥瘕痞块，及二者疑似之间者，久服安养胎气，消散癥瘕，调经进食。

消补丸

枳壳　槟榔　黄连　黄柏　黄芩　当归　阿胶_炒　木香_{各一两}

上为末，水糊丸，如梧桐子大。不饱时温米饮下三十丸，日进二三服。

一论妊娠或时有白浊、白带而下，四物汤和二陈汤，加苍术、牡蛎、龙骨等药。

一论妊娠遗尿失禁。

白薇　白芍_{酒炒，各等分}

上为细末。酒调方寸匕，日三服。

一论妊娠痰嗽见红。

当归身　熟地黄　天门冬_{去心}　麦门冬_{去心}　紫菀_{各五分}　桑白皮_{蜜炙}

杏仁_{去皮} 甘草_炙 桔梗 片芩 五味子 阿胶_{炒，各二分半}

上剉。加竹茹一团，水煎，临服入小蓟汁同服。

一妇人每孕不数月而堕，忽又孕三月，患呕吐吞酸，嗳气嘈杂，肠鸣泄泻，胃脘疼痛。

陈皮_{一钱} 半夏_{炒，七分} 白茯苓_{一钱} 白术_{去芦，二钱} 苍术_{米泔浸，炒黄，一钱} 川芎_{一钱} 神曲_{炒，五分} 藿香_{四分} 香附_{炒，一钱六分} 甘草_{炙，四分} 黄连_{姜汁炒，三分}

上剉。姜、枣煎服。

一治胎孕九个月，将产消息，用猪肚一个，依常法着葱、五味煮熟食之。不尽再服。不与别人食。

一妊娠误服草药，及诸般毒物，白扁豆_{生，去皮}，为细末，清米饮调方寸匕。神效。

一妊娠下血，服凉血之药，下血益甚，食少体倦，此脾气虚而不能摄血，以补中益气汤治之，乃愈。

一妇人堕胎昏愦，不时吐痰，自用养血化痰之剂，昏愦不知，自汗发搐，痰涎壅出，以为中风，欲用祛风化痰药。予曰：此属脾气虚寒所致，遂用十全大补汤，去桂，加知母、防风、山药、升麻、黄柏、益智仁。

一妊娠气喘痰盛，诸药不应，问治于予。询之：云素有白带，始于目下浮，两月余，其面亦然。此阴虚有痰饮也，用六味丸料，数剂而愈。

一妊娠每至五月，肢体倦怠，饮食无味，先两足肿，渐至遍身，后及头面，此是脾肺气虚，朝用补中益气，夕用六君子加苏梗而愈。

凡治妊娠，毋泥其月数，但见某经证候，便用某药为善。

妊娠伤寒治法

一治妊娠伤寒护胎法。

井底泥 青黛 伏龙肝

上为末。调匀，涂于孕妇脐下二寸许，如干，再涂上，以保胎孕。

一治妊娠伤寒伤风，勿轻服药，发热头疼，恶风身痛。

紫苏　陈皮　香附　川芎　白芷　甘草

上剉一剂。加姜、葱煎服。

加味四物汤　专治妊娠伤寒诸症。

当归身　川芎　白芍　熟地黄_{各等分}

上剉。每服五六钱，水煎，温服。如妊娠伤寒，头痛，身热无汗，脉浮紧，加麻黄、细辛；如妊娠伤寒，中风，表虚自汗，头痛项强，身热恶寒，脉浮而弱，加黄芪、地骨皮；如妊娠中风湿之气，肢节烦疼，脉浮而热，头痛，加防风、苍术；如妊娠伤寒，胸膈满痛，脉弦，加柴胡、黄芩；如妊娠伤寒，大便硬，小便赤，气满而脉沉数，加生大黄、桃仁_{去皮尖，麸炒}；如妊娠伤寒，小便不利，加茯苓、泽泻；如妊娠伤寒，小便赤如血状者，加琥珀、茯苓；如妊娠伤寒，四肢拘急，身凉微汗，腹中痛，脉沉而迟，加附子_{去脐}，桂少用；如妊娠伤寒蓄血症，加生地黄、大黄_{酒浸}；如妊娠伤寒，身热大渴，蒸蒸发热，脉长而大者，加石膏、知母；如妊娠伤寒，下后过经而不愈，温毒发斑如锦纹，加升麻、连翘；如妊娠伤寒，下后咳嗽不止者，加五味子、人参；如妊娠伤寒，下后虚痞腹满，加厚朴_{姜制}、枳实_{麸炒}；如妊娠伤寒，不得眠者，加栀子、黄芩；如妊娠伤寒，汗后血漏不止者，胎气渴者，加阿胶、炙甘草、黄芪；如妊娠伤寒，脉浮，头肿，自利，腹中痛，去地黄；如妊娠伤寒，自利，腹中痛，饮食不下，脉沉者，去地黄、川芎，加白术、炙甘草、茯苓、黄芩；如妊娠伤寒，头痛项强，身热口干，胸胁疼，用生地黄，加柴胡、前胡、人参、甘草。

妊娠食忌

受孕之后，不可食之物，切宜忌食。非唯有感动胎气之戒，然于物理亦有厌忌者，设或不能戒忌，非特延月难产，亦能令儿破形母损，可不戒哉！

鸡肉与糯米合食，令子生寸白虫。

食羊肝，令子生多厄。

食鲤鱼、鲙鱼及鸡子，令儿成疳多疮。

食犬肉，令子无声音。

食兔肉，令子缺唇。

食鳖，令子项短及损胎。

鸭子共桑椹同食，令子倒生心寒。

豆酱合藿食之，堕胎。

雀肉合豆酱食之，令子面生䵟黑子。

食水浆，绝产。

食山羊肉，令子多病。

食雀肉，令子不耻多淫。

食螃蟹，令子横生。

食子姜，令子多指生疮。

食驴骡马肉，延月难生。

食蛤蟆鲜鱼，令儿喑哑。

如此之类，无不验者，则知圣人胎教之法，岂非虑有其自其然乎。

【点评】妊娠篇论述了逐月养胎法，以及验胎法、安胎法、瘦胎易生法，以及妊娠各病、鬼胎（即妇人癥瘕）的治疗方法，内容详尽，大多数方药疗效肯定。妊娠用药原则是："凡治妊娠，毋泥其月数，但见某经证候，便用某药为善。"对于胎动不安："有因病而胎动者，但疗母病，其胎自安。有胎不应，妄触母病，但安胎气，母病自瘥。"是重要的治疗原则。关于妊娠食忌问题，大多源于取类比象的推测，没有科学依据。

产育

一产母面赤舌青，母活子死。母面青舌赤，口沫出，子活母死。母面唇皆青，口两边沫出，身重寒热，舌上青黑，及舌上冷，遇此症者，子母俱死，不可治也。

一胎产横逆，多由坐草太早，努力过甚，儿身未转，或已破水，其血必干，致胎难转。若先露脚，谓之逆，先露手，谓之横。当以小绢针于儿手足心针入一二分，三四刺之，以盐涂其上，轻轻送入，儿得痛惊转一缩，即当回转而生矣。

一论产难，或横或倒，死胎烂胀于腹中者，几觉腹痛，或腰重。欲坐草时，将神柞散，即温饮一盏，便觉心下开豁。如渴，又饮一盏，觉下重便产，更无诸苦。横生倒逆，不过三服即正，子死腹中，不过三服即下。能保母子两全，最为神验。

有一妇人，横产手出，满腹肿胀，但欲截其手，不保其生，屡服催生药不效。以此药浓煎一碗与服，少顷苏醒，再与一碗，困睡少时。忽云：我骨节都拆开了，快扶起我。血水俱下，拔出死胎，全不费力，可谓更生。以此救人，百发百中。

催生神柞散

生柞树刺枝如小指大者一握，净洗，剉碎，一叶一刺者，处处有之　甘草五钱

上剉一剂。新汲水一碗半，入新瓦罐内，用纸三重密封之，文武火煎八分，温服。

一治孕妇临产艰难，或一二日不下者，服此自然转动下生。

三合济生汤

当归三钱　川芎二钱　枳壳去穰，麸炒，二钱　紫苏八分　香附炒，一钱半大腹皮姜汁洗，一钱半　甘草七分

上剉。水煎，待腰痛甚服之，即产。

催生如意散

临产腰痛，方可服之。

人参一钱　乳香一钱　辰砂五分

上为末。临产之时，急用鸡子清一个调药，用生姜自然汁调开冷服。如横生倒产，即时顺生，子母俱安。

一论妊娠子死，或未死，胎已动，芎归汤加紫苏，酒、水煎服。死者即下，未死者即安。

一论胞衣既破，其血已涸，或元气困惫，用八珍汤斤许，再加益母草半斤，水数碗，煎熟，时时饮之，饮完再煎。孕妇临月，预制此药，日进二服，则子易生而胞易落也。

一论横生逆产，须臾不救，子母俱亡。

蛇蜕一条　蝉蜕十四个　胎发一丸，并烧灰

上为末。分作二服，酒调下，须臾进一服。仰卧，霎时即下。

一治产难，凑心不下者，蛇蜕烧灰，同麝少许，研细，温酒调下，立产。

一论临产破水，三五日不下，将死未绝者江月池传。鱼鳔用大者三寸，香油浸过，灯上烧之，滴下油入酒内，其灰研末，酒调服，立下。

一论难产，沥浆胞干，胎不得下，香油、蜂蜜各一碗，和匀，入铜铫内，慢火煎一二沸，掠去沫，调白滑石末一两，搅匀，顿服。外以油蜜摩母腹上，胎即下。

一妇人分娩艰难，产子已死，元气劳伤，用油纸捻烧断脐带，取其阳气以补之，俄闻儿啼作声，若以刀物如常断之，其母亦难保生。

凡子死腹中者，多因惊动太早，或触犯禁，或抱腰太重，或频揉拭水，胞衣先破，血水先尽，而胞干涸故耳。其候，产母唇舌皆青者，子母俱死，若舌黑或胀闷甚者，其子已死矣。先以平胃散一两，酒水各半煎，却收朴硝半两即熟皮硝，服之，或用硝一两，以童便调下，亦妙。

一治胎衣不下，鸡子清三个，去黄，以酸醋一合和之，啜入口中，即下。

一方治胞衣不下，即嚼生葱白数根，即下。

一治胞衣不下，红花一两炒，清酒五爵沃之，温服。此乃气弱而瘀血盈于胞也，故用清酒壮其气，红花以败其血。

一治胞衣不下，因产母元气虚薄，用芎归汤倍桂以温之，自下。

一治妇人难产，及横生逆产如神。用蛇蜕，炒焦为末，每五分，酒调下。

一治死胎不下，兼难产及横生倒生，用桂心为末，每二钱，痛阵密时，用温酒调下。一方用麝香五分为末，加桂末二钱，酒和服。

一治产后胎衣不下，恶血冲心，腹中血块，锦纹大黄一两，为末，以好醋半升，熬成膏，丸如梧桐子大。以醋化五丸服之，须臾即下。又治月经不通。

一治横生逆产，胎死腹中不下。公老鼠腰子一付，轻粉一分，松香一分，共捣，作三四丸，辰砂为衣。温酒下。

一治胎衣不下，令产妇衔自己发尾于口中，令呕哕，衣即下。此方可用。

一论妇人分娩，交骨不开，或五七日不下，垂死者。

活命芎归汤

川芎　当归各一两　生男女妇人发一握，烧灰存性　自死龟壳一个，如无，占过者亦可，酥炙

上为末。每一两，水煎服。良久，不问生死，胎即下。

一论妊娠十月满足，或因恣情内伤，或患潮热之症，又兼产前多吃热毒之物，瘀血相搏，七情怒气所伤，临产横逆之厄，怆忙不谨，辄用稳婆下手取胎，触死胎儿在腹，不能施治，今备妙方，防此之患，但服一二帖。加乌金丸二颗，甚妙。

活水无忧散

益母草二两　大枳壳一两　当归四钱　川芎一钱　白芍二钱　生地黄二钱　生鲤鱼一个　官桂一钱　急性子四钱　陈皮一钱　甘草八分

上各剉。分二服，每用水三碗，煎至二碗，临服之时，加好醋一匙，每一碗，加乌金丸一颗。如其死胎不下，急取无根水再煎药渣，连进二服，即救其性命。奥妙不可轻传。

一论临产艰难，横生逆产，胎死不下，及产后诸病。

乌金丸

真阿胶一两八钱，蛤粉炒　苏木一两　艾叶端午日收，去根，二两　谷芽麦芽晒干，各二两　龙衣白蛇蜕，要全者一条，焙干，又要蛇头下向者方好

上共为细末，炼蜜为丸，如芡实大。每用一丸，童便和酒化下。

凡修合此药，拣天月二德天医生气吉日，凝神安虑，洒扫净室，画太极而生两仪，九宫而分八卦，所忌妇人、鸡犬声、喊音，要在夜间寂静，斋戒至诚，先念净口、净心、净身、净天地神咒，又念咒曰：天精精，地灵灵，精精灵灵，左朝北斗，右朝北辰，人逢此药，各保安宁，急急如律令。

一治横生逆产，并三五日不下，死在须臾姜师师周传。用从上往下蛇蜕一条，长尺余者，烧灰存性，鸧鸪粪等分，为末，黄蜡为丸一

个。皮硝化水吞下。

一治妇人交骨不开，产门不闭，皆由元气虚弱，胎前失于调摄，以致血气不能运达而然。交骨不开，阴气虚也，用活命芎归汤、补中益气汤。产门不闭者，气血虚也，用十全大补汤。

活命芎归汤方见前

一治难产兼胞衣不下，及死胎不下。巴三蓖七脱衣裳①，细研如泥入麝香，捏作饼儿脐下贴，须臾子母便分张。

一方，用蓖麻子十四粒，去壳，研涂两脚心，衣即下，可即浣去。如不去，则肠出。如此时，就以此药贴顶心，缩回其肠。多用此药不妨，如肠入则洗之。神效。

一治难产或横或逆，或血海干涸，或胎死不下，惶惶无措，死在须臾戴存愚传。皮硝二钱，壮者三钱，弱者或寒天可加大附子，煨，去皮脐，三五分，上用好酒半钟，童便半钟，入硝，煎一二沸，温酒服。立下，百发百中。

一治胎死腹中，或产母气乏委顿，产道干涩，或手足冷，腹痛，即五积散见中寒，依本方去麻黄，加川乌、附子、南星、阿胶炒、木香、杏仁六味。

补中益气汤方见内伤　　**十全大补汤**方见补益

一治女人出生肠，用脚盆盛贮其肠，取芋煎水洗过，盖芋水甚滑，洗过则肠滑，后用冷水喷胸前，使患者因嗽咳气则肠收，又用人以手托之，使肠入内，后用马蛤兜水洗，用渣搭于门口上，女人睡倒，脚高起些，过一时即愈。

【点评】产育篇记载了生产过程中的各种问题，包括胎位不正、羊水早破引起的难产，胎死腹中，胎盘滞留等，在明代及以前就有多种处理方法。虽然随着医学的发达，这些方法大多已完全不需要了，但对于虚弱体质的产妇，产前用补中益气汤、十全大补汤等扶助正气则很有裨益。

---

① 巴三蓖七脱衣裳：即巴豆三粒，蓖麻子七粒，去壳。

产后

产后扶虚消瘀血，脉却宜虚。叔和云：新产之脉缓滑吉，实大弦急死来侵，寸口涩疾不调死，沉细附骨不绝生。

凡产毕，不问腹痛不痛，有病无病，以童子小便和酒共一钟温服，则百病不生。少坐床上，倚高，立膝仰卧，不时唤醒，及以醋涂鼻，或用醋烧炭，及烧漆器，更以手从心撖至脐下，使恶露不滞，如此三日，以防血晕血逆。酒虽行血，亦不可多，恐引血入四肢，且能昏晕，宜频食白粥少许。一月之后，宜食猪蹄少许。仍慎言语、七情、寒暑，梳头洗足，以百日为度。若气血素弱者，不计日月。否则患手足腰腿酸痛症，名曰蓐劳，最难治疗。初产时，不可问是男女，恐因言语而泄泻，或以爱憎而动气，皆能致病。不可独宿，恐致虚惊。不可刮舌，恐伤心气。不可刷牙，恐致血逆。须血气平复，方可治事。犯时微若秋毫，成病重如山岳，可不戒哉！

夫产后血晕，其由有三，有用心使力而晕者，有下血多而晕者，有下血少而晕者。其晕虽同，其治特异。

若下血多而晕者，当补血，以芎归汤为主。或恶露不止者，倍炒黑干姜止之。

若去血少而晕者，黑神散主之。

但凡血晕不省人事，用火炭置产母旁，以醋沃之，使醋气熏入产母口鼻，轻者亦苏，重者亦省人事矣。一法用韭菜细切，盛于有嘴瓶中，以热醋沃之，急封瓶口，以瓶嘴纳产妇鼻孔中，嗅之即醒。一法，用旧漆器烧烟熏之，即醒。一法用荆芥穗研末，用一分，吹鼻，即醒。一法用鹿角，烧存性，每一钱，酒灌下，即醒。

夫产后发热，有去血过多者，有劳力过伤者，有恶露不尽者，有饮食失节者，有感冒风寒者，有夹食伤寒者，有内伤挟外感者，有三日蒸乳者，俱能发热憎寒，并身疼腹痛，不可相类而用药也。

一论去血过多发热者，脉必虚大无力，内无痛楚，此非有余之热，乃阴虚生内热耳，以归术保产汤主之。

一论有伤力发热，或早起劳动发热者，亦以归术保产汤主之。

一论恶露不尽，亦发热恶寒，必胁肋胀满连大小腹，有块作痛者，宜黑神散主之。

一论脾胃虚弱，饮食必难克化，以致停滞发热，必有噫气作酸，恶闻食臭，而口中无味，胸膈饱闷，气口脉必紧盛，发热恶寒，头痛，宜理脾汤主之。

一论感冒风寒而发热者，其脉弦而紧，或恶露欠通，头痛身痛，发热恶寒，手足厥冷，肚腹疼痛，宜五积散主之。此药祛除败血，生新血，调和荣卫，滋养脏腑，使阴阳不相胜负，邪气不能相干，则无寒热之患。并加米醋少许同煎，本方去麻黄方见中寒。

一论伤寒夹食，必恶食胸痞，腹痛头痛，发热，气口脉来紧盛，宜行气香苏散，一消一发而治之方见饮食。

一论内伤元气，外感风寒，其脉洪大而虚，其证身热而烦，头痛恶寒而渴，自汗气高而喘，宜补中益气汤加减治之方见内伤。

一论产后蒸乳，发热恶寒者，必乳间胀硬疼痛，令产母揉乳汁通，其热自除，不药而愈。

一论产后发热恶寒，或口眼㖞斜等症，皆是气血虚甚，当以大补气血为主。若左手脉不足，补血药多于补气药，右手脉不足，补气药多于补血药。

一论产后中风，切不可便作风治，不可服小续命汤之类，宜大补气血。若中风口噤，乃血虚而风入夹口，筋得风则急，故口噤也。若角弓反张，乃体虚而风入于诸阳之经，故独腰背拘急如角弓反张之状也。以归术保产汤去香附、干姜，加秦艽、羌活，又宜当归、荆芥各等分，水一盏，酒少许，煎七分，灌之。如口噤，以匙斡开，微微灌下，但下咽，即效。又宜荆芥，略炒为末，每服三钱，黑豆淋酒调下，童便亦可。

一论产后虚羸诸病，惟宜十全大补汤。此药性平，补养血气，壮健脾胃，乃诸虚百损第一方也。

一产后血晕者，乃下血过多而眩晕也，不省人事者，气血大脱而神不用也，故用人参，到两剂，水煎，温服。盖人参甘温，益元气之品，可以回气，可以生血。身热气急者，加童便一爵；身寒气弱者，加附子三钱。外以炭火，以酽醋沃之，使醋气熏蒸入鼻，则能收敛。神效！

一论产后诸疾，以本治之，大补气血为主，此方治一切诸证，气血虚损，脾胃怯弱，或恶露不行，或去血过多，或饮食失节，或怒气相冲，以致发热恶寒，自汗口干，心烦喘急，心腹疼痛，头眩眼黑，耳鸣等症，不语昏愦，不省人事，并皆治之。

归术保产汤

当归酒洗，一钱五分　川芎一钱　白芍酒洗，一钱　熟地黄酒蒸，一钱　白术去芦，炒，一钱　甘草炙，三分　白茯苓去皮，一钱　陈皮八分　干姜炒黑，八分　香附米童便炒，一钱

上剉一剂。生姜三片，枣一枚，水煎，温服。气虚，加人参七分；如去血过多，倍芎、归、干姜；如胸膈胀满，加枳实麸炒、砂仁、厚朴姜炒、山楂去子；两胁肋痛，加青皮去瓤、肉桂；小腹阵疼，加玄胡索、桃仁、红花、苏木，甚者加三棱、莪术俱煨，醋炒；有汗，加黄芪蜜水炒、酸枣仁炒；口干苦，加麦门冬去心；身不发热，小腹痛不可忍，用桃仁去皮，捣烂五钱，韭菜汁和酒送下，立效；恶露不行，加益母草、牡丹皮、桃仁，入童便酒同服；吐痰，加半夏、贝母；咳嗽不止，加辽五味、桑白皮；气恼，加乌药；昏愦，口噤不语，加荆芥穗。

一论妇人产后一十八症，服之如神。

黑神散

棕皮灰　玄胡索　当归酒洗　赤芍　白芍　生地黄　五灵脂各一两　蒲黄一两　熟地黄一两　香附米炒，一两　干姜炮，一两　沉香五钱　乳香五钱　大黑豆五钱　莪术五钱　红花五钱

上为细末。每服二钱，温酒、童便调下。胞衣不下，败血攻心，眩晕欲绝，服此即苏。一将产血多，儿食不尽，余血裹胎，难产，服此弃子救母。临产用力太早，儿不及转，横生倒出，亦当急救母命。子死腹中，母必肢体冷痛，口角出沫，指甲青黑，服此药即出。恶露未尽，失而不治，又过食酸咸收敛之物，因而得崩漏。血昏眼花，坐起不得。血迷心窍，不能言语。败血乘虚，散流四肢，因而浮肿。败血为害，口渴舌燥，乍寒乍热似疟。败血入心，烦躁发狂，言语错

乱，或见鬼神似癫。败血停留肢节间，遍身疼痛。月中饮冷，败血凝聚，腹痛难忍，或致泻痢。肺窍鼻中气黑。败血结聚，小便闭涩，大便艰难。败血流入小肠，小便出血。败血冲心，喉中气急发喘。败血滞脾胃中，心腹胀满，呕吐似翻胃。产后诸般怪症，难以名状者，多是败血所致，服此立效，真仙方也。

一产后心腹痛，瘀血不行，或儿枕作痛，危急之至。

当归三钱　川芎　白芷　玄胡索　官桂　牡丹皮　蒲黄　五灵脂没药各一钱　白芍酒炒，三钱

上剉一剂。水煎，入童便，空心服。

一治产后小腹作痛有块，脉芤而涩，以四物汤加玄胡索、红花、桃仁、牛膝、木香。

一论产后停食，胸膈饱闷，身发寒热，不思饮食。

理脾汤

苍术米泔浸，炒，一钱　陈皮一钱　厚朴姜汁炒，一钱半　砂仁七分　神曲炒，一钱　山楂去核，一钱　麦芽炒，一钱　干姜炒黑，八分　甘草炙，三分

上剉一剂。生姜三片，水煎服。泄泻，加白术、白茯苓；大便闭，加桃仁、红花；小便闭涩，加大腹皮。

一治产后三日，牙关紧急，眼目直视，四肢厥冷，干姜炒黑五钱，水煎，入童便，温服，立效。

一论产后晕倒，不省人事，眼黑耳鸣等症，并治中风不省人事，口吐涎沫，手足瘫痪。

加味佛手散

当归　川芎　荆芥各等分

上剉一大剂。水煎，入童便，温服。

一论产后恶露不快，腰痛，小腹痛，时作寒热头痛，不思饮食，亦治久积恶血，月水不调，又疗心痛，小肠气痛，血气痛欲死者。又治心腹疼痛，及儿枕痛不可忍，或又血迷心窍，不省人事。又治北人青筋症，用三钱酒调下。

失笑散

五灵脂水淘，去砂，醋炒　真蒲黄炒，各等分

上剉一剂。水煎，温服。一法为细末。每服三钱，醋熬成膏，白

汤化下。痛甚，加川芎、肉桂、玄胡索各一钱。

一论产妇小腹作痛，忽牙关紧急，灌以失笑散，良久即醒。又用四物汤加炮姜、白术、陈皮。

一论产后血脱，昏晕不省，以四物汤加香附、人参、白术、茯苓、炮姜。

一论产后瘀血，心腹疼痛，或发热恶寒者，以四物汤加玄胡索、香附、桃仁、红花、青皮、泽兰、牡丹皮，水煎，童便、酒各一杯，温服。若以手按腹愈痛，此是瘀血为患，宜服此药，或失笑散消之。若按之反不痛，是血虚，宜四物汤加参、术、茯苓；若痛而作呕，是胃虚，宜六君子汤。若痛而作泻者，加干姜炒、白芍酒炒。

一论蓐劳者，产中之名也。产中虚羸喘乏，乍寒乍热，病如疟状，名曰蓐劳。此是气血之虚不相顺接，虚故乍寒，壅故乍热，无时休息，症似疟，实非疟也。治宜大补气血，使其气血顺接，则病愈矣。故用人参补气，当归补血，糯米益胃，葱、豉醒脾。猪肾者，取其以类相从，能补系胞之区也。

猪肾汤　治产后蓐劳，发热盗汗。

人参　当归各等分　猪腰子一个，切片　白糯米半合　葱白三根　淡豆豉一合

以水煮米及腰子熟，取清汁一盏，入药二钱，煎至八分，不拘时服，腰子可另食。

一方治产后蓐劳发热，猪腰子一对，去白膜，切作柳叶片，用盐、酒拌。先用粳米一合，入葱、椒煮粥，盐、醋和，将腰子铺盆底以热粥盖之，如作盒生状，空心服。

一治产后发热自汗，肢体疼痛，名曰蓐劳。

当归羊肉汤

当归酒洗　人参各七分　黄芪一两　生姜五钱

上剉。用羊肉一斤，煮清汁五大盏，去肉，入前药，煎至四盏，去渣，作六服，早晚频进。

一论产妇牙关紧急，腰背反张，四肢抽搐，两目连劄。此去血过多，元气亏损，阴火炽盛，宜十全大补汤方见补益，加炮姜，一剂而苏，又数剂而安。

一论产后筋挛背急，肌肉瘛动，此气血俱虚，用十全大补汤而愈。

一论产后血邪，心神恍惚，言语失度，睡卧不安，宜：

茯神散

白茯神_{去皮，一钱} 人参 龙齿_研 琥珀_研 赤芍 黄芪 牛膝_{去芦，各三分} 生地黄_{一钱} 桂心_{五分}

上剉。水煎，温服。

一论产后不语者何？答曰：人心有七孔三毛，产后虚弱，多致停积败血，闭于心窍，神智不能明了。又心气通于舌，心气闭塞，则舌亦强矣，故令不语。如此，但服此汤。

八珍散

人参 石菖蒲 怀生地黄 川芎_{各一两} 细辛_{一钱} 防风_{五钱} 辰砂_{另研五钱} 甘草_{一钱}

上为末。每一钱，薄荷汤调下，不拘时服。

一论产后咳逆不止，用干柿一个，切碎，以水一盏，煎至六分，热饮之，即止。

一论产后汗出不止。

嫩黄芪_{蜜水炒} 熟地黄 牡蛎粉 白术_{去芦，炒} 麦门冬_{去心} 防风_{去芦} 白茯苓_{去皮} 当归_{酒洗}

上剉。红枣二枚，水煎，温服。

一论产后消渴，饮水不止。

当归_{酒洗} 川芎 白芍 生地黄 麦门冬_{去毛} 五味子 知母_{去毛} 白茯苓_{去皮} 黄芪_{蜜水炒} 甘草

上剉。水煎，温服。

一论产后疟疾。

当归_{酒洗，一钱五分} 川芎_{一钱} 白芍_{酒炒，一钱五分} 白术_{去芦，炒，一钱半} 白茯苓_{去皮，一钱五分} 柴胡_{八分} 青皮_{去穰，八分} 甘草_{三分}

上剉。白水煎，温服。

一论产妇血痢，小便不通，脐腹疼痛，以生马齿苋捣烂，取汁三大合，煎汤，下蜜一合调，顿服，即愈。

一治产后痢疾，不问赤白主方。

当归_{酒洗}　川芎　白芍_炒　白术_{去芦，炒}　白茯苓　陈皮　木香
香附_炒　神曲_炒　干姜_炒　甘草_炙

上剉。水煎，温服。不思饮食，加砂仁；小便不利，加泽泻。

一论产后痢疾，久不止者，以四君子汤加黄芪、粟壳。

一论产后胸痞腹胀。

当归_{酒洗}　川芎　白芍_{酒炒}　白术_{去芦，炒}　白茯苓_{去皮}　陈皮　半
夏_{汤泡，姜炒}　砂仁　香附_炒　厚朴_{姜汁炒}　甘草

生姜煎服。

一治产后泄泻。

人参　白术_{去芦，土炒}　白茯苓_{去皮}　陈皮　白芍_炒　干姜_炒　泽泻
厚朴_{姜汁炒}　砂仁　当归_{酒炒}　甘草_炙

上剉。姜、枣煎服。

一治产后呕吐。

陈皮　半夏_{汤泡，姜炒}　白术_{去芦，炒}　白茯苓_{去皮}　砂仁　藿香
人参　神曲_炒　当归_{酒洗}　甘草_炙

上剉。生姜五片，水煎，温服。

一治产后头痛。

黄芪_{蜜水炒}　人参　白术_{去芦，炒}　陈皮　当归　升麻　柴胡　细
辛　蔓荆子　川芎　藁本　甘草

上剉。生姜三片，水煎服。

一治产后咳嗽，痰喘发热。

当归_{酒洗}　白芍_{酒炒}　川芎　熟地黄　陈皮　半夏_{姜汁泡，炒}　白茯
苓_{去皮}　枳壳_{去穰，麸炒}　桔梗_{去芦}　前胡　苏梗　葛根　人参　木香
甘草

上剉散。姜、枣水煎服。

一产妇咳嗽痰盛，面赤口干，内热晡热，彻作无时。此阴火上
炎，当补脾胃，遂用补中益气汤、六味地黄丸而愈。

一论产妇粪后下血，诸药不应，饮食少思，肢体倦怠。此中气虚
弱，用补中益气汤加吴茱萸炒黄连五分，四剂顿止。但怔忡少寐，盗
汗未止，用归脾汤治之而愈。

一论产后大便不通，因去血过多，大肠干涸，或血虚火燥干涸，

不可计其日期饮食数，多用药通之润之。必待腹满觉胀，自欲去而不能者，乃结在直肠，宜用猪胆汁润之。若服苦寒药润通，反伤中焦元气，或愈加难通，或通而泻不能止，必成败症。若属血虚火燥，用加味逍遥散，气血俱虚八珍汤，慎不可用麻子、杏仁、枳壳之类。

一产前、产后大便不通。

当归酒洗　川芎　防风去芦　枳壳麸炒，各一钱　甘草炙，二钱

上剉。姜、枣煎服。忌动风之物。用蜜导之亦妙。

一产后五七日不大便，切不宜妄服丸药，用大麦芽炒为末。每服三钱，沸汤调下，与粥间服。

一论产后胞损，小便淋漓不止。

人参二钱五分　白术去芦，二钱　白茯苓去皮，一钱　黄芪蜜炒，钱半

陈皮一钱　桃仁去皮尖，一钱　甘草炙，五分

上剉一剂。水煎猪、羊胞，后入药煎服。

一论妇人子宫肿大，日日损落一片，殊类猪肝，已而面黄体倦，饮食无味，内热晡热，自汗盗汗，用十全大补汤二十余剂，诸症愈后，仍复生育。

一论产后阴门痛极不可忍，桃仁泡，去皮尖，研如泥，涂之即愈。

一论产后阴户痒极不可忍，食盐一两，涂之即止。

一论产后阴门不闭，发热恶寒，用十全大补汤加五味子，数剂而寒热退，又用补中益气汤加五味子，数剂而敛。若初产肿胀，或焮痛而不闭者，用加味逍遥散；若肿既消而不闭者，补中益气汤，切忌寒凉之剂。阴门不闭，用石灰煎汤，先熏后洗。一方用荆芥、藿香、臭椿根皮，煎汤熏洗。

一论产后生肠不收，皆由气虚血弱，所以悬下，但养气和血，其肠自收。

人参　白术去芦，炒　黄芪蜜炒　当归　川芎　甘草炙

上剉。水煎服。若悬二日，则入升麻五分升提之，日用热手心常熨腰肚，但腰肚气暖，其肠自收。

一治产后生肠不收，蓖麻子去壳，研成膏，贴头顶心即收，内服补中益气汤，倍升麻，去柴胡，加益母草一钱。

一论产后因子死，经断不行，一日小腹忽痛，阴户内有物如石

硬，塞之而痛不禁，此乃石瘕也。

当归_{酒洗}　川芎　白芍_{酒炒}　生地黄　桃仁_{去皮尖}　红花　大黄
三棱　槟榔　泽泻　香附　玄胡索　血竭

水煎，空心服。

一论产后有种疾，郁冒则多汗，汗则大便闭，故难于用药，唯此
药最佳。

二子饮

苏子　火麻子_{去壳}

二味各半合，拣净，洗，研极细，用水再研，取汁一盏，分三次
煮粥食之。此粥不惟产后可服，大抵老人、诸虚人风闭，皆得效。

一论产后阴户肿大，用吴茱萸煎汤洗之。

一产后恶寒发热，余欲用八珍汤加炮姜治之，其家知医，以为风
寒，用小柴胡汤。余曰：寒热不时，乃气血虚。不信，仍服一剂，汗
出不止，谵语不绝，烦热作渴，肢体抽搐。余用十全大补汤二剂益
甚，脉洪大，重按如无，仍以前汤加附子，四剂稍缓，十剂而安。

一产妇泻痢年余，形体骨立，内热晡热，自汗盗汗，口舌糜烂，
日吐痰三碗许，脉洪大，重按全无。此命门火衰，脾土虚寒而假热，
然痰者，乃脾虚，不能统摄归原，故用八味丸补火以生土，用补中益
气汤兼补肺金而健其脾胃。

【点评】本篇介绍了大量产后调理方法，大多行之有效。产后
多虚、多瘀血，故治疗以补虚为主，兼消瘀血。对于瘀血与血虚
等的鉴别，龚氏经验："若以手按腹愈痛，此是瘀血为患，宜服
此药，或失笑散消之；若按之反不痛，是血虚，宜四物汤加参、
术、茯苓。若痛而作呕，是胃虚，宜六君子汤；若痛而作泻者，
加干姜(炒)、白芍(酒炒)。"产后病以血晕与发热多见，故本篇
详论之。首方归术保产汤即八珍汤加减，可养血活血、温中健脾
理气，为治疗产后病的重要方剂。此外，产后大便不通也是常见
问题，龚氏告诫："若服苦寒药润通，反伤中焦元气，或愈加难
通，或通而泻不能止，必成败症。若属血虚火燥，用加味逍遥
散，气血俱虚八珍汤，慎不可用麻子、杏仁、枳壳之类。"另，猪

肾汤、猪肾粥、当归羊肉汤均为产后的重要食疗方。

小产

小产重于大产，盖大产如粟熟自脱，小产如生采，破其皮壳，断其根蒂，岂不重于大产?! 但人轻忽致死者多矣。治法宜补形气，生新血，去瘀血。若未足月，痛而欲产，芎归补中汤倍加知母止之。若产而血不止，人参黄芪汤补之，若产而心腹痛，当归川芎汤主之。胎气弱而小产者，八珍汤固之。若出血过多而发热，圣愈汤。汗不止，急用独参汤。发热烦躁，肉瞤筋惕，八珍汤。大渴面赤，脉洪而虚，当归补血汤，即黄芪一两，当归三钱是也。身热面赤，脉沉而微，四君、姜、附。东垣云：昼发热而夜安静，是阳气自旺于阳分也。昼安静而夜发热，是阳气下陷于阴分也。如昼夜俱发热者，是重阳无阴也，当峻补其阴。王太仆云：如大寒而甚，热之不热，是无火也。热来复去，昼见夜伏，夜发昼止，时节而动，是无火也。如大热而甚，寒之不寒，是无水也。热动复止，倏忽往来，时动时止，是无水也。若阳气自旺者，补中益气汤。阳气陷于阴者，四物二连汤，即四物汤加胡连、川连是也。重阳无阴者，四物汤。无火者，八味丸。无水者，六味丸。

一论小产气虚，血下不止，宜：

人参黄芪汤

人参　黄芪蜜炒　当归　白术去芦，炒　白芍酒炒　艾叶醋炒，各一钱
阿胶炒，二钱

上剉一剂。水煎服。

一论半产气血虚，宜芎归补中汤方见妊娠。

一论小产后瘀血心腹疼痛，或发热恶寒。

当归川芎汤

当归　川芎　白芍炒　熟地黄　玄胡索　桃仁　红花　香附　青皮　泽兰　牡丹皮

上水煎，入童便、好酒各半盏。同服。如小产腹痛，以手按腹愈

痛，此是瘀血为患，宜用此药，或失笑散消之。若按之反不痛，此是血虚，宜用四物加参、苓、术、甘。若痛而作呕，此是胃虚，宜用六君子。若痛而泻，此是脾虚，宜用六君子送二神丸。

一妊娠五月，服剪红丸而坠，腹中胀痛，服破血之剂益甚，以手按之益痛。余曰：此峻药重伤，脾胃受患。用八珍汤倍人参、黄芪，加半夏、乳香、没药，二剂而痛止，数剂而全愈。

一妇人年二十余，疫疾堕胎，时刻服清肺解表，喘急不寐，请治。余以为脾土虚不能生肺金，药损益甚。先与补中益气加茯苓、半夏、五味、炮姜四剂，渐愈，往视之，又与八珍加五味，及十全大补汤痊愈。

一小产下血不止，此气虚之甚也，以补中益气汤，去升、柴，加白芍、川芎、香附、砂仁、艾叶、阿胶。

【点评】小产主虚与瘀血，故治疗"补形气，生新血，去瘀血"。气虚者用人参黄芪汤、补中益气汤、六君子汤；气血两虚用芎归补中汤、八珍汤、十全大补汤；瘀血心腹痛用当归川芎汤、失笑散等。

乳病

乳房，阳明所经；乳头，厥阴所属。乳子之母，不知调养，忿怒所逆，郁闷所遏，厚味所酿，以致厥阴之气不行，故窍不得通而汁不得出，阳明之血沸腾，故热甚而化脓。亦有所乳之子，膈有滞痰，口气焮热，含乳而睡，热气所吹，遂生结核。于初起时便须忍痛，揉令稍软，吮令汁自透，可消散。失此不治，必成痈疖。治法，疏厥阴之滞以青皮，清阳明之热细研石膏，行污浊之血以生甘草之节，清肿导毒以瓜蒌子，或加没药、青橘叶、皂角刺、金银花、当归。或汤或散，或加减，随意消息，然须以少酒佐之，若加以艾火两三壮于肿处，其效尤捷。不可辄用针刀，必致危困。或因忧愁郁闷，朝夕积累，脾气消伤，肝气横逆，遂成隐核，如大棋子，不痛不痒。数十年之后，方为疮陷，名曰奶岩，以其疮形峻曲似岩穴也，不可治矣。若于始生之际，便能消释病根，使心清神安，然后施之治法，亦有可安之理。

一论有儿者，名曰外吹乳，有孕者，名曰内吹乳，可以急治，宜服：

立效散

白芷　贝母

各等分，为末。每服二钱，好酒调服。若无乳行，加漏芦，酒煎调服。

一论妇人乳肿作痛，欲成痈毒，宜：

神效瓜蒌散

大瓜蒌黄熟者一个，连皮子，重重纸包，火煨，捣烂，每一剂半个　白芷一钱半　元参二钱　升麻五分　归尾二钱　桔梗一钱　连翘二钱　柴胡一钱　青皮一钱　天花粉一钱半　穿山甲炒，一钱　川芎八分　知母一钱　木通一钱　木鳖子两个　玄胡索二钱

上剉一剂。水煎，温服。

一治妇人患吹乳肿痛，未成脓者，用生半夏一个为末，将葱白半寸，捣和为丸，绵裹塞鼻，一夜即愈。左乳塞右鼻，右乳塞左鼻。神效。

一外敷吹乳方：

葱一大把，捣烂作饼，厚摊乳上，将瓦罐盛灰火，铺在葱上，蒸出汗，即消肿痛，甚妙！或将紫苏煎汤，频服。

一治妇人吹乳，韭菜地中蚯蚓粪，研细末，醋调，厚敷于上，干则再易，三次即愈。

一治吹乳，用益元散五钱，以豉、葱白汤调下，频服，即愈。

一治吹乳法，入患家门，房上或墙头地上，掐草四指长，以手捻。默念：我佛面前，一科连结，下子来献。西方金头娘子害吹奶，明问左边右边，患者应加实告。再说：吹口气来。医即出，不可回顾。将草手心紧撩，出，放在墙缝，以厚土盖，不可透风，即能止痛消肿。妙哉！一法治吹乳，用黄纸书："山田火大人"五字，贴乳上。立效。

一治妇人年五十外，乳痈初已，而又致穿破，不得收功者，宜：

冲脉饮子

黄芪每一两，用桂一钱煎汤，将碗盛饭上蒸熟，每剂用二钱　人参一钱五分　白术一钱　生地黄酒浸，一钱　茯苓七分　当归身二钱　白芍酒炒，一钱　川芎一钱　柴胡五分　青皮五分　宣木瓜四分　皂角子二钱　甘草三分

上剉一剂。水煎，频服。大便不通润，加火麻仁炒二钱，黄连酒炒二钱。

一论内外吹乳，乳痈肿痛，已成未成，服之立瘥。牙皂，烧过存性，蛤粉炒过，等分为末。每服五钱，好头生酒调下。以醉为度，热服，出汗立愈。外用巴豆三个，烧存性，香油调敷，放痛头上，上用膏药贴之。四围用：

铁箍散

白及　白蔹　白芷梢　赤芍梢

为末。蜜调，敷疮四围。立愈。

一治内外吹乳及溃浆，服之立效。

黄芪　人参　当归　川芎　白芷　木通　连翘　漏芦　天花粉　青皮炒　橘蕊　防风　白芍　贝母　瓜蒌　乳香　甘草　穿山甲　皂角刺

水煎，食后、临卧服。

一治乳劳乳痈，已成，化脓为水，未成亦消。治乳之方甚多，独此神效，瘰疬疮毒，尤妙无比，名：

神效瓜蒌散

瓜蒌大者两个，捣　当归酒洗　甘草各五钱　乳香另研　没药另研，各一钱

上作二剂。用酒三碗，煎至二碗，分三次饮之，更以渣敷患处，一切痈疽、肿毒、便毒皆效。

补遗

一切吹乳，肿痛不可忍者。

升麻　甘草节　白芷梢　青皮　归尾　金银花　瓜蒌仁倍用　橘叶七片　连翘贝母

上剉。水煎，入酒半碗，同服，不拘时服。

一治乳痈风神方。

北细辛—钱　白芷梢八分　归尾—钱　赤芍八分　防风—钱　莪术八分
桔梗八分　乌药—钱　麻黄二钱　小甘草三分

上剉一剂。水煎，加热酒同服，以渣敷患处。出汗为度。

【点评】乳病主要为乳腺炎，又称吹乳，发于妊娠期称内吹乳，哺乳后发者称外吹乳。强调早治，"于初起时便须忍痛，揉令稍软，吮令汁自透，可消散。"若忽略失治，"遂成隐核，如大棋子，不痛不痒，数十年之后，方为疮陷，名曰奶岩，以其疮形峻曲似岩穴也，不可治矣。"篇中有两首同名方"神效瓜蒌散"，组方不同。前者治疗欲成痈毒，即吹乳早期；后者治疗脓已成者，未成者也可消，用药简单、安全，仅五味，效果却非同一般，称"治乳之方甚多，独此神效"。值得重点关注。另提示，瓜蒌是治疗乳病的重要药物，且剂量宜大。篇中附有祝由法。

乳岩

妇人奶岩，始有核肿如鳖，棋子大，不痛不痒，五七年方成疮。初便宜多服疏气行血之药，须情思如意，则可愈。如成疮之后，则如岩穴之形，或如人口有唇，赤汁脓水浸淫胸胁，气攻疼痛，用无灰石膏，出其蠹肉，生新肉，渐渐收敛。此证多生于忧郁积忿，中年妇人。未破者尚可治，成疮者终不可治，宜服：

十六味流气饮

当归　川芎　白芍酒炒　人参　乌药　槟榔　防风　黄芪蜜水炒
官桂　厚朴姜炒　桔梗　枳壳去瓤　木香　白芷　紫苏　甘草

上剉。生姜煎服。乳痈，加青皮。亦治痘疹后，余毒作痈瘤。

一治妇人乳岩久不愈者。

桦皮　油核桃各等分，烧灰存性　枯矾　轻粉二味加些

共为细末。香油调敷。

一治妇人乳痈或乳岩初起时，先服荆防败毒散一剂，以败其毒，

次进蒲公英_{连根叶洗净，捣汁}，入酒饮之，将渣敷患处，立效。败毒散即人参败毒散_{方见伤寒}，去人参，加防风、荆芥、连翘是也。

一妇人年逾三十，每怒后乳内作痛或肿。此肝火所致，与小柴胡合四物汤，加青皮、桔梗、枳壳、香附而愈。彼欲绝去病根，自服流气饮，遂致朝寒暮热，益加肿毒。此气血被损而然，予与八珍汤三十余剂，喜其年壮，元气易复而愈也。

一妇乳内肿一块如鸡子大，劳则作痛，久而不消，服托里药不应。此乳劳证也，属肝经血少所致，先与神效瓜蒌散四剂，更隔蒜灸之，肿少退，再服八珍汤，倍加香附、夏枯草、蒲公英，仍间服前散，月余而消。亦有乳疬一证，其状肿硬木闷，虽破而不溃，肿亦不消，尤当急服此散，及用蒜灸。斯二症乃七情所伤，气血所损，亦劳症也。宜戒怒，节饮食，慎起居，否则不治。

一妇人患乳痈，气血颇实，但疮口不合，百法不应。予与瓜蒌神效散，四剂少可，更与数剂及豆豉饼灸之而愈。

又一妇人患此未溃，亦与此药三剂而消。良甫云：如有乳劳，便服此药，可杜绝病根。如毒已成，能化脓为水，毒未成者，则从大小便中散之。

神效瓜蒌散_{方见前}　小柴胡汤_{方见妇人虚劳}　四物汤　八珍汤_{俱见补益}

【点评】古之乳岩即今之乳腺纤维瘤、乳腺癌等，多与情志相关，"此证多生于忧郁积忿，中年妇人"。本病强调早治，首选十六味流气饮，此方养血活血、补气理气、疏风升散，并配神效瓜蒌散。医案中有用荆防败毒散合蒲公英口服、外敷，有用小柴胡合四物汤，加青皮、桔梗、枳壳、香附而愈，也有用神效瓜蒌散合八珍汤治疗者，示人以活法。

通乳

一论妇人素禀怯弱，血气虚耗，产后无乳，宜补养之剂。用：

当归补血汤

当归身_{酒洗，五钱}　嫩黄芪_{蜜水炒，一两}

上剉一剂。葱白十根煎服。

一论产后乳脉不行，身体壮热疼痛，头目昏晕，用此凉膈，散热下乳。

玉露饮

当归_{一钱二分}　川芎_{五钱}　芍药_{一钱五分}　人参　白茯苓　甘草_{各二钱半}　白芷_{五钱}　桔梗_{炒，五钱}

上剉。水煎，临卧温服。如烦热盛，大便结，加大黄一钱二分；乳脉不行，结成痈肿疼痛，加黄芪_{蜜水炙}、当归、金银花、甘草各二钱半，水煎，入酒半钟，食后温服。

一方下乳。

二母散

牡蛎　知母　贝母

为细末。以猪蹄汤调下。

一论产后乳汁绝少，用猪蹄一只，通草四两，先水煎肉汁，后同通草再煎，去渣，食后服之。又用木梳子上头垢，取下男梳者，丸如梧桐子大。每服七八丸，空心顺流水下。

一论产后气血不足，经血衰弱，乳汁涩少。

猪蹄_{下截，四只}　通草_{二两}　川芎_{一钱}　穿山甲_{一两，炒}　甘草_{一钱}

上用水五升，煮汁饮之。忌生冷，避风寒，夏月不宜失盖。更以葱汤频洗乳房。

一治乳汁不通。

通草_{七分}　瞿麦　柴胡　天花粉_{各一钱}　桔梗　青皮　白芷　木通　赤芍　连翘　甘草_{各五分}

水煎，食远服。更摩乳房。

一治乳妇思虑滞结，乳汁不行，宜：

涌泉散

王不留行_{酒浸}　白丁香　漏芦　天花粉　白僵蚕_炒　穿山甲_{炒黄色，各五钱}

上为细末。每服三钱，食后用猪蹄汤调服。

一治乳汁不行，核桃仁十个，去皮，捣烂，穿山甲末一钱，黄酒调服。

一治产妇少乳，穿山甲、天花粉各五钱，入猪蹄，水煮令烂，去渣，服之立愈。

一妇人产次子而无乳，服下乳药，但作胀。予谓人乳皆气血所化，今胀而无乳，是血气竭而津液亡也，当补气血，自然有乳矣。乃与八珍汤倍加参、术，少加肉桂，十数剂奏效。

【点评】本篇所记载的下乳方大多行之有效，临床当分虚实用之。唯用男子木梳子上头垢一法不可取。

断乳

一论小儿三四岁，或五六岁，当断乳，不肯断者，宜用：

断乳画眉膏

山栀子三个，烧灰存性　　雄黄少许　　辰砂少许

上三味，为末，入生麻油、轻粉各少许，调匀。候儿睡了，抹于两眉上，醒来便不食。未效，再抹。

一论妇人欲断乳方：

归尾　　赤芍　　红花酒洗　　牛膝酒炒

水煎，临卧服。

一论妇人血气方盛，乳房作胀，或无儿吃乳胀痛，憎寒热，麦芽一二两炒，水煎服，立消。其耗散血气如此，和脾胃虚弱，饮食不消，方中多用之。一云：麦芽最消肾。苦气血虚而乳汁自出者，宜十全大补汤服之，其子多不育。

【点评】断乳用炒麦芽最安全有效。因麦芽消食利尿作用强，性燥，故曰"消肾"。另，"断乳画眉膏"中有轻粉，当慎用。

妇人通治

夫通治方者，盖胎前产后，一切杂病，皆可治也。或一方而治数十症，不可入于专门，皆是素试之有效者。虽曰通治，亦不可胶柱而鼓瑟也。

论妇人胎前产后诸病，三十六种冷血风，八十二种风，疝气，中风，淋沥，血聚，胎孕不安，死胎不下，胞衣不落，一服立效。产后腹内脐下如刀刺，赤白带下，呕逆填塞，心气烦满，怀胎近产，一日一丸，临产不觉痛苦。经脉不通，或乘时不来，或来频并，饮食无味，面赤唇焦，手足顽麻，遍身生黑点血斑者。产后中风伤寒，体如板者，麻黄汤研化服。

神秘万灵丹

何首乌去皮，用黑豆拌，九蒸九晒，忌铁器　当归酒洗　两头尖各五钱　川乌去尖，火煨　大茴香　草乌水煮过，去尖　川芎　人参去芦　防风去芦、尾　白芷　荆芥穗　桔梗米泔浸　甘草炙　天麻十一味，各二两　白术去芦，米泔浸　木香不见火　北细辛　血竭另研，各五钱　苍术半斤，米泔水洗过，入酒浸一宿，晒干，为末　麻黄用水煮三四沸，去节，四钱

上共二十味，俱为细末，炼蜜为丸，如弹子大。每服一丸，细嚼，黄酒送下。

一论妇人胎前产后一切之症，功效甚大。

济阴返魂丹

益母草五月端五，六月六，采梗叶并子，阴干，不拘多少。

上为细末，炼蜜为丸，如弹子大。每服一丸，细嚼，米饮吞下。胎前脐腹刺痛，胎动不安，下血不止，水煎秦艽、米汤，或当归汤亦可；胎前产后，脐腹作痛作声，寒热往来，状如疟疾者，俱温米汤下；临产并产后，各先用一丸，童便酒化下，安魂定魄，气血自然调和，诸病不生，又能破血，养脉息，调经络，功效不能尽述；产后胎衣不下，落在胞中，及产前一切产难，横生不顺，死胎经日不下，胀满腹中，心闷心痛，炒盐汤下；产后中风，牙关紧急，半身不遂，失

音不语，童便、酒各半送下；产后气喘咳嗽，胸膈不利，恶心，口中吐酸水，面目浮肿，两胁疼痛，举动失力者，温酒下；产后两太阳痛，呵欠心忪气短，肌肤羸瘦，不思饮食，血风身热，手足顽麻，百节疼痛，温米汤送下；一产后眼前黑暗，昏晕血热，口渴烦闷，如见鬼神，狂言，不省人事，薄荷自然汁下，如无生者，浓煎干薄荷汤下，及童便、酒各半送下；产后面垢颜赤，五心烦热，或结成血块，脐腹奔痛，时发寒热，有冷汗者，童便、酒各半送下，产后未经满月，血气不通，咳嗽，四肢无力，临睡自汗不止，月水不调，久而不治者，则为骨蒸之疾，童便酒下；产后鼻衄，口干舌黑，童便、酒各半送下；产后大小便不通，烦躁口苦者，薄荷自然汁下，如无生者，浓煎干薄荷汤下；产后痢疾，米汤下；产后漏血，水煎枣汤下；产后赤白带下，煎胶艾汤下；一血崩漏下，糯米汤下；勒奶痛，或成痈，为末，水调，涂乳上，一宿自瘥，或生捣烂，敷上亦可；妇人久无子息，温酒下，服至一月，决有功效。

一论此方治产前产后，腹痛身热头痛，及诸疾。才产子，未进别物，即先服此药，能除诸疾，逐败血，生新血。

佛手散——名芎归汤

川芎　当归酒洗，各三两

上剉。水、酒各半煎，温服。治诸般失血，伤胎去血，产后去血，血崩去血，金疮去血，拔牙去血不止，一切去血过多，心烦眩晕，闷绝不省人事，头重目暗，举头欲倒，悉能治之；产后血晕，宜加酒炒芍药治之；产后腹痛不可忍者，加桂心等分，酒与童便煎服，立效，名桂香散；妊娠子死，或未死，胎动不安，酒水同煎，连进数服，若已死，服之即下，未死，其胎即安，此经累效，万不失一；妊娠临月服之，则缩胎易产；兼治产后诸疾病；治虚损羸乏，腹中疼痛，往来寒热，吸吸少气，不能支持，头眩自汗，腹内拘急，每服用精肉一两，姜十片，水煮熟，温服；妇人室女，心腹疼痛，经脉不调，用水煎服；妊娠胎气不安，产后诸疾，加酒煎服；妇人血气，上喘下肿，二味等分，为细末，每二钱，空心艾汤调服；产后虚损，败血冲心，腹胀气绝者，神效；难产倒横，子死腹中，先用黑豆一大盒炒熟，水一盏，入童便一盏，药末四钱，煎至一盏，分为二服，未效，再作；产子后恶血注心，迷闷，喘急，腹痛，依前用黑豆加生姜自然汁半合，煎服；脏毒下血，每服一钱半，拌入槐花末五分，水煎服，三日取下血块即愈；产后头痛，加荆芥煎服；吐血，亦宜服之。

女圣丸

香附米，乃女中之圣药，以其气香则窜，无满气也，味苦，能降无道之火，其性勇毅发畅，可解妇女郁结多怒之偏。《本草》只言益气，世俗多言耗气，男子不敢服，非也。先春去皮毛，用一斤，净，分作四制。一用盐水加姜汁，浸透，煮熟，略炒，主降痰，调下部血；一用水醋浸透，煮熟，略炒，主敛气补血；一用山栀仁四两，同炒，去栀子不用，主降郁火；一用童便洗过，不炒，为末。一方加芎、归各二两，共为末，酒煮面糊为丸，如梧桐子大。每五七十丸，随引子送下。经水不调，酒送下；胎前诸病，艾汤下；产后诸病，芎归汤下；胸胁胀满，用姜汤下；头晕，薄荷荆芥汤入姜汁下；白带非冷，乃自庚辛金来，主忿气所致，用小茴香汤或木香汤吞下；其余病者，与男子同症，随意用引，不能者，只用白汤下。

[点评]本篇共介绍了四首方剂，是龚氏认为反复临床试验的有效方，因"一方而治数十症，不可入于专门"。故单列通治门，"胎前产后，一切杂病，皆可治也"。可见此四方的重要性。但也指出"虽曰通治，亦不可胶柱而鼓瑟也"，并非包治妇科百病，临床还需认真辨识。特别是佛手散，药味少而用量大；神秘万灵丹含峻猛药，均当慎用。

妇人杂病

一论室女、寡妇、师尼，恶风体倦，乍寒乍热，面赤心烦，或时自汗，症类时疫，但肝脉弦长，欲男子而不可得者。

断欲丸 一名抑阴丸

生地黄 二两，酒浸，捣烂　黄芩 五钱　硬柴胡 五钱　赤芍 一两　秦艽 五钱

上为末，加炼蜜少许，丸如梧桐子大。每服二三十丸，乌梅煎

汤下。

一论寡居，独阴无阳，欲心萌而不遂，是以恶寒发热，全类疟者。

柴胡益肝散

苍术炒，一钱　柴胡二钱五分　香附一钱　神曲炒，八分　山栀炒，一钱　牡丹皮一钱五分　连翘五分　青皮炒，二钱　川芎七分　赤芍一钱五分　生地黄五分　地骨皮一钱

上剉。水煎服。

一论妇人与鬼交通者，脏腑虚，神不守，故鬼气得为病也，其状不欲见人，如有对晤，时独言笑，或时悲泣是也，脉息迟伏，或如鸟啄，皆鬼邪为病也，又脉来绵绵，不知度数，而颜色不变，亦是此候也，宜：

安神散

白茯神去皮木，一两半　白茯苓去皮　人参　石菖蒲各一两　赤小豆五钱

上剉。水煎，温服。

一论妇人心气不足，精神恍惚，夜梦颠倒，与鬼交通，语言错乱，或惊悸恐怖，悲忧惨戚，虚烦少寐，喜怒不常，夜多盗汗，饮食无味，头目昏眩，常服补养气血，安神镇心，宜此：

妙香散

黄芪一两　人参一两　白茯苓去皮，一两　白茯神去皮心，一两　山药姜汁炒，一两　木香二钱五分　桔梗五钱　甘草炙，五分　麝香一钱，另研　辰砂三钱，另研　远志甘草汤泡，去心，一两

上为细末。每服二钱，不拘时，温酒调服。

一论妇人阴肿者，是虚损受风邪所为，胞络虚而风邪客之，风气乘于阴，与血气相搏，令气痞塞，腠理壅闭，不得泄越，故令肿也，宜：

菖蒲散

石菖蒲　当归　秦艽　吴茱萸

上剉。葱白五寸，水煎，空心服。

一治妇人阴中肿痛不可忍，洗法：

艾叶五两　防风三两　大戟二钱

上剉。水煎，热洗。切宜避风冷。

一洗法：

小麦　朴硝　白矾　五倍子

上剉。同葱白煮热水，洗之。

一论妇人阴痒者，是虫蚀，所谓三虫在于肠胃之间，因脏虚，三虫动作，蚀于阴内，其虫作热，微则为痒，重则痛也。宜：

将军散

大黄微炒　黄芩　黄芪炙，各一两　赤芍　玄参　丹参　山茱萸去核
蛇床子各五钱

上为末。每服二钱，食前温酒调下。

一治阴痒，以小蓟不拘多少，水煮汤，热洗，日三次用之，蒜煮汤亦可。

一方用杏仁烧作灰，乘热绵裹纳阴户中，日二易之。

一治女人阴冷痒方。

远志二分　干姜生　莲花各三分　蛇床子　五味子各四分

上为细末。先以兔屎涂阴门中，然后绵裹药一钱，纳阴中，热即为效。

一方以硫黄末，煎汤洗。

一治阴门下脱，先以淡竹根煎水洗，次用五倍子、白矾，为末掺之。

又方，用温盐汤洗软，以五灵脂烧烟熏之，次用蓖麻子研烂，涂顶上，吸入，即洗去。

一治妇人阴中生疮。

杏仁研末　雄黄　矾石　麝香少许

上四味研细末。和敷阴中。

一治妇人阴户作痒，用猪肝炙燥，纳入阴户，则虫俱引出，而痒自止。

一治妇人生门硬如石，衣撞着，痛不可忍，用青鱼胆七个，或鲫鱼胆七个亦好，用丝绵二三钱，烧灰存性，同鱼胆调，取鸭毛搽上，立效，其硬不过半时即软。

一治女人生门翻出，流黄臭水，作痛，取绵茧二三钱，烧灰存性，酒调，鸭毛搽上，其毒即收，一时即愈。

一妇人交肠病者，粪从小便出，尿从大便出，混浊不分，必是夏月伏暑而致，须用五苓散加牛膝、海金沙、木通、通草，但令大小便各归本脏即安。西园公治临颍徐少川母，服此药即愈，加车前子。

一治女人阴中生疮，如虫咬痛，用桃叶捣烂，绵裹纳阴中，三四次易，即瘥。

【点评】本篇主要论述妇人情志病、阴肿、阴痒、阴痛、子宫脱垂、交肠病(即直肠膀胱漏)等常见病的治疗方药。

茄病

一治女人生门上茄病，取茄藤剉烂，煎水洗。若另出者，用巴豆捋丝线，二人牵住，用巴豆捋之，以丝线缠其毒上，过一晚即落，推生门边，缚上，亦用茄藤煎水洗。如在内，用枯矾与茄藤同煎水洗。

一论妇人茄病，原因生产月未满足，因取重物，膀胱坠下。若是红茄、紫茄可治，白者不治。

人参三钱五分　白术去芦，二钱五分　当归三钱　白芍火煨，三钱　怀熟地黄二钱五分　沉香二钱　肉桂二钱　川芎二钱　甘草炙，五分　吴茱萸汤泡，二钱　枳壳麸炒，一钱五分　陈皮去白，三钱

上剉二剂。除沉香磨水，生姜一片，水煎，空心服。再服：

白薇散

白薇二钱　白芍火煨，一钱五分　苍术米泔浸，三钱　当归三钱　怀熟地黄三钱　川芎三钱　牡丹皮一钱五分　泽兰三十片　凌霄花即紫薇花，三钱

上剉一剂。泽兰叶每剂十片，水煎，空心服。后熏洗之，其物自上。

熏洗方

蛇床子一两　金银花一两　茄藤七钱　水杨柳根一两　五倍子八钱　鱼腥草一两　枯矾七钱

上为散。每帖要如数，大罐贮药，煎滚，放桶内，去罐上纸盖熏，候药水略温，倾小半在盆内洗，次日再将前药煎滚，熏洗如前，其物自收。次服三茱丸，断根。

三茱丸

吴茱萸_{水泡七次}　家茱萸_{陈者佳，温水洗去尘垢}　山茱萸_{去核，各一两}　白蒺藜_{炒，去刺，八钱}　海藻_{八钱，洗去盐}　小茴香_{七钱，炒，入盐少许}　玄胡索_{七钱五分}　牙桔梗_{八钱五分}　白茯苓_{七钱五分}　川楝子_{去核，两半}　五味子_{七钱五分}　花青皮_{去穰，七钱五分}

上十二味，俱要足秤，不可短少，为极细末，用真正头酒调，早米粉打糊为丸，如梧桐子大。空心白汤、淡酒任下。

【点评】茄病即子宫脱垂（古人误作膀胱坠下），取类比象，故用茄藤治之。茄病治疗复杂，既要内服，也需外洗，本篇详细介绍了治疗步骤。

卷 八

儿科总论

小儿形色论

夫小儿，半周两岁为婴儿，三四岁为孩儿，五六岁为小儿，七八岁为龆龀①，九岁为童子，十岁为稚子矣。小儿半岁之间有病，当于额前眉端发际之间，以名中食三指，轻手满额按之。儿头在左用右手，在右用左手，食指为上，中指为中，名指为下。若三指俱热，主感受风邪，鼻塞气粗，发热咳嗽。若三指俱冷，主外感内伤，发热吐泻。若食中指热，主上热下冷；名中指热，主夹惊；食指热，主胸膈气满，乳食不消。又要观形察色，假如肝之为病，则面青，心之为病则面赤，脾之为病则面黄，肺之为病则面白，肾之为病则面黑，先要分别五脏形症，次看禀受盈亏，胎气虚实，明其标本而治之，无不可者。

入门审候歌

观形察色辨因由，阴弱阳强发硬柔，若是伤寒双足冷，要知有热肚皮求，鼻冷便知是疮疹，耳冷应知风热证，浑身皆热是伤寒，上热下冷伤食定。

---

① 龆龀（tiáo chèn 条衬）：指儿童垂髫换齿之时。

观形察色面目图

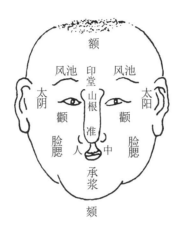

额

风池　印　风池
　　　堂
太　　山　　太
阴　　根　　阳
　額　　　額
脸　　准　　脸
腮　人　中　腮
　　承
　　浆
　　颏

眼胞络属脾_{痒烂主风热}。眼乌珠属肝_{青主肝有惊}。眼瞳人属肾_{不转睛肾亏}。眼尾角属心_{红主心有热}。眼白睛属肺_{白主肺受冷}。左腮属肝。右腮属肺。额属心。鼻属脾。颏属肾。

观面部

左腮属肝，其色青者为顺，白者为逆。若色赤，主肝经风热，发热拘急。青黑，主惊风腹痛。淡赤，主潮热痰嗽。

右腮属肺，其色白者为顺，赤者为逆。若赤色甚者，主咳嗽喘急闷乱。饮水传于肾，则小便赤涩，或淋闭不通。

额上属心，其色赤者为顺，黑者为逆。若青黑，主惊风，腹痛瘈疭啼哭。微黄主盗汗，头发干燥，惊疳骨热。

鼻属脾，其色黄者为顺，青者为逆。若色赤，主脾经虚热，饮食少思。深黄，主小便闭而鼻燥衄血。

颏属肾，其色黑者为顺，黄者为逆。若色赤，主肾与膀胱有热，而小便不通。

又面赤心家热，面黄脾有积，面白肺家寒，面青肝有风。唇赤心家热，唇黄脾有积，唇白肺虚寒，唇燥脾有热。眼赤心经热，眼青肝有惊，眼黄脾有积，眼白肺有寒。鼻青主吐泻，人中青感风。人中赤肺家痰，人中黑腹虫痛。风池红多啼，风池黄吐逆。山根紫伤食惊。承浆黄主吐，青主惊。唇红面赤主伤寒，脸青唇黑惊风，唇青面白疟疾，面黄如土食症。痢下眉头皱，惊风面颊红，渴来唇带赤，热甚眼朦胧，面黄多食积，青色是惊风，面白多成泻，伤寒色紫红。

手指脉纹式

夫小儿三岁以下有病，须看男左女右手虎口三关纹理。两手食指本节为风关，中节为气关，第三节为命关，其纹曲直不同。如纹只在本节，病易治。通过中节，则病重。过第三节，则难治。惊则纹青，淡红则寒热在表，深红必主伤风痘疹，纹乱则病久，纹细则腹痛多啼，乳食不消，纹粗直射指甲，必主惊风恶候，纹黑如墨，必困重难医。此乃神圣工巧之一端也。

虎口三关脉纹图

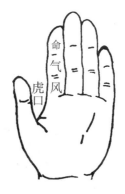

虎口，叉手处是也。三关，在第二指，应看三节。
第一节风关，第二节名气关，第三节名命关。

脉指歌

小儿食指辨三关，男左女右一般看，

皆知初气中风候，末是命门易亦难。
要知虎口气纹脉，倒指看纹分五色，
红黄安乐五脏和，红紫依稀有损益，
紫青伤食气虚烦，青黑之时证候逆，
忽然纯黑在其间，好手医人心胆寒。
若也直上到命关，粒米短长分两端，
如枪冲射惊风至，分作枝叉有数般，
弓反里顺外为逆，顺逆交连顺已难。
又头长短犹可救，如此医人仔细看。
初看掌心中有热，便知身体热相从，
肚热脚冷伤积定，脚热额热是感风，
额冷脚热惊所得，疮疹发来耳后红。
孩子无事忽大叫，不是惊风是天吊，
大叫气促长声粗，误吃热毒闷心窍，
急须吐下却和脾，若将惊药真堪笑。
痢后努气眉头皱，不努不皱肠有风，
冷热不调分赤白，脱肛因毒热相攻，
十二种痢何为恶，噤口刮肠大不同。
孩儿有病不可下，不热自汗兼自泻，
神困囟陷四肢冷，干呕气虚神怯怕，
吐虫面白毛憔悴，疳气潮热食不化，
鼻塞咳嗽及虚痰，脉细肠鸣烦躁讶，
方将有积与疏通，下了之时必生诧。
孩儿实热下无辜，面赤睛红气壮强，
脉大弦洪肚上热，痄腮喉痛尿如汤，
屎硬腹胀胁肋满，四肢浮肿夜啼长，
遍体生疮肚隐痛，下之必愈是为良。

小儿脉理

小儿一岁，变蒸已足，方有脉自寸口而生。予见小儿初生，未满月，手掌高骨之际，亦有脉息，吸吸而动。脉者，气血之波澜，既生乃成人，必有气血，焉得无脉，只不比大人察其端的之至意也。

小儿脉歌

小儿有病须凭脉，一指三关定息数，
迟冷数热古今传，浮风沉积当先识，
左手人迎主外证，右手气口主内疾。
外候风寒暑湿侵，内候乳食痰积致，
洪紧无汗是伤寒，浮缓伤风有自汗，
浮洪多是风热盛，沉细原因乳食积，
沉紧腹中痛不休，弦紧喉间作气急，
紧促之时痘疹生，紧数之际惊风至，
虚软慢惊作瘛疭，紧实风痫发搐搦，
软而细者为疳虫，牢而实者因便闭，
脉芤大小便中血，虚濡有气兼惊悸，
滑主露湿冷所伤，弦急客忤君须记。
大小不匀为恶候，二至为脱三至卒，
五至为虚四至损，六至和平曰无疾，
七至八至病犹轻，九至十至病势急，
十一二至死无疑。此诀万中无一失。

小儿五脏主病脉歌

心脉：心脉浮数惊与热，伤暑焦啼明白诀，
　　　吊肠疝气及盘肠，壅结口疮小腑涩，
　　　心脉沉迟脏腑寒，诸气有冷痛难当，
　　　小便频数肠中冷，下指端详仔细看。
肝脉：肝脉浮数定主风，目赤翳膜又主筋，
　　　流泪出血眼生眵，或痒或痛怕羞明。
　　　肝脉沉迟主有寒，面青唇白眼喜张，

诸病传入慢风候，良医仔细要参详。

脾脉：脾脉浮数热痰涎，能食胃恶脾脏坚，
滞颐口疮停壅结，唇红脸赤胃中热。
脾脉沉迟主风吹，更加吐泻慢脾传，
气虚胃弱不能食，滞颐呕恶醒脾丸。

肺脉：肺脉浮数主便血，伤寒咳嗽遍身热，
气急痰甚或疮疹，泻痢潮热大腑涩。
肺脉沉迟主虚寒，脏腑滑肠或洞泄，
仍有咳嗽与痰涎，下根不定即无根。

肾脉：肾脉浮数实有热，偏坠膀胱痛又赤，
口臭切牙是肾惊，火热齿内出鲜血。
肾脉沉迟定有寒，脏腑停留入肾囊，
偏坠膀胱尤不痛，光浮虚大最难当。

小儿死证真诀

黑色如悬针眼下，卢医也须怕。
忽然腹痛鼻青时，不必更求医。
青色连目横入耳，此候必知死。
黑色绕口及连目，看看定不足。
黑色眉间也不良，十日必然亡。
人中黑色入口来，孩子入泉埋。
水肿之病准头黑，报君肾气灭。
咳嗽切忌白入眉，肺绝要君知。
孩子吐时鼻色白，命断难再得。
中风切忌面如妆，焉能得久长。
目陷无光兼直视，必定三朝死。
更有瞳人不动时，死候要君知。
目似开如又不开，也是死之媒。
口噤全然不进乳，此病终不起。
泻下之物如溺血，孤儿不得活。

长吐不止止又吐，休要劳心顾。
痢久不食更唻人，终与死为邻。
泻痢不歇歇又来，指日下泉台。
小便艰难又大渴，毕竟难得活。
大便用药全不通，扁鹊也无功。
耳上主疮黑斑出，医人无此术。
久嗽四肢皆逆冷，无由难得醒。
体热多应睡不醒，休要费精神。
痘疹出后热不退，此候应为害。
下粪青黑不止时，不必觅良医。
久渴之后加燥渴，命必难得活。
腹肿胀时气又粗，终久命不苏。

小儿死候形症

太冲无脉，满口枯涎，身出黑汗，舌缩生疮，五心凸肿，泻出黑血，丹毒遍身，泻止又泻，直视看人，黑面狂躁，惊叫咬人，吐泻不止，鱼口气粗，鼻干黑燥，忽作鸦声，啼哭无泪，两眼半开，四肢羸瘦，气喘无烟，肚大青筋，四肢逆冷，汗珠不流，唇反舌缩，用手撒人，摇头动项，囟门作坑，涎如牵锯，拗腰凸腹，鼻内气冷，患者皆死。以上并是死候，难以医疗，不可顺情。

看儿眼法

小儿诸病，但见两眼无精光，黑睛无运转，目睫无锋芒，如鱼眼猫眼之状，个个不治。或神藏于内，外若昏困者，无妨。其有病笃而眼中神气不脱者，可以活。眼者，五脏六腑神气之发，神气已脱，脉虽仅存，亦未能保。

相儿命短长法

儿初生，叫声连延相属者，寿；声绝而复扬急者，不寿。

啼声散，不成人。啼声深，不成人。

脐中无血者，好。脐小者，不寿。

通身软弱如无骨者，不寿。

鱼白长大者，寿。

自开目者，不成人。目视不止，数动者，大非佳儿。

汗血者，多死不寿。汗不流，不成人。

小便凝如脂膏，不成人。

头四破者，不成人。

常摇手足者，不成人。

早坐、早行、早齿、早语，皆恶性，非佳儿。

头毛不周匝者，不成人。发稀少者，强不听人。额上有旋毛者，早贵，妨父母。

儿生枕骨不成者，能言而死。

尻骨不成者，能倨而死。

掌骨不成者，能匍匐而死。

踵骨不成者，能行而死。

膑骨不成者，能立而死。

身不收者，死。

鱼口者，死。

股间无生肉者，死。

头下破者，死。

阴不起者，死。

阴囊下白者，死。

卵缝通达黑者，寿。

【点评】小儿为哑科，故总论详细介绍了望诊与切诊法，是前人数百年的经验积累，大多符合临床实际。望诊主要观察面部的不同部位，可以反映五脏寒热虚实，另有看儿眼法、食指三关指纹望诊法等。切诊除脉诊外，开篇就介绍了三指额上触摸法，这种方法现代临床少用，值得关注。脉法多编成了歌诀，以便记忆。小儿死证真诀与小儿死候形证详细列举了难治与不治之症。通过"相儿命短长法"则可了解小儿先天体质之盛衰。

急惊

《脉诀启蒙》曰：小儿脉促急，为虚惊。《直指》云：浮数洪紧为急惊，沉迟散缓为慢惊。虎口脉纹青紫为惊风，红者风热轻，赤者风热盛，青者惊积，紫者惊热，青紫相半，惊积风热俱有，主急惊风，青而淡紫，伸缩来去，主慢惊风。紫丝青丝或黑丝，隐隐相杂，似出而不出，主慢脾风。形势弯入里者顺，出外者逆。

急惊风者，因内有郁热，外挟风邪，心家受热而积惊，肝家生风而发热。夫木制在金，若火盛则金受克，金衰不能平木，木能生火，火得风则焰烟起，故子母纵横，血乱气并，痰涎壅塞，关窍不通，风火蓄盛而不得泄，暴烈而成急惊也。其症牙关紧急，壮热涎潮，窜视反张搐搦，颤动唇口，眉眼眨引频并，六脉浮散洪紧。治先搐鼻通关，痰涎壅盛，以吐风散吐之，次用败毒散、保命丹，或雄黄解毒丸下之。惊退而神志未定，投安神散，但喷药不下，通关不嚏，眼睛翻转，口中出血，两足摆跳，肚腹搐动，或神缓而摸床寻衣，症笃而晨昏气促，心中热痛，忽大声叫者不治。

嚏惊散

半夏　牙皂

等分为末。用少许吹入鼻中。

一论小儿急慢惊风，发热口噤，不省人事，手心伏热，痰涎咳嗽，上壅喘急，并宜涌法。

吐风散

全蝎炒，一个　瓜蒂炒，十个　赤小豆三十个

上为末。每一岁儿服一字，温米饮调下。未吐，再服。

一论小儿急惊风，初起发热，手足搐搦，眼上视等症，并一切感冒风寒，咳嗽鼻塞声重，头疼发热，及痘疹欲搐，发搐，并时行瘟疫等症，宜：

加味败毒散

羌活　独活　前胡　柴胡　白茯苓去皮　人参　枳壳去芦，麸炒桔梗　天麻　全蝎　僵蚕　白附子　地骨皮　川芎　甘草

上作一剂。生姜三片，水煎，热服。

一论小儿急惊搐搦，眼翻口噤，摇头天吊，痰嗽喘热，服：

南极寿星汤

胆星　防风　白附子　蝉蜕　薄荷　甘草

上剉。水煎服。

一小儿潮热惊啼。

木通　车前　赤茯苓　麦门冬　蝉蜕　防风　白芍　甘草　灯草

水煎服。

一小儿惊风，咳嗽痰喘，天南星一个，大者炮去皮，为末。每服一钱，生姜三片，水煎，温服。

一论小儿胎惊内吊，肚腹坚硬，目睛上视，手足搐搦，角弓反张，痰嗽喘热，一切急慢惊风，并皆治之。

至圣保命丹

南星炮，去皮，用白矾水浸一宿，再出晒干，再用生姜水浸一宿，晒干，再炒　半夏同上制　薄荷　青黛各一两　全蝎去尾尖　天麻　白附子略炒　僵蚕姜汁炒防风　郁金　甘草各五钱　麝香少许　朱砂五钱

上为末，炼蜜为丸，朱砂为衣，芡实大。每服一丸，灯心、薄荷汤化下。

一论小儿痰喘，急慢惊风欲死，但能开口灌下，无不活者。用：

千金散内阁秘传

全蝎炙熟　直僵蚕各三分　朱砂四分　天麻四分　冰片二分　牛黄六厘黄连四分　胆星　甘草各三分

上为细末。每服五七厘，薄荷、灯心、金银花煎汤，不拘时调下。

一论惊风退后，恍惚虚怯，安神定志，调理之剂。

安神散①

人参　茯苓去皮　远志去心　天麻　白附子　麦门冬　全蝎　莲肉
茯神去皮木　朱砂各等分

上为细末。每服灯心汤调下。

一小儿沉困发热，惊搐不乳，视其脉纹如乱鱼骨，此风热急惊之症也。先用抱龙丸少许，祛风化痰，后用六君子汤加柴胡，壮脾平肝，热遂退而惊定愈矣。

一小儿瘛疭啼叫，额间青黑，此惊风肝木乘脾，腹中作痛也，先以六君子汤加木香、柴胡、钩藤钩，啼叫渐缓，更加当归，又二剂而安。

一小儿目内色青，发搐，目上视，叫哭不已，或用牛黄清心丸，不愈，反咬牙顿闷，小便自遗，此肝经血气虚甚故耳，余用补中益气汤及六味地黄丸而痊。

【点评】本篇详细论述了小儿急惊风的病因病机与治则治方。明确指出此因内有郁热，外夹风邪，使小儿血乱气并，痰涎壅盛而致急惊风。治疗先取嚏开窍，继催吐，再服药。首方加味败毒散即人参败毒散与牵正散的合方，另加息风的天麻、清虚热的地骨皮。次方南极寿星汤也是祛风、化痰、清热的配伍思路，且所选各药多"身兼两职"，如南星、白附子祛风痰，薄荷疏风清热，防风、蝉蜕疏风散邪，甘草调和，此方药性平和，值得借鉴。后期的调理多以六君子汤为基本方，健脾以控制痰的产生。最后一个用牛黄清心丸无效，改用补中益气汤与六味地黄丸治愈的案例，提示我们急惊风也有属虚者。

慢惊

夫慢惊风者，因外感风寒，内伤乳食，而作吐泻。或大病之余，

---

① 安神散：剂量原缺。

或误吐下之过，脾胃两虚者也。脾与肺母子也，母虚亦令子虚，而生黏痰。胃虚则能生风，风能开能动，故其症目偏喜开，痰滞咽喉如牵锯状，口鼻气冷，唇缓面青，涎流口角，将复瘛疭是也。治宜祛风活痰，健脾生胃，不可妄用脑、麝、巴、粉等药。其有眼闭，四肢厥冷者，名曰慢脾风，极危笃。速用回阳之药，手足渐温，复以醒脾散理之，其服药不效，太冲脉尚有者，灸百会穴，但面暗神惨，鱼口鸦声，脾痛胁动，身冷黏汗，头摇发直，睛定口疮，喘嗌①仄卧②，唇缩气粗者，不治。

加味和中散 治小儿慢惊风。

人参　白术去芦,各一钱　白茯苓去皮用　陈皮各五分　半夏七分　全蝎炒,五分　天麻七分　细辛三分　薄荷三分　甘草二分

上剉一剂。生姜、枣煎服，乳母亦宜服之。

一论小儿吐泻不止，作慢惊风，脾困昏沉，默默不食。宜：

醒脾散

人参　白术去芦　白茯苓去皮　木香　全蝎　僵蚕　白附子　天麻　甘草

上剉。生姜三片，枣一枚，水煎服。

一方去天麻、僵蚕，加炮南星、半夏曲、陈仓米二百粒，水煎熟，旋服之。

一论慢惊，乃元气虚损而至昏愦，急灸百会穴，若待下痰不愈，而后灸之，则元气脱散而不救矣，此乃脏腑传变已极，总归虚处，惟脾受之，无风可逐，无惊可疗，此因脾虚不能摄涎而作痰也。此方专治慢惊涎潮发搐，或吐或泻，不思饮食，神昏气弱。宜用：

紫金锭子

人参　白术去芦　白茯神去皮木　山药炒　乳香　辰砂各二钱　赤石脂醋炒,七分　麝香一钱　茯苓二钱

上为细末，以糕一两为丸，如弹子大，金箔为衣。每一粒，薄荷汤研化服。

---

① 嗌(ài 艾)：咽喉有物塞住。

② 仄卧：侧身卧。

一小儿呕吐不食，手足搐搦，痰涎上壅，手足指冷，额黑唇青，此肾水胜心火也。用五味异功散加木香、炮姜，顿安。乃去炮姜，再剂而愈。

一小儿潮热发搐，痰涎上涌，手足指冷，左腮至申酉时，青中隐白，手足时搐，此肝经虚弱，肺金所胜而潮搐，脾土虚弱而手足冷也，用补中益气汤，以调补脾肺，用六味地黄丸，以滋补肝肾而愈。盖病气有余，当认为元气不足，若用泻金伐肝，清热伐痰，则误矣。

一小儿慢惊，睡多惊啼，凡面黄脉细者难治。用此药与乳母服之。

酿乳法

木香　沉香　藿香　丁香减半　陈皮　人参　神曲炒　麦芽炒

上锉。每服四钱，紫苏十叶，生姜十片，枣二枚，水煎，先令乳母食后，捏去宿乳汁服之，即仰卧霎时，令药入乳之脉，次令儿吮，不可过饱，亦良法也。

五味异功散方见脾胃　补中益气汤方见脾胃　六味地黄丸方见诸疳

【点评】慢惊以手足瘛疭、睡则露睛、面色青暗、口鼻气冷、口角涎流、大便不实为特征。大多由严重的腹泻伤及脾胃所致，故治疗以补脾化痰息风为法，不可妄用"脑、麝、巴、粉"等寒凉清热开窍或峻下药。首方加味和中散即六君子汤与牵正散的合方，次方醒脾散即四君子汤与牵正散的合方，还有五味异功散，即四君子汤加陈皮，以上各方的基本方均为四君子汤。对于慢惊风的轻证，单用补脾方，不用息风的牵正散同样有效。对于眼闭、四肢厥冷之慢脾风危证，建议先用灸百会法，值得参考。

慢脾

慢脾之症，面赤额汗，舌短头低，眼合不开，睡中摇头吐舌，频呕腥臭，噤口咬切吐沫，手足微搐不收，或身冷，或身温而四肢冷，其脉沉微。阴气极盛，胃气极虚，十救一二。盖由慢惊之后，吐泻损脾，病传已极，总归虚处，惟脾所受，故曰慢脾风。若逐风则无风可逐，疗惊则无惊可疗。但脾间涎痰壅滞而然耳，世所谓慢惊难疗者，慢脾风是也。宜服：

加味四君子汤

人参三分　白茯苓三分　苍术三分　炮干姜四分　白术炒，六分　制附子一分　羌活三分　炙甘草四分

上剉。生姜三片，枣一枚，水煎服。

一论慢惊慢脾危恶之症，药力不到者，但看两脚面中间陷处，有太冲脉，即灸百会穴三五壮，炷如小麦大，灸后仍与醒脾之剂调之。

一论小儿慢脾风，内虚，昏迷不醒。宜：

加味大醒脾散

人参　白术去芦，炒　白茯苓去皮　橘红　丁香　南星炮　全蝎去毒，炒　天麻煨　白附子煨　山药炒　木香　石莲肉去壳　石菖蒲　肉豆蔻砂仁甘草

一论小儿惊风后，声哑不能言，及诸病之后不能言。天南星一个，炮去皮为末，每半字，五岁儿半钱，獖猪胆汁调，食前服。

一论治慢惊、慢脾之圣药也，一锭即有起死回生之功，顷刻奏效，故名回生锭。真海上仙方也，急惊亦效。

回生锭

人参五钱　白术去芦、油，一两　白茯苓去皮　怀山药　桔梗各一两甘草三钱　胆星五钱　赤石脂煨，五钱　辰砂二钱　乳香二钱半　礞石煨金色，三钱　牛黄一钱　麝香一钱

上为末，捣匀，五月五日午时取，印作锭子，金箔为衣，阴干。每三、五分，薄荷汤化下。

【**点评**】慢脾风是脾胃阳气严重受损的阶段，故龚氏曰：此病"阴气极盛，胃气极虚，十救一二。"治疗除用四君子汤外，还需加入温中阳的附子理中汤，见首方加味四君子汤。另灸百会穴三五壮。

诸疳

《脉诀启蒙》曰：小儿脉单细为疳劳，虎口纹白色，面白者为疳。

夫疳者，甘肥无节，乳哺不调，或禀赋怯弱，血气不足，盖十五岁以前为疳，以后为劳也。书载五疳病关五脏，要亦脾家有积，一脏失治，而传其余也。脾家病去，余脏皆已，症虽分乎冷热，治当以补为先。宜用地黄丸、五疳膏、肥儿丸之类。

一论小儿疳病，面黄肌瘦，肚大青筋，大便色白，小便混浊，或澄之如米泔，此疳病也。

消疳汤

山楂_{去子}　白芍_炒　黄连_{姜汁炒}　白茯苓　白术_{去芦}　泽泻_{各一钱}　青皮_{四分}　甘草_{生，三分}

上剉一剂。姜、枣煎服。

一治小儿疳积发热，肚大青筋，骨瘦如柴。

消疳退热饮

山楂_{去子}　乌药　灯心　竹茹　槟榔尖　使君子　芜荑仁　淮木通　黑牵牛　大黄　柴胡　莪术_煨　枳壳_{去穰}　黄芩　甜葶苈

上剉。水煎，温服。

一论肝胆经热毒瘰疬，或耳内耳下生疮，发热潮热，或肝经湿热下注，囊痈便毒肿溃，或小腹胁股结核，凡肝胆经部分，一切疮疡发热，并用之。

九味柴胡汤

柴胡　黄芩_{炒，各五分}　人参　山栀　半夏　龙胆草　当归　芍药_{各三分}　甘草_{二分}

水煎服。

一论小儿肝疳，白膜遮睛，肝经虚热血燥，或风客淫气，而患瘰结核，或四肢发搐，眼目抽动，痰涎上壅，凡伤损出血多抽搐发热，又治肾肝脑热消瘦，手足如冰，寒热往来，滑泄肚胀，口臭干渴，齿龈溃烂，爪黑面黧，遍身两耳生疮，或耳内出水，或发热自汗盗汗，或便血诸血失音，或小便淋闭，咳嗽吐血，或咽喉燥痛，口舌疮裂，或禀赋不足，肢体瘦弱，解颅鹤节，五迟五软，或畏明下窜，或早近女色，精血亏耗，五脏齐损，凡属肝肾诸虚不足之症，皆宜用之，以滋化源。其功不能尽述。

六味地黄丸

怀生地黄_{酒浸，砂锅内瓷碗盛，蒸至极黑，捣碎，入石臼捣如泥，成膏，八两} 山茱萸_{酒蒸，去核，取肉} 干山药_{各四两} 牡丹皮_{去骨} 白茯苓_{去皮} 福泽泻_{去毛，各三两}

上忌铁器，为细末，和地黄膏，加炼蜜为丸，如梧桐子大。每服三五十丸，空心白滚水下。

一治小儿五疳潮热，面黄肌瘦烦渴，肚大青筋，手足如柴，精神困倦，历试有效。无疾预服此药，则诸病不生。元气虚者，服半月，身体健壮。

保婴五疳膏

青皮_{麸炒，二钱} 橘红_{五钱} 白术_{去芦，蜜水炒，一两半} 白茯苓_{七钱半} 麦门冬_{去心，一两} 使君子肉_{剉，炒，七钱五分} 山楂肉_{五钱} 麦芽_{炒五钱} 金樱子肉_{各炒，五钱} 芡实仁_{二钱半} 莲心肉_{隔纸炒，五钱} 甘草_{二钱}

上为末和匀，重七两，每次用药末一两，炼蜜四两，调和成膏。每日中晌、晚间各服一二茶匙，温水漱口。身热咳嗽，加地骨皮、百部；肚腹饱胀，大便为稀水，腹鸣作声，或因虫出不知，加槟榔二钱，木香一钱；禀受气弱，加人参二钱半。

一论消疳化积，磨癖清热，伐肝补脾，进食杀虫，润肌肤，养元气，真王道也。

肥儿丸

人参_{三钱半} 白术_{去芦} 白茯苓_{去皮，各三钱} 黄连_{姜炒，钱半} 胡黄连_{五钱} 使君子_{去壳，四钱} 神曲_炒 麦芽_炒 山楂肉_{各三钱半} 甘草_{炙，三钱} 芦荟_{二钱半，碗盛泥封固，置坑中，四面谷糠火煨透用}

上为末，黄米糊为饼，白汤化下，或作丸，黍米大。每服二三十丸，看儿大小。米汤下。

【点评】疳证相当于小儿营养不良症，其病因有脾虚运化功能差所致者，也有先天肝肾不足者。治疗前者以健脾消食助运为法，四君子汤为基本方加减；后者则以六味地黄丸为基本方。消食药多用山楂、神曲、麦芽；有热多用黄连、胡黄连、栀子、龙胆草；发热者，以小柴胡汤为基本方；有虫积，则用使君子、芦荟、大黄。

癖疾

夫癖块者，婴儿饮食失调，三焦关格，以致停滞肠胃，不得宣通，初得为积，久则气血与痰裹积，塞于腹胁，及疟家纵饮生冷浆水，亦能成之。其症作痛，有时面黄肌瘦，倦怠无力，或生潮热寒热是也。治先除去寒热，次用消坚散结，和脾益胃之剂理之，更用灸法贴药，久之自效。

一论小儿腹中癖块，发热憎寒，口干，小便赤，或大便稀溏，或腹胀肿满，或痰嗽喘热，不思饮食，面黄肌瘦，四肢困倦等症。

净府汤

柴胡一钱　黄芩八分　半夏姜炒，八分　人参三分　白术去芦，炒，八分　白茯苓去皮，二钱　猪苓五分　泽泻二钱　三棱煨，七分　莪术煨，七分　山楂肉一钱　胡黄连三分　甘草三分

上剉一剂。生姜三片，枣二枚，水煎，温服。

一论小儿癖积，日久不消，元气虚弱，脾胃亏损，肌肉消削，肚大青筋，发热口干，肚腹胀满。

抑肝扶脾散

人参五分　白术六分　茯苓八分　陈皮六分　青皮香油炒，六分　龙胆草酒洗，八分　白芥子炒，八分　柴胡三分　山楂八分　神曲炒，六分　黄连姜炒，一钱　胡黄连三分　甘草三分

上剉一剂。生姜三片，枣一枚，水煎，温服。

黄龙丸扶沟刘小亭传

雄黄一钱半　蜈蚣两条，砂锅内炒，去头足　芦荟三分　阿魏三分　牛黄一分　天竺黄三分

上为末，化黄蜡一两为丸，如绿豆大。先服七丸则热退，次服九丸则块消，三服十一丸则病根除。每用黄蜡煎鸡子清入药于内，用黄酒下。

肥儿丸_{方见诸疳} 治癖疾如神。

一专贴癖积气块，身体发热，口内生疮，此药用狗皮摊贴患处。每个重七钱，贴三日止热，七日觉腹微痛，十日大便下脓血为验，大有神效。忌生冷、腥荤、发物百日。

神仙化癖膏

真香油_{二斤四两} 秦艽_{五钱} 三棱_{五钱} 黄丹_{一斤二两，水飞过，炒紫色} 黄柏_{五钱} 穿山甲_{十四片} 当归_{三钱} 莪术_{五钱} 全蝎_{十四个} 大黄_{三钱} 蜈蚣_{五钱} 木鳖子_{七个}

上将药入油内，煎黄色为度，滤去渣，捣烂待用，油冷时，下黄丹，用文武火熬，槐柳条不住手搅，出黑烟气，滴水成珠，手试软硬，方可离火，次下五味细药，并入捣烂粗渣于内。

真阿魏_{二两} 乳香_{五钱} 没药_{五钱} 麝_{一钱} 皮硝_{三钱，风化为末}

调匀，以瓷器内盛之。如用，坐水中熔开，不可火上化，如有马刀疬子疮，加琥珀一两在内，无有不效验者也。

将军百战百胜膏　贴癖如神。

大黄 白芷_{各二两} 三棱 莪术_{各一两} 木鳖子_{十个} 蜈蚣_{十条} 穿山甲_{十五片} 巴豆_{一百五十粒} 蓖麻子_{一百五十个} 栀子_{五个} 黄连_{五钱} 槐柳条_{三百寸}

香油二斤，入药，熬黑色，去渣滤净，再加黄丹一斤，熬，点水成珠；再加血竭五钱，芦荟五钱，天竺黄五钱，轻粉五钱，阿魏五钱，麝香五分，黄连二钱，硼砂二钱，为末，下油为妙。

一治小儿癖疾发热之甚，及眼蒙方。

明目化癖丹

牛黄_{一分} 片脑_{一分} 熊胆_{一分} 麝香_{三厘} 乳香_{三厘}

上共为细末，先将乳汁于铜勺内，炭火上滚黄色，下前药，急取出搅匀，于油单纸上，丸如米粒大。男左女右，卧时点入大眼角内，合眼自化，头上汗出至胸前，第二丸汗至脐上，第三丸汗至脐下，再点二三丸，腹痛下脓血，自愈。妙不可言。

化癖金丹内阁秘传

蟾酥水泡　黄蜡各二钱　羚羊角　牛黄各五分　麝香三分　巴豆肉一钱
硇砂　冰片各二分

上为末，丸如菜子大。每用一粒，用扁头针在患处刺破皮入之，用膏药贴上，一伏时揭起，其癖化脓血出尽，服调理脾胃之药而愈。

一论小儿患癖，年深不愈，诸医以攻克杀伐之剂，屡投不愈，以致元气耗惫，脾胃损伤，血气干涸，肢体羸瘦，面色痿黄，肚大青筋，身热自汗，喘急气促，泄泻腹胀，浮肿，不思饮食，遂以补中益气汤久服而愈。

【点评】癖疾即小儿肝脾肿大一类疾病，为虚实错杂，气血痰裹积不散所致。治疗原则为"先除去寒热，次用消坚散结，和脾益胃之剂理之，更用灸法贴药，久之自效"。故首方为净腑汤，即小柴胡汤与四苓汤的合方。神仙化癖膏、将军百战百胜膏、化癖金丹等均为外敷贴膏，不但小儿癖疾可用，成人的腹腔肿瘤也可借鉴。另外，作用被称"妙不可言"的明目化癖丹，是用点眼法治疗癖疾，比较特殊，值得研究。

热证

小儿之病，惟热居多。夫热有虚有实，实则面红目赤，气粗口干燥渴，小便赤涩，大便坚闭，五心烦热，日夜焦啼，发壮热，宜大连翘饮主之。虚则面白眼青，气微，口中清冷，恍惚神缓，大便稀而小便频，夜则盗汗发虚热，宜惺惺散主之。其有身体乍冷乍热，怫郁惊惕，上盛下虚，此冷热不调候也。如热在表宜汗，在里宜下，表里俱热则宜解散，其或表里已解，热又时来，此表里俱虚，气不归元，而阳浮于外，不可再服凉药，必使阳敛于内，身体自凉，宜参苓白术散主之。又有潮热，则发热有时；惊热，颠叫恍惚；夜热，夕发旦止；余热，寒邪未尽；食热，肚腹先发热；疳热，骨蒸盗汗；壮热，一向不止；烦热，心躁不安；积热，颊赤口疮；风热，汗出身热；虚热，困倦少力；客热，来去不定；癖热，涎嗽饮水；寒热，发如疟状；血热，巳午时发热；疮疹热，耳鼻尖冷。十六者，大同而小异，诸症得之，各有所归，其间或有三两症交互者，宜随其轻重而处治之。盖小儿气禀纯阳，脏腑生热，阴阳气变，熏蒸于外，致令身热也。若肝热则两眼赤痛，流泪羞明，或生翳障。心热则口内生疮，小便赤肿，淋沥不通。肺热则鼻衄不止，大腑闭结。脾热则多涎沫，口内长流。心脾热则生重舌、木舌。胃热则作口臭。肾热则耳聋，或出脓汁。此五脏所生，主热各不同，是不可以概论也。大抵热则生风，风则悸矣。

一论小儿心经邪热，心与小肠受盛，乃水窦之处，常宜通利，壅则结，滑则利，热则涩，盛则淋，平凉心火，三焦自顺，不待疾作而解。证成而疗者，疏通有之矣。一十五味①加汤使用，才觉蕴热客热，寒邪风邪，冒之肺经，心将受之，不受，独传于小肠，或闭或涩，或赤或白，淋沥不通，荣卫不通，壅之作疾，其发多端，以致膈热，眼目赤肿，唇口白疮，津液不生，涕唾稠盛，须在表里俱得其宜，惊风悉能散之，痰热亦自除之，连翘之功，可谓大矣。

大连翘饮

连翘　瞿麦穗　滑石　车前子　牛蒡子　赤芍药各八分　山栀子　木通　当归　防风各四分　黄芩一钱一分　柴胡　甘草各一钱六分　荆芥穗一钱二分　蝉蜕五分

上剉作一剂。竹叶十片，灯草十茎，水煎服。风痰热、变蒸热，加麦门冬；实热、丹热，加大黄；胎热疮疹余毒，加薄荷叶；痈疽毒热，加大黄、芒硝。

一论小儿蕴积热毒，唇口肿破生疮，牙龈出血，口臭，颊热，咽干烦躁不宁，并痘疹余毒未解，或头面身体多生疮疖。宜：

五福化毒丹

犀角镑，三钱　桔梗一两　生地黄酒浸　赤茯苓去皮　鼠粘子微炒，各五钱　粉草　朴硝各三钱　连翘　玄参各六钱　青黛二钱

上为细末，炼蜜为丸，如龙眼大。每服一丸，薄荷汤研化下，兼有惊，加朱砂为衣。

---

① 一十五味：指大连翘饮之药味数。

一论小儿变蒸一症，乃小儿蒸皮长骨，变幻精神，不须服药，其有兼伤风咳嗽，痰涎鼻塞声重，变蒸发热，宜服此方。

惺惺散

人参　白术_{去芦}　白茯苓_{去皮}　甘草_炙　桔梗　白芍_炒　天花粉　细辛　薄荷叶

上剉。每服三钱，水煎，温服。

【点评】本篇论小儿热证，开篇即论热之虚实辨治。总治则为虚用惺惺散，实用大连翘饮。在临床实际中，热证复杂，故龚氏还列举了潮热、惊热、夜热等16种不同之热，以及肝、心、肺、脾、胃、肾五脏六腑之热的不同表现。"其间或有三两症交互者"，治疗上宜随其轻重、兼夹而分别论之。

感冒

一论小儿感风或冒寒，用老葱三四根，舂极烂，以手抹来，相搓满掌，烘温暖，向病者遍身擦之，通气处再遍擦几遍，暖处出汗，立愈，又不相妨。出痘疹屡验，绝妙！

一治小儿面青身冷，默默不语，用灯火遍身手足按穴爆之，立醒。

一论小儿伤寒，头痛壮热，恶寒咳嗽，鼻塞声重，痘疹欲出，发搐惊风喘嗽，手足搐搦等症。宜服：

人参败毒散

羌活　独活　柴胡　前胡　桔梗　白茯苓　枳壳　川芎　薄荷叶　人参　甘草

上剉。姜、葱煎服。

一论小儿风寒外感，惊风内积，发热喘促，咳嗽痰涎，潮热搐搦，并痘疹初作。

羌活膏

人参　羌活　独活　前胡　川芎　桔梗　天麻_{各五钱}　薄荷　地

骨皮各三钱　甘草二钱

上为细末，炼蜜为丸，如芡实大。每服一丸，姜汤研化下。

一论小儿四时感冒，伤风瘟疫，身热昏睡，气粗喘满，痰实壅嗽，及惊风潮搐，蛊毒中暑，并疮疹欲出发搐，皆可服之。壮实小儿，三五日服一丸，可免惊风痰喘等疾。宜：

抱龙丸

南星为末，入腊月黄牛胆中阴干，百日取出，八钱　天竺黄　雄黄　辰砂研，各四钱　麝香一钱

上为细末，煮甘草膏为丸，如皂角子大。每服一丸，薄荷汤研化下，百晬内者作三服，或用腊雪水煮甘草膏汁，和药尤佳。

按上方，若风热痰嗽，或急惊发搐，昏睡咬牙，形病俱实，宜用此方。若初冒风寒，咳嗽痰盛，气喘者，属客邪内作也，先用十一味参苏饮，若邪既解，而腹胀吐泻，或发搐切牙，睡而露睛，属脾肺气虚也，用四君子汤加陈皮，名异功散。切忌祛痰表散，若过服攻伐而致前症者，尤宜温补脾肺参苏饮方见咳嗽。

【点评】本篇提示小儿感冒首选外治法，方法简单，安全有效。方首选人参败毒散，此方较麻黄汤平和安全，适用于小儿。

脾胃

一论小儿诸病，因药攻伐，元气虚损，脾胃衰惫，恶寒发热，肢体倦怠，饮食少思，或兼饮食劳倦，头痛身热，烦躁作渴，脉洪大弦虚，或微细软弱，右关寸独甚，亦宜用之。大凡久病或过服克伐之剂，亏损元气，而诸症悉具之，最宜此汤调补。若无有前症之儿为患者，尤宜用之。

补中益气汤

黄芪蜜水炒　棟参各八分　白术去芦，油炒　当归身酒洗，各一钱　陈皮甘草炙，各五分　升麻　柴胡各二分

上到。姜、枣煎，空心温服。

一论小儿脾胃虚弱，或因克伐之过，致饮食少思，或食而难化，或欲作呕，或大便不实，脾胃虚损，吐泻少食，宜用：

四君子汤

人参　白术_{去芦，炒}　白茯苓_{去皮}　甘草_{炙，各等分}

上剉。姜、枣煎服。

六君子汤　治脾胃虚弱，饮食少思，或大便不调，肢体消瘦，面色痿黄，即四君子汤加陈皮、半夏。

一论小儿脾胃虚弱，吐泻不食，或惊搐痰盛，或睡而露睛，手足指冷，或脾肺虚弱，咳嗽吐痰，或虚热上攻，口舌生疮，弄舌流涎，若母有疾，致儿患此，母亦当服之。

异功散

人参　白茯苓_{去皮}　白术_{去芦炒}　甘草_炙　陈皮_{各等分}

上用姜、枣煎服。

【点评】本篇列举了治疗元气虚损，脾胃衰惫的四首基本方。仅补中益气汤有剂量，且量很小。

伤食

经云：脉滑者，有宿食也。虎口脉纹黄色，为脾家有积。小儿脉沉者，为乳不消。夫小儿伤食，皆因乳哺不节，过食生冷坚硬之物，脾胃不能克化，积滞中脘，外为风寒所搏，或因夜卧失盖，以致头痛身热，面黄目胞微肿，腹痛胁胀，足冷肚热，喜睡神昏，不思饮食，或恶食，或恶心，或呕或哕，或口暖酸气，或大便败卵臭，或气短痞闷，或胃口作痛，或心下痞满，按之则痛，此皆为陈积所伤也，宜以万亿丸利之。若内停于食，或外又感寒邪者，则人迎、气口俱紧盛，头痛恶寒拘急兼前等症，宜以太和散佐之。葛氏曰：乳者奶也，哺者食也。乳后不可与食，食后不可与乳，缘小儿脾胃怯弱，乳食易伤，难于消化，初则成积，久则成癖、成疳，变为百病，可不慎乎。

万亿丸_{方见通治}　治伤食百病。

一论内伤乳食，肚腹胀痛，外感风寒，头痛发热，宜服：

太和丸

紫苏　陈皮　香附　羌活　苍术　川芎　枳壳　山楂　神曲炒
麦芽炒　甘草炙

生姜三片，水煎，温服。

一治小儿食积，腹痛膨胀，肚硬青筋塔山王景明传。

黑丑半生半炒　槟榔各三钱　木香五分

上为细末。每服五分，黑砂糖调入滚水服。立消。

一论小儿时常伤食，皮黄肌瘦，肚大腹胀，用此焦饼，令常
食之。

消食饼

莲肉去皮　山药炒　白茯苓去皮　芡实去壳炒　神曲炒　麦芽炒　扁
豆炒　山楂去子

上各等分为末。每四两，入白面一斤，水同和，烙焦饼用。

一论此药消食止泄，止吐消疳，消黄消胀，定肚痛，益元气，健
脾胃。

启脾丸

人参　白术去芦，炒　白茯苓去皮　山药　莲肉去心皮，各一两　山楂
肉　陈皮　泽泻　神曲炒，各五钱

上为末，炼蜜为丸，如绿豆大。每服三四十丸，空心米汤送下。
小儿常患伤食诸疾，服之立愈。

一论小儿伤食，肚大腹胀。用做酒小曲一枚为末，打入鸡子一
个，调匀，入盐少许，蒸熟食之，每早服一次，可数次而愈。

一论健脾胃，进饮食，消积滞，杀疳虫，长肌肉，乃保婴第一
方也。

保婴丸临川徐培鸿试验

人参三钱　白术去芦，五钱　橘红刮净，五钱　白茯苓去皮，四钱　甘草
炙，二钱　青皮去瓤，三钱　砂仁二钱半　木香二钱五分　山药五钱　莲肉去皮
与心，三钱　使君子去壳，三钱　山楂肉三钱　六神曲炒，三钱

上共为细末，用生荷叶包粳米煮熟，去荷叶，将米杵烂，以青布
扭出，更煮成糊为丸，如麻仁大。每二十五丸，或三十五丸至五十

丸，陈米炒熟煎汤，不拘时服。

一小儿食粽后，咬牙欲吐，顷间腹胀昏瞆，鼻青黄赤，此脾土伤而肝气所动，食积发厥也。先令鸡翎探吐出酸物，顿醒，节其饮食，勿药而愈。

一小儿好吃粽，忽腹胀痛。用白酒曲末，同黄连末为丸。服之愈。

一小儿因停食腹痛，服峻利之药后患疟，日晡而作，此元气下陷，以补中益气汤治之。

千金肥儿饼　小儿无病，日常食三五饼，可防患于未然，妙不可言。

婴儿恒缺乳，饮食不消停，脾胃一伤损，吐泻两相并，

痰嗽加呿喘，热积致疳惊，面黄肌瘦削，腹胀肚青筋。

赤子焦啼叫，慈母苦伤情，吾心怀幼切，家莲子茯苓，

芡实干山药，扁豆薏苡仁，以上各四两，神曲麦芽陈，

人参使君子，山楂国老并。六味每二两，白糯米二升，

药米均为末，布裹甑内蒸，白糖二斤半，调和饼印成。

每日二三饼，诸病即安宁，肥儿王道药，价可拟千金。

【点评】小儿伤食是临床常见问题，本篇所列数方平和安全有效，特别是食疗方千金肥儿饼，值得借鉴。

吐泻

夫小儿吐泻，皆因六气未完，六淫易侵，兼以调护失常，乳食不节，遂使脾胃虚弱，清浊相干，蕴作而然。大概有冷、有热、有食积三者之不同也。盖冷者，脾胃虚寒，水谷不化，小便白而大便青，或如糟粕，手足厥冷，或吐或泻，宜助胃膏主之。如上之症，或兼有外感风寒，内伤生冷，身热，乍凉乍热，作吐泻者，宜藿香正气散主之。热者，脾胃有湿，大便黄而小便赤，口干烦渴，四肢温暖，或吐

或泻，宜甘露散①主之。如上之候，有兼中暑受热作吐泻者，宜薷苓汤主之，或益元散亦可。食积者，因伤食过多，积滞脾胃，则腹胀发热，若吐如酸馊气或泻如败卵臭，宜万亿丸微利即愈。利后不愈，乃脾胃虚弱，仍助胃膏主之。凡吐泻初起者，即服烧针丸镇固之，即效。大抵吐泻之症，多因乳食以伤脾胃，乳食伤胃，则为呕吐，乳食伤脾，则为泄泻，吐泻不止，渐至日深，致其脾气之虚，慢惊之候。自此而得，可不慎乎！

吐泻不治症：小儿泻不定，精神好者，脾败也。吐泻唇深红者，内热故也，不退必死。而黑气喘者，不治。大渴不定，止之又渴，肾败也。遗泻不觉者，死。

烧针丸　治吐泻如神。

黄丹水飞过　朱砂　白矾火煅，各等分

上为末，枣肉为丸，如黄豆大。每服三四丸，戳针尖上，放灯焰上烧过，存性研烂，凉米泔水调服。泻者食前，吐者无时。外用绿豆粉，以鸡子清和作膏，以涂脚心，如泻涂囟门上，止则去之。

一治脾胃虚弱，吐泻不食，凡虚寒症，先服此以正胃气。

五味异功散

人参　白术去芦　茯苓去皮　陈皮　甘草

上剉。姜、枣煎服。

一论小儿吐泻，脾胃虚弱，饮食不进，腹胁胀满，肠鸣久泻，虚寒等症。

助胃膏

人参　白术炒　白茯苓去皮　丁香　木香　砂仁　白豆蔻　肉豆蔻　官桂　藿香　甘草各一钱　陈皮五分　山药四钱

上为细末，炼蜜为丸，如弹子大。每服一丸，米汤化下。兼治呃乳便青，或时夜啼，胎寒腹痛。

一论四时不正之气，寒疫时气，山岚瘴气，雨湿蒸气，或中寒腹痛，冒风吐泻，中湿身重，泄泻，脾胃不和，或饮食停滞，复感外

---

① 甘露散：当指《宣明论方》的桂苓甘露散，方由五苓散加滑石、寒水石、石膏、甘草组成。

寒，头疼憎寒，呕逆恶心，胸膈痞闷，或发寒热无汗。

藿香正气散

藿香一钱 紫苏八分 陈皮 厚朴姜炒 白术去芦，炒 茯苓去皮 桔梗 大腹皮 白芷 甘草炙，各五分 半夏姜汁炒，五分

上剉一剂。姜、枣煎服。

一论小儿夏秋之月，霍乱吐泻，身热口渴。

加减薷苓汤

猪苓七分 赤茯苓去皮，一钱 泽泻七分 白术去芦，五分 黄连五分 香薷一钱 干葛七分 天花粉二钱 甘草五分

上剉。生姜煎服。如热极，加石膏、知母；泻极，加升麻；腹痛，加炒白芍一钱，肉桂三分，寒痛亦加。

一论小儿五种泄泻，赤白痢疾，宜用：

铁门拴

文蛤一两，炒黄色 白矾一钱，半生半枯 黄丹二钱

上为末，用黄蜡一两，化开为丸，如绿豆大。大人每服十五丸，小儿五七丸，用茶一钱，姜二钱，煎汤下。

一小儿水泻痢疾，用蜜三匙，枯矾末三钱，萝卜汁调服，微汗。忌醋。

一论小儿脾胃久虚，呕吐泄泻，频并不止，津液枯竭，发热烦渴多燥，但欲饮水，乳食不进，羸困失治，变成慢惊风痫，不问阴阳虚实，并宜服之。

七味白术散

人参 白术去芦，炒 白茯苓去皮 藿香 木香 干葛 甘草

上剉。姜、枣煎服。

如小儿频频泻痢，将成慢惊，加山药、扁豆、肉豆蔻各一钱，姜汁一钱，煎服。若慢惊已作，加细辛、天麻各一钱，全蝎二个，白附子八分；若小儿冬月吐泻，多是胃寒胃虚所致，加丁香两粒；若胃虚不能食，而大渴不止者，不可用淡渗之药，但胃元气少故也，以白术散补之；如不能食而渴者，倍干葛，加天花粉；如能食而渴者，白虎汤加人参。

一论小儿呕吐不止，宜：

金枣丸

木香　半夏　南星汤泡透，姜汁炒，各三钱　丁香　陈皮各二钱　砂仁
藿香各五钱　人参一钱半

上为细末，姜汁打糊和成锭，辰砂为衣。淡姜汤送下。

一论小儿久泻久痢不止，及满口生疮，白烂如泥，痛哭不已，诸医罔效。

巴豆去壳，一个　瓜子仁七个　烧纸钱二个

共捣一处如泥，津调，贴在两眉间，手巾包，待成泡，揭去，即愈。

一论小儿泄泻，用巴豆汁末为膏，贴在囟门上，烧线香一炷，火尽即去巴豆，立效。

一小儿泄泻不止。用山药炒为末，不拘多少，入粥，同粥食之，立止。

一小儿久泻兼脱肛，小腹重坠，四肢浮肿，面色痿黄，时或兼青，诸药到口即呕吐，审乳母忧郁伤脾，大便不实，先用补中益气汤，后用五味异功散及四神丸调治其母，不两月而子母俱瘥。

一小儿伤食呕吐，服克伐之药，呕中见血，用清热凉血之药，又大便下血，唇色白而或青，问其故于余。余曰：此脾土亏损，肝木所乘而然也，令空心用补中益气汤，食远用异功散以调补中气，使涎血各归其源而愈。

一小儿吐泻不止，或攻伐过多，四肢发厥，虚风不省人事，用此四肢渐暖，神识渐省。

回阳散

天南星为末。每服三钱，入京枣三枚同煎，温服。

一治小儿吐不定，五倍子两个，一生一熟，甘草一握，用湿纸裹，炮过，同为末。每服半钱，用米泔水调下。

【点评】本篇详细介绍了小儿吐泻的分类与治疗方药。其中大多数方药从健脾助运入手，平和安全有效，如五味异功散、助胃膏、藿香正气散、加减薷苓散、七味白术散等，均为几百年来久经考验的佳方。烧针丸为急则治标的方法，含有毒药物，现已少

用。另外值得借鉴的方法是：当乳儿有病，药难入口，病在其母，令母服药则病愈。如"一小儿久泻兼脱肛，小腹重坠，四肢浮肿，面色痿黄，时或兼青，诸药到口即呕吐，审乳母忧郁伤脾，大便不实，先用补中益气汤，后用五味异功散及四神丸调治其母，不两月而子母俱痊。"提示食母乳的小儿有病，其病根可能在其母，当治疗其母的身体。

痢疾

夫小儿八痢者，乃饥饱劳役，风寒暑湿，因触冒天地八风之邪而得，故以命名也。大抵多由脾胃不和，饮食过度，停积于脾胃，不能克化，又为风寒暑湿干之，故为此疾。伤热则赤，伤冷则白，伤风则纯下青血，伤湿则下如豆汁，冷热交并，赤白兼下，若下迫后重，里急窘迫急痛者，火性急速而能燥物故也。或夏末秋初，忽有暴折于盛热，无所发散，故客搏肌肤之中，发于外则为疟，发于内则为痢，内外俱发则为疟痢。凡痢病久则令肿满，下焦偏冷，上焦偏结，则为上实下虚，若脾胃湿热之毒熏蒸清道而上，以致胃口闭塞而噤口之症。又有一方一家之内，上下传染，长幼相似，是疫毒痢也。当先推其岁运，以平其外，察其郁结，以调其内，审其所伤，别其虚实冷热以治之，条然明白，不致妄投也。

痢疾不治症：

凡小儿下痢如豆腐色者，死。下如屋漏水者，死。下痢日久，大孔如孔者，死。下痢如竹筒注水者，死。又小儿赤白同下，久而不禁，小便赤涩，腹痛，发热，唇红舌胎，气促心烦，坐卧不安，狂渴饮水，谷道倾陷，时复面容似妆，饮食全不进者，并不治。

清热化滞汤 治痢主方。

黄连_{吴茱萸煎汤，拌炒} 白芍药 陈皮 白茯苓_{去皮} 枳壳_{去穰，炒} 黄芩 甘草

上剉。生姜一片，水煎，空心温服。初起积热正炽，加大黄、芒硝；血痢，加酒炒黄芩、当归、地榆；白痢，加厚朴、枳壳；赤白并

下，加川芎、归尾、桃仁、红花、滑石、陈皮、干姜_{炒黑}；白痢久虚，加白术、黄芪、茯苓，去芩、连、枳壳；赤痢久虚，下后未愈，去芩、连，加当归、白芍、白术、川芎、阿胶珠；里急后重，加木香、槟榔；腹痛，加白芍、川芎、玄胡索、枳壳；小便赤少，加木通、猪苓、泽泻；下如豆汁，加白术、苍术、防风；食积，加山楂、枳实、麦芽、神曲；久痢，气血两虚，加人参、黄芪、当归、川芎、升麻、肉蔻；下后二便流利，惟后重不去者，气陷于下也，以升麻提之。

一论小儿痢疾属热居多，用黄连、黄芩、大黄、甘草煎服。赤痢，加桃仁、红花；白痢，加滑石末同煎。

开板丹

黄丹_{飞过，一两}　黄蜡_{一两}　乳香_{一钱}　没药_{一钱}　杏仁_{去皮、尖，八个}
巴豆_{去油，八个}

上将四味为细末，将黄蜡熔开后，将末药同蜡拌匀，调冷成块，丸如黄豆大。每服一丸，空心服。红痢，冷甘草汤下；白痢，冷干姜汤下；水泻，冷米汤下。忌生冷、油腻。

一治休息痢及疳泻，日久不能安，用鸡子一枚打破，用黄蜡一块，如指大，铫内熔，以鸡子拌和，炒熟，空心食之。

一治小儿痢疾方，用鸡子一个，冷水下锅，煮二三沸取出，去白用黄，研碎，以生姜汁小半钟和匀，与小儿服。不用茶。神效。

一治小儿患痢脱肛，色赤或痛，以补中益气汤送香连丸而愈。后伤食作泻，脱肛不入，仍以益气汤服之。更以蓖麻仁研，涂顶门。

一治小儿久痢里急后重，欲去不去，手足并冷，皆胃气虚寒下陷也，以补中益气汤加木香、补骨脂，倍加升麻、柴胡。

一治红痢及噤口，用田螺捣烂填脐中，顷刻奏效。

一治痢不拘赤白，白萝卜汁、蜜各等分，搅匀，服三四匙，即效。

一治小儿噤口痢，用甜梨一个，挖空，入蜜填满，纸包，火煨熟吃，立止。

一治噤口痢，汤饮米谷不下者，石莲子去壳，并内红皮及心，为细末。每服量儿大小，或五分，或一钱、二三钱，用陈仓米汤调下，如呕，加生姜汁一二匙。

一治血痢，用苦参炒为末。每服三分或五分，米汤调下。

一治白痢，用肉豆蔻面包煨，乳香一粒，共为末。每服二三分，米汤调下。

一治久痢不止，用陈萝卜煎汤，一服立止。一方用苋菜煎汤服，效。

一治泻痢久不止，不肯服药，用肉豆蔻煨去油，为末三钱，麦面四两同和，切面入葱、盐煮如常食之。

【点评】 小儿痢疾"由脾胃不和，饮食过度，停积于脾胃，不能克化，又为风寒暑湿干之，故为此疾。"即外邪与内积兼夹而成。通过排泄物的色质，可以判断是伤热、伤冷、伤风、伤湿之不同。主方"清热化滞汤"由清热的黄连、黄芩，配理气的陈皮、枳壳，理血的白芍，健脾利水的茯苓组成，后附有详细的加减法。除此以外，龚氏提示还有传染性很强的"疫毒痢"，治疗当"当先推其岁运，以平其外，察其郁结，以调其内，审其所伤，别其虚实冷热以治之"。因小儿服药困难，本篇介绍了不少食疗方，值得参考。

疟疾

夫疟疾者，外因感受风寒暑湿，内因饮食饥饱而作也。其症不一，先寒后热者，名寒疟；先热后寒者，名温疟；寒而不热者，名牝疟；热而不寒者，名瘅疟；不寒而热，骨疼节痛，身重腹胀，自汗善呕者，名湿疟；嗳气吞酸，胸膈不利者，名食疟。一日一发，受病一月，间日一发，受病半年，连发二日，间一日者，气血俱病也。起于三阳者，多热而发于日，起于三阴者，多寒而发于夜。发于日者，随症而治，发于夜者，加血药并用升提。暂疟可截，久疟加补。经久不愈，纵儿饮水，结癖中脘，名曰疟母，此最难痊。一二发间，用截太早，必变浮肿疳痢之疾，然婴儿之疟，自饮食得之居多，治须以消导扶胃气为本，此秘诀也。

一论食疟呕吐痰沫，及时行瘴疟，不问先寒后热，诸疟通用。

清脾饮

青皮　厚朴姜炒　草果　白术去芦,炒　茯苓去皮　柴胡　黄芩　半夏姜炒　甘草

上剉。枣煎服。小便赤，加猪苓、泽泻。

一论停食感寒发疟，及中脘虚寒，呕逆恶心等症。

养胃汤

苍术米泔浸　厚朴姜汁炒　陈皮　半夏姜炒　白茯苓去皮　人参　藿香　草果　甘草

上剉。乌梅一个，生姜、水煎服。

截疟饮

白术去芦　苍术米泔浸　陈皮　青皮去穰　柴胡　黄芩　猪苓　泽泻　常山　甘草

上剉一剂。用姜、枣水煎，露一宿，温服。有汗而热多者，加人参、黄芪、知母、前胡；无汗热多者，加干葛、紫苏；寒多、加干姜、草果；痰多，加半夏、贝母；如食积，加枳实、山楂、麦芽、神曲；夜发者为阴分，加当归、升麻；二日三日一发者，加人参、黄芪、白术、乌梅，去苍术；单寒，加干姜、附子、人参，去柴芩、猪苓、泽泻；腹痛，加厚朴、槟榔；室女热入血室，加小柴胡汤。

截疟仙丹

五月五日午时，用雄黑豆四十九粒，先一日以水泡去皮，研烂，入人言五分，同捣为丸，如黄豆大，雄黄一钱为衣，阴干收贮。临发热，早晨面东无根水下一丸，忌热酒热物一时，仍忌鱼腥生冷之物三日，黑豆圆者是。

一乳儿疟疾痞块。

川芎　生地　白芍药各一钱半　陈皮　半夏　黄芩炒,各一钱　甘草四分

上作一服。姜三片煎，下鳖甲末半钱。

一治鬼症、邪疟，用天灵盖烧存性，为末。每服三厘，温酒调下，立已。

【点评】本篇论小儿疟疾的辨治。其中"发于日者，随症而治，发于夜者，加血药并用升提。暂疟可截，久疟加补"；"然婴儿之疟，自饮食得之居多，治须以消导扶胃气为本，此秘诀也"，均为重要的治疗原则。主方"清脾饮"即小柴胡汤加理气燥湿的青皮、厚朴、草果与健脾化湿的白术、茯苓组成。

痰喘

痰者风之苗，热生于心，痰生于火，火者痰之根，静则伏于脾土，动则发于肺金。水澄则清，水沸则浑。小儿痰嗽，乃心火克制肺金，或寒邪停留肺腧。寒化为热，必生痰喘。咳逆上气，肺胀齁䶎，俗为马脾风，又为喉风。若不速治，立见危殆。

夺命丹 治小儿风涎灌膈，利痰去风。

青礞石为末，炼蜜为丸，如绿豆大。每七八丸，薄荷汤下。

一小儿风痰吐沫，气喘咳嗽，肚腹膨胀，不思饮食，小儿肺胀喘嗽，人多看作风喉。大黄槟榔二牵牛，人参分两等匀，五味研成细末，蜜水调量稀稠。每将一字着咽喉，不用神针法灸。

上其证肺胀喘满，胸高气急，两胁煽动，陷下作坑，两鼻窍张，闷乱嗽渴，声嘎不鸣，痰涎壅塞，俗云马脾风。若不急治，死于旦夕也。

定喘汤 治喘气急。

麻黄六分　杏仁一钱　半夏六分，甘草水泡七次　黄芩微炒，三分　苏子一钱　款冬花六分　甘草二分　白果五枚，去壳，打碎，炒黄　桑白皮蜜炙，六分

上剉。水煎，温服。不必用生姜。

一论小儿脾胃虚寒，久嗽不已，咽膈满闷，咳嗽痰涎，呕逆恶心，肚腹膨胀，腰背倦痛，虚劳冷嗽，诸药无效者。服：

人参款冬花膏

人参八钱　紫菀一钱　款冬花去梗，八钱　桑白皮炒，一两　贝母二钱半　桔梗炒，二钱半　紫苏五钱　槟榔五钱　木香五钱　杏仁去皮炒，八钱　五味

子八钱　马兜铃二钱半

上为末，炼蜜为丸，如龙眼大。每服一丸，姜汤化下。

一论小儿喉中痰壅喘甚，神效方。

用巴豆捣烂作一丸，以棉花包裹，男左女右塞鼻，痰即坠下。

【点评】小儿痰喘甚则为"马脾风""喉风"，类似哮喘，急性发作时来势凶猛，故责之风、火、痰，当痰阻胸膈气道，上下不通，可危及生命，速去其痰，畅通气道，是治疗关键。故本篇介绍了三首峻利下痰、坠痰方。另"痰生于火，火者痰之根"，故定喘汤、人参款冬花膏中有黄芩、桑白皮等泻肺火药。

咳嗽

夫咳嗽者，肺为娇脏，外主身之皮毛，内为五脏华盖，形寒饮冷，燥热郁蒸，最为伤也。而肺实肺虚，皆能壅痰而发咳也。咳嗽二症，难作一途，咳谓无痰有声，肺气伤而不清。嗽谓无声有痰，脾湿动而生痰。咳嗽谓有声有痰，因伤肺气，兼动脾湿也。其症感风寒者，鼻塞声重；停寒者，凄惨怯寒；挟热者，则焦烦；受湿者为缠滞；停水者，则怔忡。若痰饮则咳有痰声，痰出咳止。火极则咳声不转，面赤痰结。肺气则喘满，气结息重。风痰壅盛，则咳至极，频吐乳食，与痰俱尽，方得少息。而或实或虚，则视痰之黄白，唾之稀稠，而可知也。以一岁论之，春乃上升之气，夏乃火气炎上，秋由湿热伤肺，冬则风寒外束。以一日论之，清晨嗽曰痰火，午后皆曰阴虚，夜间或有食积，其咳而吐脓血者，肺热盛也。久咳不已，必致惊悸顽涎，甚至眼眶紫黑，如物伤损，眼珠红赤如血，大可畏也。治法，风寒宜疏散，烦热宜清利，受湿用胜湿之药，停水宜泻水之剂，痰饮则豁痰，火极则降火，肺胀则养血疏肝，风痰壅盛，宜养胃而去风豁痰也。况肺生胃门，更能温中与表，顺助其气，滋润肺经，和顺三焦，将见气壮则咳渐减，胃复则痰不生，肺滋则咳不有。乳母节饮食，慎风寒，咳何从而生乎?!

一论春夏秋伤风咳嗽，痰热喘急，并挟惊伤寒等症，宜：

雄朱丸

牛胆　南星　天花粉_{各一两}　薄荷　荆芥　防风　天麻　羌活　朱砂　雄黄_{各六钱}　麝香_{三分}

上为细末，粳米饭为丸。薄荷汤送下。

一论冬月感寒咳嗽，夜不能睡，以此发之。

九宝饮

薄荷　紫苏　大腹皮　麻黄　桂枝　桑白皮　杏仁　陈皮　甘草

上剉。生姜三片，乌梅一个，水煎，温服。

一论小儿四时感冒，发热头痛，咳嗽喘急，痰涎壅盛，鼻塞声重，涕唾稠黏，及内伤外感，一切发热等症。宜服：

参苏饮

紫苏　陈皮　桔梗　前胡　半夏　干葛　茯苓_{去皮}　枳壳_{去穰}　人参　木香　甘草

上剉。生姜煎服。

一论小儿咳嗽吐痰，用甜梨一个，挖小孔，入硼砂一分，烧熟与服，或捣汁亦可。

一论小儿一切咳嗽不已，用：

宁嗽膏

麻黄　杏仁_{去皮尖}　桔梗_{去芦}　甘草　知母　贝母　款冬花　黄芩　紫菀_{各五钱}　黄连_{一钱}　香附_{二钱，童便炒}　牛胆　南星_{一两}

上为细末，炼蜜为丸，如芡实大。每一丸，白汤食后化下。

一论小儿身热感冒，鼻流清涕，或鼻塞咳嗽，吐痰，轻者勿药，候一二日自愈。重者服此方，治痰为主，轻轻解之。

白术_{去芦，一钱}　白茯苓_{去皮，七分}　桑白皮_{蜜炙，七分}　川芎_{五分}　桔梗_{五分}　橘红_{五分}　半夏_{泡，五分}　防风_{四分}　甘草　薄荷_{各三分}　枯芩_{炒，三分}

上剉一剂。生姜水煎服。

一治小儿伤风咳嗽发热，服解表之剂，如喘促出汗，此脾肺气虚，以补中益气汤加五味子。

【点评】小儿咳嗽有虚有实，篇中介绍了如何分辨风寒、停寒、挟热、受湿、停水、痰饮、火极、风痰壅盛等不同病性咳嗽的方法。另，"视痰之黄白，唾之稀稠"可知咳嗽之寒热虚实；视春、夏、秋、冬不同的季节，以及一日中清晨、午后、夜间不同时段，来判断咳嗽的病机，都是重要的辨证经验。选方九宝饮是麻黄汤的加味方，比较平和的方是参苏饮。对于小儿轻证的感冒鼻塞流清涕，咳嗽吐痰，认为可以暂时不用药，观察一二日，有的可自愈。

发痧

小儿发痧，有阴有阳。阴痧则腹痛而手足冷，阳痧则腹痛而手足温。或其症似寒非寒，似热非热，四肢懈怠，饮食不思，容颜惨凄，为症不一，俗呼为痧病，非痧也。多由感冒风寒而耍水伤湿得之。其治之法，宜用热水蘸搭臂膊，将苎麻频频刮之，候红色出为度，甚者宜以针刺十指背近爪处一分许。可先将儿两手自臂捋下，血聚指头方刺血通畅而已矣。

一论小儿搅肠痧，心腹腰诸痛，用：

火龙丹

雄黄　焰硝各二钱

共研细末。每用簪挑些，点眼角大眦，男左女右，立愈。

【点评】本篇所论发痧为寒受感湿引起的病症。症状特点是"似寒非寒，似热非热，四肢懈怠，饮食不思，容颜惨凄等。"夏天多见，类似于中暑，刮痧、放血可愈，称为"痧病"，不是出疹性的瘟疫病，故曰"非痧也"。

通治

神仙万亿丸

朱砂　巴豆去壳　寒食面

上先将朱砂研烂，即将巴豆同研极细，却以寒食面、好酒打成糕，入药中，仍同研百余下，再揉和为丸，如黍米大。凡所服，不过三五七丸而已，看虚实加减，照后引下。感冒风寒，姜葱汤下，出汗；内伤饮食，清茶下；心痛，艾叶煎汤，入醋少许送下；伏暑热，冷水送下；心膨气胀，淡姜汤送下；霍乱吐泻，姜汤下；痢疾，空心茶清下；肚腹痛，热茶送下；疟疾，姜汤下；急慢惊风，薄荷汤送下；一切杂症，茶清下。

太乙混元丹

紫河车晒干，二钱　白梅花三钱　辰砂一两，甘草一两，水煮半日，去甘草　滑石六两，用牡丹皮二两，水煎，去丹皮，煮水干为度　香附米一两，蜜水煮透　粉草一两，半生半熟　甘松四钱　莪术火煨，三钱　砂仁去皮，三钱　益智去壳，六钱　山药姜汁炒，二钱半　人参去芦，一钱　黄芪蜜水炒，一钱　白茯苓三钱　白茯神去皮、木，二钱半　远志甘草泡，去心，一钱半　桔梗去芦，一钱　木香一钱　麝香三分　牛黄二分　天竺黄一钱

上共为细末，炼蜜为丸，如龙眼大，金箔为衣。每服量儿大小加减。小儿、大人、妇女诸病，并皆治之。中风痰厥，不省人事，姜汤研下；伤寒夹惊发热，姜葱汤研下，宜出汗；停食呕吐腹胀，大便酸臭，姜汤下；霍乱，紫苏、木瓜汤下；泄泻，米汤下；赤白痢，陈仓米汤下；咳嗽喘急，麻黄、杏仁汤下；积聚腹痛，姜汤下；虫痛，苦楝根汤下；疝气偏坠，大小茴香汤下；夜啼不止，灯草灰汤下；急惊搐搦，薄荷汤下；慢惊，人参、白术汤下；大便下血，槐花、陈仓米汤下；小便不通，车前子汤下；夜出盗汗，浮小麦汤下；发热，金钱薄荷汤下；痘疹不出，升麻汤下；中暑烦渴，灯心汤下；一疳热身瘦肚大，手足细，或淋或泻，或肿或胀，或喘或嗽，陈仓米汤下。一方无混元衣、梅花。

一论小儿诸病有余壮盛者，宜服万亿丸。小儿诸病不足虚弱者，宜服混元丸。

雄黄解毒丸

雄黄二钱半　郁金二钱半　巴豆二十四个，去油

上为末，醋煮糊为丸，如绿豆大。每服七丸，热茶清吞下。

一中风卒然倒仆，牙关紧急，弓角反张，不省人事，茶清吞下。吐痰立苏，未吐再服。

一小儿急惊风、痰热等症，加牛黄五分，硼砂一钱，水糊丸，薄荷汤下。

一缠喉风，急喉闭。每七丸研化，以热水研白梅花调下，或热茶下，即苏。热则流通之意。缠喉风卒死，心头犹温者，灌下即苏。

一疟疾中有癖，用沉香磨水送下，泄下黑血如泥，极臭，立效。

一诸积下利，煎五苓散送下。

一疔疮，加全蝎一钱，皂角一钱，麝香少许，滴水丸。每服二十丸，茶下。若始不觉是疔疮，不曾发汗，过数日方知，则寒热体痛皆罢，毒气入里，须用利药，使内中毒气下泄，此药主之。

一瘰疬疮，加斑蝥七个，去翅足，糯米炒，冷茶下。

一切热毒壅盛，又能取积消食下热，茶下。

【点评】本篇重点介绍了两首小儿常见病证的通用方。小儿多食积，易化热动火，故体质壮盛者用神仙万亿丸，方中巴豆通下积滞，朱砂泻火解毒，镇静安神。太乙混元丸组成药味较多，有参、芪、紫河车等大补气血药，有砂仁、香附、木香等理气消滞药，也有远志、桔梗、天竺黄等化痰药，有牛黄、朱砂、麝香等清热泻火，镇静开窍药，故通治体质虚弱小儿诸病，两方均需据不同情况，分别用不同的汤、水送下。方中均有朱砂，万亿丸有巴豆，故不宜过用久用。

小儿初生

小儿五宜

一小儿分娩初离母体，口有秽毒，啼声未发，急用软绵裹指，拭去口中恶汁，倘或不及，预煎甘草、黄连浓汁灌之，待吐出恶沫，方与乳吃。或用好朱砂水飞过，炼白蜜调和成膏，如小豆大，乳汁化服，三日内只进三粒，以除胎毒痘疹之患也。

一初生三五日，宜绑缚令卧，勿竖头抱出，免致惊痫。

一乳与食不宜一时混吃，使儿生疳癖痞积。

一儿衣宜用年老人旧裙旧裤，改作小儿衣衫，令儿有寿，虽富贵之家，切不可制纻丝、绫罗、毡绒之类与小儿穿，不唯生病，抑且折福。

一儿生四五个月，只与乳吃，六个月以后方与稀粥哺之。周岁以前切不可吃荤腥，并生冷之物，令儿多疾，若待二三岁后，脏腑稍壮，方与荤腥庶可，若到五岁后食之尤嘉。一云小儿永无杂疾，大忌鸡肉，绝妙。

洗儿法

初生儿洗浴，不可先断脐带，候洗了方断，不致水湿伤脐，可免脐风、脐疮等症。浴儿调和汤水，须看冷热得宜，不可久浴，久浴则伤风寒，夏不可久浴，久浴则伤热。浴时当护儿背，免邪风侵入，不使发热成痫疾。用五根汤洗，以免疮疥之患。

五根汤

桃根　柳根　梅根　槐根　桑根

上每味一两，洗净，切碎，用水煮，去渣，加猪胆汁一枚，候水温，洗，放金银铜器，则辟诸恶邪之气。加苦参、白芷同煎。

断脐法

一小儿初生，洗讫，断脐，不可用刀割，以软绢裹脐，或隔单衣咬断。盖脐不可太长，又不可太短，只取儿足掌长。如长，引外风，则成脐风之患。短则伤脏内痛，面青啼呼，脐带中有秽虫，宜急拨去，不然入腹成疾。

【点评】以上论小儿初生时的喂乳、浴儿、断脐等各种细节问题的注意事项，有些至今仍有参考价值。

变蒸论

夫小儿初生，血气未足，阴阳未和，脏腑未实，骨格未全，有变蒸之候。变者，异常也；蒸者，发热也。所以变生五脏，蒸养六腑。须要变蒸多遍，则骨节脏腑，由是而全，胎毒亦因变而散，气血方荣，性情有异，后来出痘，亦轻可也。自生之日始，每三十二日一变。凡人有三百六十五骨，除手足四十五碎骨外，止有三百二十骨，自生下骨而上，一日十骨，三十二日为一变，骨气始全。一变生一脏，或一腑，十变则脏腑始足。每变轻则发热微汗，其状似惊，重则壮热，脉乱而数，或吐或汗，或烦啼燥渴，轻则五日解，重则八日解。凡小儿之病，无有不由变蒸而得也。而不热不惊，无他病候，是暗变者多矣，此受胎气壮故也。凡变蒸，须看儿唇口，如上唇微肿，有如卧蚕，或有珠泡子者，是真变蒸之候也。此则决不可妄投针灸药饵，若误之，则为药引入各经，症遂难识，而且缠绵不脱，反为药之所害也。如或因伤食，因伤风，因惊吓等项，夹杂相值而发，令人疑惑，亦须守候两三日，俟其病势，其的是食则消食，是风则行痰，是惊则安神，随症调治。或非变蒸，时而得伤寒时行瘟病，则口上无白泡，其诊皆相似，惟耳及尻通热，此为他病，可作余治。业幼科者，奚可不详究耶。

【点评】古人认为有些小儿在生长过程中会出现生理性的发热现象，称为"变蒸"，可以通过观察小儿唇口来判断，"如上唇微肿，有如卧蚕，或有珠泡子者，是真变蒸之候也"。不需要用针药治疗，一周左右自然退热。如果有疑惑，建议先观察两三日再定，若"口上无白泡，其诊皆相似，惟耳及尻通热，此为他病，可作余治"。虽然西医学中没有变蒸之说，但也主张小儿普通感冒发热不需要用药，特别是不能滥用抗生素，采取多饮水、物理降温的方法处理。

初生杂症论

夫小儿初出腹，骨气未敛，肌肉未成，犹尚是血，血凝则坚而成肌肉也。书云：如水上之泡，草头之露。夫初生一腊之内，天地八风之邪，岂能速至。良由在胎之时，母失爱护，或劳动气血相干，或坐卧饥饱相投，饮酒食肉，冷热相制，恐怖惊扑，血脉相乱，蕴毒于内，损伤胎元，而降生之后，故有胎热、胎寒、胎肥、胎怯、胎惊、胎黄诸症生焉。外因浴洗拭口，断脐、灸囟之不得法，或绑抱、惊恐、乳哺、寒温之乖其宜，致令噤口、脐风、锁肚、不乳等症病而起，此亦难治疗，良可哀悯。小儿杂病诸方，悉陈于后。

胎热、胎寒、胎肥、胎怯、胎黄、胎惊、锁肚、不乳、脐风、撮口、噤风、客忤、不尿、夜啼、中恶、天吊、鹅口、口疮、重舌、木舌、弄舌、牙疳、吃泥土、丹毒、赤游、喉痹、乳蛾、眼疾、耳疾、鼻疮、头疮、脐疮、虫痛、尾骨痛、阴肿、疝气、盘肠气痛、脱肛、遗尿、尿浊、便血、下淋、吐血、衄血、小便闭、大便闭、水肿、黄胆、汗症、解颅、鹤节、行迟、语迟、齿迟、诸迟、龟胸、龟背、滞颐、囟陷、囟填、手拳、脚拳、痘疮、麻疹。

胎热

一论小儿胎热，因母孕时，食热毒之物过多，令儿生下，身热面赤眼闭，口中气热，焦啼燥渴，或大小便不通，法当渐次解热。先令乳母服药，儿服乳即解。决不可速效，以凉药攻之，必致呕吐而成大患也。慎之！慎之！

酿乳方

生地黄二钱　泽泻二钱半　猪苓去黑皮　赤茯苓去皮　天花粉各一钱半　茵陈　甘草各一钱

上剉散。每服三钱，水一盏，煎七分，令乳母捏去宿乳，却服药，少顷乳之。

胎寒

一论胎寒，乳母孕时受寒，生下再感外邪，令儿面色青白，四肢厥冷，大便青黑，口冷腹痛，身起寒栗等症。即宜当归散服之。

当归散

当归炒　黄芪蜜炙　桂心　黄芩　细辛　龙骨细研　赤芍各二钱

上为末。每服一字，用乳汁调下，日进三服。仍看儿大小加减。

胎肥

一论胎肥，小儿生下，肥肉厚，遍身血色红，满月以后，渐渐羸瘦，目白，睛粉红色，五心烦热，大便难，时时生涎，当浴体。更别父母肥瘦，肥不可生瘦，瘦不可生肥。

胎怯

一论胎怯，小儿面无精光，肌肉薄弱，大便白水，身无血色，时时哽气多哕，目无精彩，宜以浴体法主之。

浴体法

天麻末，二钱　蝎梢去毒　朱砂各半钱　白矾　青黛各二钱　乌蛇肉三钱，酒浸，焙，为末　麝香一字

上同研匀。每用三钱，水三碗，桃枝一握，并叶五七个，同煎至

十沸，温热浴之，浴时勿浴背。

胎黄

一论胎黄者，皆因乳母受热而传于胎也。儿生下遍体面目皆黄，状如黄金色，身上壮热，大便不通，小便如栀子汁，乳食不思，啼哭不止，宜用地黄汤主之。

地黄汤

生地黄　川芎　赤芍　当归　天花粉　猪苓　泽泻　赤茯苓　茵陈　甘草各等分

上剉。每服五钱，水煎，食前乳母服，并略滴些少与儿口中。

胎惊

一论胎惊者，由孕妇调适乖常，饮食嗜欲，忿怒惊仆，母有所触，胎必感之。或外挟风邪，有伤于胎，故子乘母气，生下即病也。其候月内温壮，番眼握拳，噤口咬牙，身腰强直，涎潮呕吐，搐搦惊啼，腮缩囟开，或颊赤，或面青眼合。其有著噤撮口之类，亦此一种之所发也。视其眉间，气色红赤鲜碧者可治，若黯青黑者，不治。虎口指纹曲入里者可治，反出外者不治。治宜解散风邪，利惊化痰顺气，青金丸主之。慎不可作慢惊而用温药也。

青金丸

人参　天麻煨　白茯神去皮木　白附子炮　牛胆　南星各二钱　甘草炙，一钱半　青黛一钱　朱砂水飞，半钱　麝香一分

上为细末，炼蜜为丸，如梧桐子大。用钩藤、皂荚子煎汤研化，不拘时服。

锁肚

一论锁肚者，由胎中受热毒壅盛，结于肛门，大小便闭而不通，腹胀欲绝者。急令妇人以温水先漱了口，吸咂于儿前后心，并脐下、

手足心，共七处。每一处凡三五次，漱口吸咂，取红赤为度，须臾自通。不尔，无生意。若有此症，知此法，可得再生。

不乳

一论不乳者，谓初出胞胎而不吮乳也。婴儿初出胎时，其声未发，急以手拭其口，令恶血净尽，不得下咽，即无他病。若拭口不全，恶秽入腹，则令腹满气短，不吮乳汁。或产母取冷过度，胎中受寒，致令儿腹痛也。宜用：

茯苓丸

赤茯苓去皮　　川黄连去毛　　枳壳去穰，面炒，各等分

上为末，炼蜜为丸，如梧桐子大。每服一丸，乳汁化下。

撮口

一论撮口者，由胎气挟热，风邪入脐，流毒心脾之经，故令舌强、唇青、聚口，啼声不出者，当视其齿龈之上有小泡子，如粟米状。急以温水蘸青熟棉布，裹手指，轻轻擦破，开口便安。甚者则用牛黄三分，竹沥一蚬壳，调匀，滴入口中即愈。

噤风

一论噤风者，眼闭口噤，啼声渐小，舌上聚肉如粟米状，吮乳不得，口吐白沫，大小便皆通，自盈月一百二十日见此，名曰：犯风噤。可急看儿上腭有点子，先以指甲轻轻刮破，次服定命散。如口噤不开，诸药不效者，生南星去皮脐，研为极细末，龙脑少许和匀，指蘸生姜汁于大牙龈上擦之，立开。凡脐风、撮口、噤风三者虽异，其受病之原则一也。大抵里气郁结，壅闭不通，并宜服淡豆豉汁，与吃，取下胎毒。《千金云》：小儿初生，其气高盛，若有微患，即须下之，若不下时，则成大疾，难为疗矣。紫霜丸量而与之。

定命散　治初生小儿口噤不开。

蝉蜕十四个，去口、足　全蝎十四个，去毒

上为细末。入轻粉少许和匀，乳汁调，乳前服。

脐风

一论脐风，多因断脐为风湿所乘，或者胎元有热毒，则儿下胎时，视其脐必硬直，定有脐风，必自脐发出青筋一道，行至肚，却生两岔，行至心者必死。于青筋初发，急用灯心蘸香油，用灯于青筋头，并岔行尽处燎之，以截住，不致攻心，更以艾灸中脘三壮，内服万亿丸二三粒，以泄其胎毒也。

一治小儿脐风、撮口，用完全生葱捣汁，用直僵蚕三个，研末，调涂母乳头上，令儿吮之，或用乳调蚕末灌之，儿口即开。

一治脐风撮口，用田螺捣烂，入麝香一分，再捣，涂脐上，立效。

经验五通膏　治小儿脐风撮口。

生地黄　生姜　葱　白萝卜子　田螺肉各等分

上共捣烂，搭脐四围一指厚，抱住，候一时许，有屁下泄而愈。

一治脐风，用蛴螬一条，将尾须两根剪断，自然出水，滴入脐内，少顷即愈。其虫则在多年墙孔内，人家水缸底亦有。

一秘方，治脐风撮口。

僵蚕末，三分　牛黄六厘　冰片　麝香各一厘

先将僵蚕、牛黄搽上，次将片、麝用虾蟆胆抹之。

一小儿犯撮口风、荷包风、鹅口风、脐风等项，并牙龈边生白点，名为马牙，作痛，啼哭不吃乳，即看口内坚硬之处，或牙龈边白点，将针挑破出血，用好墨调薄荷汤，以手指搅过，再用其母油发蘸墨，遍口擦之，仍用青绢蘸新汲井水展口，即愈。

客忤

一论客忤者，初生儿因别房异户，外人来，气息忤之，一名中人，是为客忤也。及家人或乘马行，得马汗气息，或衣染秽暴之气，

未盥洗易衣，便向儿边，皆令忤也。

小儿衣布帛中不得有头发，履中亦尔。白衣青带、青衣白带，皆令中忤，亦能惊儿致病。欲防之法，从外来所忌之物当将避之，勿令儿见，慎护一岁之内，方无忌也。

不尿

不尿者，皆因在胎之时，母食糟腌煎炙等毒物，热气流入胎中，儿因饮血，是以生下肚腹膨胀，肾肿。如觉脐四傍有青黑色及口撮，即不可救也。如有青黑色不饮乳者，服：

葱乳汤

葱白切作四散，用乳汁半小盏，同煎片时，分作四次服，即通。不饮乳者，服之即饮。

夜啼

一论小儿夜啼者，此是邪热乘心也。宜：

化火膏

用灯花三颗，以乳汁调，抹儿口，或抹母乳上，令儿吮之。

一治小儿触犯禁忌而夜啼者，宜醋炭熏，服苏合香丸。

一论用火柴头一个，长四五寸，削平一面，朱砂写云：拨火杖，拨火杖，差来捉鬼将，捉着夜啼鬼，打杀不要放，急急如律令。

又方，治夜啼不止，用朱砂书甲寅二字，贴床头，即止。

一治小儿夜啼，用竹园内无叶之竹，名为仙人杖，取三尺，于儿睡处，勿使人知，即时愈。

一治小儿夜啼不止，作心经有热有虚治。

安神散

人参　黄连姜汁炒，各一钱半　甘草五分

上剉。竹叶二十片，姜一片，水煎服。

一方治惊啼，用乱发烧灰，酒调服。

一论小儿夜啼，状若鬼祟，蝉蜕七个，下半截为末，初生抄一字，薄荷汤入酒少许调下。或者不信，将上半截为末，依前汤调下，复啼如初。古人立法，莫知其妙。

一治夜啼，用朱砂笔写在儿脐上：子 脐 午 卯 酉

一治夜啼，用尿泼杓，水洗净，莫令人知，覆在儿床下，即止。

中恶

一论中恶天吊者，冒犯邪气也。小儿卒中恶毒，心腹刺痛，闷乱欲死等症。

辟邪膏 治中恶。

真降香 白胶香 沉香 虎头骨 鬼臼 龙胆草 人参 白茯苓去皮，各五钱

上为细末，入雄黄五钱，麝香一钱，炼蜜为丸。乳香汤下。

天吊

一治小儿天吊潮热。

钩藤散

钩藤 人参 犀角镑屑，各五钱 全蝎 天麻各二钱 甘草炙，一钱半

上剉，作四剂。水煎，温服。

鹅口

一论小儿鹅口、口疮者，胃中湿热也。小儿口中百病，鹅口、口疮、重腭、不能吮乳，及咽喉肿塞，一切热毒。

牛黄散

牛黄 冰片 硼砂 辰砂研，各一分 雄黄 青黛各二分 牙硝一分半 黄连末，八分 黄柏末，八分

上共入乳钵内研匀。每用少许，敷入口内。

一治小儿鹅口，不能食乳，用地龙擂水，涂疮即愈。即蝼蛄也。

口疮

一治口疮。

泻心汤

用川黄连净为细末。每服一字，蜜水调下。

一论小儿口舌生疮，乃心脾受热。口疮赤，心脏热；口疮白，脾脏冷；口疮黄，脾脏热。宜用吴茱萸末，醋调敷脚心，移夜即愈。药性虽热，能引热下行，其功至良。

一论小儿满口白烂生疮，名口糜。

白术　猪苓　泽泻　木通　生地　赤苓　肉桂　甘草_{各等分}

水煎服。

一论小儿白口疮，黄丹、巴豆仁同炒焦，去豆用丹，掺疮上，立已。

咽喉并口疮，我也有妙方，白矾两钱许，硼砂一钱强，咽痛用吹入，口疮蜜调当。一次若不愈，再用保安康。

重舌

一论重舌者，脾经实火也，小儿心脾有热，舌下有形如舌而小者，名曰重舌。及唇口两傍生疮。

当归连翘汤　治重舌。

归尾　连翘　白芷_{各三钱}　大黄_煨　甘草_{炙，各一钱}

上剉，作二剂。水煎，食后频服。

一方治重舌，用蒲黄涂之。

一方用胆矾研细敷之。

一治小儿重舌、木舌，乃舌下生舌也，用三棱针于舌下紫脉刺之，即愈。又宜竹沥调蒲黄末，敷之舌上。

一治小儿绊舌，用布针，舌下针数下，溏鸡屎一搽即愈。

一治小儿绊舌，不语啼哭，用布针蘸桐油烧红，针下颏挨骨边，一针即已。

木舌

一论木舌，乃舌肿硬不柔和，脾经实火也。

泻黄散 治木舌、弄舌。

藿香叶七分　山栀一钱　软石膏五分　防风四分　甘草七分半

上剉一剂。水煎，不拘时服。

一治木舌。

百草霜　芒硝　滑石

上为末。酒调敷之。

弄舌

一论小儿舌微露而即收，名弄舌。属心脾亏损，用补脾散补之。舌舒长而收缓，名舒舌。乃心脾积热，少用前泻黄散主之。兼口舌生疮，作渴饮冷，胃经实热，用泻黄散。作渴畏冷，属脾经虚热，用四君子汤。食少作渴，或大便不实，脾胃虚弱也，用吐泻门七味白术散。若午后甚者，脾血虚也，四物汤多加参、术、茯苓。未应，用内伤门补中益气汤。大病未已而弄舌者凶。

弄舌微微露即收，得于病后最难瘳。出长收缓名舒舌，热在心脾不用忧。

补脾散 治弄舌。

人参　白术去芦，各一钱　白芍酒炒　茯苓各八分　陈皮　川芎各六分黄芪蜜炒　当归酒炒　甘草炙，各四分

上剉。每剂三钱，生姜煎服。

牙疳

一论牙疳者，阳明之热也，小儿齿肿流涎，腮肿走马牙疳等症。

清胃升麻汤

升麻　川芎　白芍　半夏_{汤泡，各七分}　干葛　防风_{去芦}　黄连_{酒炒}生甘草_{各五分}　软石膏_{煅，一钱}　白术_{七分}　白芷_{三分}

上剉。水煎，热服。能漱，即含漱而吐之，漱药不用白术、半夏。

一治小儿走马牙疳，一时腐烂即死，用妇人溺桶白垢_{火煅}一钱许，入铜绿三分，麝香一分半，敷之立效。

立效散　治走马牙疳。

青黛　黄柏　枯矾　五倍子_{各一钱}

上为细末。用米泔水先漱口内，将药末掺入患处。

一论小儿走马牙疳，牙龈臭烂，侵蚀唇鼻，先用甘草汤洗皮令血出，涂之。亦理身上肥疮，但是疳疮，用之立效。

玉蟾散

蚵蚾_{即虾蟆不鸣不跳者是，用黄泥裹，火煅焦，二钱半}　黄连_{二钱半}　青黛_{二钱}麝香_{少许}

上为细末。湿则干掺，干则香油调抹之。

吃泥土

一治小儿爱吃泥土，乃脾虚胃热所致，面色青黄，或者虫动，此药皆治。若不急疗，癖症生焉。

清脾养胃汤

软石膏　黄芩　陈皮　白术_{去芦}　甘草　胡黄连　使君子_{去壳}　茯苓_{去皮}

上剉，等分。水煎，温服。或为细末，放于饮食内，令儿服之。

黄金饼　治好吃泥土。

干黄土，为末。浓煎黄连汁，和为饼，服之立愈。

丹毒、赤游

一论小儿丹毒赤肿，风热狂躁，睡卧不安，胸膈满闷，咽喉肿痛，九窍有血妄行，遍身丹毒，及痘疮已出未出，不能快透，或已出，热不解，急宜服：

犀角消毒饮

牛蒡子　荆芥穗　防风　黄芩各一钱　犀角镑　甘草各五分

上剉。水煎，不拘时服。如无犀角，以升麻代之。

泥金膏　治丹毒、赤游风。

阴地上蚯蚓粪，熟皮硝、蚯蚓粪三分之二，共一处，研细，新汲井水浓调，厚敷患处，干则再上。

喉痹、乳蛾

一论小儿喉痹，会厌两傍肿者，为双乳蛾，易治。一傍肿者，为单乳蛾，难治。乳蛾差小者为喉痹。热积于咽喉，且麻且痒，肿绕于外，名缠喉风。喉痹暴发暴死者，名走马喉风。后方：

苏危汤　主方。

桔梗二钱　山豆根一钱　牛蒡子一钱　荆芥穗八分　玄参八分　升麻三分　防风八分　生甘草一钱　竹叶五片

水煎，频服。外用硼砂一味，噙化，咽下，降痰消肿。

碧雪散　治咽喉肿痛，水浆不下，或生疮、重舌、木舌。

碧雪真青黛，硼砂与焰硝飞过，蒲黄甘草末俱用生，等分掺咽喉。

一治喉痹、乳蛾气绝者，即时返活。单乳蛾用巴豆一粒，去壳打碎，入绵絮团内，塞鼻，在左塞左，在右塞右。若双乳蛾，用两粒塞两鼻。

一喉痹、乳蛾风，口舌生疮，用黑牛胆一个，生白矾末二两，银朱五钱，入胆内阴干，取出，研末。每少许，吹入喉内。神效。

眼疾

一论小儿两眼肿痛，上焦火盛也。

吹鼻散　暴病眼赤痛。

乳香　没药各五分　雄黄三分　焰硝一两　黄丹水飞，一分上为细末。每用少许吹两鼻孔。

一论小儿未周，患两眼肿痛。

拔毒膏

用黄连为末，水调，敷脚心、手心自愈。如肿痛难开，加姜黄、牙皂、朴硝为末，同敷太阳穴。手心、足心加葱捣烂敷之，尤妙。一方用熟地黄一两，以新汲水浸透，捣烂，贴两脚心，布裹住，效。

一治小儿雀目，不计时月，苍术二两为末。每服一钱，不计时候，用好羊子肝一个，以竹刀子劈开，掺药在内，麻绳扎定，以粟米泔一大盏，煮熟为度。患人先熏眼，后温服。

耳疾

一论小儿耳肿、耳痛、聤耳，乃三阳风热壅遏所致，宜升阳散火汤加黄柏、知母，晚服，兼服金花丸。

一论小儿耳热出汁作痒，乃痰也，肾火上炎也。宜：

清肾汤

防风　天花粉　贝母　黄柏_{盐水炒}　白茯苓　玄参　白芷　蔓荆子　天麻　半夏_{泡，各五分}　生甘草_{二分半}

生姜三片，水煎服。

一治小儿耳后月蚀疮，烧蚯蚓粪合猪脂，敷之。

一治小儿患溃耳出脓水成疮，以蚯蚓粪末吹耳中。

又方，治脓耳。

羽泽散

枯矾末少许，吹入耳中，即止。

一方用五倍子烧存性，为末，吹入耳中，亦止。

一方用抱出鸡卵壳，炒黄色，为细末。香油调，灌耳内，即时痛止。

鼻疮

一论小儿鼻疮，热壅伤肺。肺主气，通于鼻，风湿之气，乘虚客于皮毛，入于血脉，故鼻下两傍疮湿痒烂，是名鼻䘌。其疮不痛，汁所流处又成疮，泽泻散主之。

泽泻散 治鼻疮。

泽泻　郁金　山栀仁　甘草炙，各一钱

上为细末。用甘草煎汤调，食后临卧调服。

一治久患鼻疮，脓极臭者，用百草霜研细。每服五分，冷水调服。

头疮

一论小儿头生肥疮，或多生虱子，搔痒成疮，脓水出不止。

一扫光

细茶一钱，口嚼烂　水银入茶内研，一钱　牙皂　花椒各二钱

为末。香油调搽。

一小儿疮痛，经年不瘥者。

白矾五钱　胡粉一两　水银一两　黄连一两半　黄芩一两　大黄一两半
苦参一两半　松脂一两　蛇床子十八粒

上为细末。以腊月猪脂和研水银，不时敷之。

一小儿头疮胎毒，诸风热恶疮痘疮。

黄柏　黄连　白芷　五倍子各等分

上为细末。用井花水调，稀稠得所，涂开在碗内，覆架两砖上中空处，灼艾烟熏蒸，以黑干为度，仍取下前药，再研为末，清油调涂。如有虫，则用前油调搽立效。

一小儿头生秃疮，用通圣散，酒拌，除大黄另用酒炒，共为末，再以酒拌，焙干。每服一钱，水调服。外以白炭烧红，淬入水中，乘热洗之。更用胡荽子、伏龙肝、悬龙尾、黄连、白矾为末，油调，敷之。

脐疮

一论小儿因剪脐，外伤于风邪，以致脐疮不干，用：

矾龙散

枯矾　龙骨煅,各五分

共为细末。每用少许,干掺脐上。

一小儿脐中汁出并痛,用枯矾末干掺。

又方,黄柏末敷之。

又方,蚕茧壳烧灰存性,掺之亦可。

虫痛

一论小儿虫积痛,凡腹痛,口中出清水者,虫积也。

追虫散

使君子去壳,二钱　槟榔一钱

作一剂。水煎,食远服。

使君散

使君子去壳,一钱　槟榔一钱　雄黄五分

上为末。每服一钱,苦楝根皮煎汤调下。

一治小儿虫积腹痛,用巴豆一枚,去壳,捶去油,以朱砂一粒同研匀,用鸡子一个开顶,微去白,入药在内,调匀,仍将纸糊口,用杆圈坐于锅内,水煮熟,令儿食之,或以茶清送下。即打下所积虫,极效。

一治小儿吐蛔虫。

蛔虫出口有三般,口鼻中来大不堪。如或白虫兼黑色,灵丹纵服病难安。

楝陈汤

苦楝根皮二钱　陈皮　半夏姜炒　白茯苓去皮,各一钱　甘草五分

上剉一剂。生姜煎服。

一女子肚大腹胀,虫积瘦弱,用马慈一名地梨,食之,打下虫来,肚胀立消。

一治小儿冬月吐蛔虫,多是胃寒胃虚所致。

钱氏白术散

人参　白术去芦　白茯苓去皮　藿香　木香　干葛　甘草各二钱

丁香_{两粒}

每服三钱，水煎服。

尾骨痛

一小儿尾骨痛者，乃阴虚痰火所致也。

滋阴化痰汤

当归_{酒炒}　川芎　白芍_{酒炒}　熟地黄　黄柏_{酒炒}　知母_{酒炒}　陈皮
半夏_{姜炒}　白茯苓_{去皮}　甘草_{各等分}

上剉。少用官桂为引，或以前胡、木香为引。如痛不止，加乳
香、没药。

阴肿疝气

一论小儿阴肿疝气者，寒邪所郁也。五倍子烧存性，为末。好酒
调服。出汗而愈。

一治疝气偏坠，肿痛不可忍者。槐子炒为末。每服一钱，入盐三
分，黄酒调下，立止。

一治小儿疝气，小腹痛引腰脊挛曲，身不能直_{京师传}。

青皮　陈皮　三棱　莪术_炮　木香　槟榔　川楝肉　芫花_{醋炒，各}
_{五钱}　辣桂　牵牛_{生取末，各三钱}　巴豆肉_{不去油，一钱}

上为细末，面糊为丸，如麻子大。每三丸，空心一服，午前一
服，姜汤下。

一治小儿阴囊忽肿，或坐地多时，或风邪，或虫蚁咬者。蝉蜕半
两，水一大碗，煎汤洗肿处，其痛立止。若不消，再煎再洗，内服五
苓散。灯草煎服_{方见中暑}。

又方，用葱园内蚯蚓粪，用甘草汁调涂肿痛处，或薄荷汁调
亦可。

盘肠气痛

一论小儿盘肠气者，则腰曲干啼，额上有汗，是小儿为冷气所搏而然，其口闭脚冷，或大便青色不实，上唇干者是也。此多因生下洗迟，感受风冷而致也。急用葱汤淋洗其腹，揉葱熨脐腹间，良久，尿且涌出，其痛自止。

乳香散 治盘肠气痛。

乳香　没药_{各等分}

共为细末。以木香煎汤调服。

脱肛

一论小儿脱肛，皆因久患泻痢所致。大肠头自粪门出而不收是也。用葱汤熏洗，令软送上，或以五倍子末敷而频托入，又以五倍子煎汤洗之亦可。

又方，以鳖头烧存性为末，香油调敷。一云：以此物烧烟熏之，久久自收。

又以陈壁土泡汤，先熏后洗，亦效。

提气散_{方见脱肛①}　治小儿肛门脱下，极效。

遗尿

一论小儿遗尿失禁者，膀胱冷弱也。

益智仁七个，桑螵蛸七个为末。酒调服，用熟白果七个送下。

故纸散

用破故纸炒为末。每服一钱，热汤调下。

一治小儿遗尿，六味丸加破故纸、益智仁、人参、肉桂。

一治小儿睡中遗尿不自觉者。官桂为末，雄鸡肝一具，等分捣

---

① 脱肛：指卷五脱肛门。

丸，如小豆大。温水送下，每日进三服。

一治小儿遗粪。用枯矾、牡蛎煅，等分为末。米汤调下。

尿浊

一论小儿尿浊，澄之如米泔水也。

澄清饮

白术去芦　白茯苓去皮　白芍炒　黄连姜汁炒　泽泻　山楂去子，各一钱
青皮四分　生甘草五分

上剉一剂。水煎，空心服。

一治小儿尿浊如米泔水。江南做酒小曲炒为末。每服五分，酒调下，三服效。

便血

一论便血者，热传心肺也。凡初生婴儿七日之内，大小便有血出者，此由胎气热甚之所致也。因母食酒曲、炙煿、热毒等物，流入心肺，儿在胎内受之，热毒亦传于心肺，且女子热入于心，故小便有血，男子热入肺，故大便有血。治法：用生地黄取自然汁，入蜜少许和匀，温服。男女皆效。

一方用生蒲黄、油发烧灰各一钱，为末。生地黄汁或米饮、乳汁调服。

下淋

一论小儿下淋乃膀胱有热，水道不通，淋沥不出，或尿如豆汁，或如沙石，或冷淋如膏，或热淋尿血。

五淋散

赤茯苓去皮，六分　赤芍药去皮，二分　山栀子二分　条芩三分　当归
甘草各五分

一方加生地黄、泽泻、木通、滑石、车前子各二分。

上剉一剂。灯心一团，水煎，温服。

吐血、衄血

一论小儿吐血、衄血、下血，宜用：

黄金丸

黄芩不拘多少，为末，炼蜜为丸，如芡实大。三岁儿每一丸，盐汤化下。

一治小儿吐血不止。黄连末一钱，淡豆豉三十个，水一盏，煎六分，去渣，温服。量儿大小加减。

一治吐血、衄血。

柏枝散

柏枝晒干　藕节晒干

各等分，为末。三岁儿每服半钱，藕汁和蜜一匙，白汤调下。

大小便闭

一小儿初生大小便不通，腹胀欲死，急令人以温水漱口净，口吸咂小儿前后心，并脐下、手足心共七处。每一处凡三五次，漱口吸咂，取红赤为度，须臾自通，不尔则无生意。

一论小儿小便不通者，膀胱火盛也。

神通散

小便闭涩不堪言，为用儿茶末一钱，萹蓄煎汤来送下，霎时溲便涌如泉。

一治小便不通，腹胀欲死。野地蒺藜子不拘多少，焙黄色为末。温酒服，立通。

又方，用火麻仁烧灰，酒调服。

一论小儿大便不通者，脏腑有毒也，小儿风与热滞，留蓄上焦，胸膈高起，大便不通。

没药散

没药　大黄　枳壳炒　桔梗各二钱　木香　甘草炙，各一钱

上剉。每二钱，姜三片，水煎服，

一治新生小儿两三日不大小便，用葱汁、人乳各半调匀，抹在口中，同乳带下，即通。

一掩脐法，治小儿大小便不通。

取连根葱白一茎，生姜一块，淡豆豉二十粒，盐一小匙，同研烂，捏作饼子。贴于脐中，烘热贴之，用绢帛扎定，良久气自通，不通，再易一饼。

二妙散

六七月间寻牛粪中有蜣螂，不拘多少，用线穿起，阴干收贮。用时取一个，要全者，放净砖上，四面以灰火烘干，以刀从腰切断，如大便闭，用上半截，小便闭，用下半截，二便俱闭全用，为细末。新汲水调服。

水肿

一论小儿肿满，土亏水旺也。并四肢肿满，阴水阳水皆可服。

加味五皮散

五加皮　地骨皮　生姜皮　大腹皮　茯苓皮_{各一钱}

加姜黄、木瓜各一钱，剉散，水煎服。一方去五加皮，加陈皮、桑白皮。

一治小儿诸般肿胀。黑牵牛半生半炒，取头细末。每服一二匙，桑白皮煎汤，磨木香汁调服。

黄疸

一论小儿黄疸，寒热呕吐而渴，或饮冷水，身体面目俱黄，小水不利，不得安卧，不思饮食。

茯苓渗湿汤

茯苓　茵陈　山栀　黄连　黄芩　防己　白术　苍术　陈皮　青皮　枳壳　猪苓_{各二钱}　泽泻_{三钱}

水煎，徐徐温服。如小便不通，加木通；如伤食，不思饮食，加神曲、麦芽、砂仁。

汗症

一论小儿盗汗，寒热往来，胡黄连、柴胡各等分，为细末，炼蜜为丸，如鸡头子大。每一丸至三丸，银器中用酒少许化开，更入水五分，重汤煮二三十沸，放温，食后和渣服之。

一治小儿虚汗，或心血液盛，亦发为汗，此药收敛心气。

新罗人参　川当归各三钱

上细剉，用雄猪心一个，切三片。每服二钱，猪心一片，井水一盏半煎，食前作两次服。

一治小儿盗汗，因食生冷之物过多，或热水淘饭，大能损土，为水之所伤，则不能制其津液，故成汗自出也。

牡蛎煅，二钱　黄芪蜜炙　生地黄各一两

剉散。水煎服。

一治小儿盗汗。用五倍子为末，津液调，涂脐中，一宿即止。又方，用何首乌为末，津液调涂，亦效。

解颅

一论小儿解颅者，生下囟门不合也，长必多愁少笑，目白睛多，面色㿠白，肢体消瘦，皆肾虚也。

一治小儿颅囟开解，头缝不合，此乃肾气不盛。肾主骨髓，脑为髓海，肾气不盛，所以脑髓不足，故不能合。丹溪治解颅以八物汤，有热，加酒炒黄连、生黄芩、甘草，水煎服。外用布帛紧束，又以白及末敷之。

人参地黄丸

人参二钱　怀熟地黄四钱　嫩鹿茸　山药　白茯苓去皮　牡丹皮山茱萸酒蒸，去核，各三钱

上为细末，炼蜜为丸，如芡实大。用人参煎汤研化，食远服。

鹤节

一论小儿鹤节，因气血不充，故肌瘦薄，骨节呈露，如鹤之膝。

当归地黄丸

怀熟地黄_{酒蒸，八钱}　山茱萸_{酒蒸，去核}　干山药　泽泻_{去毛}　牡丹皮_{去梗}　白茯苓_{去皮}　当归_{酒洗，各二钱}

上为细末，炼蜜为丸，如芡实大。每用热水研化，食前服。仍以天南星_{炮，去皮、脐}研细末，入米醋调敷绢帛上，烘热，贴之。亦良法。一方加鹿茸_{酥炙}，牛膝_{去芦，酒洗，各二钱}

行迟

一论小儿行迟，肝肾虚弱，骨髓不充，不能行步。

加味地黄丸

怀熟地黄_{八钱}　山药_{四钱}　山茱萸_{酒蒸，去核，四钱}　白茯苓_{去皮}　牡丹皮　泽泻_{各三钱}　嫩鹿茸_{酥炙，二钱}　怀牛膝_{去芦，酒浸，二钱}　五加皮_{三钱}

上为细末，炼蜜为丸，如黍米大。每服一钱，空心盐汤送下。

一论小儿禀受元气不足，颅囟开解，肌肉消瘦，腹大面肿，语迟行迟，手足如筒，神色昏慢，牙齿生迟，诸虚。

调元散

干山药_{五钱}　人参　白茯苓_{去皮}　白茯神_{去皮、木，各二钱}　白术_{去芦，二钱}　石菖蒲_{一钱}　白芍药_炒　熟地黄　当归　川芎　黄芪_{蜜炙，各二钱半}　甘草_{炙，一钱半}

上到。姜、枣煎，不拘时服，婴儿乳母同服。

语迟

一论小儿语迟者，心气不足也。

菖蒲丸

石菖蒲　人参　麦门冬去心　川芎　远志甘草水泡,去心　当归　乳香　朱砂另研,各一钱

上为末，炼蜜为丸，黍米大。每服十丸，食远粳米饮送下。

齿迟

一论小儿齿迟者，肾不足也。

芎劳散

川芎　干山药　当归　白芍炒　甘草炙,各二钱半

上为细末。每服二钱，白汤调下，食后服。将此干药末擦牙龈，即生。

诸迟

一论小儿行迟、齿迟、解颅、囟陷、五软、鹤膝、肾疳、齿豁、睛白、多愁，凡此皆因禀受肾气不足，当以六味丸加鹿茸补之。若因精气未满而御女以通，多致头目眩晕，作渴吐痰，或发热足热，腰腿酸软，或自汗盗汗，二便涩痛，变生诸疾，难以名状。余尝用八味丸，或六味丸，及补中益气之剂，加减用之方见补益剂，无不奏效。

一小儿五岁不能言，咸以为废人矣，但其形瘦瘘，乃肺肾不足，遂用六味丸加五味、鹿茸，及补中益气汤加五味，两月余形气渐健，将半载能发一二言，至年许，始声音朗朗。

龟胸

一论小儿龟胸者，因肺热胀满，攻于胸膈，即成龟胸也。又云：缘乳母食面热物五辛，转使胸高起也。

龟胸丸

川大黄糠火煨,六分　天门冬去心　百合　杏仁去皮、尖,麸炒　木通去节　枳壳麸炒　桑白皮蜜炙　甜葶苈隔纸炒　软石膏各一钱

上为细末，炼蜜为丸，绿豆大。每服五丸，温水化下，食后临卧服。仍宜灸两耳前各一寸半，上两行三骨罅①间六处，各灸三壮，春夏从下灸起，秋冬从上灸起，依法灸之。

龟背

一论小儿龟背者，由儿生下，风邪客入于脊，入于骨髓，致成龟背也。龟胸龟背并用龟尿点其骨节，自愈。取龟尿法：用青莲叶，按龟在上，用镜照之，其尿自出。

龟背丸

枳壳麸炒　防风去芦　独活　大黄煨　前胡去芦　当归　麻黄去节，各三钱

上为细末，面糊为丸，如黍米大。每服十五六丸，看儿大小，以米汤下，食后服。仍灸肺俞穴，在三椎下两傍各一寸半；心俞穴，在五椎下两傍各一寸半；膈俞穴，在七椎之下两傍各一寸半，各灸三壮，以小儿中指节为一寸，艾炷以小麦大，灸五壮愈。

一治小儿龟背，儿生下客风入脊，透于骨髓，致成龟背，治以龟尿点骨节即平。取龟尿法，用莲叶置龟背上，用镜照之，尿自出②。

滞颐

一论滞颐，乃涎流出而溃于颐间也。涎者脾之液，脾胃虚冷，故涎自流，不能收约，法当温脾为主。宜服：

温脾丸

半夏姜汁炒，一两　木香五钱　丁香二钱　干姜炒，五钱　益智仁炒五钱　白术去芦，炒，一两　青皮去白，五钱　陈皮五钱

上为细末，姜汁打稀糊丸，麻子大。每二三十丸，米饮送下。

---

① 罅(xià 下)：缝隙也。
② 一治小儿龟背……尿自出：此段内容与首段重复。

囟陷

一论囟陷乃脏腑有热，渴饮水浆，致成泄痢，久则血气虚弱，不能上交脑骨，故囟如坑，不得满平。宜用黄狗头骨炙黄为末。鸡蛋清调敷之，即合。

囟填

一论囟填者，囟门肿起也。脾主肌肉，乳食不常，饥饱无度，或热或寒，乘于脾家，致使脏腑不调，其气上冲，为之填胀，囟突而高，如物堆垛，毛发短黄，自汗是也。若寒气上冲则牵硬，热气上冲则柔软，寒者温之，热者凉之，剂量轻重，兼以调气。小儿肝盛，风热交攻亦然，未易瘥耳。

手拳

一论手拳不展，禀受肝气怯弱，致筋脉挛搐，两手伸展无力。宜服：
当归　薏苡仁　秦艽　米仁　枣仁　防风　羌活各等分
上为末，炼蜜为丸，如鸡头实大。麝香汤化下，量儿大小服之。

脚拳

一论脚拳不展，所禀肾气不足，荣气未充，脚指拳缩无力，不能伸放。宜服：
当归身酒洗　川牛膝去芦，酒洗　山茱萸肉　人参　牡丹皮　怀生地黄　补骨脂
上为末，炼蜜为丸，如芡实大。空心盐汤送下。
一治富翁子，八岁，不能步履，皆因看得太娇，放不落手，儿身未得土气，以致肌肉软脆，筋骨薄弱。用黄土放入夹袄内与穿，内服地黄丸，加人参、鹿茸、牛膝、虎胫骨，服未半料，儿能行矣。

一治小儿禀赋肾经虚热，耳内生疮，或肌肉消瘦，骨节皆露，名节疳。六味丸加鹿茸、牛膝各一两，五味子四两。若颅解不合，牙齿不生，眼睛不黑，腿软难行，最宜此药。

【点评】小儿初生杂症论中共论述了60种病证的临床表现、病机与治疗方药。有些方法至今看起来仍非常科学。如治疗胎热的子病母服的"酿乳方"，方法是"令乳母捏去宿乳，却服药，少顷乳之"。并提醒：治疗胎热"决不可速效，以凉药攻之，必致呕吐而成大患也。慎之！慎之！"又如，对小儿大小便不通的锁肚症，不服药，用类似于刮痧的方法治疗："急令妇人以温水先漱了口，吸咂于儿前后心，并脐下、手足心，共七处。每一处凡三五次，漱口吸咂，取红赤为度，须臾自通。"对于小儿口疮，有："口疮赤，心脏热；口疮白，脾脏冷；口疮黄，脾脏热"的诊断法。此外，对于小儿行迟、语迟、齿迟、解颅、囟陷、五软、肾疳、齿齼、眼白睛多（黑睛偏小）等先天发育不良的疾病，主张以补肝肾的六味丸加鹿茸、牛膝、五味子等治疗。另，篇中还有贴手心、足心及敷脐的外治疗法，也值得借鉴。

痘疮

夫痘疮者，乃胎毒之所致也。婴儿在胎之时，感其秽毒之气，藏于脏腑之中，发时有远近之不同耳。若值寒暄不常之候，痘疹由是而发。因其所受浅深，而为稀调焉。大抵始发之时，有因外感风寒而得者，有因内伤饮食而得者，有因时气传染而得者，有因跌扑惊恐而得者。大凡初起，未见红点，与伤寒相类，发热烦躁，脸赤唇红，身痛头疼，乍寒乍热，喷嚏呵欠，喘嗽痰涎等症。身热未明，疑似之间，急须表散。可服败毒散，以微发其汗，则胎毒随汗而解，而痘疹亦随发而出矣。痘苗一见之际，则禁表药，恐发得表虚故也。惟视痘之稀稠，稀者轻，不须用药，而稠者重，宜以九味神功散以化其毒。痘自出至齐，宜此加减用之，能除诸病。

　　毒已解尽，又看痘之起胀如何，如痘不起胀，此元气虚也，宜保元汤主之，而痘必起胀。又看痘之灌脓如何，如痘不灌脓，此气血虚也，宜内托散，加人乳、好酒，此灌脓之巧法也。灌脓已满，又看收靥如何，若当靥不靥，灰陷黑陷，呕吐白沫，为表虚，宜木香散治之。若当靥不靥，寒战咬牙，痒塌泄泻，为里虚，宜异功散治之。有过服热药，以致热毒猖狂，血气弥盛，痘烂不靥者，宜小柴胡汤、猪尾膏解之。收靥已毕，又看痘后有无余毒，若余毒盛，必因过服附子，热毒失解，聚而不散，以致浑身手足赤肿，成痈毒也，宜消毒饮、五福化毒丹治之。又有毒攻，发为诸病，宜随症而疗之。

　　大凡痘疮，七日以前为里实，不可投温燥之药，能助毒也，八日以后为里虚，不可投寒凉之剂，能伐生气也。但世俗不分寒热，但见痘出不快，举手悉用陈氏①治虚寒热药。殊不知痘疮属燥热者多，急以丹溪凉血解毒治之。若概投热剂，岂无死者。今不知致病之因，又不求立方之意，仓卒之际，据症检方，漫尔一试，设有不应，并其书而废之，不思之甚也。余观陈氏，其意大率归重于太阴一经，盖以手太阴属肺，主皮毛；足太阴属脾，主肌肉。肺金恶寒，而易于外感，脾土恶湿，而无物不受。观其用丁香、姜、桂，所以治肺之寒；用术、附、半夏，所以治脾之湿。使肺果有寒，脾果有湿，而兼有虚也，量而与之，中病则已，何伤之有!? 今徒见疮之出迟者，身热者，泄利者，惊悸者，气急者，渴思饮水者，不问寒热虚实，率投木香散、异功散，间有偶中，随手获效，设或误投，祸不旋踵，何者？古人用药制方，有向导，有监制，有反佐，有因用。陈氏之方，其时必痘疮而挟寒者，其用燥热补之，故其宜也。今未挟寒而用一偏之方，宁不过于热乎？

　　余尝会诸家之粹，求其意而用之，实未敢据其成方也。若痘疮虚寒淡白色，痒塌，属虚寒者，宜用之。若发热壮盛，齐涌，红紫色，燥痒，此属热毒，宜凉血。自陈氏方盛行后，属虚寒者率得生，属热毒者悉不救。痘是胎毒，古人治法只解毒。然气血虚，则又送毒气不出，及不能成就，故陈氏之法既行，而解毒之旨遂隐。只顾救其虚寒之痘，而不能治其燥热之疮也。余思治法，陈氏与丹溪寒热兼用，俱

---

　　① 　陈氏：当指著《小儿痘疹方论》的宋代医家陈文中。

不可废。如痘疮陷顶，灰白色，寒战闷乱，腹胀泄泻者，属虚寒，只用异功等方治之；如热甚红紫，燥痒，属热毒者，急宜用凉血之药，消毒等散，相兼而用之，岂有不中其病耶?! 余谓痘疹，乃小儿之酷疾，生死反掌，古人论之不一，有见于寒者，有见于热者，学者不可执一而误赤子之生，何也？盖痘疹乃胎毒所致，初生小儿，失于拭去口中秽毒者，一误也；及长，失于未用预解胎毒免痘之方者，二误也；初起发热有当汗而不汗者，三误也；将出之际，有不当汗而汗者，四误也；既出之后，有毒盛当解毒而不解者，五误也；起胀贯脓之时，有当补虚而不补虚者，六误也；有首尾症平，不当下而下者，七误也；有首尾实热，当下而不下者，八误也；有首尾虚寒，当温补而不温补者，九误也；有过服热药，致痘疮后余毒，当解毒而不解毒者，十误也。凡此十误，当预慎之，务加变通。故曰：寒者温之，热者凉之，虚者补之，实者泻之。又曰：化而裁之，神而明之。若斯治者，庶免小儿夭枉之祸耶。

痘疮视痘颜色轻重之法

空谷而响应，形动而影随。夫痘疮之发也，内热和缓，达于外者必轻，便闭烦躁，彰于外者必重。有诸中，形诸外者，理势之自然也。夫颜色贵润泽而嫌昏暗，贵光彩而嫌枯涩，贵淡红而嫌黑滞，贵圆净而嫌破损，贵高耸而嫌平塌，贵结实而嫌虚薄，贵稀疏而嫌稠密。根窠收紧，痘分阴阳，见点动活，更怕脸浮，出要参差，血宜归附，耳后心喉，少于他处为佳，眉棱、两颧、额前光润不泄为妙。如发热便出者重，疮夹疹者半轻半重，里外微红者轻，外黑里赤者微重，外赤里黑大重，疮内黑点如针孔者，热极，青干紫陷，昏睡，汗出烦躁，热渴，腹胀啼喘，大小便闭者，困也。善治者，观其形色而辨之，轻者获安，重能取效矣。

痘症辨疑赋

胎毒蓄积，发于痘疮。传染由于外感，轻重过于内伤。初起太阳，壬水克于丙丁，后归阳明，血水化为脓浆，势若燃眉，变若反掌。若救焚兮，徙薪何如焦额；如落水兮，拯溺不及褰①裳。欲知表里虚实，须明寒热温凉，证候殊形，脏腑易状，肝火激成水泡，肺主涕而脓浆，心斑红紫，脾疹赤黄，肾经居下，不受污浊，为变黑而可防。观其外症，推乎内脏，呵欠烦闷兮，肝木之因；咳嗽喷嚏兮，肺金之象；目带赤兮，心火延于胸膈；手足厥冷而昏睡兮，脾土困于中央。耳尻属肾，温暖如常，二处烦热，痘疹乖张。先分部位，次察灾祥。阳明从目落鼻，太阳形于头上。心火炎热，则舌干面赤。肺金郁结，则胸膈先伤。手足属乎脾胃，肝胆主胁肋之旁，颈项三阳交会，腰背统乎膀胱。外症分明，用心想象，泄者邪盛于下，吐者邪盛于上。气逆而腹胀隐隐，毒甚而腰痛惶惶。心热甚而惊搐，胃邪实而癫狂。口燥咽干，肺受火邪而液竭。便闭尿涩，肾因火旺而津亡。欲识痘之轻重，当观热于形状。毒甚兮，心如炎上；毒微兮，内外清凉。寒热往来神气爽，定知痘出必祯祥。数番渐出兮，春回阳谷；一齐涌出兮，火烈昆冈。蚊虫蚤斑，刻期而死；蛇皮蝉蜕，引日而返泉乡。虽怕红紫，最嫌灰白，最宜淡红滋润，切忌黑陷干黄。色要明润兮，犹恐薄嫩之易破；痘贵干结兮，又愁痒塌之难当。面颊稀而磊落，清安可保；胸膈密而连串，吉凶难量。顶欲尖圆，不宜平陷；浆宜饱满，切忌空疮。皮喜老而愁嫩，肤爱活而怕光。结实高耸，始终无虑；丹浮皮肉，必主刑伤。唇面颈肿兮，八九如何可过?! 腰痛胃烂兮，一切定主灾殃。疮堆口舌，毒缠颈项，咽疮喉肿，饮食难尝，泄痢脓血，毒陷无浆，人力难尽，天命非长。痘疮焦落，辨别阴阳，人中上下，先靥为良。足腰先若黑靥，多凶而少吉祥。

神断秘诀

细嫩无分地，粘连一片红，七朝虚痒塌，干燥定无脓。
皮肤无光亮，胸前不空闲，一身红紫泡，九日往西天。
痘肿皮不肿，眼开口又开，阴阳俱无缝，六日一场空。

---

① 褰(qiān 千)：揭起，撩起也。

满面皆稠密，仔细看阴阳，天庭浆不足，此儿必有伤。
头身色不润，脓绿臭难当，此般脾气绝，不久命须亡。
初起疮贴肉，起后肉难通，寒热不分别，痒塌七朝中。
见点如肝样，焦枯黑陷伤，心肾二经绝，此痘火中央。
头面方见大，顷刻又尖长，此般形象见，不羡有奇方。
十四痂堪落，依然干燥脓，沉沉睡不食，延日不能生。
目中光射斗，手足乱摇摇，若逢有此疾，不日命须倾。
五经穴痘上，斜视肿不分，纵然与解毒，迟日一场空。
舌尖上见黑，心经克肺经，皮红胭脂样，半月此儿亡。
目白睛红赤，唇红痘三般，黄浆胃先烂，焦裂饮茶终。
初见云中月，云中隐隐丹，两朝三日后，儿命待西天。
脓黄色不活，干极脚摊红，牙疳泻不食，半月命须终。
脐凸四肢浮，睛黄赤鼻头，类般颜色异，十五命难留。
仔细看身疔，咽喉前后心，阴阳并脑后，唇舌顶阴生。
十四痂该落，脓疮食不进，无神死蛇臭，儿命必身遁。
见点如肝样，针苗接一连，干红主绝水，十命九难延。
目定神昏热，喉痰膝下冰，饮汤并下泻，顷刻命难存。
舌上浮血点，喉疮咽不清，皮红痘不起，心经克肺经。
如神真秘诀，学人要精明。

预解胎毒免痘

一论小儿初生脐带脱落后，取置新瓦上，用炭火四周烧至烟将尽，置地土上，用瓦盏之类盖之，存性研为末。预将朱砂透明者为极细末，水飞过，脐带若有五分重，朱砂用二分五厘。生地黄、当归身煎浓汁一二蚬壳，调和前二味，抹儿口上腭间及乳母乳头上，一日之内令吮尽。次日大便遗下秽污浊垢之物，终身永无痘疹及诸疾，生一子得一子，十分妙法也。

一论小儿未出痘疹者，每遇交春分、秋分时服一丸，其痘毒能渐消化，若只服一二次者，亦得减少，其毒尽能消化，必保无虞。此方神秘，本不欲轻传，但慈幼之心自不能已，愿与四方君子共之。

神效消毒保婴丹

缠豆藤一两五钱，其藤八月间收取毛豆梗上缠绕细红丝者是，采，阴干，妙在此药为主　黑豆三十粒　赤豆七十粒　山楂肉一两　新升麻七钱五分　荆芥五钱　防风五钱　生地黄一两　川独活五钱　甘草五钱　当归酒洗，五钱　赤芍五钱　连翘七钱五分　黄连五钱　桔梗五钱　辰砂水飞，另研，一两　牛蒡子隔纸炒过，一两　苦丝瓜两条，长五寸，隔年经霜者方妙，烧存性

上为极细末，和匀，净砂糖拌，丸李核大。每服一丸，浓煎甘草汤化下。其前项药须予办精料，遇春分、秋分，或正月十五日、七月十五日修合，务在精诚。忌妇人、猫、狗。合时向太阳祝药曰：神仙真药，体合自然，婴儿吞服，天地齐年，吾奉太上老君，急急如律令勅。一气七遍。

全生保安散

麻黄　羌活　防风　升麻　生地黄　黄柏酒浸，各五分　川芎　藁本　干葛　苍术　黄芩酒浸　茯苓　柴胡各三分　红花　细辛　苏木　白术　陈皮各二分　甘草　归身　黄连各三分　连翘　吴茱萸各半分

上剉一剂。立春、立夏、立秋、立冬之日，水煎，露一宿，次早温服。如一年之内依时服此四服，神效，永不出痘。

涤秽免痘汤 大尹王天中传自上方异人

十月经霜后取楝树子一升，收贮到正月初一日半夜子时，父母只令一人知，将楝子入锅内，用水煮汤，待温，洗儿全身，永不出痘，真仙方也。

乡邻出痘预防禁方

一凡乡邻如有时行痘疹，可以预防。宜节其饮食，谨其起居，加减衣服，预其药饵，亦制节谨度，顺天之道也。

麻油擦法

用麻油每夜临卧时，以手中三指，蘸油擦儿头、额、项、背、腰、两手腕、两足腕，然后睡，即可以使轻，此亦畅达流通，升脱凝滞之义也。

三豆汤

大黑豆、赤小豆、绿豆各一盏，甘草一两_{细切}，每日用四味，瓦罐水煨烂熟，连豆带汤与儿食之，黑豆解肾经之毒，制相火也；赤小豆解心经之毒，制君火也；绿豆解阳明经之毒，制胃火也。用豆者，又以形治，以类从也。易简而便里用，食治以便童稚，其为神巧矣乎。

永不出痘二五散_{贾兰峰传}

用有雄鸡蛋七枚，内取一枚开一孔，去清黄净，装入鲜明好朱砂四钱九分，其孔以纸糊，用鸡抱出鸡雏，将朱砂采日精月华各七日夜，收贮听用。再用起头结丝瓜一个，候老成种，干燥，烧灰存性，为末。每服朱砂五分，丝瓜灰五分，为细末，蜂蜜水调服。服过三次，永不出痘疹，邻家出痘就宜服之。

油饮子

若遇痘疹行时，左右邻家有出者，可预服之。用真香油一斤煎熟，逐日与儿饮尽，永不出痘。

看耳后筋纹断法

凡耳后筋纹似水红色为上，杏红色次之，大红色宜退火，紫黑青色皆不治。又须条匀直上耳尖而无分枝者为上，若分枝缠绕者，虽淡红亦凶，其或过发际者，多不可救。

纸捻照法

用学书竹纸，或烧钱草纸，烘干，作捻子，如小指大，蘸清油于灯上，往来熏炙，令纸条无泡不爆咤，又饱蘸油，又熏炙，令油无泡，即点捻子。将患者房内窗门闭，令黑暗，有光处以衣蔽之，看其左颧有何色点，右颧有何色点，中庭有何色点。观两颧，宜以捻子在两耳边，及鼻边平照。观中庭，宜以捻子在两目角平照，看其皮中历历可指，是赤是紫，是块是点，昭然明白。若是麻疹，则浮于皮外，肉内无根。若是痘疹，根在肉内极深，若以捻子当颧及中庭正照，则黯而不见。捻子有灰暗，即掐去令明，如此照之，病情在内，可以预见。若日间以天日光观之，则不见矣。

初起发热治法

一论发热之初，急宜表汗，使脏腑胎毒及外感不正之气，憎寒壮热，头疼腰痛，腹胀，或喘嗽痰涎，鼻流清涕，或因惊恐跌磕而发搐搦，角弓反张，上宫天吊，一切内外所感，尽从汗散，则痘出自然稀少。但热甚者其毒亦甚，热微者其毒亦微。然表药必在红点未见之前可服。

败毒散

升麻　干葛　紫苏　川芎　羌活　荆芥　前胡　薄荷　桔梗去芦
枳壳　牛蒡子　蝉蜕　山楂肉　地骨皮　甘草　防风

上剉一剂。生姜一片，水煎，临服加葱白汁五匙，热服。一方无干葛，加紫草。如热甚，加柴胡、黄芩；冬月，加麻黄；暑月，加香薷；泻，加茯苓、泽泻。

一论小儿痘疮，才觉发热者，服之胀出；见苗者，服之出稀；陷伏者，服之起胀，妙不可言。

神效复生丸方伯王如水传

当归身　西芎　升麻　干葛　白芍　人参　黄芪　甘草　辰砂各
一两二钱　紫草茸一两

上为末，糯米粽为丸，如鸡头子大。每服一丸，河水煎滚，入黄酒少许送下。

一论痘初发热，一服即轻，百发百中。

预防万灵丹

紫草茸一两　山豆根五钱　升麻小者　葛根　蝉蜕浮者　僵蚕炒，去丝
白附子　连翘去心，各一钱　全蝎去毒，十个　生甘草五分　雄黄一钱，五分
麝香一钱　蟾酥一钱，好酒炖化如蜜

上十二味为末，用蟾酥丸如皂子大。每服一丸，紫草汤下。

一论痘疮初出，先用此药涂面，若用之早，则痘疹不生于面，用之迟，虽出亦稀少。

玉颜膏

黄柏_{去皮，一两} 绿豆粉_{四两} 生甘草_{四两} 红花_{二两}

上为末，香油调成膏。从耳前、眼、唇、面上并涂之，日三五度。

出痘治法

避秽气：腋下狐臭气，房中混浊气，行远劳汗气，沟粪浊恶气，妇人经候气，诸疮腥臭气，硫黄蚊烟气，吹灭灯烛气，误烧头发气，柴烟鱼骨气，葱蒜韭薤气，煎炒油烟气，醉酒荤腥气，麝香臊秽气。

又禁忌：

生人往来，詈骂呼怒，对梳头，对瘙痒，勿扫地，勿对谎言，勿饮食歌乐，勿僧道师巫入房。

以上秽气、禁忌诸条，谨之则重可变轻，不谨则轻变重矣。

一论外解诸方，凡被房事、经水、生产之秽所犯者，以大枣烧烟解之；凡补五辛厌者，以生姜烧烟解之；凡被酒厌者，以葛根、茵陈蒿烧烟解之；凡被死尸之气，及厉气所犯者，以大黄、苍术烧烟解之；凡被狐臭犬羊厌者，烧枫球解之；凡遇风雨，烧苍术、枫球避之。

凡一切恶气，通以乳香烧烟熏之。仲景曰：小儿痘时宜烧乳香辟诸恶气。盖荣卫遇香则行，遇臭则凝故也。

世俗煮醋熏痘，谓其能活血。然醋主收敛，故妇人血崩者用熏之。痘毒欲升发而不欲收敛，故不宜耳。尝见用醋熏痘，发痒搔破而败事者，慎之。

一论痘疹初出时，宜用此酒遍喷四面床壁，及与患者、服役者皆饮，能辟秽毒。又以净胭脂两眼角点之，防痘入眼。

胡荽酒

胡荽三两，细切，以酒两钟煎沸，用纸密封，勿令气出，候冷去渣，从顶至颐额，微微涂之，更喷背、臂、胸、腹及两脚皆遍，再于满房壁门户遍洒之，尤妙。

一论痘疮欲出未出，热尚未解，毒气太盛，稠密成片，急进此三四服，快透消毒如神。专治内蕴邪热，咽膈不利，痰涎壅嗽，眼赤睑肿，腮项结核，肿壅毒聚，遍身风疹，疮毒赤肿等症。

消毒散

牛蒡子_{微炒，四钱} 荆芥 甘草 防风_{去芦，各一钱}

上剉。水煎，温服。一方加黄芩_{一钱}，犀角_{镑五分}。

一论痘疮已出，痘毒太甚，以此消毒，或出不快，皆宜服之。一云痘疮欲出，浑身壮热，不思饮食，若服此一剂即内消。已有一两颗出，即解其半。若全出，即当日头焦，只三服瘥。余每用此治壮盛小儿痘出毒盛，殊效。若虚者宜神功散尤妙。

化毒散

紫草茸_{五钱} 川升麻 甘草_{各二钱半}

上剉。每服二钱，糯米五十粒，同煎服。

一论痘出毒气太盛，血红一片，不分地界，如蚊蚕种，或诸失血，或吐泻，七日以前诸症可服，解毒神效。

九味神功散

黄芪 人参 白芍 紫草 红花 生地黄 牛蒡子_{各等分} 前胡 甘草_{减半}

上剉。水煎服，渣再煎服。热甚者，加黄连、黄芩各一钱，未退，再加大黄；有惊，加蝉蜕_{去头足}；若颗粒淡黑色者，有寒乘之，加桂一钱；如大便闭，加大黄。

一痘发渴，服神功散，当不渴，或有渴者，用红花子一味煎汤饮，无子即用红花亦好，加牛蒡子尤妙，盖能散胃口之瘀血故也。切不可用荔枝、枣，能助阳经之火。大发渴者，用真黄土、百沸汤，碗盖泡，取出水，少加砂糖饮之，立止。

一痘出三日内顶陷者，非虚也，用神功散活血退火。

一四日以前有寒症，其色黑惨，保元汤加桂。

一色白光者，寒乘之，神功散加桂。

一腹痛者，毒盛也，神功散主之。

一面红不退，地界不分者，神功散倍前胡。

一吐者，毒盛，乘火炎而宣也，神功散主之。

一泄泻者，火盛而奔越也，神功散加升麻以提之。

一身已凉，汗出不止者，血随气溢也，用当归五钱，黄芪三钱，酸枣仁炒三钱，作一剂。水煎服，立止。

一有痰，用白附子磨服，切不可用二陈汤，使燥阳明经，使孤阳无阴，不能施化也。

一嗽用杏仁煎汤，磨白附子服，立止。

一遍身疼痛者，以木香一味磨服即止。

一浆行作痒，此内热而外为风寒所乘，用荆芥穗纸裹紧，米糊粘住纸头，令不散，灯上烧了，却于桌上擦去灰，快放手，指定痒痘头，点痒处一下，即放退，每痘痒点之，立止。

一行浆，浆足而发疔，认定是黑疔痘，或黑而硬，或有红丝，或为大紫泡，未曾解毒者，仍以神功散加雄黄、黄连、大黄、黄芩煎服。却用点法：雄黄一钱，研胭脂，重浸水令浓，调雄黄末点疔头上，立时即红活，亦神法也，盖雄黄能解毒，胭脂能活血也。

一痘九日十日作泻，先令解毒者，宜：

定中汤

真正黄土一大块，碗盛，以百沸汤泡，即以碗盖，少顷出用。如冷，倾于盏内，外以热水烫之，加入雄黄一钱，朱砂五分，二味为末和匀，以黄土汤两盏，少加砂糖，温服，二服立止。

一痘疮腹胀渴者，或泻渴者，或足指冷渴者，或惊悸渴者，或身温渴者，或身热面㿠白色渴者，或寒战渴不止者，或气急切牙渴者，或饮水转渴不止者，以上九症，即非热也，乃脾胃肌肉虚，津液衰故也，木香散主之。如若不愈，更加丁香、官桂，多煎服，丁香攻里，官桂发表，其表里俱实，而疮不致痒塌，喘渴而死矣。

一痘十一二日，当靥不靥，发热蒸蒸者，宜：

甘露回天汤

砂糖半酒杯，百沸汤调一大碗，温服。立时热退，痘靥，百发百中，真有回生之力也。

看痘不治法

初出涌壮者不治，出如蚕种者不治，随出随没者不治，如蚊虫咬者不治，气血相失者不治，倒出者不治，饮水如促鼻者不治，以肺气不能疏理也。

看痘轻重歌

轻者热轻痘亦稀，大小后先出不齐，根窠红活疮肥满，饮食如常勿药宜。

重者热中疮并出，密如蚕种若胭脂，根白顶红并紫黑，若逢血活尚堪医。

起胀治法

保元汤

人参去芦，二钱　嫩黄芪三钱　甘草一钱

上剉一剂。生姜一片，水煎，温服。

一当起胀而不起，用穿山甲炒成珠，研为末。二钱，酒调服。

一血弱不起，根底淡薄，以保元汤加丁香三粒，肉桂一钱，当归二钱，川芎一钱，水煎，温服。

一二日初出，圆晕成形，干红少润，毒虽犯上，其气血未离，以俟其气血交会也。然毒尚浅，急以保元汤加官桂，活血匀气之剂，如毒太盛，兼解毒之药。活血，加当归五分，白芍一钱；匀气，加陈皮五分；解毒，加元参七分，牛蒡子炒七分，水一盏，煎七分，温服。

二三日根窠虽圆而顶陷者，血亦难聚，为气虚弱，不能领袖其血也，以保元汤加川芎、官桂，扶阳抑阴，岂有不痊者哉。

四五日根窠虽起，色不光泽，生意犹存，为气弱血盛，以保元汤加芍药、官桂、糯米，助卫制荣，斯为调变之妙也。

五六日气盈血弱，色昏红紫，以保元汤加木香、当归、川芎，助血归附气位，以全中和之道也。

六七日气交不旺，血虽归附，不能成浆，为气血少，寒不能制，急投保元汤加官桂、糯米，助其成浆，而收济惠之伟功，斯为治矣。

七八日毒虽化而浆不满，为气血有凝，不能大振，以保元汤加官桂、糯米，发阳助浆，斯可谓保全生命矣。一痘至此，专主贯脓，脓已满，虽有他症，不致坏事。若痘无脓，灰暗，虽无他症，亦死矣。八九日浆不充满，血附线红，气弱而险也，以保元汤加糯米，以助其气而驾其血，斯浆成矣。

一痘疮至八九十日，视痘顶心上有一点如水珠现出，此痘漏，无药可医，乃死症也。

十一二日气血充满，血尽浆足，湿润不敛者，内虚也，以保元汤，血亦有力，加白术、茯苓，助其收敛而结痂也。

十三四日，毒虽尽解，浆老结痂之际，或有杂症相，仍以保元汤随症加减，不可峻用寒凉、大热之剂，恐致内损之患故也。

十四五六日，痂落潮热唇红，口渴不食，以四君子汤加陈皮、山楂、黄连；如渴甚，用参苓白术散；如热不解，以大连翘饮去黄芩主之。症去之后，多有内损，或余毒未解，此则尤为难治也。

凡痘疮发渴者，为虚弱而津液枯竭也，保元汤加麦门冬、五味子即止，如不止，以参苓白术散一二剂即止。

凡痘疮不起发，脓浆不厚，保元汤加川芎五分，丁香四分_{夏月二}分，糯米二百粒，煎熟，加好酒、人乳各半盏同服。

若头额不起胀，加川芎六分为引；若面部不起胀，加升麻四分为引；若胸膈不起胀，加桔梗四分为引；若两膝不起胀，加牛膝四分为引；若两手不起胀，加桂枝二分为引。

一论痘疮胃虚不进饮食，或口干发渴，或吐泻等症。

参苓白术散

人参　白术_{去芦，炒}　白茯苓_{去皮}　甘草_炙　白扁豆_炒　莲肉_{去心}　山药_{炒，各一钱五分}　桔梗_{八分}　薏苡仁_{八分}　砂仁_{七分}

上为细末。每服五六分，或一钱，红枣煎汤调下，或姜汤亦可。

灌脓治法

一论痘疮，血气虚损，或风邪秽毒冲触，使疮毒内陷，伏而不出，或出参差而不匀快，此药活血匀气，调胃补虚，内托疮毒，使之尽出，易收易靥。

内托散

人参　黄芪　当归各二钱　川芎　防风　桔梗　厚朴姜汁炒　白芷
甘草各一钱　木香　官桂各三分

上方，如红紫、干燥、黑陷属热毒者，去桂，加紫草、黄芩、红
花，用此药调穿山甲炒成珠，研末五分同服；若淡白、灰黑、陷伏，属
虚寒者，加丁香救里，官桂救表；当贯脓而不贯脓者，倍参、芪、当
归，煎熟，临服入人乳汁、好酒同掺服，此贯脓之巧法也；泄泻，加
丁香、干姜、肉豆蔻。

一论痘疮已成，出齐而难胀，或已胀齐而难靥者，由内虚故耳。
盖痘既出，灰白色，及顶平不起，或陷伏者，气血大虚也。宜此方：

归茸汤

嫩鹿茸酥炙　当归身酒洗

上剉。五钱，好酒煎，温服。

一论痘属虚寒，八九日色白如水泡，顶陷，根白，痒塌，寒战切
牙等症。

回阳酒

鹿茸酥炙　大附子面包煨，去皮、脐　嫩黄芪　当归酒洗

上剉。好酒煎，温服。

一论痘出至贯脓收靥之时，倒塌伏陷，心慌喘急，闷乱，死在
须臾。

好拣参一两，水煎浓汁，灌下即苏。

一论灰白黑陷，呕吐白沫，为表虚。

木香散十一味

木香磨，三分　前胡八分　甘草炙，三分　赤茯苓去皮，一钱　大腹皮一钱
人参五分　陈皮　肉桂各八分　丁香雄者，五粒　半夏姜炒，八分　诃子煨，
去壳，一钱

上剉一剂。姜三片，水一钟，煎八分，温服。呕吐甚，加白豆蔻
去壳。

一论寒战切牙，痒塌泄泻，为里虚。

异功散十二味

当归酒洗　肉豆蔻煨，去油　陈皮　白术去芦，炒　白茯苓去皮　大附

子面包煨，去皮，脐　半夏姜汁炒，各一钱　厚朴　肉桂各八分　人参五分　小丁香七粒　木香磨，八分

上剉一剂。生姜三片，枣一枚，水一钟，煎至八分，温服。泄泻甚，加诃子肉煨。

一论此方解毒发痘之圣药也。治红斑黑陷顶不起，痘疔，一切恶症危者，用此立见起死回生之功也。

小灵丹

雄黄　朱砂各二钱　乳香　没药各一钱五分　大蟾蜍取心肝，瓦焙干，五分　麝香二分

上研细末，取猪心血、鸡冠血，丸如皂子大。每服一丸，身无大热，用酒化下；热甚不饮酒者，紫草灯心汤下，即时红活而起。如服此不效者，决无可生之理也。

一论痘疮初出光壮，忽然黑陷，心中烦躁，气急喘满，妄言妄语，如见鬼神，急宜治之，不然毒气入脏必死。

人牙散

人牙烧存性，为细末，每一个作一服。酒服下，立效。

又秘方，用人牙一个，火煅，朱砂三分，雄黄三分，为细末。先用甘草为末，熬成膏，调入三味，再用无灰好酒调稀灌下，治恶症痘疹不发，危急至甚，服之立效。

无价散　治症同前。

人牙　猫牙　猪牙　犬牙

上等分，各将炭火烧留烟，瓦碗盖蔽，存性，为末。每五六岁服三四分，好热酒调下。痒塌、寒战、泄泻者，煎异功散调下。若无猫牙，用前人牙一味亦好，但不如四牙全为妙。

一论痘疮咬牙寒战，六七日陷而不发，不贯脓，陷入黑色，气欲绝者，立效。有泻者，不宜服。

三仙散楚黄宾江传

穿山甲半斤，用好浆儿酒一斤，以山甲微火炙干，再浸再炙，以酒干为度。

穿山甲一两　麝香一分　朱砂以麻黄水煮过，一钱

上为细末。每服五七分，或一钱，温酒调下。

一方治前症，单用穿山甲用炭火炒成珠，为末。每服五七分，木香汤调服，亦效。

一论痘疮紫黑干枯，变黑归肾，身如火炙之热，不泻者，可服。

犀羚散_{吴竺阳传}

乌犀角　羚羊角

二味磨，冷水服之。有回生之妙。

一论痘疮不出，黑陷几死者，可服：

万金散

人猫猪犬腊晨烧，少许微将蜜水调，百者救生尤一死，黄金万锭也难消。

上将前四物的粪，于腊日早晨日未出时贮于银锅内，用炭火烧令烟尽为度。但是疮发不快，倒靥黑陷者，及一切恶疮，每用一匙，蜜水调服。其效如神。

一论痘疮自出至收靥时，理不宜下者，用此导之，若既靥之后，有前症者，又当下之。

一论痘疮中有长大紫黑者，为疔毒把住，痘不起发，急用簪挑破，纳入后药。

四圣散

珍珠_{三五粒，铁器上爆微黄色，研}　豌豆_{四十九粒，烧灰存性}　头发_{烧存性，不拘多少}

上为细末，用擦面油、胭脂调成膏子。将儿在温燠处安存，忌风寒秽气，先用簪尖平拨开疔口，将药纳入疔内，即变红色，余疮皆起，但挑破出黑血，或挑开，用口咂去黑血，或用绵裹指捏去黑血，即愈。盖疔破而毒气即散也。

一女子出痘，至胀满将贯脓时，忽紫黑，抓破流血，此痘属热毒太盛，用皮硝不拘多少，入花椒一撮，煎水，用青布蘸搭患处，频频，良久即起胀如旧。

收靥治法

一凡痘十日、十一二日，痘渐收靥，自上而下为顺，自下而上为逆，其遍身皆靥，虽数颗不靥，尚能杀人，犹蛇蜕皮，虽一节被伤不能退者，是亦死也。

一十日至十一日，当靥不靥，其身不壮热，闷乱不宁，卧则哽气，烦渴切牙，异功散加木香、当归，以救阴阳表里。若以蜜水、西瓜、红柿等冷物食之，速死。

一凡当靥不靥，泄泻，寒战，咬牙，抓破，此虚寒也，宜异功散。

一凡过服热药，以致热毒猖狂，血气弥盛，痘烂不靥者，内服小柴胡汤、猪尾膏解之，外用败草散敷之。

一凡痘不收靥，气急上痰，声哑目闭无神者，死。靥后瘢红者，吉。白无血色者，毒气滞内也，恐生余症。

一治痘疮抓搔成脓血淋漓者，宜：

败草散

用盖房多年烂草，或盖墙烂草亦可，其草经霜露，感天地阴阳之气，并解疮毒，其功不能尽述。取草不拘多少，晒干或焙干为末，干贴疮上。或浑身疮破，脓水不绝，粘贴衣裳，难以坐卧，可用二三升摊于席上，令儿坐卧，其效如神。仍服木香散，加丁香、官桂二味，同煎服之。

硝胆膏

硝胆膏疗口不收，疮瘢臭烂血脓流，宜研猪胆芒硝细，患处涂之病自瘳。

猪尾膏

龙脑半字，研细，旋滴猪心血为丸，辰砂为衣。紫草汤化下。

一治痘疹抓破稀烂，用茧孔内入土蜜，新瓦上焙干，烧灰存性为末。如湿，干掺；如干，香油调搽，效。

一小儿三岁者，发热七日，疮出倒靥色黑，唇口冰冷，危症也，祈福求神，无所不至。偶逢一士曰：此疾有药可起，以少许俾服之，移时即红活如常，不吝赀求方。其法：用狗蝇七枚，擂细，和醋酒少许调服。蝇夏月极多易得，冬月藏于耳中，不可不知，此蝇夏月狗身上飞者是也。

一痘疮属虚寒者，直可延至十数日后方死，属毒盛转色者，不过七八日。盖痘是胎毒自内出外，一、二、三日方出齐，毒气尚在内，出至六日，则当尽出于外，七、八、九日或脓而结痂矣。若毒气盛，不能尽出，过六日毒反内入脏腑，故须六日以前毒气该出之时，急服凉血解毒之药，以驱出之。六日以后，医无及矣，故其死最急。若虚弱毒气少者，只是气血不足，不能贯脓成就，故绵延日久而后死，此虚实轻重之分也。

痘后余毒

小儿痘疹余毒，轻则肌表津淫瘙痒，重则肢节壅肿作痛，若发热而大便闭结者，消毒饮。发热而大便调和者，清热消毒散。大便调和而渴者，麦门冬饮。肿痛发热而渴者，仙方活命饮。大凡根赤而作痒者，血虚也，四物汤加牡丹皮。色白而作痒者，气虚也，四君加当归、芍药。色赤而作痛者，血热也，四物汤加连翘、金银花。色白而不焮痛者，血气虚也，托里散。不成脓或不腐，血气俱虚也，八珍汤。脓既溃而不敛，脾气虚也，六君子汤。按之随指复起者，内有脓也，即刺之，勿使内攻，脓出儿安，不必服药，如脓稀清，或反作痛，或倦怠热渴，或作痛等症，皆属气血虚甚，急以参、芪、犀、术之类补之。若虚中见恶症者，不可救。实中无恶症者，多自愈。

活命饮 托里散方见痈疽

一论痘后余毒，或先服附子，热毒未解，聚而不散，以致头顶、胸背、手足肢节赤肿成痈毒者，宜消毒饮，或五福化毒丹。

消毒饮

鼠粘子炒 荆芥穗 甘草 防风各五分 犀角镑末，一分 金银花三分

上剉。水煎服。

一论痘后余毒未解，头面身体多生疮疖，上焦热壅，唇口肿破生疮，牙龈出血，口臭，咽喉肿痛，口渴等症。

五福化毒丹

犀角镑，三钱 桔梗一两 生地黄 赤茯苓 牛蒡子各五钱 连翘六钱 玄参三钱 青黛二钱 朴硝 粉草各三钱

上为细末，炼蜜为丸，如龙眼大。每服一丸，薄荷汤化下。兼有惊，朱砂为衣。

一论痘后不问痘毒发于何经，初起红肿时，却用黑、绿、赤三豆，以酸醋浸，研浆，时时以鸡翎刷之，随手退去，其效如神。

一论一切痈疽阳症，肿痛，发热作渴。

清热消毒散

连翘　山栀　黄连　当归_{各五分}　川芎　芍药_炒　生地黄_{各六分}
金银花_{二钱}　甘草_{一分}

上剉一剂。水煎服。

一论痘毒发热，作渴咽痛。

麦门冬饮

麦门冬_{去心四分}　黄芩_{三分}　甘草_{五分}　人参　玄参_{各三分}　金银花_{五分}

上剉。水煎服。咽痛，加桔梗五分。

一论痘后失音不出。

天花粉　桔梗　白茯苓_{去皮}　诃子肉　石菖蒲　甘草

上为末。水调半匙在碗内，外以小竹七茎，黄荆七条，缚作一束，点火在碗内煎，临卧时服。

一论痘疮愈后，疮痂虽落，其瘢犹黯，或凸或凹，用白蜜涂于疮上，其痂易落，且无痘痕，亦不臭秽。

一论痘疮后身体及肢节生疳蚀疮，脓水不干，用出蚕蛾绵茧不拘多少，用白矾研碎，塞于茧内，令满，以炭火烧，候白矾汁干取出，研，入麝香少许，每用干贴疮上。若不早治，则溃难消。

一痘入眼成翳，用蝉蜕为细末，羊肝煎汤，调化，食后服。

一痘疹后眼生翳膜，凡痘疮不可食鸡、鸭卵，即时盲瞳子，其应如神，不可不戒。

拨云丹

兔粪_{芒花、芦花色者佳}　蝉蜕　木通　白蒺藜_{各二两}　炙甘草_{一两}

上为细末，炼蜜为丸，如梧桐子大。每服八十丸，食后白汤下，日进三服，以愈为度。

一论痘后余毒，眼生翳障。

通明散

当归　川芎　芍药　生地黄　防风　干葛　菊花　蝉蜕　天花粉各等分　谷精草倍

上剉散。水煎服。眼赤肿，加黄连、栀子；翳厚，加木贼。

秘方

黄丹　轻粉各一钱

上为末，用鹅管吹。如左眼患，吹入右耳；右眼患，吹入左耳，一日吹三次，兼服通明散，或用雌雄槟榔磨水服之，效。

一治痘疹伤眼有白翳，用青果核磨水点之，立去。

一论痘余毒在脾肺者，则发咳嗽，宜服：

清金散

陈皮中　半夏姜制，中　贝母上　天花粉上　麦门冬去心，上　桔梗上栀子炒　黄芩各等分　甘草生，下

上剉。水煎，食远服。

一论小儿痘后咳嗽，不拘远年近日者，有此失治，乃贻终身患也。

白砒　雄黄　枯矾　鹅管石　石膏　寒水石火煅，各一钱

上研细末，用绿豆粉打糊丸，绿豆大。每服三丸，临卧井水送下。忌热物，一夜无妨。

补遗

益府秘传冲虚至宝丹　治痘初起，气血两虚，倒塌陷黑不起，不分地界，或咳或泻，兼治。

紫草茸八两　荆穗八两　当归四两　鲜笋一斤　红花　木通　麻黄白芷　白及　牡丹皮　赤芍　怀生地　牛蒡子　甘草各四两

上共咀片。用水三十碗，锅内煮去二分，起来，再入水十碗，煎至五碗，去渣，共前汁煎滴水成珠，加蜂蜜四两，再熬成珠为度，听用。

梅花蕊一钱半　蟾酥三钱　紫河车一具，酒煮成膏，听用　僵蚕炒，一两全蝎酒洗　穿山甲炒　川黄连酒炒　杏仁去皮尖，另研　黄芩　蜂房炒　连翘炒　地肤子炒　大胡麻以上各一两

上为细末，前膏一半为丸，如龙眼大。每用一丸，鲜鸡汤下。立

起，分地而出。

夺命象皮丸益藩传 治气不足，空壳无脓，一丸即有。

象皮一两，酒炒，磨下用 稳小鹅即鹅蛋抱，临出死于壳内者是，用一个，密纸封皮，焙黄色为度 大附子五钱，童便煮 黄花地丁净花，二两 人参五钱 血竭五钱 沉香二钱 麝香三分 冰片一钱 马槟榔五钱 牛黄五分 黄芪蜜炙，五钱 细辛五钱 射干一两 官桂一钱 鹿茸五钱 辰砂一钱 琐琐葡萄小小无核者是，一两 木香一钱 白附子二钱 仙茅一两，黑豆汁煮 甘草五钱

上共为末，白酒酵打籼米糊为丸，如龙眼大。每一丸，酒化下。立起。

神仙救苦丹益藩传

治痘初起三五日，热不出，又泻又嗽，喉咙痛，腰痛，或痘或惊，皆可治。如痘初出，葱白汤下，惊风泄泻，咳嗽痰喘如神。

白附子五钱，山东者佳 天竺黄二钱 全蝎二钱 胆星一两 僵蚕炒，一两 肉豆蔻五钱 诃子面包煨，去核，五钱 麝香一分 射干五钱 蒲公英花五钱 朱砂一钱 雄黄二钱 川黄连二钱

上为细末，煎膏为丸，如龙眼大，金箔为衣。滚水化下。

起死回生散 治痘疮七八日忽然变黑，收入腹内，遍体抓破，哮喘，死在须臾，服此从新另发出，立可回生扶沟赵神仙传。

当归 川芎 白芍 生地黄 升麻 红花

上陷，加白芷；下陷，加牛膝；遍身黑陷，加麻黄、象皮微炒，如一岁儿用二钱，大则用到三五钱。

上剉一剂。半水半酒煎服，从新发出，脚下有黑疔，至七八日用针挑去，以太乙膏贴之，即拔去毒，连进二三服。

【点评】本篇所论痘疮，主要包括天花、水痘等小儿出疹性传染病，为古代小儿常见、多发病，严重者多危及生命，故对这类疾病的诊断、治疗、预防等受到历代医家的重视，有丰富的临床经验。不单有专篇论述，宋代还有了相关专著，如董汲的《小儿斑疹备急方》、陈文中的《小儿痘疹方论》等。龚氏在继承前人经验的基础上，用了很大的篇幅对小儿痘疮的观察方法、治疗原

则、治疗步骤、用药禁忌、预后判断、护理方法、预防方法等做了十分详细的介绍，值得大家仔细研读。

麻疹

古谓麻即疹也，疹出如麻成朵，痘出如豆成粒，皆象其形而名也，夫胎毒一也。痘出于五脏，脏属阴，阴主血，故痘有形而有汁，其症寒热备有也。疹出于六腑，腑属阳，阳主气，故疹有形而无浆，其形多实热而无寒也。为症既异，则治法亦殊，痘宜内实，可用补剂，疹忌内实，只宜解散。惟初热发表，略相似耳。既出之后，痘则补气以生血，疹宜补阴以制阳，何也？盖疹热甚则阴分受其熬煎而血多虚耗，故以清火滋阴为主，而不可少动其气，所以人参、白术、半夏及诸燥悍之剂，首尾当深忌也。世知痘症所系之重，而不知疹之杀人尤甚，方书轻忽而不备，良可太息矣。

一论疹发热之初，多似伤风，惟疹子则咳嗽喷嚏，鼻流清涕，眼胞肿，其泪汪汪，面浮肿，两腮赤，恶心干呕为异耳。但见此候，即是疹子，便宜谨避风寒，戒荤腥厚味，用药以表散之，使皮肤通畅，腠理开达而疹毒易出也。

一论疹子初起，呵欠，发热恶寒，咳嗽喷嚏，流涕，头眩，宜：

升麻葛根汤

升麻　葛根　白芍各一钱　甘草五分

上剉。生姜、水煎服。加紫苏、葱白以解肌，切忌大汗，斑不红者亦宜，乃麻疹初起之神方也。

一论麻疹既出，一日而又没者，乃为风寒所冲，麻毒内攻，若不治，胃烂而死。可用：

消毒饮

鼠粘子四钱　荆芥二钱　生甘草一钱　防风去芦，五分

上剉。水煎服。加乌犀角尤妙。

一论麻疹既出而复没，或出不尽，心慌，啼哭不止，十分危急，死在须臾，或下痢腹痛可用：

二仙汤鄢陵刘孟门传

黄芩去朽　白芍药生用，各等分

水煎，温服。如神。

一论疹已出，谵语烦躁作渴者，可用：

白虎解毒汤

石膏　知母　黄连　黄芩　黄柏　栀子　甘草

上剉。水煎服。

一论麻疹已出，大小便闭，可服：

防风通圣散方见中寒

一论疹已出，谵语，小便闭塞者，宜：

导赤散

生地黄　木通　甘草　淡竹叶七片

水煎服。

一论疹已出，泄泻不止，可服：

四苓散

猪苓　泽泻　白术去芦　白茯苓各等分

水煎服。如小便如泔者，或小便不通者，加车前、木通。

一论麻疹已出，寒热似疟，可服：

柴苓汤

柴胡　黄芩　半夏减半　猪苓　泽泻　白术去芦　白茯苓去皮　甘草

上剉。姜、枣煎服。

一论麻疹已出，大便下血，或小便下血，吐血衄血，或二便闭涩，疮疹稠密，热浊赤痛。

犀角解毒汤

真犀角一钱，如无，升麻代之　生地黄五分　牡丹皮一钱　赤芍一钱　黄连　枯黄芩　黄柏　栀子

上剉。水煎服。如吐血、衄血，加炒山栀子，童便和服。

一论麻疹前后有潮热不退等症，并为血虚血热，可服：

四物汤

当归　川芎　白芍药　熟地黄血虚用熟，血热用生

上剉。水煎服。发渴，加麦门冬、犀角汁；嗽，加瓜蒌霜；有痰，加贝母、陈皮去白。

一论麻疹正出之时，虽不进饮食者，但得麻疹淡红润泽，真正不为害也。盖热毒未解，内蕴实热，自不必食。退后若不食者，当随用四物汤加神曲、砂仁二帖，决能食矣。如胃气虚者，须少下地黄。

一论麻疹既出之时，如色红紫，干燥晦暗，乃火盛毒炽，宜四物汤，用生地黄，加红花、酒炒黄芩。

一论麻疹既出，已过三日，不能没者，乃内有虚热，宜用四物汤进之，如失血之症，加犀角汁解之。

一论麻疹退后，若有牙根腐烂，鼻血横行，并为失血之症，急用四物汤，加茵陈、木通、生犀角之类，以利小便，使热下行。如疳疮色白者，为胃烂不治之症也。

一论麻退之后，须避风寒，戒水湿，如或不谨，遂致终身之咳嗽，无有愈也。

一论麻疹前后，大忌猪肉、鱼、酒、鸡子之类，恐惹终身之咳，只宜用老鸡精肉煮食，少助滋味可也。

一论孕妇出麻，当以四物汤倍加白术、条芩、艾叶，安胎清热为主，则胎决无危，而麻疹易出矣。如胎气上冲，急用苎根、艾叶煎汤，磨生槟榔服之，更以四物汤大进之。

一论疹子没后，余热内攻，循衣摸床，谵言妄语，神昏伤志者死。如热轻余毒未除，必先见诸气色，虽预防之，始终以升麻葛根汤为主，或消毒饮、解毒汤随症选用。仍忌鱼腥、葱蒜之物。

黄连解毒汤

黄连　黄芩　黄柏　栀子

水煎服。

补遗

十仙汤序班孙双泉传　治疹后余毒。

柴胡　葛根　玄参　黄连　黄芩　栀子　陈皮　茯苓　枳壳　生地黄

上剉。生姜煎服。

一小儿疹后咳嗽，腹胀，喘急烦躁，泄泻，声哑，唇口青黑贾兰峰传。

　　黄连　黄芩　连翘　玄参　知母　桔梗　杏仁　白芍　麻黄　牛蒡子　干葛　陈皮　厚朴　甘草

　　上剉。水煎服。

　　【点评】本篇专论小儿麻疹的治疗。开篇先论痘与疹的区别，痘出五脏，属阴主血；疹出六腑，属阳主气。故二者治疗原则不同，"痘则补气以生血，疹宜补阴以制阳"，"所以人参、白术、半夏及诸燥悍之剂，首尾当深忌也"。观麻疹出后诸方，除随证用方外，还多用四物汤、黄连解毒汤加减。即使用小柴胡汤时，半夏也减半用。这些都是治麻疹的重要经验与体会。

卷 九

外科诸症

痈疽

夫痈疽疮疖者，皆由气血不和，喜怒不时，饮食不节，寒暑不调，使五脏六腑之气怫郁于内，以致阴阳乖错，气血凝滞而发也。亦有久服丹石燥热之药，热毒结深，而发为痈疽也。夫此疾多生于膏粱富贵之人，以其平昔所食肥腻炙煿，安坐不劳，嗜欲无节，以致虚邪热毒内攻，煎熬气血而成也。痈者，壅也，大而高起属乎阳，六腑之气所生也，其脉数浮。疽者，沮也，平而内发属乎阴，五脏之气所成也，其脉沉数。疮者，其总名也。疖者，有头小疮也。经云：诸痛痒疮，皆属心火。盖心主血而行气，若气血凝滞，夹心火之热而生痈疽之类也。然所感有浅深，故所发有轻重大小之不同也。六腑积热，腾出于外，肌肉之间，其发暴甚，皮肿光软，侵表广大者，痈也。五脏风毒积热，攻注于肌肉，其发猛恶，初生一头如瘰癧，白色焦枯，触之而痛，应心者，疽也。热发于皮肤之间，是以浮肿，根小不过二三寸者，疖也。夫痈生于六腑，若燎原之火，外溃肌肉。疽生于五脏，沉涩难疗，若陶室之燧，内溃骨髓。痈则易疗，惟难将息而迟瘥。疽则难疗而易痊复。夫诸疮之中，惟背疽疔疮，最为急症。其次莫如脑疽、肠痈、喉痈之类，亦其急者也。至若瘰疬、悬痈、痔漏诸疮之类，其症可缓而治也。又有疥癣、臁疮、风疮之类，虽云俱属疮类，而其轻重缓急自有不同也。夫痈疽之疾，须要察其虚实、冷热、轻重，对症用药。无失先后次序。凡人年四十以上，头顶、鬓颐、背脊、腰胁或筋骨之上，所视不见之处，稍有疮疖，便不可轻易待之。

若视之怠慢，以为常疾，每见从微至显，丧命者多矣。便宜速治，庶几得救。譬之救火，初起则易救，至于燎原之势，不可扑火矣，其理亦犹是也。凡疮未破，毒攻脏腑，一毫热药，断不可用。若已破溃，脏腑既亏，饮食不进，一毫冷药，亦不可用。此先后次第之要诀也。夫疮有五善七恶，不可不辨。若动息自宁，饮食知味，一善也；便利调匀，二善也；脓溃肿消，色鲜不臭，三善也；神彩精明，语音清朗，四善也；体气和平，五善也。如烦躁时嗽，腹痛渴甚，泄利无度，小便如淋，一恶也；脓血大泄，焮痛尤甚，臭恶难近，二恶也；喘粗短气，恍惚嗜卧，三恶也；未溃先黑，入陷，面青唇黯，便污者，四恶也；肩项不便，四肢沉重，五恶也；不能下食，服药而呕，食不知味，六恶也；声嘶色脱，唇鼻青黑，面目四肢浮肿，七恶也。更有气噎痞塞，咳逆身冷，自汗无时，目眩耳聋，恍惚惊悸，言语颠倒，皆是恶症。五善见三则善，七恶见四必危。五善并至，则吉而安，七恶全见，必危而死矣。

审证虚实诀

一凡大按乃痛者，病深，小按便痛者，病浅。按之处陷不复者，无脓，按之处陷即复者，有脓。不复者可消，若按之都牵强者，未有脓也，按之半软者，有脓也。又，手按上下，不热者，无脓，若热甚者，有脓。凡觉有脓，急当破之，无脓，但气肿，若有血，慎之慎之，不可针破也。用诸拔毒之药敷散。四围坚，中软者，此为有脓，审也。一边软，亦可有脓。都坚者，此为恶核，或有气也，都软者此为有血，血瘤也，当审坚软虚实为要，若坚疽积久后，若更变热，偏有软处，当软处切不可针破也。软疽者，温暖裹衣置之耳。若针灸刺破，不可疗也。

杂忌须知

一凡病时忌怒，忌疑虑，忌身体不洁人来看，忌鱼羊鹅肉、烧酒、面食、生冷瓜果、腌藏等物。疮口敛百日后不作渴症，方可入房。

一凡一切痈疽疮肿毒痛将好未好之时，如往有丧之家吊孝，并拜望等项，其疮肿即复发。切忌切忌。

用药治法

一凡痈疽等项大疮毒初起一、二、三日内，即服飞腾神骏膏。此药治疮初起至将溃之际，俱可服。服后汗出，恶毒尽皆发散，肿痛立消，其效如神。如疮已溃烂勿服。如无神骏膏，初起即服槐花酒，或千金消毒散二三剂。患处即用灸法灸之，疮初出至七日内可灸，七日外不可灸。疮未及灸，初起即以葱蜜膏或以金蟾膏贴之，即消。至四五日肿痛未消，用芙蓉膏敷之，立效。敷至六七日作脓，将溃未溃之时，不得妄破，用替针丸频点疮头，自然皮破出脓。疮自初起至此，脓将出未出之际，即服真人活命饮一二剂，泻下脓血。其疮溃烂，用猪蹄汤洗净，以三神膏搽之，内服千金内托散，以托疮毒出外，间服蜡矾丸，以护膈膜，二药相兼服之，勿间，不计其数。再看溃烂流脓不止，此气血衰惫，脾胃亏损，肌肉不生，疮不敛口，用猪蹄汤洗净，将生肌散搽上，外贴神异膏，内服十全大补汤，兼进八仙糕，久服自愈。好后再服加减八味丸，可以绝根，庶免再生。若平日无疮时皆预服之，尤为防患于未然也。以上治法俱要依次第而行，未有不奏效者，皆予百发百中之良法也。

一论飞龙夺命丹，乃外科恶毒第一方也方见后诸疮。

一论痈疽、发背、瘰疬、鼠疬、气疬等症，此专门之方，其效捷如奔马。

飞腾神骏膏

麻黄二斤，去节，取一斤，净　杏仁四两，热水泡，去皮尖，用砂钵捣烂，又入水同捣，澄去浊渣，用清汁　防风去芦，四两　地骨皮去骨，净，四两　甘草四两　木鳖子去壳，十四个　头发一大把，温水洗净　灯草一大把　黑铅一块

上熬膏法：不用柴烧，用白炭五十斤，大铁锅一口，将前药入锅内，注清水二三桶，煮至五六分，看药水浓时，药渣滤起，药水另放缸注。又将前渣入锅内，再入水一二桶，又熬至五六分，药汁又注前汁内，如前法三次，去渣，将前二次汁并作一锅，煎至干。去黑铅、头发、灯草三味不用，其味香甜，瓷罐收贮，五年不坏。遇病每服三钱，好热酒调膏，临卧服，厚被盖，出大汗为度。徐徐去被，不可被风吹，次早用猪蹄煨食，以汗后恐致虚人，以此补之，以复元气。好酒调服，随人酒量，以醉为度，汗出立愈。此治疮毒欲起至溃破时，

前后皆可服，神效！

一论凡人初觉患痈疽、发背，已结未结，赤热肿痛，即用灸法。先以湿纸覆其上，立视，后其纸先干处即是结疽头处。取大蒜去皮，横切三文钱厚，安在头上，用大艾炷于蒜上灸之，三壮换一蒜片，复灸，痛者灸至不痛，不痛灸至痛，方住。最要早觉早灸为上。方发一二日者，十灸十愈，三四日者，六七愈，五六日者，三四愈，过七日则不可灸矣。若有十数头一处生者，用大蒜捣成膏，作饼子铺疮头上，聚艾烧之亦可。若背上初发赤肿，内有一粒黄如粟米者，即用独蒜切片，如前法灸之，次日去痂，脓自溃矣。

一论凡痈疽、发背，一切无名肿毒初起。

葱蜜膏

生葱、生蜜、猪胆汁一个，倾石钵内，共捣成饼。贴患处，日换三四次，即消。

金蟾膏　治症同前。

生白矾末五钱，加麝香一分，取活虾蟆一个，去肚肠，同捣烂如泥，四围留顶出气，不过一夜即愈。

一论发背及一切肿毒，不问已成未成，但焮痛者。

槐花酒

槐花四五两，炒黄，乘热入酒二钟，煎十余沸，去渣，热服。其毒即消。神效。

一论痈疽发背，及一切无名肿毒疼痛，医所不识，初起壮盛人，宜用黑白牵牛各一两，捶碎，好酒一碗，煎八分，露一宿，次日温服，大便下脓血即愈。

一论初起一切恶疮肿痛、丹瘤瘰疬、疔肿鱼口、五发痈疽，初觉一二日，便如伤寒，头痛烦渴，拘急恶寒，肢体疼痛，四肢沉重，恍惚闷乱，坐卧不安，皮肤壮热，大便闭结，小便赤涩等症并治。妊娠勿服。

千金消毒散

连翘二钱　黄芩一钱　当归尾一钱　金银花一钱五分　皂角刺一钱　赤芍一钱　天花粉一钱　牡蛎一钱　防风　大黄　芒硝　麻黄各一钱

上剉一剂。酒、水各半煎服。

一论肠痈便毒，疔肿痈疽，初起即消，已肿即溃，血从大便中出，疮溃后勿服。

加减真人活命饮又名千金内消散

当归尾酒洗，一钱五分　赤芍一钱　白芷一钱　木鳖子去壳，一钱　穿山甲三大片，蛤粉炒　金银花三两　乳香　僵蚕　天花粉　皂角刺　大黄各一钱　瓜蒌仁去壳，二钱　没药五分　甘草节五分

上剉一剂。水、酒煎服。

一论痈疽发背，肿痛如锥刺，不可忍者，顿时痛止。

芙蓉膏

芙蓉叶　黄荆子各等分，为末

上二味，入石臼内捣极烂，用鸡子清调敷患处，留顶，如烟起。此方用在未溃之先，或将溃之际。

一治痈疽发背已溃烂者。

三神膏

蓖麻子仁一合　陈醋一大碗　盐一撮

上三味置锅中，用槐条搅成膏，先将猪蹄汤洗净，或米泔水洗净，用鸡翎续续扫上，其皮即皱，其肉即生。

一论诸疮恶毒，发背痈疽，痛不可忍者，此药能卫护内膜，驱解诸毒，自然内消。

加味蜡矾丸

黄蜡一两　枯白矾一两　乳香一钱　没药一钱　雄黄二钱

上为细末，用蜡熔化为丸，朱砂为衣，如梧桐子大。每服五十丸，视疮上下，蜜水送下。

一论痈疽疮疖，皆由气血凝滞，风毒壅结，此药发散外邪，流行气血，排脓止痛，生肌长肉之剂，当用于五六日间，已溃未溃而作痛者，宜服之。

加味千金内托散

黄芪盐水炒　人参　当归酒洗　川芎　白芍酒炒　白芷　防风　川朴姜炒　桔梗　官桂　瓜蒌仁去壳　金银花　甘草节

上剉。每服一两，水煎，入好酒半盏，去渣，温服。日进二三服之后，疮口有黑血出者，及有汗出，此药之功也，不问症候猛恶，未

成者自散，已成者即溃矣。痛甚加乳香、没药，倍当归、芍药。

一论痈疽溃后，须当大补气血，和脾胃，托毒外出，实为切要。凡脓血出多，阴阳两虚，此药有起死回生之功，但不分经络，不载时令，医者当触类而长之可也。或见肿平痛宽，遂以为安，漫不知省，无补接调养之功，愈后虚症复见，因而转为他病，而危剧者多矣。

收功万全汤

黄芪蜜水炒，二钱五分　人参一钱　白术去芦，炒，一钱　白茯苓去皮，一钱　当归身一钱五分　川芎七分　白芍酒炒，七分　怀熟地黄一钱　官桂三分　白芷三分　陈皮五分　甘草三分　防风五分

上剉。生姜一片，水煎，温服。如作渴，加麦门冬、五味子；如烦躁，加生地黄、麦门冬；如有痰，加姜制半夏；如泄泻，加厚朴姜炒；如小便不利，加泽泻；如怔忡不寐，加远志、酸枣仁炒；胸膈不宽，加厚朴姜炒、山楂肉。

上方治痈疽、发背、诸疮毒溃脓后，毒气已尽，气血虚弱，不长肌肉，不合口，脓清，欲作余症，宜之。

一论患痈疽发背，出脓后脾胃亏损，不思饮食，或呕吐泄泻，四肢沉困无力。

八仙糕

人参去芦　茯苓去皮　干山药　芡实去壳　莲肉去心　不油白术去芦，米泔浸过一宿，切片，微炒，各四两　白糖霜一斤半　白粳米二升，水淘净，磨极细末

上将药末、米粉、糖霜和一处，搓揉极匀，筛，放笼内，竹刀划成小片，蒸熟，入锅再焙干。任意食之。

敛疮止痛生肌散

宫粉火煅黄色　黄柏各一钱　黄连　乳香　没药　孩儿茶各五分
上为末。掺疮上，并治下疳、黄水、热泡等疮。
一论痈疽发背溃烂，便要此汤荡洗。

猪蹄汤

当归　赤芍　白芷　羌活　露蜂房　生甘草各五钱
上细剉。看疮大小用药，如疮大，加料用之，先将獖猪前蹄两

只一斤，只用白水三升煮软，将汁分两次，拨去上面油花，并下面渣肉，每次用药一两，投于汁中，再用文武火煎十数沸，去渣，以故纸蘸药汤，温温徐徐薄揩疮上，死肉、恶血随洗而下，洗净讫，以布帛拭干，贴膏药。仍避风，忌人口气吹之，有狐臭人、并月经见行妇人及猫犬并不许入病人房内。洗疮切勿以手触着。一方加黄芩。

一论一切恶疮、痈疽、发背等症，此药能追毒去死肉，有脓无头，用此点头上，自然皮破出脓。

替针丸

人言为末，入锅内，上盖明矾，烧不响为度，一钱　硇砂五分　巴豆十粒　乳香三分　没药三分　白雄丁香七分

上为细末，面糊为丸，如豆大。用时以温水磨化，频点疮头上。神效。

替针散

用木鳖子、川乌二味磨水，以鸡翎蘸扫疮上，留口大一处出脓。如药水干，再刷上，不一时即穿。

一论治痈疽发背、发项、发脑等大毒，不拘已溃未溃，俱用此敷贴。如肿毒未溃，通敷自消。如已溃，将此敷周围肿焮处，其破口处以神异膏贴之，每日换两三次，不许见风。神效。

二合消毒散

文蛤捶碎炒，黑色，为末，三两六钱　轻粉研，三钱　黄柏去皮，密炙，为末，二两　寒水石煅为末，一两

上末，合为一处。用新凉水一半，蜂蜜一半调合，不稀不稠，如疮毒尚未开，将肿处遍敷之，用棉纸覆于上，但干，即以水扫之，朝夕更换二次，如夏月或午时再换一次亦可。若已破，将此药敷于周围焮肿处，正有脓，破口处用神异膏满贴之，不必留口，亦一日三换。

一论痈疽、发背、溃烂，久不生肌肉，用此立效。但此方用之不可太早。

合口收功散

血竭一钱　乳香　没药　轻粉　龙骨各一钱五分　赤石脂二钱　朱砂

海螵蛸各五分

上共为细末。散在疮口上，即生肌肉。

一论痈疽、发背、诸疮毒，不拘已成已溃未溃者，皆可用之。诸毒甚者，每日换二三次，中毒换一次，其药力方能胜毒。诸疮溃脓后不长肌肉，不合口者神效。

神异膏

归尾五钱　川芎五钱　赤芍二钱　生地黄四钱　防风　羌活　白芷　玄参　黄芪各五钱　官桂三钱　桃仁四十九个　杏仁四十九个　木鳖子十四个　何首乌三钱　牛蒡子五钱　穿山甲四钱　露蜂房三钱　蛇蜕二钱　大黄二钱　黄柏二钱　乱发男者一团，如鸡子大　槐柳枝四十九节，每长一寸

上用芝麻油二斤四两，将药入锅内浸，春五、夏三、秋七、冬十日，以桑柴文武火煎油黑色，以穿山甲浮起黑为度，绢滤去渣，再熬油，滴水成珠，陆续下黄丹十四两，柳条搅不住手，成膏软硬得所，再下乳香、没药各三钱，血竭三钱，真降香末三钱，次冷定，下麝香末二钱，水浸二三日，去火性，摊用。

一论痈疽疮疡痊后及将痊，口干渴甚，舌或生黄，及未患先渴，此肾水枯竭，不能上润，以致心火上炎，水火不能既济，故心烦躁作渴，小便频数，或白浊阳痿，饮食不多，肌肤渐削，或腿肿脚先瘦，服此以生肾水，降心火，诸症顿止，及治口舌生疮不绝。

加减八味丸

怀生地黄八两，好酒拌，砂锅内蒸半日，捣膏　山药一两　石枣净肉，四两，酒蒸，捣膏　桂心去皮，五钱　泽泻切片，蒸，焙干　白茯苓去皮　牡丹皮各五钱　辽五味子二两五钱

上为末，入枣膏，加炼蜜少许，丸如梧桐子大。每服六七十丸，空心，盐汤送下。

一凡人久服加减八味丸，必肥健而多子，晚年服此，不生痈疽诸毒，不患消渴等症。

一患痈疽之人，虽云有热，皆因虚而得之，愈后发渴，及先渴而后痈疽，非八味丸不能治。

一人病痈疽，多有愈后发渴而不救者，治之惟八味丸最效。疽安而渴者，服此则渴止。疽安而未渴者，预服此丸，则永不生渴。气血

壮盛，或未疽而先发渴，服此不惟渴止，疽亦不作。

一人平日口干作渴，因饮酒，食炙煿、补剂，房劳，凡若此类过多，致令肾水枯竭，不能上制心火，故有此症，后必有疽发也。宜先服八味丸以绝其源，及痈疽后服此，尤有益也。

一论痈疽发背诸疮，出脓溃烂，日久不愈，饮食少思，身体倦怠，口舌干燥，或寒热往来，惊悸少睡，以补中益气汤去柴胡，加苍术、麦门冬、神曲、五味、黄柏；少睡，加炒酸枣仁；疮肉生迟，加白薇一钱，肉桂五分；如脓多或清，倍加参、芪、归、术。

一加味十全大补汤治痈疽溃后，补气血，进饮食，实为切要。凡脓血出多，阴阳两虚，此药有起死回生之功，但不分经络，不载时令，触类而长之可也。或见肿平痛宽，遂以为安，漫不知省，无补接调养之功，愈后虚症复见，因而转为他病，而危剧者多矣①。

【点评】痈疽为软组织的急慢性化脓性疾病，本篇详细论述了痈、疽、疮、疖名称的区别，症状特点、病因病机，以及诊断、治疗、判断预后的方法等。特别强调治疗痈疽一定要察虚实、冷热、轻重，并按先后次序用药，如"凡疮未破，毒攻脏腑，一毫热药，断不可用。若已破溃，脏腑既亏，饮食不进，一毫冷药，亦不可用"。"用药治法"一节，更详细地论述了逐日用方、用灸、洗疮、收口敛疮的步骤与方法，并告知"以上治法俱要依次第而行，未有不奏效者，皆予百发百中之良法也"。对于40岁以上的患者，认为"稍有疮疖，便不可轻易待之。若视之怠慢，以为常疾，每见从微至显，丧命者多矣。便宜速治，庶几得救"。这确实符合临床实际，部分早期恶性肿瘤患者，就是有皮肤疮疖反复不愈的表现。另外，篇中指出的先渴而后患痈疽，或痈疽愈后发渴的情况，实际是由糖尿病引起的痈疽，治疗则不同，认为内服药"惟八味丸最效"。以上都是龚氏的宝贵经验，值得学习借鉴。

---

① 一加味……危剧者多矣：此段文字与收功万全汤主治基本相同。

附骨疽

丹溪曰：附骨疽者，皆因久食厚味及劳役，与酒后涉水得此，阳滞于阴之症也。又曰：环跳空痛不止，生附骨疽，以苍术为君，佐以黄柏之辛，行以青皮，冬加桂枝，夏加条芩，体虚者加杜仲、牛膝，以生甘草为佐，作大料煎，入姜汁，食前饮之。痛甚者，恐前药十数剂发不动，少加麻黄一二剂，又不动者，恐疽将成，急掘地坑，以火煅坑通红，沃以小便，令患者赤体坐于坑中，以席或棉衣围抱下体，使热气熏蒸，腠理开，气血通畅而愈。

一论疮生腿外侧，或因寒湿，得附骨疽于足少阳经分，微侵足阳明经，坚硬漫肿，行步作痛，或不能行。

内托黄芪汤

柴胡　连翘　肉桂　大力子　黄芪　当归尾　黄柏　升麻　白芷
甘草_{各八分}

上剉一剂。水、酒各一盏，煎至一盏，食前，温服。

一治附骨疽。

黄连消毒饮

黄连　羌活_{各一钱}　黄柏　黄芩　藁本　防己　桔梗　归尾_{各五分}
生地黄　知母　独活　防风　连翘_{各四分}　黄芪　人参　甘草　陈皮
苏木　泽泻_{各二分}

上十九味，切作一剂。水煎服。

一老人年七十，因寒湿地气得附骨疽于左腿外侧少阳胆经之分，微侵足阳明经分，阔六七寸，长一小尺，坚硬漫肿，不辨肉色皮泽，但行步作痛，以指按至骨内大痛，与此药一服即止，次日坚硬肿消而愈。

一论顽疮恶毒，年久不愈，以有附骨在内，先用贝母煎浓汤洗净，刮去腐肉，用刀拨去附骨，或用蜣螂脑子五六个，捣烂敷上，其骨即出。然后用人言五厘，研细末，入黄铜灯盏内，用好醋一小钟，慢火熬干，收起，过三日即生出铜绿来，研极细，用鸡翎蘸药扫疮上，即痛出水，腐肉去净，然后用后药。

珍珠象牙膏_{楚黄宾江传}

珍珠_{用豆腐一块，切两片，将珠铺在内，两片合住缚定，入水煮三炷香为度，研细末，一钱} 象牙末_{一钱} 天花粉_{末，五分} 宫粉_{末，一钱} 白蜡_{一钱} 香油_{五钱}

上共合一处。入碗内，重汤煮化，澄成膏，纸摊贴患处。神效。

一治诸疮大疼痛，不辨肉色，漫肿光色，名曰附骨痈。又治疮口久不合，酒调服，烧灰，略存性。

三生散

露蜂房　蛇蜕　乱发_{洗净，各等分}

上三味，烧灰存性，研末，酒调服一钱匕。

【**点评**】附骨疽类似于慢性骨髓炎，病位深，病机主要与寒湿或湿热有关，故早期治疗以二妙丸加味或熏蒸法。体质虚弱者，且病在少阳、阳明经者治以内托黄芪散。

臀痈

丹溪曰：臀痈者，臀居小腹之后，在下，此阴中之阴，道远位僻，虽曰太阳多血，然气运不到，血亦罕来。中年后尤虑患此。才有肿痛，参之脉症，但见虚弱，便与滋补血气，可保终吉。若无滋补之功，其祸多在结痂之后，或半年以来乃病，多致失手。慎之！慎之！

一论足太阳经中左右尺脉俱紧，按之无力，屁臀生痈，坚硬肿痛大作。

内托羌活汤

羌活　黄柏_{酒炒，各二钱}　防风　藁本　归尾_{各一钱}　黄芪_{一钱五分}苍术_{米泔浸}　连翘　陈皮　甘草_{炙，各五分}　肉桂_{三分}

上剉一剂。酒、水同煎，空心温服，以衣覆盖患处，使药力常行，不可去衣。

【点评】臀痈为生于臀部的化脓性疾病，相当于西医的臀部蜂窝织炎。因臀部血供较差，溃后愈合慢，龚氏解释为："此阴中之阴，道远位僻，虽曰太阳多血，然气运不到，血亦罕来。"故治疗需补托，方用内托羌活汤。

肠痈

丹溪曰：肠痈常作湿热，积久入风，难治。

《千金》谓：肠痈妄治必杀人。其病小腹重强，按之则痛，小便如淋，时时汗出，复恶寒，身皮甲错，肚腹紧急，如肿之状，脉数者，微有脓也。巢云：洪数已有脓，脉若迟紧者，未有脓。甚者腹胀大，转侧有水声，或绕脐生疮，或脓自脐出，或大便脓血，急服：蜡矾丸，酒下，兼进后方。

一论肠痈、便毒、痈疽，初起即消，已肿即溃，血随大便中出。宜用千金内托散方见痈疽，即加减真人活命饮。

一论肚内生痈，及痈疽恶毒，宜用：

内消沃雪汤

当归身　白芍　黄芪　甘草节　射干　连翘　香白芷　贝母　陈皮　皂角刺　乳香　没药　穿山甲　天花粉　金银花　木香　青皮

上剉。酒水煎服。秘方是世所奇，投之如神。甚者加大黄。

一论肠痈胀痛不安，或腹满不食，小便赤，妇人产后虚热，多有此疾，但疑惑间便不服，服亦无害，视其右关脉芤者是也。

薏苡仁二两　牡丹皮一两　瓜蒌仁一两

上剉一两。水煎服。一方加川芎、桃仁。

一妇人腹痛如锥刺，每痛至死，不敢着手，六脉洪数，此肠痈毒也，用：

穿山甲炒　白芷　贝母　僵蚕　大黄

上剉一大剂。水煎服。打下脓血，自小便中出，即愈，后再无患。宜少食煎炒热物。

一治肠痈日久，溃烂出脓，腹内刺痛不可忍者。用铁打一尺长三棱针，将鸭肠一条贯针在内，将鸭肠曲转，轻轻送入粪门内，送到痛处方是疮痛之处，即将鸭肠扯动，针尖出，刺破其毒，脓随针而出，用手重按痛处，脓出尽而愈，此仙传秘法也。

【点评】肠痈即西医之化脓性阑尾炎，汉代就有专方"大黄牡丹汤"。本篇用"内消沃雪汤"，对于早期未穿孔者这些方药效果肯定，如龚氏曰："秘方是世所奇，投之如神。"若穿孔引起了腹膜炎，治疗不当，则如"《千金》谓：肠痈妄治必杀人"，同样有生命危险。最后介绍的则是当时的外科手术疗法。

囊痈

丹溪曰：囊痈者，湿热下注也，有作脓者。此浊气顺下，将流入渗道，因阴道或亏，水道不利而然，脓尽自安，不药可也，惟在善于调摄耳。又有因腹肿渐流入囊，肿甚而囊自裂开，睾丸悬挂水出，以木炭末敷之，外以紫苏叶包裹，仰卧养之。

一论痈疽入囊者，曾治数人悉由湿热入肝经处治，而用补阴药佐之，虽脓溃皮脱，睾丸悬者，皆不死。

一方用野紫苏叶，面青背红者是也，焙干为末，敷之。如燥者，以香油调敷；囊无皮者，外以青荷叶包之，其皮自生也。

【点评】囊痈是阴囊部位的急性化脓性疾病，如阴囊脓肿、阴囊蜂窝织炎。病由湿热下注所致。本篇只介绍了外治法，内服药"由湿热入肝经处治，而用补阴药佐之"，疑为龙胆泻肝丸合六味地黄丸。

悬痈

一论悬痈，此疮生谷道外肾之间，初发甚痒，状如松子，四十日赤肿如桃，治迟则破，而大小便皆从此出，不可治矣。

国老汤

用横纹大甘草一两，截长三寸许，取出山涧中流水一碗，不用井水、河水，以甘草蘸水，文武火慢炙，不可性急，须用三时久，水尽为度。劈视草中润透，却以无灰酒二碗，煮至一碗，温服，一日一服，半月消尽为度。

将军散

大黄煨　贝母　白芷　甘草节各等分

上为末。酒调，空心服。虚弱加当归一半。

一论肝经湿热，玉茎患疮，或便毒、悬痈、囊痈肿痛，或溃烂作痛，小便涩滞，或睾囊挂。

龙胆泻肝汤

龙胆草酒拌，炒黄　泽泻各一钱　车前子炒　木通　生地黄酒炒　当归尾酒炒　山栀炒　黄芩炒　甘草各五分

上剉一剂。水煎，空心服。

【点评】悬痈即会阴部脓肿，严重者致膀胱、直肠穿孔，故有"大小便皆从此出，不可治矣"。主要与正气亏虚，肝经湿热下注有关。治疗首用补气解毒的一味甘草精制而成的"国老汤"服半月。有湿热者，则用龙胆泻肝汤。

瘰疬

瘰疬属血气痰热，必起于少阳一经，不守禁忌，延及阳明。大抵食味之厚，郁气之积，曰风曰热，皆此二端，扼引变换。须分虚实，实者易治，虚者可虑。此属胆经，主决断，有相火，且气多血少。妇人见此，其月经如期，不作寒热者易治。积久转为潮热，危矣。自非断欲食淡，神仙不治也。

一论瘰疬者，经所谓结核是也。或在耳前后连及颈项，下连缺盆，皆为瘰疬。或在胸前及胸之侧，下连两胁，皆为马刀，手足少阳

主之。独形而小者为结核，续数连接者为瘰疬。形长如蛤者为马刀也。

一论绕项起核，名曰蟠蛇疬；延及胸前及连腋下者，名曰瓜藤疬；左耳根肿核者，名曰串袋疬；右耳根肿核者，名曰蜂窝疬。

一论瘰疬、马刀生耳前后，或项下胸腋间，累累如珠者，未破已破皆治。

消毒化坚汤

当归一钱　黄芪一钱　白芍六分　玄参六分　天花粉六分　连翘一钱五分　柴胡一钱　黄芩五分　牛蒡七分　龙胆草四分　升麻七分　桔梗一钱　陈皮八分　羌活七分　薄荷四分　海昆布七分　甘草四分

上剉一剂。生姜煎服。一方加甘草节、知母、贝母、海藻更佳。

升阳调经丸

升麻八钱　葛根五钱　芍药三钱，煨　连翘五钱　黄连五钱　黄芩酒炒，五钱　生黄芩①四钱　黄柏酒炒，五钱　桔梗五钱　归尾三钱　三棱酒炒，五钱　莪术酒炒　胆草酒洗　甘草炙，各五钱　夏枯草五钱

上药秤一半，另研为末，炼蜜为丸，如绿豆大。每服一百二十丸，白汤下。一半作咀片，每服五钱，水煎服。半月即痊。

一论久患瘰疬、流注，以致血气两虚，怀抱抑郁，饮食少思，或四肢患肿，肉色不变，或日晡发热，或溃而不敛，久不愈者。

益气养荣汤

黄芪炙　人参　白术去芦，炒，各一钱五分　当归酒洗　川芎　白芍炒　怀生地黄炒　陈皮　香附　贝母各一钱　柴胡　地骨皮　桔梗　甘草各五分

上剉一剂。水煎，食后服。如有痰，加橘红；如胁下刺痛，加青皮或木香；如午后有热，或头微眩，加黄柏炒；如脓水清，倍人参、黄芪、当归；如女人有郁气，胸膈不利，倍香附、贝母；如月经不调，加牡丹皮、当归。

一论瘰疬兼诸瘤皆治。

---

① 生黄芩：疑为生黄芪。

抑气内消散

当归　川芎　白芍_炒　白术_{去芦，炒}　青皮　白芷　半夏_{姜炒}　陈皮　桔梗　羌活　独活　厚朴_{姜炒}　防风　黄芩　乌药　香附　槟榔_{各一两}　苏子_{一两五钱}　沉香_{三钱}　木香　人参　粉草_{各五钱}

上剉。水煎，温服。十余服即消。若再发，照分两制为末，酒糊为丸，如梧桐子大。每服五十丸，酒送下。

一论瘰疬未破，在左为瘰疬。宜：

内消调经散 _{山东李西岭传}

升麻　葛根　龙胆草　黄连　桔梗　连翘　黄芩　黄柏　莪术　三棱　甘草_{各五分}　当归尾　白芍_{各三分}

上剉。水煎服。稍虚，加夏枯草；有痰，加天花粉、知母各五分；少阳，加柴胡四分。

一论在右为马刀疮，未破，宜：

柴胡通经汤

柴胡　连翘　归尾　甘草　黄芩　鼠粘子　三棱　桔梗_{各二分}　黄连_{五分}　红花①

上剉一剂。水煎，热服。

一论瘰疬已破者。

补中胜毒汤

黄芪_{一钱}　人参_{三分}　当归　生地黄　熟地黄　白芍　陈皮_{各三分}　升麻_{五分}　柴胡_{五分}　连翘_{一钱}　防风　甘草_{各五分}

上剉。水煎，热服。

一治瘰疬并颈项结核，或肿或痛，宜夏枯草水煎，食后顿服。一方用夏枯草一把，水煎三次，去渣，熬成膏，贴患处，立消。

一治瘰疬元气无亏，用此以去之。若病既去而不收敛，服前益气养荣汤。若元气怯弱，宜先补后服。病毒以后，仍服前汤，庶无他疾。此方治瘰疬未成者消，已溃者敛，元气壮者可服。

必效散

南硼砂_{二钱五分}　轻粉_{一钱}　麝香_{五分}　巴豆_{五个，去皮，心用}　白槟榔

---

① 红花：剂量原缺。

一个　斑蝥四十枚，去头、足，用糯米炒熟，去米

上研极细末，取鸡子两个，去黄，用清调药，仍入壳内，以湿纸数重糊口，入饭甑蒸熟，取出曝干，为末。每服五分，生姜酒炒，五更初调服，如觉小腹痛，用益元散一服，其毒俱从大便出。

一治远年鼠疮神方。

千捶绿云膏

松香半斤，熔七次，滤去渣　乳香二钱五分　没药一钱五分　血竭一钱　铜绿二钱半　杏仁去皮，二钱　孩儿茶三分　蓖麻子去壳，二两　麻油二两　乳汁二盏

上为细末，合作一处，同乳汁、麻油搅匀，捶捣千下成膏。用绢上药，贴患处。

一妇人患瘰疬久而不愈，或以为木旺之症，不宜于春，预用散肿溃坚汤，肿硬益甚。余以为肝经亏损，用六味丸、补中益气汤，至春而愈。此症若肝经风火自病，元气无亏，可用散坚泻青之剂。若肝自亏损，或水不生木，用六味丸。若金来克木，须补脾土，生肾水，若行攻伐，则脾胃伤而反致木克土矣。

一妇人项核肿痛，察其血气虚实，先以必效散一服去之，更以益气养荣汤三十余剂补之而消。盖此症初起而血气虚弱者，先用益气养荣汤，待其气血稍充，乃用必效散以去其毒，仍用补药，无不奏效。若已成脓者，即针而补托之。气血复而核不消者，服散坚之剂，倘不应而气血如故，仍以必效散、养荣汤。又不应，灸肘尖、肩髃二穴，用千捶绿云膏自愈。若气血壮实，不用追蚀，亦能自腐，用药以腐之者，便易于收敛耳。若血虚而用追蚀，不惟无益，适以取败。凡不慎饮食七情者，不治。

【点评】瘰疬见于急慢性淋巴结炎、淋巴结核、恶性淋巴瘤、恶性肿瘤引起的淋巴结肿大等疾病。古代认为病在少阳、阳明经，与饮食厚味、郁气风热等有关。故消毒化坚汤、升阳调经九、内消调经散等方中选用三黄、连翘、夏枯草等清热解毒散结药，羌活、防风、升麻、葛根、柴胡等疏风升阳药。也有气血两虚，怀抱抑郁所致者，则以补气血药与理气散结药合方治之。对

体质壮实者，先用药性峻猛的必效散消之，再用补法。篇中还记载了外治贴敷方。

疔疮

夫疔疮者，由四时迭更，阴阳交变，此二气互相激怒，必成暴气。然暴气卒然，大风、大雾、大寒、大热，若不能避而遇，袭于皮肤，入于四体，传注经络，遂使腠理结满，阴阳二气不得宣通，遂成疔毒。但疔毒之名有十三种，必发于手足间，生黄泡，其中或紫色，有一带红线道直入者，用针于线处刺去毒血水，针时以知痛出血为妙，否则红线入腹攻心，必致危困。凡治疔毒，先以面浆水饮之，吐则是，不吐则非也。大抵脉洪而数者，难愈也。

一治疔疮恶毒神效。

飞龙夺命丹方见诸疮

一治疔肿及无名疮毒，掐头去白水，以葱、蜜捣，贴。神效。

一治无名肿毒、疔疮，手指无故生蛇头，指肿痛不可忍，有红筋入心者。

蜈蚣二条　雄黄一钱　归尾　土赤芍　白芷梢各二钱

上剉为末。头生酒煨服。神效。

一论一切恶毒疔疮，诸般无名肿毒，及四时伤风伤寒，憎寒壮热，无汗，初觉者。

赵府小灵丹

乳香　没药　轻粉　血竭　朱砂　川乌尖　草乌尖　细辛　巴豆霜　蟾酥　麝香减半

上为细末，糯米糊为丸，如黄米大，雄黄为衣。每服十三丸，小儿五七丸，用葱白三根劈开，入丸在内，细嚼，好酒送下。以被盖出汗，避风。妇人有孕不可服。

一论一切疔疮恶毒肿痛神方。

类圣散

川乌　草乌　苍术　细辛　白芷　薄荷　防风　甘草各五钱

为上细末，蛋清调涂患处，留顶。

一凡患疔疮痈疽疖毒，此药能令内消，去毒，化为黑水，从小便出，万无一失，不可轻视。

知母　贝母　白及　半夏　天花粉　皂角刺　金银花　穿山甲_炒乳香_{各一钱}

上剉一剂。用无灰酒一碗，煎至一半，去渣，只作一服，温服，不得加减。再将渣捣烂，加过秋芙蓉叶一两，捣烂，用蜜调井花水和，敷疮口上。如干，再用蜜水润湿，过一宿，自然消，不必用第二服药也。忌发物。

一人脚面生疔，形虽如粟，其毒甚大，宜峻利之药攻之。因其怯弱，以隔蒜灸五十余壮，痒遂止。再灸片时，乃知痛。更用膏药封贴，再以人参败毒散渐愈。夫至阴之下，道远位僻，且怯弱之人用峻利之剂则药力未到，胃气先伤，虚虚之祸，有所不免，不如灸之为宜。

【点评】疔疮多为皮肤、毛囊或皮脂腺的急性化脓性感染。本篇介绍了一些内服与外敷方药。对于体虚者，建议用隔蒜灸法。

便毒

便毒，一名骑马痈。此奇经冲任为病，而痈见于厥阴经之分野，其经多血，又名血痈。或先有疳疮而发，或卒然起核疼痛而发，皆热郁血聚而成也。初发宜疏利之，即散。或脓后如常用托里内补之药。

一论便毒，是厥阴经湿热，因劳倦而发，用射干三寸，以生姜煎，食前服，得利二三行，立效。射干，开紫花者是。

一论便毒极效方。

追毒散

当归尾　赤芍　白芷　金银花　天花粉_{各一钱}　白僵蚕_{炒，六枚}木鳖子_{十个}　穿山甲_{三片}　大黄_{三钱}　芒硝_{二钱}

上剉一剂。好酒煎，露一宿，五更热服。厚盖发汗，利一二行即愈。其硝、黄待群药煎将熟方入，再二沸用之。一方加射干，去芒硝。一方加五灵脂更妙。

一论鱼口便毒方。

神异散

金银花　天花粉　木鳖子各二钱　甘草三分　连翘　黄芩各八分　山栀子七分　穿山甲炒，二钱　皂角刺三钱　木香五分　大黄三钱

上剉一剂。酒水煎，空心服。

一治便毒肿痛神方徐完愚传。

大黄　全蝎　蝉蜕　僵蚕　穿山甲土炒成珠　白芷梢　贝母　当归尾各二钱

上合一帖。水煎，后加入大黄，再煎二沸，去渣，入好生酒同服。如未散，加蜈蚣一条，同煎服。

一治鱼口疮方。用猪胆一枚，投热酒一碗，温服。即内消。

一治鱼口便毒方。

木鳖子去壳，一个　巴豆去壳，火烧，二个　穿山甲炒，四片　僵蚕三个　五倍子五个

上为末。黄酒调下。

一治鱼口便毒方陈云岳传。

僵蚕炒，三十六个　穿山甲土炒，五钱　蜈蚣二条　大黄三钱　甘草节一钱　杏仁去皮尖，一钱　五灵脂二钱　全蝎一个　皂角子炒一钱　金银花一钱

上剉一剂。酒、水各半煎服。

下疳

下疳疮，乃男子玉茎生疮。皆因所欲不遂，或交接不洁，以致邪毒浸渍，发成疮毒，日久不愈，或成便毒，或损烂阳物，多致危笃。又鱼口疮、妒精疮，皆其类也。俗云：疳疮未已，便毒复来生也。

妒精疮，此盖因妇人阴中先有宿精，因而交接，虚热熏蒸，即成此疾。初发在阴头如粟类，拂之甚痛，两日出清脓，作白孔，蚀之大痛。妇人有生于玉门内，正似疳蚀疮，不痛为异耳。

消疳败毒方

防风六分　独活六分　柴胡一钱五分　连翘七分　荆芥七分　黄柏八分　知母七分　黄连七分　赤芍九分　苍术七分　赤茯苓九分　木通九分　龙胆草九分　甘草三分

上到一剂。灯心二十四寸，水煎，空心服。如有便毒，量人虚实，加大黄一二钱，煎服。

一治下疳疮。

天灵盖煨　红褐子灰　小红枣烧存性，各等分

上为极细末。先用好细茶煎浓，洗净，掺之。

一治下疳，痛不可忍，如神。

宫粉煨，五钱　冰片一分　水银三分，用锡三分制

上为细末。掺疮上。

一治下疳溃烂。

珍珠烧存性　片脑　人手指甲　足指甲烧成灰，各一分　血余烧成灰，二分

上为细末。掺患处。

一熏下疳方。

皮硝一碗　乳香　雄黄　孩儿茶各五分

上入小坛内，外用牛粪火煨坛热，其硝自化。熏至晚上使，以心口凉为度。

一治阴头上疳疮何和宇传。

五倍子烧灰存性，一钱七分　朱砂七分　孩儿茶五分　冰片五分　轻粉二分五厘　水银一分

上共为细末。撒患处。如从一边烂起，加狗骨烧灰二分。如从周围烂起，加鳖壳烧灰二分。

一治疳疮秘方。

八宝丹

乳香　没药　孩儿茶　红褐子灰　海巴焙，一个　珍珠炒　象牙煨　龙骨煅，各五分

上为细末。先用米泔水洗疮，拭干，掺上。神效。

一疳疮脓清不结痂，不合口，久不愈者，用六味地黄丸加黄柏、

知母、麦门冬。四五剂而愈。

一治下疳疮擦药_{陈钟岳传}。

冰片_{二分}　珍珠_{另研，三个}　黄柏_{以猪胆涂上，火炙，为末，二分}　芦荟_{一分}
轻粉_{炒，三分}　天灵盖_{火煅白色，一分}

上共研细末。擦患处。如有壳，香油调搽。

一治疳疮，用黄柏去皮，以猪胆汁炙透为末，掺疮上。

一治阴囊上生疮，用甘草煎水，温洗，却用腊茶末敷之。

一治阴头生疮，用溪港中螺蛳，入干锅内煅过，先以温水洗五七次，后以此药敷之。

一治妒精疮，用大田螺两个，和壳煅过存性，为末，加轻粉敷之。

一治外肾生疮，用绿豆粉一分，蚯蚓屎二分，水研，涂，干又敷。

一治肾脏风发疮疥，用红椒去目，水浸半日，和生杏仁研烂，擦两手掌，掩外肾，极效。

一治下部生湿疮，热痒而痛，寒热，大小便涩，食亦减，身面微肿，用马齿苋四两，研烂，入青黛一两，再研匀，敷上。

一治下疳疮。

白矾_{一两}　黄丹_{八钱，熬，飞，紫色}

上研为细末。以沟渠中恶水洗过，拭干，敷上。

一治蜡烛发神方。

钟乳石_{二分}　朱砂_{三分}　珍珠_{三分}　琥珀_{一分五厘}　片脑_{一分五厘}

上为细末。每用土茯苓四两，猪蹄两只，煎水三碗，早间服一碗，调前药末四厘；午间服一碗，调前药末四厘；晚间服一碗，调前药末四厘，一日服三次，共一分二厘，十日服尽。其疮必愈，其猪蹄随用之。忌动风发物，牛肉、烧酒最忌之。神良之秘方也。

【点评】便毒与下疳均为性病。便毒生于会阴、腹股沟处，下疳生于生殖器上。便毒病在厥阴经，因热郁血聚而成，故组方以清热解毒、攻下瘀血为法。下疳因邪毒浸渍所致，故多用雄黄、白矾、冰片、轻粉、水银等杀毒或毒性药，以毒攻毒。

杨梅疮

夫疠疮者，一名杨梅疮，因形相似，乃气受之，故坚实凸起。又名棉花疮，血受之，其形扁塌而溃。又名果子疮，亦类其象而俗呼之也，此又曰天泡疮。皆一，名异而实同源，治疗当别。自致者重，传染者轻。盖自致者，必因淫欲太妄，以致阴处起火，及纵口恣味，三焦皆热，精竭血结，遗滞诸经而成者也。俗传以母猪、犬羊肉、鸡、鲤毒物发出，谓毒尽，殊不知在火上添油矣。又有怕露出而求速效者，过服败毒散，则伤五内胃气，毒益陷伏。以药线熏脐，致使出不能出，收不能收，延溃不能杜绝，手足心皮枯似白鹅掌风，及后筋骨疼痛，风块恶候，皆未获良治而然也。凡遇此患，托里解毒汤，外用千里光明汤频频洗浴，大效。

托里解毒汤

当归一钱五分　赤芍一钱五分　川芎　生地黄　连翘　黄芩　防风各一钱　黄连酒炒，一钱　荆芥穗七分　苦参酒炒　羌活　薏苡仁各一钱　皂角子二十个　防己一钱　木瓜五分　生甘草二分　土茯苓一两，湿者，四两

上剉。水二碗，煎至一碗，温服，渣再煎服，虚弱人加人参一钱；自生者，加黄柏一钱，牛膝一钱，独活一钱。宜服二十帖，每帖煎三次，一日服一帖。

千里光明汤

青木香　黄连　黄柏　黄芪　荆芥　防风　苦参　苍耳子　蛇床子　羌活　升麻　麻黄　甘草各五钱　鸡肠草倍　冬青叶倍

上作一剂。用布包，水煮，于无风处服此煎药，即以此汤浴洗，凉了又加热，药汤煮热，着实洗，微汗，拭干，十日后不必频洗，其药渣并入煎药渣①再洗。鸡肠草，一名千里光明草，又名九里明，俗名藤枯卖，其叶梢尖而歧，开花白色，处处有之。

一治杨梅疮初起，先服防风通圣散十余剂，后服此收功，永无

---

① 煎药渣：疑误，当作"前药渣"。

后患。

十全丹云莱弟验

雄黄　朱砂　乳香　没药　孩儿茶　当归　白芷　丁香　槐角各

一钱　轻粉用花椒一钱，煎水调蒸，八分

上为细末，饭为丸，如绿豆大。每服三十丸，土茯苓汤下。

一治杨梅疮，先服防风通圣散，加紫草一两，同煎服。后服此良，十九服验。

白鲜皮二两　皂角子一百二十个　防风二两　细辛一两三钱　川乌一两

草乌二两　罂粟壳四两

上剉十剂。每一剂用土茯苓一斤，猪肉半两，同煎服。

一治杨梅疮黄左川传。

连翘四两　金银花四两　牙皂二两　杏仁二十四个　蝉蜕二十一个　肥

珠子三十一个　冷饭团一斤

上俱剉，用酒拌炒，作十帖。水煎服。

一治杨梅疮毒黄仰溪传。

金银花一两五钱　青藤　归尾　皂角刺　五加皮　白鲜皮各二两

上剉，分作十二剂。每剂用土茯苓四两，水煎服，先服通圣散。

一治杨梅疮南塘侄验。

汉防己七钱　槐花二钱　五倍子四钱

上三味为末，用土茯苓半斤研烂，猪肉半斤切碎，共作一服，用酒煮熟，连渣并肉通服。

一治杨梅疮良方胡云斋传。

归尾　牛膝　黄芩　大黄各一两三钱　木瓜一两　金银花二两二钱

皂角刺八钱　蝉蜕五钱　土茯苓二斤

上剉，分作十帖。每帖用红枣、白果、皂角子各十枚，葱白三根，水煎，临晚服。忌绿豆。

一治天泡疮神方。用铁锈钉，酽醋磨浓，搽疮上，立已。

一论凡人患杨梅、天泡、棉花等疮，致成一切难状之疾，或杨梅疮烂见骨，经年不收口者，或筋骨疼痛，举发无时，或遍身疙瘩不消，或手足皱破出血，或遍身起皮发屑，好一层，起一层，或赤癜、白癜、鹅掌风癣，或皮好骨烂，口臭难当，及年久臁疮不愈，一切顽疮恶毒，并皆神效。

通仙五宝汤

钟乳粉_{三分}　大朱砂　琥珀　冰片　珍珠_{各一分五厘}

上为细末，用白飞面_炒三分，共一钱二分，分作十二帖。每一日一帖，用一分。用土茯苓一斤，水煎十二碗，每清晨用半碗和服，共十二碗，一日俱要吃尽，不可别用茶汤，一日一服。有不尽剂而愈者，有终剂而愈者，如病重未愈，须再服一料。忌鸡、鹅、鱼、牛、羊、发物及房劳。

一治杨梅风块，作肿作痛，及痛疽瘰疬毒，并一切无名肿毒。

黑虎膏

草乌_{四两}　南星　半夏　大黄_{各二两}　五倍子_{三两，同绿豆五两共炒焦}干姜_{五钱}　姜黄_{一两}　黄柏_{一两}

上为细末，共和匀。用葱汁、米醋调成膏，贴块上，时常以葱、醋润之，毋令干燥，其膏一日又取下，加些新的，复研再贴，以消为度。

一杨梅疮愈后遗癣毒，一层一层顽皮，痒不可当。

牛油　香油　柏油　黄蜡_{各一两，熔化，待温，入后三味}　银朱_{一钱五分}宫粉_{一钱}　麝香_{五分}

上为末。入内和匀，先将火烤癣令痒，抓破擦上药，再烤再擦，如神。

一治杨梅疮不论远近，先服防风通圣散十数剂后，服此丸收功。神效。

轻粉　孩儿茶　糯米饭　芝麻_{各一钱}

上共捣为丸，作一百个，每早茶下十丸，忌荤、盐，要斋戒。

一治杨梅疮。

雄黄_{二钱五分}　真轻粉_{一钱}　杏仁_{去皮、尖，三十个}

上研为细末，入杏仁再研如泥。用雄猪胆汁调搽，疮要先洗净，拭干搽药，二三日效。

【点评】本篇论述了杨梅疮，即梅毒的治疗。有内服药，也有不少外用药。不少方中用了土茯苓，且用量较大，最大的用量为每日一斤（当是鲜品），约现代剂量600克。龚氏认为本病只要经正确治疗，都能获得显著疗效。

疥疮

夫疥与癣，皆热客于皮肤之所致。风毒浮浅者为疥也，毒之深沉者为癣也。多因风毒夹热得之。疥发于手足，或至遍身。癣则肌肉瘾疹，或圆或斜，或如苔藓走散，内藏汁而外有筐，曰干癣、苔癣、风癣、湿癣四者，莫不有虫者。治癣去风杀虫是也。

一论风疮、疥癣、瘾疹、紫白癜风、赤游风、血风、臁疮、丹瘤及破伤风，在上部者加桔梗一钱，在下部者加木瓜、牛膝各一钱，如湿气成患而在下，去蝉蜕、僵蚕。

祛风败毒散

枳实　赤芍　前胡　柴胡各五分　荆芥　薄荷　牛蒡子　独活　苍术各六分　僵蚕　连翘各七分　川芎　羌活各八分　蝉蜕　甘草各三分

上剉一剂。生姜三片，水煎服。

一熏疥如扫。

银朱一钱　雄黄一钱　木鳖子一个　好撺香一钱　艾叶三钱

上五味，为末。以纸卷条，阴阳瓦盛，熏两腿腕，以被盖之，留头面在外，先以布包裹二便。

一治熏疮疥虫疮。

花椒　雄黄　蕲艾

上三味，共为末。将纸卷筒放被内熏之。

一洗疥如神。

防风　荆芥　马鞭草　白矾　花椒　苦参　野菊花

上剉。水煎，汤洗。神效。

一治疥如神徐金坡传

大枫子五钱　水银渣三钱　樟脑一钱五分

上用油核桃同捣烂，绢帛包，擦疥上。

一熏疥妙方。油核桃去囊，一半留，一半捣烂，入人言末八厘，搅匀，仍合一处，放瓦上，火烧烟熏之，即已。

一扫光又名玉绣球 治诸疮疥癞。

大枫子肉四十九个 杏仁泡，去皮，四十个，二味同研 花椒去子，四十九个 白矾生用，另研，二钱 水银三钱 茶叶另研末，一钱 樟脑二钱，另研，以上三味同研 轻粉一钱

上和匀，再研，听用。先以槐、柳、桃、楮、桑五木枝煎汤洗疥，拭干，将前药量疥多少，用柏油青入盐少许，乘热和药擦上，一日搽三次。忌羊、鸡、鱼、猪头等物。

一治干疥疮，香油四两，花椒一两，熬至焦黑，研烂，入大枫子去壳七个，轻粉三钱，硫黄一钱，人言三分为末，入油内搽之。

十香膏

白矾枯 轻粉 水银 雄黄 川椒去目，炒 樟脑各一钱 槟榔一个，研末 杏仁四十个，去皮，同研 大枫子去皮肉，四十个，另研

上共和匀，用柏油八钱，俱入乳钵内，研至不见水银星为度，丸如弹子大。待疮疥痒，将药丸于患处滚过。

一治遍身风痒生疮疥，土蒺藜苗煎汤洗之。

一治老人生皮风疥疮瘙痒，藜芦根为末，脂油调搽即愈。

一鼻闻香疥药后山李怀严传。

大枫子三十个 朝脑三钱，研细 水银一钱，研至不见水银星为度，后入油核桃仁七个

上共一处再研，用粗碗盛在内，用纸盖口，勿使泄气。用时擦手心内，以鼻闻数日即已，或擦亦可。

【**点评**】疥疮是由疥螨引起的接触性、传染性皮肤病。古代因卫生条件差，故多生疥疮。同时认为病因为"莫不有虫者"，故方药多用轻粉、水银等有毒杀虫药。

癣疮

一风癣、脓疱、疥癞、血风，诸疮肿毒。

归尾一钱五分　赤芍　黄芩　黄连　黄柏各一钱　大黄三钱　防风八分
金银花　苦参各一钱　木鳖子去壳，一个

上剉一剂。水煎，露一宿，五更服。若肠风脏毒下血，去木鳖
子，加槐花一钱。

一治一切癣疮瘙痒甚者。

胡粉另研　雄黄另研　硫黄另研，各一钱五分　大草乌三钱，生用　斑蝥
一钱　砒霜五分　全蝎梢三钱　麝香五分

上为细末。先用羊蹄根蘸醋擦动，次用药少许擦患处。

一治干癣不瘥。

天南星　草乌各一个，生用

上为末。用羊蹄根捣绞汁，调涂。

一治遍身顽癣。

大枫子四十九个　川槿皮二两　斑蝥去翅、足，五个　川椒　轻粉各一钱
杏仁三钱　海桐皮二钱

上共为末，河水、井水各一碗，浸一夜。蘸汁擦之。

一治癣疮效方万嵩鹤传。用马蜂窝一个，仰放炭火上，用枯矾末渐
渐填满，下面火炙令焦，为末。蜡脚醋调涂癣上。即愈。

一切疥癣癞疮，及诸疮不能收口者，立见收口。

鱼腥草晒干，为末，为主　雄黄一钱　木鳖子去壳，一个　银朱一钱　艾
叶不拘多少

上为末。纸卷烧烟熏患处，立效。

一治疥癣坐板疮，血风痛痒，神效孙方李存吾传。

大枫子去壳，四十九个　蛇床子二钱　木鳖子去壳，二十个　川椒二钱
枯矾　轻粉　水银各二钱　朝脑一钱

上为末，柏油捣匀。先将椒、艾汤洗令净，痒时抓破患处，擦之
大效。

一治牛皮癣极痒抓烂，牛脚爪烧灰存性为末，香油调搽，立效。

一治癣疮，用镙针磨极尖快，当痒时于癣疮上各刺百针，血出
尽，盐汤洗之。未愈，再刺再洗。

【点评】本篇介绍了不少治疗癣疮的外用药。看组方，当有很

好的杀虫止痒作用。最后介绍的用锟针刺血疗法，对一些顽固性癣疮，局部皮肤色暗，肿痒甚者确有疗效。

秃疮

白秃之候，头上白点斑剥，初似癣而上有白皮屑，久则生痂疱，成疮，遂至遍头，洗刮除其痂，头成疮孔如箸头大，里有脓汁出，不痛，而有微痒时，其内有虫，甚细微难见。《九虫论》亦云：是蛲虫动作而成此疮，乃自幼小及长大不瘥，头发秃落，故谓之白秃也。宜以后方治之。

一治秃疮方。

藜芦二钱　枯矾　苦参　五倍子各二钱

上为细末。香油调搽。

一治秃疮方临颍杨子登传。

仙人垢即埋葬过人棺板底上垢腻也，研烂，不拘多少

上用鲫鱼，以香油煎熟去鱼，将油调仙人垢涂秃上一钱厚，一二次即愈。

一治秃疮，先用水洗，令净，用烧酒和芥末调涂患处，立已。

一治秃疮。

胆矾三钱　乳香二钱　没药二钱　紫草五钱　食盐三钱　木柏油一钱

油同草、盐煎久，下前三味，剃头，方搽。

一治头疮如神云松弟验。

紫草　没药　淮盐各三钱，炒　木柏油一两　胆矾一钱　石乳二钱樟脑二钱

上为细末，柏油调匀，先将头发剃净，再洗令净，擦药，一日搽一次。神效。

一治小儿白秃疮。

黄柏皮五分　枯矾一钱五分　硫黄　韶粉　轻粉各一钱

上为细末。腊月猪油调，日擦三次。又用大蒜每早揩白处。

一治秃头疮，用鲫鱼一个，重三四两，去肚肠，以乱发填满，纸

裹，烧存性，雄黄二钱，共为末，清油调敷，先以醮洗拭后用药。

又方，以苦楝皮烧，猪脂调敷。

【点评】白秃疮为头皮真菌感染引起的皮肤病。故用能抑制真菌的苦参、黄柏、枯矾等药。

癜风

紫癜风、白癜风，乃因心火汗出，及醉饱，并浴后毛窍开时，乘风挥扇得之，扇风侵逆皮腠所致。宜服胡麻散，或追风丸，外以洗擦药涤之。

一论紫白癜风并癣，及面上酒齄，又名粉齄面刺，俱可服之。

胡麻散

胡麻子赤色扁者佳，另研，五两　白芷二两　何首乌　防风　升麻　威灵仙各二两　蔓荆子一两五钱　甘菊花一两　苦参酒炒，三两　川当归　川芎酒炒　牛蒡子微炒，另研　荆芥穗　薄荷叶　片黄芩各二两　白蒺藜三两　白芍酒炒，二两　黄连酒泡一日，炒，二两

上为细末。每服三钱，食远服，秋分后至春分，白酒调服，春分后至秋分，茶清调服。用米糊细丸，食远白汤下亦可。

一治白癜风。

追风丸

何首乌　荆芥穗　苍术米泔浸，焙　苦参各四两

上为细末，好肥皂三斤，去皮、弦子，入砂锅内，水熬成膏，和为丸，如梧桐子大。每服五六十丸，空心温酒或茶任下。最忌一切动风之物。

一治白癜风，用雄鸡肾、白果仁捣烂擦患处。

一治汗斑方。

白莲花　半夏

上各等分为末，飞面糊为丸，如弹子大。用六安茶擦之。

一治紫癜风、白癜风，即如今汗斑之类。

白附子　雄黄　密陀僧

上各等分，为细末。用带皮生姜自然汁调，以茄蒂蘸药，擦之即愈。

一治紫白癜风神方。

雄黄　雌黄　硫黄　白砒　白矾并用透明者佳，各二钱

上共为末。每用时先一浴，令通身出汗，次以捣生姜拌药布包，患处擦之，良久，以热汤淋洗。

一治白癜风方。用杜蒺藜子生捣为末。作汤服之，每服三钱。

【点评】本篇所论紫、白癜风即汗斑，类似于西医的花斑癣，为慢性浅表性真菌病，与皮肤黑素细胞功能消失引起的白癜风不同。故花斑癣可以参考本篇方法治疗。

疠风

夫疠风者，天地杀物之风，燥金之气也。故令疮而不脓，燥而不湿。燥金之体涩，故一客于人则荣卫之行滞，令人不仁而麻木也。毛落眉脱者，燥风伐其荣卫，而表气不固也。遍身癞疹者，上气下血俱病也。诸痛属实，诸痒属虚。疠风之痒，固多有虫，而卫之虚不可诬也。是症也，以润燥之剂主之。白花蛇血气之属也。用血气之属以驱风，岂不油然而润乎?! 然其性中有毒，同气相求，直达疠风毒舍之处，岂不居然而效乎?! 皂角之性善于洁身，则亦可以洁病。苦参之性善于去热，则亦可以去风。昔人治以防风通圣散，此方乃汗下之剂也，非荣卫虚弱者所宜。今以玉屏风丸更之，则黄芪可以排脓补表，防风可以利气疏邪，白术可以实脾而补肌矣。

补气泻荣汤

黄芪　当归　黄连各三分　生地黄四分　人参二分　黄芩四分　连翘升麻各六分　甘草一钱五分　全蝎二分　虻虫一枚，去翅、足，微炒　桃仁二个苏木　地龙各三分　梧桐泪一分　水蛭三枚，炒尽烟　桔梗五分　麝香少许

上剉一剂。水煎，温服。

一论治疠风，手足麻木，毛落眉脱，满身癞疹，搔痒成疮等症。

愈风换肌丹

白花蛇二条，头尾全者，酒浸二、三日，去骨，阴干　苦参四两　皂角五斤，去皮、弦，酒浸一宿，取出，以水熬膏

上为末，以皂角膏和丸，如梧桐子大。每服七十丸，以防风通圣散送下。

苦参酒

用苦参五斤，好酒三斗，浸一月。每服一合，日三服。

苦参丸

苦参一斤　防风　荆芥　羌活　当归　川芎　赤芍　金银花　独活　连翘　黄芩　黄连　栀子　滑石　白术　甘草各一两

上为末，面糊为丸，如梧桐子大。每服百丸，苦参酒送下。

一治癞风。

如圣丹

全蝎酒洗，一两五钱　天麻一两五钱　僵蚕炒　蝉蜕　苦参各一两　防风一两五钱　荆芥　羌活　细辛　白芷　川芎　当归　白芍各一两　人参五钱　白术去芦　枳壳去瓤　桔梗　滑石　黄柏去皮　大黄煨，各一两　芒硝五钱　麻黄　石膏各一两　黄连五钱　大枫子去壳，一个　郁金五钱　皂角刺　山栀子　连翘各一两　独活五钱

上三十味为细末，用红米糊为丸，如梧桐子大。每服五七十丸，用六安茶清送下，日三服，半月痊愈。尿如靛水黑色，此病之深者，只用此药二料。如眉毛须发脱落，日渐生长。切不可食羊、鸡、鹅、猪头、蹄、鲤鱼、生冷。如肯食淡，百日全愈。如癞破裂，只用大枫子壳煎汤洗。春夏石膏、滑石依方，秋冬二味减半。遇春分、秋分服防风通圣散一帖，空心服，利三四次，以粥补之方见中风。

一治疠风眉发脱落者，取皂角九蒸九晒，为末。每服二钱，温汤送下。久服眉发再生，肌肤悦润，眼目倍明。

一治大风恶疾，双目昏暗，眉发自落，鼻梁崩倒，肌肤疮烂，服此立效。

皂角刺三斤，炭火蒸炙，晒干为末。煎大黄浓汤调服，数日间发生肌润目明，诸病立瘥。

一治大麻风，即大风疮。用人蛆一升，细布袋盛之，放在急水内流之干净，取起，以麻黄煎汤，将蛆虫连布袋浸之良久，取起晒干；再用甘草煎汤浸，晒干；又用苦参汤浸，晒干；又用童便浸，晒干；又用生姜、葱煎汤，投虫入内，不必取起，就放锅内煮干，就焙干为末，每虫一两，加麝香二钱，蟾酥三钱，共为一处，入瓷器内。每服一钱，石藓花煎汤下 _{花即山中石上生白藓如钱样}，以苍耳草煎汤洗浴，然后服药，七日见效。体厚者一日一服，弱者三日一服。神效。

【点评】疬风即麻风，是由麻风杆菌引起的慢性传染病。龚氏认为本病由卫虚有虫所致，故主张治疗用玉屏风固其卫表，用白花蛇、皂角、苦参治其病。

臁疮

夫臁疮者，皆由肾脏虚寒，风邪毒气，外攻三里之旁，灌于阴交之侧，风热毒气，流注两脚，生疮肿烂，疼痛臭秽，步履艰难。此病生于骨臁为重，以其骨上肉少皮薄，故难愈。至有多年无已，疮口开阔，皮烂肉现，臭秽可畏。治法当先取虫，然后敷药，须翘足端坐，勿多行履，庶可痊矣。

一治腿生疮，或癣疥等症。

四生散

白附子　黄芪　羌活　沙苑蒺藜

上各等分为末。每服三钱，用猪腰子劈开，入药，湿纸包裹，煨熟，细辛煎汤下。风癣酒下。

一论臁疮乃湿毒所致，及治遍体热疮。

黄白散

黄柏_{去皮，一两}　轻粉_{三钱}

上为细末。用猪胆汁调涂，湿则干掺。

一论远年近月，一切臁疮溃烂至骨疼痛，当止痛生肌，如神。

三香膏

乳香二钱　松香三钱

上为细末。真生香油调，用包粽子笋叶薄者，密针刺孔，将药摊其上，用笋叶贴患处，药居中，上用完笋叶盖药上，帛扎住，即效。一方用松香为末，入葱根须、叶等分，同捣为饼，外用乳香为末，少掺药饼上，搭在疮口，布帛扎住，二日一换，盐茶洗净。

一治臁疮方。

密陀僧八钱　石乳二钱　铜青八分　血竭一钱

上为末。将油纸刺孔，桐油扫纸上，掺药在油上，隔纸贴之。效。

一治臁疮、顽疮、裙边疮许敬吾传。

柏油二两　黄蜡三钱　白蜡　香油各三钱　密陀僧一两五钱，为末

上将此四味入粗碗内，火上煎化，频频入陀僧在内，搅不住手，成膏为度。将油纸刺孔，上药，油纸反折，以孔在下贴疮。

一治两足生内疮，诸疮久不已后山李怀严传。

轻粉一钱　宫粉二钱

上用猪板油同捣烂，浇油纸上，贴疮。外帛包紧，一日换一次，先用盐茶洗净，贴药。

一治臁疮烂脚方。

先用米泔水洗净，再用川椒、艾叶浓煎水洗净，用黄丹不拘多少，真香油调茶碗内，以艾烧烟熏至黄色，上用隔纸膏贴之妙。

【点评】臁疮即小腿部位的慢性溃疡，俗称老烂腿。生于小腿前缘胫骨处的疮面很难愈合，龚氏认为："此病生于骨臁为重，以其骨上肉少皮薄，故难愈。至有多年无已，疮口开阔，皮烂肉现，臭秽可畏。"病与虫有关。实则原因众多，有下肢静脉曲张引起的下肢微循环不良，或丹毒、皮肤结核等。

诸疮

一专治疗疮、发背、脑疽、乳痈疽、附骨疽、一切无头肿毒恶

疮，服之便有头，不痛者服之便痛，已成者服之立愈，此乃恶疮药中至宝，病危者立效复苏，万无一失，乃家传之秘方，不可轻视，宝之宝之。

飞龙夺命丹

雄黄三钱　朱砂二钱，为衣　轻粉五分　血竭一钱　乳香二钱　没药　铜绿各二钱　胆矾一钱　麝香五分　寒水石一钱　蜗牛二十一个　蜈蚣一条，酒浸，炙黄，去头、足　蟾酥二钱，干煮，好酒化

上为细末，先将蜗牛连壳捣烂，和前药为丸，如绿豆大，如丸不就，入酒打面糊为丸，朱砂为衣。每服二丸，先用葱白三寸，令病人嚼烂，吐于男左女右手心，将药丸裹于葱内，用无灰热酒送下，于无风处以衣盖护之，约人行五七里之久，复再饮热酒数杯，以助药力，以发汗为度。病初觉，二丸即消，如汗不出，重者，再服二丸。汗出即消，三五日病重者，再进二丸即愈。如疔疮走黄过心者，难治之；汗出冷者，亦难治。如病人不能嚼葱，擂烂亦可，疮在上，食后服；疮在下，食前服。药后忌冷水、王瓜、茄子、猪、鸡、鱼肉、湿面，一切发风、发疮之物，数方校正无差。

一切百疮恶毒，兼治痔漏。

清毒百应丸单水云传

锦纹大黄一斤，切片，听用　苍术　黄柏　当归　槐花　金银花　皂角各四两

上将六味细切，水二十碗，煎至十碗，去渣，浸大黄令透，取起晒干，又浸又晒，以汁尽为度，为末，面糊为丸，如绿豆大。每服六十四丸，白汤送下。以大便下滞物为效。

一治无名肿毒疼痛，痈疽乳硬等疮，初发时即用真香油一杯温热饮之，则毒不攻心，可以缓治。

一切无名肿毒疮，须臾肿起，痛难当，即将妙药频敷贴，免使猖狂作祸殃。

一治无名肿毒、发背、痈疽、疔疮等毒，白矾不拘多少为末，入新汲水内，用粗纸三张浸内，将一张贴患处，频频贴，更贴十数次。立消。

一方用葱头杵烂，炒熟敷患处，冷则易之。

一方，用五倍子炒为末，醋调，涂患处。

一方，用大黄为末，醋调，涂患处。

一方以端午日取白矾，研为末。但遇疮毒初起，每服三钱，加葱头切，拌匀，酒调服。

一切无名肿毒初起，牙皂七个，烧存性为末，入真蛤粉_{炒过七钱}，搅匀，用生酒调服。

一敷诸疮肿未破者，虾蟆一个，先以石灰炒过，后将虾蟆剁烂，同研如泥，用绵帛摊上，贴患处，自破。

一治诸疮恶毒、臁疮、疔疮、搭手、背疮等疮。

葱白_{一斤}　马齿苋_{一斤}　石灰_{一斤}

上三味，湿捣为饼，阴干，为细末。贴疮。即效。

一外消肿毒方。

猪苦胆_{三个}　生姜_{半斤，取自然汁}　好醋_{一盏}

上三味合和一处。以好京墨磨浓，抹肿处。立消。

一治外科诸毒，肿痛初起未破，用连须葱数根，用稻杆烧过，半熟捣烂，入蜜二匙，再捣匀成饼，敷患处。立消。内服白矾，熔化为丸，朱砂为衣。每服三钱，用葱酒送下，汗出立止。

一治无名肿毒，用家园生地黄敷之。立已。

一切无名肿毒疮疖。

树上马蜂窝_{二钱}　壁钱_{扯破，一钱}　乳香　没药　孩儿茶_{各八分}　鸡肫皮_{一钱}

上各为末。蚕茧扯破一钱，揸香三根，共铺绵纸上，卷作筒，线缠，蘸入香油点着，照患处，如肿盛，加艾少许。

一治诸般恶毒，肿痛不可忍者。

一枝箭

白及　天花粉　知母　牙皂　乳香　金银花　半夏　穿山甲_{酥炙}
贝母_{各一钱五分}

上剉一剂。酒两钟，煎一钟，温服。汗出立愈。

一切疮毒肿痛，成脓，用火罐拔三次，即将脓水拔出而消散矣。

洪宝膏

天花粉_{三两}　赤芍_{二两}　白芷　姜黄_{各一两}

上为细末。茶调敷之。此药一凉而已，能化血为水，凉肌生肉，去死肌烂肉，及能破血退肿，又能止痛出脓，或用三分姜汁，七分鸡清调敷，能使血退。姜汁性热，能引血潮，故血破散而后成脓。如热盛，疮毒恐随干又痛，赤肿不消者，用鸡清调敷，取其难干，如汤烧，疗亦同也。

一敷治一切肿痛，如神。

铁箍散

南星 草乌 白及 白蔹 白薇 黄柏 天花粉 吴茱萸 白芷各一两 芙蓉叶二两

上为末。用鸡清调敷。

一治血风疮，并湿热生霉，其形如钉，高起寸许者。

追风解毒汤

连翘 黄连 黄芩 黄柏 防风 荆芥 羌活 独活 僵蚕 全蝎 蒺藜 金银花 威灵仙 归尾 甘草 赤芍

上剉，各等分。水煎服。

一治血风疥癣、虫疮、癞疮痛痒发热等症徐完初试验。

大枫子去壳，一两 樟脑五钱 水银二钱 轻粉一钱 核桃肉十个

上共研烂为丸，如弹子大。放手掌心揉擦。其疮自已，连擦四五次，以愈为度，或将药擦疮上亦可。

一治软疮疖毒，久不能开口，疼痛不可忍者，巴豆用簪穿，灯上烧存性为末，放疮顶上，以膏药贴之即溃。

一治坐板疮琯四九兄传。

花椒一钱，炒 胡椒七分 枯矾一钱 人言一分

上为末。柏油调搽。

一治坐板疮，痛痒，经年弗愈中州傅爱泉传。

人言一分 密陀僧三分 硫黄二钱 石膏一钱五分

上为末。生猪油调搽患处。

一治疮口难敛，及多年恶疮，百方不瘥，或痛焮起不已者，马齿苋擂罨如泥，敷周围，立效。

一治诸疮毒臭烂不堪闻者。

雄黄 生白矾

上各等分。煎汤洗之。

一治湿挠疮方。

黄蜡　白蜡　铜绿　黄丹　童女发各一钱

上用香油二两，入铜杓内熬，入药同煎，将纸折作十数层，入锅内熬。贴疮。

一治冻疮，用茄子根浓煎，汤洗，并山雀儿脑髓涂之。

一诸处冻疮久不瘥，年年发不歇，先痒后痛，然后肿破出黄水不止，用雄雉黄一枚，捣烂，黄蜡各等分，清油减半，同于慢火熔熬，调搽患处。如治手脚冻疮，用橄榄烧存性为末，入轻粉，油调，涂上。

一治头上风疮，肿痛臭烂，用包银朱粗纸烟熏发内，虫即死而愈。

一治蛇头指，用鸡子开一窍，将指入内，待蛋化水，又换一个，如此三枚即已。

一手足患缠爪黄，肿痛作脓，不可忍者，用蕌加石灰捶烂，敷上，立已。

一蛇头指，痛不可忍，臭不可闻，用蜈蚣一条，焙干为末，猪胆汁调涂。

一又指无名肿毒，痛不可忍者。

白及一钱　蟾酥三分

上共和一处，用鸡清调涂。当时肿消痛止。

一治血风疮。

石膏　硫黄　百草霜

上各等分。柏油调搽。

一治肥疮、黄水疮。

红枣烧灰　枯矾　黄丹　宫粉　松香各一钱　银朱三分

上为细末。湿则掺之，干则香油调搽。

一治脚上诸般疮毒膏药方。

水银一钱　没药五分，新瓦焙干　黄丹五分　细茶三钱　大枫子十个，去芦　轻粉一钱　黄蜡五钱　石乳香五分，瓦焙　片脑三厘　真麻油一盏

上药俱研极细末，筛过，用黄蜡、麻油同煎，用文武火慢慢煎熔成膏，稍冷，方下片脑，再煎一刻，取退。用细嫩油纸薄抹，随疮大

小为度，不宜太阔，二日一换，每帖用后药煎水洗净疮口方贴。

大黄　苦参　黄柏　苍术　防风　金银花　艾叶　茶叶

上各等分。煎汤洗疮口。

一多年顽疮久不愈者，并诸疮不收口者。

黄蜡二两　黄丹四两　轻粉　乳香　没药　血竭　孩儿茶各一钱

上为细末，先将真麻油半斤煎至滴水成珠，下黄蜡化开，再入黄丹，就起离火，方下诸药，搅匀，入罐收用。

一翻花疮及似花之状。

胭脂　贝母各三钱　胡粉二钱五分　硼砂　没药各二钱

上为细末。先用温浆水洗净，后敷之。

一月蚀疮，虫或生小耳内。

胡粉炒，微黄　枯白矾　黄丹煅　黄连　轻粉　胭脂各三钱　麝香少许

上为末。以浆水洗之，拭干后搽药，上麻油调敷即愈。

一脚生鸡眼作痛者，以捁鸡汤剥洗，效。

一脚指缝白烂者，用鹅掌黄皮烧存性，为末，敷之。如水出，用飞黄丹入花蕊石粉掺之。

一治脚胫上生疮肿痛，顽毒溃烂，久不已。

隔纸膏陈云岳传

枯矾三钱　密陀僧三钱　龙骨煅，二钱　黄丹水飞，三钱

上用油纸，将布针刺孔，桐油调，掺上，贴患处。

一治软疖方。

用牛胶将滚水泡软，贴患处，中留一孔出气。久之自落。

一人累年遍身疮疥，风痒热毒，苦楚难禁，予制此方服之，永不疮疥，妙不可言。

当归酒洗，二两　白芍乳汁炒，二两　怀生地黄酒洗，二两　防风去芦，二两　熟地黄酒蒸，二两　川黄柏盐水炒一半，童便炒一半，各一两　知母去毛，酒炒，二两　白术用壁土炒，一两　土茯苓六两　苦参去皮，炒，四两　甘草一两

上为细末。用猪肚一个，好酒四壶，文武火煮烂，捣成药末为丸，如梧桐子大。每服五十丸，酒送下。忌鸡、鱼、牛、羊肉。

一治疮疽久不愈。

黄芪二两　　当归一两五钱　　白芍二两　　白茯苓一两　　白芷三钱　　川芎一两
厚朴五钱　　官桂七钱　　陈皮一两　　炙甘草一钱

上剉。姜、枣煎服。

　　【点评】本篇列举了治疗疔疮、发背、痈疽、冻疮、臁疮，以及无名肿毒恶疮等的治疗方药。其中有内服药，如首方"飞龙夺命丹"为龚氏家传秘方，云"不可轻视，宝之！宝之！"也有许多外用方、偏方等。

膏药

一治一切风寒湿气，手足拘挛，骨节酸疼，男子痞积，妇人血瘕，及腰胁诸般疼痛，结核、瘰疬、顽癣、顽疮，积年不愈，肿毒初发，杨梅肿块未破者，俱贴患处。肚疼腹痛，泻痢疟疾，俱贴脐上，痢白而寒尤效。咳嗽哮喘，受寒恶心，胸膈胀闷，面色痿黄，心疼气痛，俱贴前心。负重伤力，浑身痛者，贴后心。腰眼痛，小肠气等症，贴脐下。治无不效。

神异膏傅参将方

木香　川芎　牛膝　生地黄　细辛　白芷　秦艽　归尾　枳壳
独活　防风　大枫子　羌活　黄芩　南星　蓖麻子　半夏　苍术　贝
母　赤芍　杏仁　白蔹　茅根　两头尖　艾叶　连翘　甘草节　川乌
肉桂　良姜　续断　威灵仙　荆芥　藁本　丁香　金银花　丁皮　藿
香　红花　青风藤　乌药　苏木　玄参　白鲜皮　僵蚕　草乌　桃仁
五加皮　山栀子　牙皂　苦参　穿山甲　五倍子　降真香　骨碎补
苍耳头　蝉蜕　蜂房　鳖甲　全蝎　麻黄　白及各一两　大黄二两　蜈
蚣二十一条　蛇蜕三条

上用桃、槐、榆、柳、楮、桑、楝七色树枝各三七二十一寸，共俱切粗片，用真麻油十七斤浸药，夏三宿，春五、秋七、冬十宿后，煎药枯油黑为度，用麻布滤去渣，贮瓷器内，另以松香不拘多少，先下净锅熔化，后取起，每香二斤，用药油四两，搅匀，软硬得法，仍滤入水缸中，令人扯抽，色如黄金即成膏矣。

一治风寒湿气所侵，跌扑闪挫损伤，一切疼痛，皆贴患处。心腹痛，俱贴痛处。哮吼咳嗽，贴背心。泻痢，贴脐上。头痛眼痛，可贴太阳穴。及治一切无名肿毒、疔疽、发背、疮疖、湿毒、肿疮、臁疮，始觉时便贴患处。即消。已成亦能排脓长肉止痛。甚效，不能尽述。

神秘万金膏

草乌　川芎　大黄各六钱　当归　赤芍　白芷　连翘　白及　白蔹　乌药　官桂　木鳖子各八钱　槐　柳　桃　桑　枣各四钱

上剉散。用真麻油二斤，浸药一宿，用火煎至药焦色，以生丝绢滤去渣不用，将油再入锅内，以文武火熬至滴水成珠不散，方下飞过黄丹十二两，要炒过，陆续下匀，滴水成珠不散为度，后入乳香、没药末各四钱，搅匀听用。一方加苦参、皂角各五钱。一方加苏合香三钱，名万应紫金膏。

一治杖扑汤火损伤，疮毒，不问已溃未溃，肉虽伤而未坏者，用之自愈，肉已死用之而自溃，新肉易生，搽至肉色渐白，其毒始尽，生肌最速。如棍杖者，外皮不破，内肉糜烂，其外皮因内焮干缩，坚硬不破，爬连好肉作痛，故俗云疔痂皮，致脓瘀无从而泄，内愈胀痛，难以溃敛。怯弱之人，多成破伤风症，每致不救。若杖疮内有瘀血者，即用有锋芒瓷片，于患处砭去，涂以此药，则疔痂死肉自溃，脓秽自出，所溃亦浅，生肌之际，亦不结痂，又免皱揭之痛，殊有功效。

当归膏

当归一两　地黄生，炒，一两　黄蜡一两　麻油六两

上先将当归、地黄入油煎黑，去渣，入蜡熔化，候冷搅匀，即成膏矣。盖当归、地黄、麻油、黄蜡主生肌止痛，补血续筋，与新肉相宜，白蜡尤妙。

一治诸疮肿毒及诸病等症神效。

神效万灵膏五台山无穷禅师秘藏方

当归　川芎　赤芍　生地黄　熟地黄　防风　羌活　独活　连翘　山栀　黄连　大黄　玄参　苦参　白芷　两头尖　皂角　桔梗　白及

白蔹　红牙大戟　五倍子　山茨菇　天花粉　官桂各六钱　蓖麻子六十个
木鳖子四十个　杏仁四十个　巴豆肉四十个　穿山甲十片

　　上剉散。用真麻油二斤四两，发余四两，入药浸，春秋三日，夏二日，冬五日，油、药放铁锅内，文武火熬，用槐、柳枝长寸许，各三十根，同熬焦色，用麻布滤去渣，再放油锅内熬，滴水成珠不散，倾出瓶内。秤准，油二斤，下山东黄丹一斤，松香二两，姜汁煮过黄蜡二两，桐油三两，熬至不老不嫩，冷了，下乳香、没药、血竭、孩儿茶、阿魏、百草霜各三钱，麝香五分或一钱，轻粉三钱，马齿苋膏三钱，俱为细末，药油将好投下，早了恐泄药气，再熬，不粘手为度，将膏药埋土内三四日，出火毒，瓷瓶内收贮。随意摊贴，倘膏嫩，加杭粉不拘多少，不粘手为度。贴诸肿毒、疔疮、发背，治诸病法列于后：

　　一痈疽、发背、瘰疬、疮毒，才起一日，贴上，火焙双手，一上一下摩百余次，出汗为度。如有脓血之疮，贴上膏药便罢，不用手摩。

　　一疥疮、癣疮搔痒，贴上，不用手摩。

　　一风癞皮肤，先用木鳖子，火煨熟，捣烂，放肿上贴之。

　　一咽喉喘嗽，贴膏肓，焙手摩百次。

　　一无名肿毒，贴患处。疮初起，焙手摩出汗。诸毒发阴阳，男子贴丹田，妇人贴血海，焙手摩百次。

　　一打破损刀伤，贴患处，如虚肿，贴肿处，焙手摩百次。

　　一冷嗽热嗽伤风，贴肺俞，焙手摩百次。

　　一风痰壅塞，贴心坎痛处，焙手摩百次。

　　一男妇诸痞块，用面作圈放痞上，用皮硝一两，鸽粪五钱，大蒜二颗，将为一处，用膏贴疮上，硝、粪、蒜放圈内，以熨斗火熨药上，要透热，煨木鳖子肉放膏内。小儿痞块，不用硝熨，焙手摩百次。

　　一男妇偏正头风，俱贴太阳穴，焙手摩百次。

　　一男子遗精，妇人白带，煨木鳖子肉，男贴丹田，妇贴血海，焙手摩百次。

　　一蛊胀，贴心下、脐上，煨木鳖子肉，焙手摩百次。

一左瘫右痪，湿气疼痛，贴于患处，煨木鳖子肉，焙手摩百次。

一暗风，贴肺俞穴，并心口下三寸，焙手摩百次。

一月经不调，贴血海，焙手摩百次。

一醉后呕吐，贴肺俞、心口，焙手摩百次。

一冷气冲心痛，肚腹疼痛，依病大小贴，焙手摩百次。

一四时伤寒，贴脊心，焙手摩百次。

以上诸般疼痛，照法贴之，焙手摩百次，其患处即愈。

【点评】本篇介绍了四种治疗风湿痛、跌打损伤、结核、瘰疬、疔疽、发背、咳嗽、哮吼、腹痛、腹泻等外用膏药。并详细说明了膏药的组成药物、制法、用法、主治等。

杖疮

一杖打破脚腿肿痛，金凤花杆一根，捣烂如泥，敷患处，如干又涂上，一夜血散而愈。

一杖疮久不愈者，雄猪脊髓日夜搽破肿处，立已。

一杖打血侵裆肿痛，石灰三钱，入水搅，澄，再入香油五钱，用金环脚搅打成膏，以鸡翎扫上，使血水长流，须臾肿消痛止。

一未杖之先，用白蜡细切，入碗内，滚酒泡服，打着不痛。

一杖疮方，用麻油二分，水一分，黄丹一钱，入碗内，用银簪搅成膏，用鹅毛刷上，外用纸贴，日四五次，赶血下行，立时肿消痛止。

一治杖疮，及远年近月一切顽疮。

黄蜡二两　黄香二两，为末，去黑渣不用　香油三两，炖温　乳香末，五分
没药末，五分

上先将蜡入瓷碗内，慢火化开，用箸敲碗边，续续入黄、香、乳、没，取碗离火，入温香油于内，搅匀，待冷，入水缸内去火毒，三日取出，油单纸摊药，贴患处。

一杖打伤重，败血攻心欲死。

苏木三钱　红花三钱　归尾三钱　大黄二钱

上共为末。童便一大钟，煎至一钟，不拘时热服。

一杖打伤后，溃烂久不愈者，此气血虚也。

人参　白术去芦，焙，炒　白茯苓去皮　当归　白芍　陈皮　熟地黄　香附子　贝母　桔梗　甘草各等分

上剉一剂。水煎，空心服。往来寒热，加柴胡、地骨皮；口干，加五味子、麦门冬；脓清，加黄芪；脓多，加川芎；肌肉迟生，加白蔹、肉桂。

白龙棒疮膏方外异人传

腊猪油一两七钱　白蜡　轻粉　定粉各五钱　黄蜡三钱　朝脑二钱五分　乳香一钱　没药二钱　冰片一分

上为末，先以猪油同二蜡化开，入群药末调摊，贴之。

寄杖神丹何和宇传

此药服后任行无妨，且血不侵裆。

乳香　没药各五分　血竭　孩儿茶　三七各一钱　木茸①焙干　白蜡各二钱　辰砂七分　青木香一钱　海螵蛸五分　琥珀一分　天灵盖火煅，三分

上为末，沙糖为丸，如苦珠大。每服三丸，好酒送下。即打着不甚痛，如未受责，用两手捶背即消。

一杖疮溃烂生蛆，用皂矾煅过为末，干掺其内，蛆即死。

【点评】跌打损伤可以参见本篇治疗。

折伤

夫折扑坠堕，皮不破而内损者，必有瘀血。若金石伤，皮破血出，或致亡血过多，二者不可同法而治。有瘀者，宜攻利之；若亡血者，兼补行之。或察其所伤，有轻重上下浅深之异，经络气血多少之殊，惟宜先逐瘀血，通经络，和血止痛，后调气养血，补益胃气，无

---

① 木茸：即黑木耳。

不效也。

大凡伤损，不问壮弱，及有无瘀血停积，俱宜服热童便，以酒佐之，推陈致新，其功甚大。

一论跌伤骨折，用药一厘，黄酒调下，如重车行十里之候，其骨接之有声。初跌之时，整理如旧，对住，棉衣盖之，勿令见风，方服药，休移动，端午日制。忌妇人、鸡、犬等物。

一厘金大梁孙都督秘传，神效

土鳖一个，新瓦上焙干　巴豆一个，去壳　半夏一个，生用　乳香五分　没药五分　自然铜火煅，七次，水淬七次，用些须

上为细末。每服一厘，好酒送下。不可多用，多则行瘀太过，反伤正矣。

一被打伤重，恶血攻心，或木石压死，并跌磕伤，从高坠下，跌死气绝，不能言语，取药末，便急劈开口，以热童便灌下。一方用苎麻烧灰，调酒服。

一凡跌伤打伤，肿痛不可忍者，以生葱捣烂，热罨之，甚妙。

一伤肢折臂者，即将折处凑上绑定，用好酒一碗，旋热，将雄鸡一只，刺血在内搅匀，乘热饮之，仍将连根葱捣烂，炒热，敷上，包缚，冷再换。亦治刀刃伤痛与血不止。

一折伤先用止痛法。白矾为末，每用一匕，沸汤一碗化之，以帕蘸，热熨伤处，少时痛止，然后排整筋骨，贴药。

一治伤损焮痛红肿，属热毒者，并接断。

济阴丹

天花粉三两　姜黄　白芷　赤芍药各一两

上为末。浓茶调，搽患处。

一治跌打伤损伤骨，先用手扯伸后，用小奶鸡一二只，捣烂搽上，外用杉木板夹之，次日再换，取效如神。

一论打扑伤损至重，大小便不通，瘀血不散，肚胀膨胀，上攻心腹，闷气至死者，此药逐下瘀血，方可服补损药。

大成汤

大黄二钱　芒硝二钱　枳壳二钱　厚朴一钱　当归一钱　桃仁一钱　苏木一钱　红花五分　木通一钱　甘草少许

上剉。水煎，温服。

一论从高坠下，恶血流于胁下，痛不可忍。

复元汤

柴胡五钱　当归六钱　穿山甲土炒，二钱　桃仁去皮，五十个　红花二钱
瓜蒌仁二钱　大黄酒浸，一两　甘草二钱

上剉一剂。水二盏，酒一盏，煎八分，温服，以利为度。

一论坠堕挫闪，气血凝滞，攻刺腰痛。

羌活桃仁汤

羌活　苍术米泔浸　当归尾　玄胡索　桃仁去皮　红花　牛膝去芦
杜仲酒炒　破故纸炒　小茴香酒炒　乳香　官桂

上剉一剂。半水半酒煎服。

一治跌扑伤损。

真牛胶一两　干冬瓜皮一两

上二味，剉碎，入锅内，同炒焦枯，存性，为末。每服五钱，好
酒一钟调，热服，后仍饮热酒二三盏，厚盖得微汗，痛即止，一宿接
完如初。极效。

一论跌扑所伤，为敷凉药，或人元气虚寒，肿不消散，或不溃
敛，及痰毒坚硬不痛，肉色不变，久而不溃，溃而不敛，或筋挛骨节
一切冷症并治。

回阳玉龙膏

草乌一钱，炒　南星一两，炒　干姜一两，炒　白芷一两　赤芍一两，炒
肉桂五钱

上为末。葱汤调搽，热酒亦可。

接骨止痛神方

楮根皮　茸花枝又名合欢树，又名夜合花

上二味。用水一碗，煎至七分，加酒一钟，调入火煅过天灵盖一
二钱，温服，当时止痛。

一治跌扑伤损，蟹二只，连壳捣烂，好酒二碗煎，去渣服，渣敷
患处。

一治打扑青肿疼痛，用青果核磨水，频扫患处，其青肿立退。

一论打扑跌损伤，牙咬刀伤出血，诸般毒肿，出脓后肌肉不生，

痛不止者。

止血定痛生肌散

乳香三钱　没药三钱　血竭二钱　黄丹飞过，五钱　白芷二钱五分　龙骨火煅，三钱　软石膏炒，去火毒，一两　朝脑少许

上为细末，瓷器盛。每以掺患处，血止，痛定，肌生。

一治伤损等症，失血过多，或因克伐，气血耗损，恶寒发热，烦躁作渴。

八珍汤

人参　白术　白茯苓　当归　川芎　白芍　熟地黄各一钱　甘草炙，五分

上剉。姜、枣水煎服。

一治被人打伤筋骨，跌扑伤，气血虚弱，宜服：

万病无忧酒方见补益

一治打扑损伤，落马坠车，一切疼痛。

乳香定痛散

乳香　没药　川芎　白芷　赤芍各一两　生地黄　牡丹皮各二两　甘草五钱

上为细末。每服三钱，温酒并童便调下。

一治风损如神膏谢医风传。

用生姜、葱白二汁，好醋各一碗，下黄丹半斤，同熬，又下香油四两，再入桐油四两，熬至滴水成珠不散，下黄丹一两，再熬成膏，入麝香五分，贴风损如神。

【点评】折伤主要指骨折，古代也分皮不破和皮破出血两类，西医学称为闭合性骨折和开放性骨折，后者若出血过多可致亡血。二者治疗不同，故龚氏曰："皮不破而内损者，必有瘀血。若金石伤，皮破血出，或致亡血过多，二者不可同法而治。有瘀者，宜攻利之；若亡血者，兼补行之。"本篇记载了很多治疗折伤的有效方剂，如"大成汤"，可预防严重外伤导致的弥散性血管内凝血（DIC）。另"止血定痛生肌散""乳香定痛散"均有很好的止痛疗伤效果，其作用有时甚至优于西药止痛剂，值得关注。

破伤风

夫破伤风者，有因卒暴伤损，风袭其间，传播经络，致使寒热更作，身体反张，口噤不开，甚者邪气入脏。有因诸疮不瘥，荣卫虚弱，肌肉不生，疮眼不合，风邪亦能外入于疮，为破伤风之候。有诸疮不瘥，举世皆言蕲艾为上，是谓热疮，而不知火热客毒，逐经诸变，不可胜数，微则发热，甚则生风搐或角弓反张，口噤目斜。亦有破伤风不灸而病者，因疮着白痂，疮口闭塞，气壅于阳，故热易为郁结，热则生风也。古方药论甚少，以此疾与中风同论，故不另立条目。惟河间论病同伤寒症治，通于表里，分别阴阳，有在表，有在里，有在半表半里者。在表宜汗，在里宜下，在表里之间宜和解，不可过其治也。故表脉浮而无力者太阳也，脉长而有力者阳明也，脉浮而弦小者少阳也，若明此三法，而施治不中者鲜矣。但中风之人，尚可淹延岁月，而破伤风，始虽在表，随即转里，多致不救。大抵内气虚弱，而有郁热者得之，若内气壮实，而无郁热者，虽伤而无害也。

一论破伤风，邪初在表者，急服此药以解之，稍迟则邪入于里，与此药不相合矣。

羌活防风汤

羌活　防风　藁本　川芎　白芍　当归　地榆　细辛　甘草_各一钱

上判。水煎，热服。

一论破伤风，在半表半里，急服此汤，稍缓邪入于里，不可用矣。

和解汤

羌活　防风　川芎　菊花　麻黄　石膏　前胡　黄芩　细辛　枳壳　白茯苓　蔓荆子　甘草_{各五分}　薄荷　白芷_{各二分半}

上判。水煎，热服。

一论破伤风，邪传入里，见舌强口噤，项背反张，筋惕搐搦，痰涎壅塞，胸腹满闷，便溺闭赤，时或汗出，脉洪数而弦也。宜导之。

通里汤

川芎　羌活　黄芩　大黄各二钱

上剉。水煎，温服。脏腑通和为贵。

一论风伤肾而腰痛者，或左右痛无常处，牵引两足，宜用：五积散方见中寒，加防风、全蝎三个。

一论破伤风及金刃伤，打扑伤损，并癫狗咬伤，能定痛生肌。

玉真散

天南星为防风所制，服之不麻　防风

上各等分，为细末。破伤风以药敷口，然后以温酒调下一钱。如牙关紧急，角弓反张，用药二钱，童便调下。打伤欲死，但心头微温，以童便灌下二钱，并进二服。癫狗咬破，先口噙药水洗净，用棉拭干，贴药，更不再发，无脓，大效。

一治破伤风，初觉有风，急取热粪堆内蛴螬虫一二个，用手捏住，待虫口中吐出水，就抹破处，身穿稍厚衣裳，待少时疮口觉麻，两胁微汗出，立效。如风紧急，速取此虫三五个，剪去尾，肚内黄水自出，涂疮口，再滴些少热酒饮之，汗出立效。烂草房上，亦有此虫。

一治破伤风，五七日未愈，已至角弓反张，牙关紧急，服之神效。

蝉蜕去头足，净五钱

上为末。用好酒一碗，煎滚服之，立苏。

一治破伤风。

夺命丹

川乌火煨，去黑皮，一两　雄黄一钱

上为末，葱汁为丸，如莲子大。每服一丸，用葱叶一片，将药裹内，火微烧，嚼烂，黄酒下。衣盖汗出立愈。

灸法　治破伤风，及疯犬咬伤方见灸法。

一治破伤风牙关紧急。

立效散

雄黄　香白芷

上各等分，好酒煎服。如牙关紧急者，灌之即活。

【点评】破伤风的中西病名相同，古人虽不知该病由破伤风杆菌引起，但了解本病与皮肤疮口有关，认为发病由风邪入于疮口，疮口闭塞，热郁生风所致。故早期用羌活防风汤、和解汤等散其风，入里用通里汤；也了解本病特殊而凶险，"破伤风，始虽在表，随即转里，多致不救"。现有破伤风疫苗，已能很好预防。

汤火

凡遇汤火所伤，切勿用冷水、冷物、冷泥，盖热气得冷气则却深搏，焖入筋骨，慎之慎之。

先以盐末和米醋调涂疮上，次以醋泥涂之，仍用醋涂不绝，暂救痛苦。一面急捣生地黄，醋调，敷疮上，直候疼止，虽厚至数寸亦不妨。

一切汤火伤，咒云：白龙树王如来救吾，行持北方壬癸禁火大法。龙树王如来，吾是北方壬癸水，收斩天下火星辰，千里火星辰必降。急急如律令。咒毕，即握真武印吹之，即用少许水洗。虽火烧手足成疮，亦可疗。

一治汤烫，被火烧破，疮毒疼痛，三方俱效。

一方用大黄末蜜和涂之，立愈。

一方用鸡子清磨京墨涂之，上用三层湿纸盖之。

一方用生白矾为末，香油调，扫疮破处，不拘时。

一治汤火伤，板刷上猪毛不拘多少，焙干，烧灰存性，研细末，真香油调，量患处大小，周圈厚敷于上，中留一孔，一日一次，慢慢围笼。如敷急速及不留口，则溃而有疤痕矣。

一治汤烫火烧，此药止痛解毒生血。

清凉膏

生地黄二两　黄连　栀子　白芷各一两　葱白十根

上剉细。用香油四两，煎至地黄等焦黑，滤去渣，再煎，入黄蜡五钱，慢火熬蜡化，倾瓷盆内，以鸡翎扫疮上。

一治汤烫火烧疮，家园生地黄，旋取新者，捣取自然汁，入香油、黄蜡少许，砂锅内熬成膏，以鸡翎扫敷疮上。

一治汤火烧伤，用水磨炭末涂，或磨土朱涂，或用真桐油涂。

一方，用菀头切开，水磨浓浆，敷之立效。

一方用黄柏为末，香油调搽，立已。

【点评】本篇所论烧烫伤的治疗方药与注意事项，简便实用而有效。至于咒语虽觉不科学，但古代也能起到一定的心理暗示作用，特别对重度烧烫伤者有益。

虫兽

一癫狗咬方。

斑蝥一日、二日、三日至七日，止用七个。七日外，记日，每日一个，至百日　雄黄二钱　麝香三分，小儿不用亦可，或用二三厘　滑石五六钱，或二两亦可

上俱观人禀气虚实，用糯米一勺，与斑蝥同炒，以赤为度，斑蝥去头、尾、翅、足，各为细末。每帖用二三茶匙，酒调服，如不饮酒，米汤亦可。服药去毒物，从小便中出，或口吐出，都是大小块子。毒出后，于疮口下去三寸灸三壮，效。先吃香油一碗，次用油洗疮口，又砂糖水调涂，仍服砂糖水一两碗。

一被虎伤，用生葛根汁服，并洗伤处，或白矾末纳疮口，痛即止。

一被骡马咬，用马鞭草烧灰，油调敷之。

一百虫入耳，用蓝汁灌之，或葱汁尤良，或猪油少许，炙香，置耳边，亦出。或芦管入耳内，口吸之，虫随出。

一癫狗咬伤，番木鳖，即马钱子，磨水吃。即看脑头顶有红头发，急宜扯去。

一蝎螫方。

朱砂　雄黄　胆矾

上各等分，麝香减半，端午日取虾蟆新蟾酥和为丸，一擦立止。

一癫狗咬伤神方。

斑蝥_{去翅、足，七个}　香附_{七分}

上共为细末。作一服，烧酒调下。如腹痛不可忍者，吃猪肉汤一两口，解之即止。不一时，小便出如狗形，下来即已。避锣鼓、风十七日。

一蜈蚣入耳，以鸡肉置耳边，自出。

一蜈蚣咬，痛不可忍，用烧纸卷紧，烧烟熏咬口，立止。一方用纺线根擂酒吃，立止。

一蜈蚣咬，痛不止，独蒜摩螫处，痛止。又宜乌鸡粪水调，涂之。又蜒蚰研敷之。

一蛇咬。

雄黄　五灵脂　白芷　贝母

上各等分，为末。每服二钱，热酒调服。又以白矾用滚水泡化洗伤处。神效。

一蛇咬_{端午制}。

雄黄　白矾_{生研}

上各等分，为末，熔黄蜡为丸，如梧桐子大。每服七丸，念"药王菩萨、药王菩萨"七遍，熟水送下。

一雄蝎螫人，痛在一处；雌蝎螫人，诸处牵痛。但将蜗牛捣烂，涂伤处，毒即解散，蜗牛食蝎故也。手浸冷水，痛亦止。

一治蝎螫。

天南星_{三个}　胆矾_{五钱}

上用焰硝半斤化成水，入二味末搅匀，滴成锭子。每遇蝎螫，擦之立愈。又治牙痛，用烧酒入此锭少许，漱口数次，即止。

一治蛇伤，用半边莲研生酒吃。凡被所伤，将棉帛扎住，勿令气上行，服药后即当解去，不然，则所伤之处必溃烂矣。

一疯犬咬人，急于无风处以冷水洗净，即服韭菜汁一碗，隔七日又一碗，四十九日共七碗，百日忌食鱼腥，终身忌狗肉，方得保全，否则十伤九死。一疯犬一日咬三人，止一人用此方得活，亲试有验。一用胆矾敷患处，立愈。

一辟蚊虫法。

鳖盖_{土炒}　楝花　芫花　苦参　藜芦　川芎

上共为末，枣肉为丸，晒干燃之。又方，用黄鳝骨同锯末卷作筒，烟烧之。

一辟蚊虫方。

用鳗鲡鱼干者，于室内烧之，即化为水矣。

一凡蛇入七窍，劈开蛇尾，纳川椒数粒，以纸封之，其蛇自出。更煎人参汤饮之，或饮酒、食蒜以解内毒。如被蛇咬，食蒜饮酒，更用蒜杵烂涂患处，加火于蒜上灸之，其毒自解。凡毒虫伤并效。

一金猫辟鼠法。

椿树叶　冬青叶　丝瓜梗叶

上各等分。每四季烧烟熏于堂上，鼠远避，一年烧四次。

一治虫入耳，用猫尿滴耳中即出。取猫尿：以生姜擦鼻，其尿自出。或用麻油滴之，则虫死难出，或用炒芝麻按之，亦出，更不如猫尿之速也。

一治百虫入耳，捣韭汁灌耳中，即瘥。又宜川椒末一撮，以酢半升调灌耳中，行二十四步即出。又宜火熨桃叶，卷之，取塞耳，立出。又宜葱汁灌耳中。

一治蚁入耳，用穿山甲烧存性为末，水调灌之，即出。

一百虫入耳不出，以鸡冠血滴入耳中，即出。

一蜒蚰入耳，地龙一条，纳葱叶中，化水滴耳中，其蜒蚰亦化为水。

一黄蜂螫，以热酒洗之立效，或用清油搽上即愈。

一辟壁虱臭虫，用蜈蚣烧烟熏之。一方青盐水浣洗床帐，永绝其迹。

【点评】本篇记载了各种治疗癫狗、虎、蛇、蝎等虫兽咬伤方，以及百虫入耳、避臭虫、避鼠等的单方偏方。

卷 十

单品杂治

食盐治验

一凡觉胸中酒食停积，或被人劝饮过多，一切诸物，心下胀满，只用盐花擦牙齿，温水漱下，不过三次，如汤泼雪，即时舒畅通畅也。

一用盐揩擦牙齿，少时吐水放掌中洗眼，夜见小字，此擦牙牙固，洗眼眼明。

一小便卒不通，炒盐纳脐中，即下。

一干霍乱，上不得吐，下不得利，出冷汗，气将绝，炒盐一大匙，炒令红，童便一小碗，二味温和服之，少顷吐下即愈。俗名绞肠痧腹痛。

一肝脏气虚，风冷搏于筋，遍体转筋，入腹不可忍，热汤三斗，入盐半斤，乘热渍之。

一齿龈宣露，每旦捻盐纳口中，以热水含漱百遍，不过五日即密致坚固。

一眼生浮翳粟翳，雾膜遮睛，取雪白盐，生研少许，以大灯草蘸盐，轻手指定浮翳就点，凡三次，疼痛勿惊恐，屡效。

一面上酒刺并酒鼻，切忌手搔手挤，只用无灰好盐炒过，如痒，即将盐擦之，如出血出水，即将盐按在伤处止之，久即除根。

一蝎螫，痛不可忍，以苦盐点大眼角，若螫左边点左，右边点右，或只以盐汤渍伤处，亦妙。

一妇人阴户极痒难忍，以盐涂之即已。

一寸白虫上攻心痛，用盐煮马齿苋一碗，入醋半盏，空心食之，少时虫出。

一脚气作痛，每用盐涂擦脚膝至足甲，淹少时，却用热水泡洗即已。

一喉痹肿痛，用盐炒红，研末，吹患处五七次，吐出涎即愈。

香油治验

一中风不语，或痰厥、气厥，忽然倒仆，不省人事，急用香油三四两，入麝香末二三分搅匀，将病人之口斡开灌下，通其关窍，即便苏醒。如无麝香，用生姜自然汁半盏同服亦可。

一中信石毒，或因气恼自服，急用香油灌之一碗余，或吐或行下即愈。若以酒调服者难救，其毒发散于周身也。

一痈疽疔毒，并天泡、杨梅等疮，用香油一斤，入水半钟煎炼，油耗，白烟起，住火，以瓷瓶收贮。每早晚用熟油一钟，对好无灰酒一钟，温服，七日除根。

一心疼，噤了牙关欲死者，隔年老葱白三五根，捣如泥，取汁，将病人口斡开，用铜茶匙送葱汁入喉中，用香油四两灌下，油不可少用，但得葱油下喉，其人即苏。少时，将腹中所停虫积等物，化为黄水，从大小便出，微利为佳，永不再发。若葱干无汁，加水在内捣汁。

一诸虫入耳，用香油灌之即出。

一产后生肠不收，用香油炼熟，以盆盛候温，却令产妇坐油盆中，约一顿饭时，用皂角末少许吹鼻中，即作嚏，立上。神效。

一伤寒三五日，忽有黄，用生香油一盏，水半盏，鸡子白一枚，和之令匀，顿服之。

一虫咬心痛，香油、盐，熬服一盏。

一中菌毒，用香油一盏，入甘草不拘多少，煎一沸，勿令黑，冷服即解。

生姜治验

一呕吐不止，用生姜一大块，切薄片，勿令折断，层层掺盐在内，用水湿苎麻布裹之，外用纸裹，水湿，火煨，令纸干，取出苎麻布并纸，将生姜捣烂，和稀米汤呷服即止。北方无苎麻，用夏布亦可。

一咳嗽，连咳四五十声者，用连皮生姜自然汁一合，加白蜜二茶匙，同放茶钟内，炖滚，温服，三四次即愈。

一感冒风寒，发热，头疼，腹痛，用连皮生姜一大块，连根葱白七根，连壳核桃三枚，打碎，细茶一撮，水三碗，煎，热服，被盖出汗。

一痔疮突出，疼痛不止，立坐不便，先用韭菜洗净，以沸汤煎，于瓦木器内熏之，用手沃洗即愈。如未消，用生姜切薄片，放于痔上痛甚处，以熟艾作炷，于上灸三壮，黄水即出，自消。若肛门上有两三个痔，三五日后，如前法，逐一灸之，屡效。

一老人咳嗽喘息，烦热，不下食，食即吐逆，腹胀满，生姜汁十五合，白砂糖四两，二味相和，微火温之，一二十漱即止，每度含半匙，渐渐下汁。

一伤寒胸膈不宽，一切寒结、热结、水结、食结、痞结、血结、痰结、支结，大小结胸，痞气结者，俱用生姜捣烂如泥，去汁取渣，炒热绢包，渐渐揉熨心胸胁下，其满痛豁然自愈。如姜渣冷，再入姜汁，再炒再熨，热结不用炒。

葱白治验

神效葱熨法

一虚怯人肢体患肿块，或作痛，或不痛，或风袭于经络，肢体疼痛，或四肢筋挛，骨痛流注，并跌扑损伤肿痛，用葱头细切捣烂，炒热敷患处，冷则易之，再熨肿处，即已。此外补阳气而逐散壅滞之法也。

一刀斧伤破，血流不止，痛苦难禁，急将葱白捣烂，炒热敷伤处，痛与血随止，葱冷再三易，遂不复痛。

一小便不通，小腹胀满，不急治即杀人，急用连根葱白一斤，捣烂，炒热，以帛裹，分作两处，更替熨脐下即通，加些麝香在内。

一妇人胎漏，时时下血，用葱白一把，浓煎汁饮之。

一妇人吹乳乳痈，肿痛不可忍，用连根葱捣烂，铺乳患处，上用瓦罐盛火，盖在葱上，一时蒸热，汗出立愈。

一白虎风走注痛痒，用三年陈酽醋二碗，葱白一斤，煮一沸滤出，布帛热裹，当患处熨之。

一切肿疮无名肿毒，以葱白共蜜捣如泥，贴患处，立愈。

一人因伤其拇指，并爪甲劈裂，索金创药裹之，其痛不止，急取葱白入糠灰火煨蒸热，剥皮劈开，其间有涕，取搽损处，仍多煨，取继续易热者，凡三易之，立愈。又一人因误截去一指，亦用此法，则血止痛消，亦不溃，良方也。

萝卜治验

一酒疾大便下血，旬日不止，用生萝卜拣稍大圆实者二十枚，青叶寸余及下根，用瓷瓶取井水煮，令十分熟烂，姜米淡醋空心任意食之，立止。用银器重汤煮之尤佳。

一腹内初有积聚，服此利下如鹅卵大，即愈。用萝卜切如面条半盏，熟香油半盏，一处同炒黄色，入水二盏，煎至一盏，连萝卜空心温服，通后以米饮调养二三日。

一吐血并衄血，用萝卜捣汁一钟，入盐少许，服之立止。或以萝卜汁、藕汁同饮，及滴入鼻中亦妙。

一牙宣出血，用白萝卜一碗，加盐一钱，不时漱口，即止。

一疥疮搔痒不止，用萝卜一个，内剜取一孔，纳硫黄不拘多少，仍塞口，灰火中烧成汁，取出捣研，再加猪油同捣，外加硫黄、银朱各少许，搽疥，效。

一声音不出，用萝卜三个，切片，入皂角一挺，去皮、子，水一碗，煎至半碗以下服之，不过三服，能语声出。

大蒜治验

一蜈蚣咬伤，痛不止，用独蒜擦螫处，痛立止。

一切无名肿痛恶毒，发背痛疽，用蒜掐断擦患处，立消。

一痢疾，用古墓中石灰，大蒜捣为丸，如梧桐子大。米汤送下。

一心痛，五月五日午时取独蒜五个，捣如泥，入黄丹三两为丸，鸡头子大，晒干。醋磨一丸，服之。

一蒜味辛热，为阳中之阳，能令人气实闷乱而自吐，若蛇虫蛊瘕，尤为宜之。褚澄以蒜一升，吐李道念之鸡雏。齐谐记云：郭坦之儿食蒜一畦，吐消食笼于顷刻，蒜之妙用如此。

一治小儿白秃疮，凡头上团团然白色，以蒜揩白处，早朝使之。

一治关格胀满，大小便不通，用独头大蒜烧熟去皮，棉裹纳下部，气立通。又治腹满不能服药，以此导之，冷则易之，立效。

苦参治验

一时疫热病，狂言心躁，结胸垂死。苦参切片，微炒，每服五钱，水煎，温服，连进数服，有汗无汗即瘥。达斋①以酒炒，热服。

一伤寒四五日，头痛壮热，胸中烦痛。

苦参五两　乌梅二十个

剉片。水二升，煎一升，分服。

一伤寒三四日，已呕吐，更宜吐之，苦参为末。每服二钱，酒调服，得吐立瘥。

一天行时病四五日，结胸满痛，身体壮热，苦参一两，剉，以醋二升，煮取一升二合，尽饮，食当吐，即愈。天行毒病，非苦参醋药不解，用温覆取汗，愈。

一狂邪发恶，或披头大叫，欲杀人，不避水火。苦参为末，蜜丸如梧桐子大。每服十丸，薄荷汤送下。

---

① 达斋：即元代医家危亦林，有著作《世医得效方》。

一遍身风热细疹，痒痛不可忍，连胸胁脐腹及近阴处皆然，痰涎亦多，夜不能卧。

苦参一两　皂角二两

水一升，揉滤取汁，银石器熬成膏，和苦参末为丸，如梧桐子大。食后温水送下二十丸至三十丸，次日便愈。

一疮疥，盖能杀虫。苦参炒烟出，为末，米饮下。

一发背或痔疮疼痛，疥癞瘙痒，苦参炒，为末，水丸。每服三钱，酒送下。

一杨梅、棉花等疮，苦参生捣汁饮之，效。

一肠风泻血，并血痢、热痢，苦参炒带烟出，为末。米饮下。一方炒焦为末，水丸梧子大。每服五十丸，米饮下。

一发黄谷疸，食劳，头旋恶心，怫郁不安而发黄，由失饥大食，胃气冲熏所致。劳疸者，因劳为名。谷疸者，因食而得。

苦参三两　龙胆草一合

为末，牛胆丸，如梧桐子大。生大麦汤下五丸，日进三服。劳疸加栀子仁三七个。

一治卒心痛，又治饮食中毒，鱼肉菜等，取吐愈。苦参三两，好酒一升半，煮八分，分二次热服。

一治酒齄鼻。

苦参四两　当归二两

为末，酒糊丸。茶下。

一治心肺积热，肾脏风毒，攻于皮肤，时生疥癞，瘙痒难忍，时有黄水，及生大风，手足烂坏，眉毛脱落，一切风疾并治。

苦参四两　荆芥一两

为末，水糊丸，如梧桐子大。每服二十丸，茶送下。

一治杨梅、疠风等疮，能治内热，消疮毒，补心养气。苦参半斤，洗净，剉碎，分作二处，将绢袋兜，浸酒一坛，春冬浸一月，秋夏浸十日后，早晚间服，大治疮科之圣药。平居无病服此药，能消一切风毒，理脾胃，常服，每坛用半斤，有疮用一斤，每坛用酒十五壶。

一苦参汤，齐大夫病龋齿，仓公为之作苦参汤，日漱三升，五六日病愈。盖取其苦能安齿蠹，寒能去风热也。后人无风蠹，有用苦参汤洁齿，久而病腰重，降多故也。

百草霜治验

一白痢，肚腹疼痛，百草霜为末。每服二钱，空心用酒调服，米汤亦可。

一久疟不愈。

百草霜二钱　香附米三钱

研末，生蜜为丸。每服三十丸，空心乌梅汤下，隔一日用一服，不过三服，效。

一吐血下血，百草霜末，每服三钱，米饮调下。

一吐血，用糯米汤下。

一口鼻中出血，用一字吹入鼻。

一皮破血出，及灸疮出血，掺半钱，立止。

一便血血痢，男用公猪血，女用雌猪血，和百草霜为丸，或以血蘸服。

一血崩，用：

陈槐花一两　百草霜半两

为末。每服二钱，烧红秤锤淬酒下。

一诸疮并臁疮。

百草霜末　过江龙即验船石灰

烧过为末。二味研细，掺疮上，即出水，敛疮口。神效。

一舌肿硬，闭塞闷乱。

百草霜　食盐

各等分，井花水调，涂舌上。一治热心气痛，百草霜末，每服三钱，用童子小便调下。

一治妇人产后下血不止，杂草烧釜锈二钱，酒调服。

一治吐血及伤酒饱食，低头掬损，吐血至多，并血妄行，口鼻俱出，但声未失者，投之无不效。百草霜每服三钱，童便、酒和服。

一治跌扑损伤，恶血入肠胃，下血，溺如瘀血者，百草霜研细，好酒调服。

【点评】以上论述了食盐、香油、生姜、葱白、萝卜、大蒜、苦参、百草霜六种食品、二种药物的单方治疗方法。

杂方

法制芽茶鲁府传　清火化痰，消食止渴，解酒。

芽茶一斤，净，冷水洗过，烘干　白檀香为末，五钱　白豆蔻为末，五钱
片脑一钱，另研

上用甘草熬膏，与茶拌匀，将三味药末撒开晒干，不拘时嚼咽，任意下。

法制枸杞子鲁府传　补诸虚，滋肾水，延年益寿。

甘枸杞子红者，半斤　白檀香为末，五钱　白豆蔻为末，四钱　片脑一钱，另研

上用甘草膏拌枸杞子，三味末为衣。任意取用。

法制人参膏鲁府传　补元气，生津液，轻身延年。

人参清河大而坚者，四两　白檀香为末，二钱　白豆蔻为末，钱半　片脑三分，研

上用甘草膏同煎为膏。

上清丸

龙脑薄荷三两　乌梅肉二两　孩儿茶五钱　硼砂三钱　百药煎五钱
真玄明粉五钱　冰片三分　白砂糖三两

上为细末，薄荷汤丸，如弹子大。噙化。

一方有诃子，无玄明粉、百药煎。

梅酥饼　清上焦，润咽膈，生津液，化痰降火，止咳嗽。

南薄荷叶三两　紫苏叶五钱　白粉葛一两　白砂糖八两　乌梅肉一两半，另末

上为细末，入片脑一分半，研细放入，同研匀，加炼蜜和成剂，略带硬些，丸如樱桃大。每一丸，噙化。

桂花饼 清痰降火，止嗽生津。

桂花_{一两} 孩儿茶_{五钱} 诃子_{七个} 甘草_{五分}

上剉末，桂花水为饼。每嚼一丸，滚水下。

玉露霜

真干绿豆粉_{一斤，研细} 薄荷叶_{一斤}

以水微湿之，用甄先将薄荷叶铺底上，用棉布隔住，筛子筛豆粉于布上，又用薄荷叶铺上盖住，纸糊封固，蒸一炷香为度，取出，去薄荷，每豆粉一斤，用白糖霜四两和匀用之。

楂梨膏

用鲜肥山楂十斤去核，甜梨十斤，去核，共捣取自然汁，入锅煎熬如汁十斤，入蜜四两，共熬成膏。

法制半夏

大半夏一斤，先用汤泡七次，姜汁浸七日，白矾水浸七日，芒硝水浸七日，皂角水浸三日，再用白矾、芒硝煎，水浸，一日一易，至七日，大者切片，小者为末，如露霜，名半夏膏，大者名法制半夏，每一斤加薄荷叶六两，炙甘草三两。

歌曰：

开膈屡臻实效，止呕未必虚谈，更能止嗽化涎痰，蕴积胸中不散。

夏日能消暑渴，冬天却解沉寒，随时细嚼有余，利济人生千万。

上上合香油方

排草末_{四两} 檀香_{一两} 甘松_{一两} 零陵香_{三两} 丁香_{三钱} 薄荷叶_{二钱} 真麝_{二钱} 白芷_{二两五钱} 大黄_{二两} 北细辛_{五钱} 荔枝壳_{一两七钱} 苏合香油_{二两}

上为细末用。

衣香方

官桂_{二两} 白芷_{三两} 大黄_{三两} 山奈_{一两} 小茴香_{五钱} 细辛_{七钱} 薄荷叶_{一两}

上为末用。

德州肥皂

独活_{五钱} 白芷_{三钱} 细辛_{七钱} 红豆_{五钱}

上为末，肥皂三斤，磨为末，净糖一斤，共捣烂为丸。

上上香茶饼

檀香　柯子皮　儿茶　硼砂_{各一两}　沉香_{一钱}　薄荷叶_{一两}　甘松_{一两}　乌梅肉_{五钱}

上为末，甘草一斤，水七斤，熬成膏为丸。再加些冰片尤妙。

京山王府香豆豉

盐_{一斤}　薄荷叶_{一两}　草果_{十个，去皮}　莳萝_{二两}　小茴_{一两}　花椒_{一两}　官桂_{二两}　砂仁_{二两}　红豆_{去皮，五钱}　陈皮_{切丝，二两}　甘草_{去皮，切，二两}　杏仁_{去皮，切，四两五钱}　瓜仁_{五钱}　橙皮_{切丝，二两}　紫苏_{切丝，二两}　姜_{二斤，临时切丝}　菜瓜_{十斤，去穰，切片，临时用}

上药俱为末，于三月三或五月五用大黄豆一官斗，水淘净，浸一宿，控干，笼蒸熟，冷一宿，细面拌匀，用罗筛去粗渣，登箔十二尺高，芦席摊豆约二指厚，用黄蒿或楮叶并席密覆七日，上有黄衣，取晒干，簸净，入料物，六月六日下，不用水，搅匀，一日拌四五次，装坛内，逐日轮晒，至三七倾出，晒半干湿，复入坛内，取用，或将油拌，即是湿豆豉。

糯米酱法

糯米一小斗，如常法做成酒，带浆入：

炒盐_{一斤}　淡豆豉_{半斤}　花椒_{三两}　胡椒_{五钱}　大茴_{二两}　小茴_{二两}　干姜_{二两}

上与酒浆、盐、药俱合作一处，磨成浆，则成酱。调和五味最佳。

神仙醋法

清明日用糯米一小斗，注水浸一七日，不许下手，放水米内，去一七日后，将米放蒲包，吊在屋檐上，四月八日取下米，入水三壶，桃条搅一七日，封固坛内，六月六日来开，其味酸美。

延寿酒

好上等堆花烧酒一坛，入龙眼_{去壳}一斤，桂花四两，白糖八两，封固经年，愈久愈佳，其味清美香甜。每随量饮，不可过醉，能安神定志，宁心悦颜香口，却病延年。

赛襄陵酒妙方

乌头_{去皮、脐} 细辛 白芷 良姜 官桂_{去粗皮} 白术_{去油、芦,各十}二两 杏仁_{一斤十两,去皮、尖}

上为末,入白面一百斤,搅令匀,用绿豆五斤,煮熟,略冷,同和一处,做成小块,内用桑麻叶包裹,外用白纸包裹,当风处置箔摊上,过一七日翻一次,方法用白米一斗,用此曲十二两。

【点评】杂方记载的应该是当时家常备用的保健强身食品,如茶、膏、饼、丸、酒、醋、酱等,以及外用的润面香身油、香衣粉等。

疗病橐籥图

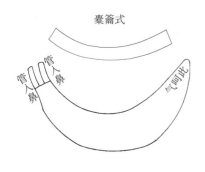

橐籥式

管入鼻 管入鼻 气可此

此图,专治红痰昼夜不止,骨蒸劳热,声哑肌瘦气弱等证。若吐血者,行七日愈。用呵两鼻孔,入三分。要与鼻孔一般大,紧紧的,不可漏气。

治红痰,每次用小酒杯香甜人乳,鸡蛋两个,新鲜猪胰子油,切极细,三味搅匀,磁器或银钟盛,砂锅内蒸熟。每早空心服,七日吃七次,每呵后方吃。

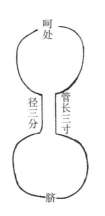

呵处

径三分 管长三寸

脐

此图,专治中满气蛊,用呵脐上。亦治女人经水不通,兼止梦遗。脐上未呵之先,将麝香三厘,乳香一钱,孩儿茶、没药、黄檀香各一钱,共为细末,将蜜调作饼,一饼贴脐上。用生姜一片,切如药饼大,半个铜钱厚,用蕲艾丸如豆子大,不论丸数,烧得姜热,觉得脐内微热即去药,就呵之。先一次用此药,以后不必用。

此图，入在病人马口内，进二分。流精昼夜不止。初开马口窍，先入黄腊条如筷头透开。

口呵处

入马口二分

三样图器总论

每呵论病者，岁次为呵数，每岁一呵要足三百六十下数。如病者十岁，每转十呵，要三百六十呵，有零宁可多呵几呵更好，不可缺数。

凡去呵气的男女，俱要未呵之先五七日，用好酒、肉、白米饭与食，补起他的气，方才气完，病者得效更速。若男子病，用童女，女人病用童男，壮盛无病者呵之。若丈夫病，用女人呵，妇人病，男子呵，也可。

神仙接命秘诀

一阴一阳，道之体也。二弦之气，道之用也。二家之气交感于神室之中，而成丹也。万卷丹经，俱言三家相会，尽矣。三五合一之妙概。世学仙者皆不知下手之处。神室黄道中央，戊己之门，比喻中五即戊也。真龙真虎，真铅真汞，金木水火，此四象皆喻阴阳玄牝二物也。炼己筑基，得药温养沐浴，脱胎神化，尽在此二物运用，与己一毫不相干，即与天地运行，日月无二也。悟真云：先把乾坤为鼎器，次将乌兔药来烹，临驱二物归黄道，争得金丹不解生。此一诗言尽三家矣。千言万语，俱讲三姓会合，虽语句不同，其理则一而已矣。但周天度数，分在六十四卦之内，以为筌蹄。朝进阳火，暮退阴符，其数内暗合天机也。诀曰：此乃仙师口口相传之秘旨也，宝之宝之！

一三二五与三七，四九行来五十一，
六十三兮七十五，八十七兮九返七。
若人知此阴阳数，便是神仙上天梯。

河图数

三五一都三个字，古今明者实然稀。
东三南二同成五，北一西方四共之。
戊己自居生数五，三家相见结婴儿。
婴儿是一含真气，十月胎完入圣机。

先天度数

十 八 六 四 二　温养火
十一 九 七 五 三 一　朝屯暮蒙

暮退阴符

十六 十四 十二 十 八 六 四

戍时居右，自十六起，至四止，炼己之度数，东升西降。诗云：
河车周旋几千遭，正谓此工夫也。

朝进阳火

十七 十五 十三 十一 九 七 五 三

寅时居左，自三至十七止，每圈一次吹嘘，此道尽之矣。

塞兑垂帘默默窥，待先天气至，十六起，至四止，就换于左起，
三至十七止，即换炉用鼎。

在右，自二、四、六、八、十吹嘘，不用上药。右边数尽，即换
于左，从一、三、五、七、九、十一行尽工夫，吐水而睡。其药周身
无处不到，自然而然也，即沐浴也。经云采药为野战，罢功为沐浴，
此之谓也。自此得药之后，却行温养火候之功，十月共六百卦，终身
外有身矣。却行演神仙出壳之功，一日十饭不觉饱，百日不食不显

饥。尽矣，秘之，秘之！此二节功夫，待入道周全方可行之。

凡行之时，先令病人仰面平枕，口噙热水或乳香酒一口，然后令童女照前数吹之。吹洗先取红铅，用未破身童女，所行经脉，以夏布揉洗，令净，或净花亦可，摅下晒干，如用时将热童便洗下，晒干收起，临用时以童便化开，滴入橐籥小头口边，入鼻内，将大头令童女口噙，使力吹之如上法。病人候吹气，即吸入童女气。忌葱、蒜、酸辣之物。久久行之，能接补天年。行后如觉内热，可服人乳，即能解之。

【点评】以上描述了橐籥与术数疗法，方法比较神秘而特殊。

通　治

一论解诸毒，疗诸疮，利关窍，通治百病，此药真能起死回生，制十数万锭济人，奇效不可尽述。凡居家出处，兴大工，动大兵，及闽广云贵仕宦行兵，尤不可无之。

神仙太乙紫金丹一名万病解毒丹，一名紫金锭，一名玉枢丹

山茨菇南北处处有之，俗名金灯笼，叶似韭，花似灯笼，色白，上有黑点，结子上有三棱，二月开花，三月结子，四月初苗枯，空地得之，迟则苗腐烂难寻矣。与有毒老鸦蒜极相类，但蒜无毛，茨菇有毛包裹，剥去皮，洗极净，焙干，二两　川文蛤一名五倍子，锤破，刮洗令净，焙干，二两　千金子一名续随子，去壳，拣色极白者，用纸包裹，换纸欲十数次，去尽油，以色白，再研，纸无油成霜为度，一两　麝香拣尽血、毛、皮、壳，细研，净，三钱　红牙大戟苏州紫大戟为上，江南土戟次之，去芦根，洗极净，焙干，一两半，此方绵大戟色白者太峻利，反能伤人，弱人并有吐血者，慎之！慎之！

上制法，宜端午、七夕、重阳，或天月德黄道上吉日修合，量药多寡，预期数日前，主人及医士俱斋戒淋浴，易新洁衣巾，于僻净室焚香，将前五味各为极细末，设盥洗盆，出入必净手熏香，各用新洁器盛，纸盖，至期夙兴，主人率医士焚香，陈设药品，拜祷天地毕，用数盆，各逐盆配合分两，搅和数百次，极匀，仍重罗两遍，依方用糯米浓稠调和，于木臼内杵数千下，极光润为度，每锭一钱。每服一锭，病势重者连服，通利一两行无妨，用温粥补住。要在斋心至诚，

极其洁净，如法修制，毋令丧服，体气不具足人，妇人，鸡、犬见之。一切饮食、药毒、蛊毒、瘴气、恶菌、河豚、吃死牛马驼骡等诸毒，并用凉水磨服。南方蛊毒瘴疠伤人，才觉意思不快，即磨服一锭，或吐或利，即愈。

一痈疽、发背、对口、天蛇头、无名疔肿、杨梅等一切恶疮，诸风瘾疹赤肿，未破时，及痔疮，并用无灰淡酒磨服，及用凉水调涂疮上，日夜各数次，觉痒立消。已溃出脓血者，亦减分数。

一阴阳二毒伤寒，心闷狂言妄语，胸膈壅滞，邪毒未发，及瘟疫，及喉蛾、缠喉风，冷水、薄荷一小叶研下。

一心气痛并诸气，用淡酒或淡姜汤磨服。

一赤白痢疾，泄泻，肚腹急痛，霍乱，绞肠痧等症，及诸痰症，并用薄荷汤磨服。

一男子妇人急中癫邪，喝叫乱走，梦交鬼胎，鬼气狂乱失心，及羊儿猪癫等风，中风中气，口眼㖞斜，牙关紧急，语言謇涩，筋脉挛缩，骨节风肿，手脚腰腿周身皆疼痛，行步艰辛，诸风诸痫，并用暖无灰酒下。

一自缢溺水死，心头暖者，惊死、鬼迷死，未隔宿者，冷水磨，灌下。

一蛇毒、疯犬，一应恶虫伤，冷水磨，涂伤处，另用淡酒磨下。

一久近疟疾，临发时，东流水煎桃、柳枝汤磨下。

一小儿急慢惊风，五疳五痢，脾病黄肿，瘾疹疮瘤，牙关紧急，并用蜜水、薄荷小叶同磨下及搽，量儿大小，一丸作二三服。

一牙痛，酒磨涂，及含药少许，良久下。

一汤火伤，流水磨，涂伤处。

一打扑伤损，炒松节、无灰酒下。

一年深日近头痛，太阳疼，用酒入薄荷研烂，磨纸花贴太阳穴上。

一诸蛊肿胀，大麦芽煎汤下。

一妇人女子经水不通，红花煎汤下。有孕妇人不可服。

一家患传尸痨，兄弟五人已死者三，方急令服此药，遂各进一锭，一下恶物如脓状，一下死虫如蛾形，俱获生。遂以此药广济传尸症，无不验者。

一女子久患痨瘵，为尸虫所噬，磨一锭，服之，一时吐下小虫十余条，后服苏合香丸，凡半月，遂如常。药品虽不言补，赢瘦人服之并效，诚卫身之宝也。每料费银不过二钱，可救数十人。内有山茨菇、千金子，皆有子可种。仁人君子可如法合制，以济人，阴功不小。

一牛马六畜中毒，亦以此药救之。

一方加雄黄透明者三钱，历试治诸疮极效。

万应剪金丹 天数五，地数五，金木水火土，若人病血气，能救世间苦。

青皮去穰，三钱　黄连去皮，三钱　半夏汤泡七次，约九个　乌梅七个，全杏仁二十五个，不去皮、尖　陈皮去白，三钱　木香一两　槟榔二十一个　枳壳去穰，二钱　巴豆三十五个，去壳　黄丹水飞，一两　乳香二钱　没药二钱　御米五钱　黄蜡二两，溶入水中，去渣，一两五钱

上为末，用黄蜡溶开，入药末和匀，如硬，加蜜少许为丸，如梧桐子大。每服十丸，汤列于后。红痢，甘草汤下；白痢，干姜汤下；赤白痢，椿根白皮汤下；产后痢，当归汤下；噤口痢，莲肉、山药、防风、粟米汤下；久痢下，如鱼脑脓汁，用真人养脏汤加附子一片煎汤下；水泄，用五苓散煎汤下；霍乱吐泻，姜汤下；口吐清水，诃子汤下；头痛腰疼，冷气冲心，下元虚损，酒下；咳嗽，桔梗、杏仁汤下；气痛，宿食不消，生姜汤下；心痛，酒下；腹痛，葱白汤下；脐下痛，芥菜汤下；蛔虫、寸白虫、咬心痛，槟榔汤下；时气，井花水下；浑身壮热，砂糖水下；阳毒伤寒，栀子、黄连汤下；阴毒伤寒，附子、枣儿汤下；虚热，柴胡、竹茹汤下；寒热，乌梅汤下；上焦虚热，大黄汤下；脾胃虚寒，酒下；一切风痛，升麻汤下；大小便不通，木通汤下；一切疮疼，萝卜汤下；五劳七伤，猪胆汤下；打扑伤损，酒下；小儿天吊惊风，防己汤下。

十仙夺命丹

三棱　莪术　木香　沉香　丁香　没药　川芎　皂角　苦葶苈巴豆去壳，捶去油，各等分

上为细末，枣肉为丸，如樱桃大。每服一丸，空心凉水送下。梅

核气、鼓满、积聚痞结、癥瘕气块、冷腹痛，热水下；冷心疼、食积、气积、经脉不通、冷积。

【点评】本篇所列三方，称能"通治百病"。观其组方，多为攻积药，使邪有出路而达到治病目的。故实为通治"一切饮食、药毒、蛊毒、瘴气、恶菌、河豚、吃死牛马驼骡等诸毒"。古时候因卫生条件差，易被邪毒感染，需要居家、外出常备，尤其是玉枢丹。另，在修合药物时，有很多严格的要求与禁忌，充分体现了古人在制药过程中有很强的无菌概念。

绝粮失食饥毙欲死方

粮食者，生人之所资，数日乏绝，便能致命。本草有不饥之文，而医方莫言斯术者，当以其涉在仙奇之境，非庸俗所能遵故也。遂使荒馑之岁，饿尸横路，良可哀也。今略载其易为者云：若脱值奔窜在无人之乡，及坠堕溪谷、空井、深塚之中，四顾回绝，便须饮水服气，其服法如下。

闭口以舌撩上下齿，取津液而咽之，一日得三百六十咽便佳，渐习，乃可至于自然不饥。三五日渐疲极，过此便渐轻。复有食十二时六成者诸法，恐危逼之地，不能晓方面及时之早晚，故不论此。若有水者，卒无器，便与左手贮，祝曰：丞橡吏赐真，乏粮正赤黄，行无过城下，诸医以自防。毕，三叩齿，右手指三叩左手，如此三遍，便饮之。后复有杯器贮水尤佳，亦左手执，右手以物扣之如法，日服三升，便不复饥，即差。若可得游涉之地，周行山泽间者，但取松柏叶，细切，水服二合，日中二三升便佳，又掘取白茅根，洗净，切服之。此三物得行曝燥，石上捣碎服。服者食方寸，辟一日。又有大豆者，取光明者煮熟，以水服尽，此则解十日。赤小豆亦佳。得熬二豆黄末，服一二升，辟十日。草木中有天门冬、麦门冬、黄精、葳蕤、贝母，或生或熟，皆可单食。树木上白耳，及檀榆白皮，并可辟饥也。

若遇荒年谷贵，无以充粮，应须药济命者，取稻米一斗，淘洗之，百蒸百曝，捣，日一餐以水，得三十日却止，则可终身不食，日行三百里。

又方，粳米一斗，酒三升渍之，出曝之，又渍酒尽。

【点评】本篇记载了在遇到没有食物时，如何自救的一些方法。

金疮

夫金疮者，或刀斧枪剑所伤，出血不止，若出血太多者，外用止血生肌之药，内用清心补血而调理之。大抵脉浮细易治，紧数者难医。

一治金疮出血不止。

海螵蛸五钱　白龙骨五钱　五倍子一两　赤石脂一两　血竭三钱五分麝香少许

上为细末。以冷水洗净，敷于伤处，百发百中。

一治刀伤石磕损，血不止，肿痛不可忍，用葱一大把，切烂，炒热，研如泥，乘热敷之，如冷，再换，其痛即止。

一治伤破手足，血出不止，一时无药，即以自己小便淋洗伤处，虽痛甚而即愈。

一治石伤刀损破者，用砖上陈石灰，研细末，敷肿破处，血止即愈，不出脓，又不痛。神效。

一止血住痛生肌。

金疮丹

嫩老鼠未生毛，不拘多少　韭菜根

上各等分，石臼捣烂，入嫩石灰末于内，掺干成饼为度，阴干。用时以刀刮药末，敷伤处。忌妇人、鸡犬见之。

一论金疮所伤，并一切臁疮，马断梁等疮。

一捻金

用腊月黑牛胆一个，装入石灰四两，白矾一两，阴干，取出，入黄丹炒一两，研和，敷患处。

凡一切手足皮肤偶然出血不止，或枪刀刺伤，或伤破手腕，血长流不止，用手指紧捺患处，或麻绳扎住，半日或一日即住，急服八物汤，生血气为主。

一治箭伤，能收敛金疮口，无疤痕。用刘寄奴为末，掺之立效。

一治金疮箭镞所伤，用松树悬皮，生为末，石灰煅通红，研为细末，和匀敷之。止血，收疮口。神效。

一治毒箭伤破欲死者，用蓝汁敷之，如无蓝，用靛青搽疮口。立愈。

一治打破肢体，血出不止中州傅体爱传。

用生半夏为末，掺患处，立止。

一凡刀斧所伤，血不止，切勿饮水，令血不止而死者多，若血不止，急以布蘸热汤含之，令冷水浸之，即止。

一箭头入骨肉不能出者，用鹅管石为末，撒在四围，箭头自出。

一治刀斧重伤，砍断手足，血出不止，痛入骨髓，急用手按上捉住。

降真香二两，剉末　老松香五钱

上同研细末，童便洗净，四围用药敷住，止血住痛，生肌接骨。

一治金疮肿痛，出血不止，寒热口干，此气虚血无所附，而血不归经也，以补中益气汤加五味、麦冬主之，阳气复而愈。

一治刀斧伤破，打破跌破，出血不止，开口不合，用此止血生肌住痛，立时见效。

金疮散

银朱　发灰　血竭　人指甲烧存性　珍珠烧存性，各等分

上为末，研匀。每用掺于患处，立效。

一治医针人，而针折在肉中，以鼠脑捣如膏，涂之。铁棘、竹、木诸刺在肉中不出，并蛇骨刺入毒痛，用烧死鼠敷之。

【点评】本篇记载了大量治疗金疮出血不止的偏方，大多方法

行之有效。

齿伤方

一人齿咬破指头，痛不可忍，久则烂脱手指并手掌，诸方不载。急用人尿使瓶盛之，将患指浸在内，一宿即愈。如烂者，用食蛇龟壳烧灰敷之，如无龟，用鳖壳烧灰，搽敷亦可。

【点评】人尿无菌，就地取材，预防手指咬伤后感染。

中毒

人为百药所中伤，其脉洪大者生，微细者死。又曰：洪大而迟者生，微细而数者死。大凡百毒所中，用甘草、绿豆水煎服之，能解百毒。

一方宜多灌香油为最良。

一治信毒、汞粉、山砒霜及一切杀人之毒。

巴豆壳壮者十四个，弱者七个　花椒去目，五分　甘草五分

上共捣为末。凉水化服，即时呕吐，如不吐再服，其毒尽出，如呕吐不止，用旧壁土滚水泡服，立止。

一论中砒霜毒，于肉饭中得之者则易治，饮酒中得之者则散归百脉，难治。若在胃膈作痛，可吐，在腹中，可下，急服药，得吐泄则愈。

一中砒霜毒诸方。一方，用绿豆半升，细擂去渣，以新汲水调服。一方，用人粪汁灌之，立愈。一方用腊月猪苦胆服之，立已。一方用旱稻草烧灰，以新汲水淋汁，绢巾滤过，冷服一碗，毒从下利。一方刺羊血饮之，立效。一方用黑铅井水磨服，效。一方用生麻油一碗，灌之立愈。一方用羊血阴干收贮，用井花水调服。一方用新杀鸭血吃之，不用水调。

一中砒霜、水粉毒，用胆矾一分研烂，入井水一小盏，和匀服之，立解。

一中山砒霜毒将死，用丝瓜根、木槿叶研，凉水调吃一二碗，立解。

一中信毒，水粉、山砒霜毒，并小儿虫积，用荸荠食之，立解。

一中巴豆毒，煮黄连汤饮之，效。

一中巴豆毒，利下不止。

干姜炮　黄连炒

上各等分，为细末。每服二钱，凉水调服。

一中水粉毒，陈壁隔去硝屑，水丸，百草霜为衣，水送下。

一解砒霜毒。

硫黄四钱　绿豆粉五钱

上为细末。冷水调，频频缓服，冬月用温服。如肚痛，再加一服，待肚不痛，用鸡毛探吐，吐后用温温稀粥，四五日不可食饭粿，以此救数人，效。

一治误吞金铁并铜钱，羊胫骨炭火烧存性为末，每服三钱，米饮送下，取下物从大便中出。

一治误吞铜钱，或金银等物，不能化者，用砂仁浓煎汤服之，其物自下。

一治误吞针，用雄磁石为末，丸如樱桃大。吞下，即服通利之药，打下大便而出。昔有一女子，将针尖误咽下肚，诸医不治，用蚕豆煮熟，同韭菜吃下，针同菜由大便而出。

一儿误吞针，鲠喉不下，死在须臾，用黑砂糖和黄泥为丸。令儿吞下，泥裹针于内，由大便而下。一方用木炭烧红，急捣细末，米汤调服。一方用磁石一块，当呵之，自出。

一中半夏毒，以生姜汁饮之。

一中杏仁毒，捣盐汁解之。

一中桐油毒，柿饼嚼吃，立解。

一中花椒毒，闭气不通，新汲水饮之。

一中藜芦毒，葱煮汁服之解。

一中阿芙蓉毒，或致不省人事，用酽醋温热，入砂糖灌下一二碗，探吐之。

一中草乌、川乌、附子之毒，呕吐不止，以香油灌下立解。一方用多年陈壁土泡汤，如渴，用水调服之。

一饮馔中毒，用黑豆、甘草煮汁，恣饮无虞，中砒霜者亦效。

一治人或酒后口渴，或发热太甚，夜间吃水，误食水蛭在腹，或至三五个月，而面黄肌瘦，腹胀满，诸药不效，用泥土为丸，香油为衣，丸如绿豆大。每服一百丸，或二百丸，空心温水送下，其蛭随土而下，且油能泄泻泥土、水蛭之出也，故效。

一治误食河豚鱼毒，一时危困，仓卒无药，最能杀人，用香油多灌之，毒出尽，即瘥。又法，用白矾末，以沸汤调灌之，立愈。

一治误吞田螺，哽喉不下，死在须臾，用鸭一只，以水灌入口中，少顷，将鸭倒悬，令出涎水，与患人服之，不一刻，其骨即化。

一治误食鳝、鳖、虾蟆毒，用豆豉一大合，新汲水浸，令豉水浓，温服之。此三物令人大小便秘，脐下痛，有致死者。

一治误食蟹中毒，煮紫苏饮一两盏，即解。一方以生藕汁，或煮干蒜汁服，均效。

一治凡中六畜肉毒，用犀角浓磨水，只服一碗，便好。

一治误中斑蝥毒，煮黑豆汁饮之。又宜泽兰叶研汁饮之。

补遗

一治服信毒方_{建昌胡春寰传。}建昌胡春寰传。

威灵仙_{生者七钱，干者一两}生者七钱，干者一两　绿豆粉_{一钱}一钱　芝麻_{一钱}一钱

上将威灵仙研烂，同下二味，入凉水二碗，搅匀，先服一碗，次将鸡毛_{如服白信，用红公鸡尾毛；如服红信，用白鸡毛}如服白信，用红公鸡尾毛；如服红信，用白鸡毛一根，入喉中即吐，次又服前药，又探又吐。三日愈。

一治信毒神方_{建昌邓少山传。}建昌邓少山传。

百草霜_{一钱}一钱　硫黄_{五分}五分　白矾_{煮过巴豆三粒，烧成灰，三味研末}煮过巴豆三粒，烧成灰，三味研末　鸡清_{三个}三个　黄土_{一两}一两

上水研化，滤去渣，将药入内，调下。

一方用绿豆粉、白矾、甘草各等分，为细末，每三钱，香葱汤下。

一中硇砂毒，研绿豆汁以解之。

一治牛肉伤，成胀满，用干稻草浓煎汤，服之立效。

一中箭毒，以盐贴疮上，灸盐三十壮，瘥。

一中鳝鱼毒，可食蟹，即解。

一中食牛马肉毒，甘草四两，研酒服，尽量饮之，须臾即吐或泻。如渴，切不可饮水，饮之即死。

【点评】本篇记载了大量解毒偏方与经验，也体现了古人取类比象的思维方法，如用鸭涎解误吞田螺、用干稻草治疗牛肉伤等。

骨鲠

一治一切骨鲠，或竹木箭刺喉中不下。

胜金方

于腊月中取鳜鱼①胆，悬北檐下，令干。每有鱼鲠，即取一皂子许，以酒煎化，温温呷下，若得逆便吐，骨即随顽痰出。若未吐，更吃温酒，但以吐出为妙，酒即随性量力也。若更未出，再煎一块子，无不出者。此药应是鲠在脏腑中，日久疼痛，面黄甚者，服之皆出，若卒求鳜鱼不得，蠡鱼、鲫鱼、鳊鱼俱可，腊月收之，蠡鱼即黑大头。

一治鸡鱼等骨所鲠，用金樱子根，将竹签取出，捶烂，水煎，用罐嘴插入喉内灌下，勿犯牙。

一治诸骨鲠喉，用玉簪花为末无花用根取汁，用好醋调汁灌服，不可犯牙，犯之即落。

一治鸡鱼骨鲠，用霜梅肉捶成指大丸子，再将棉裹，用线穿在内，冷茶送下，扯住线头在手，一呕即出。

一论诸骨鲠喉，死在须臾，百方不效，用此符屡试屡验，神妙不可言者。

---

① 鳜鱼：即鳌花鱼，又称桂鱼。

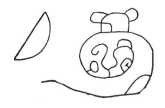

䰢鱼 䰢鸡 䰢猪

䰢 䰢 䰢 䰢 䰢

䰢 䰢 䰢

打诸骨鲠符

祝水，此碗化为东洋大海，咽喉化为万丈龙潭，九龙归洞，吾奉太上老君，急急如律令。

吸东方生气三口，吹入碗中。每行此法，正面朝东，用净水大半碗，放桌子上，左手执拳在胸前，右手持剑诀。于水碗上书前符号。假如鱼骨鲠，就书龙字符，除风、虎上符勿书，又书下八符，余皆仿此。所食之骨，不过鱼与飞禽走兽，飞禽具书风字符，走兽具书虎字符。

一咒水治鲠法。以净器盛新汲水一盏，捧之面东，默念云：谨请太上东流顺水，急急如南方火帝律令敕。一气念七遍，即吹一口气入水中，如此七次，患人饮此水，立下。用此咒可以食针并竹刺，皆治。

一治鱼骨鲠不出，以蒜纳鼻中，即出。

一治鸡鱼骨鲠，灯心灰，以米糖如指大，蘸灰置喉中，勿令沾齿，待糖化，骨即化下。

一治诸骨鲠喉，以狗涎饮之即下。

一治骨鲠，取硼砂一小块，口含化即下。

一诸骨鲠喉池素水传。

黄蜡为丸，如枣大小。将温茶饱服，多多为佳，然后服一丸，当时诸骨或吐或下，如神。

一鸡骨鲠，用香油煎滚，待温服之，即可吐出。

一诸般骨鲠，及鱼鲠咽喉，吞吐不得，以橄榄食下即化，如无橄榄，用核烧灰，水调下，亦化。

【点评】本篇介绍了治疗诸骨鲠的方法，有偏方，也有祝由法。

邪祟

脉来乍大乍小，乍长乍短，为邪祟脉。又，寸尺有脉，关中无脉，为鬼脉。鬼脉，得病之初，便谵语或发狂。六部无脉，切大指之下，寸口之上，有动脉者是，宜符咒语，或从俗送鬼亦可。

承祖灸鬼法　治一切惊狂谵妄，逾垣上屋，骂詈不避亲疏等症。以病者两手大拇指，用细麻绳扎缚定，以大艾炷置于其中，两介甲及两指角肉四处着火，一处不着即不效。灸七壮。神效。

一论狐狸精迷人，不论男女，被它淫惑，直至传死，无法可治者。其狐狸精来，先用阴户一展，其人即昏迷不省，或男子来阳物上一展即昏迷。用真桐油抹在阴户、阳物上，其狐即大呕而去，妙不可言，秘之。

一论妇人与鬼魅交通，兼瘟疫，此方最效。

一论妇人瘟疾，此方最妙。

辟邪丹

虎头骨二两　朱砂　雄黄　雌黄　鬼臼　皂荚　芜荑仁　鬼箭　藜芦各一两

上为末，炼蜜为丸，如弹子大，囊盛一丸。男左女右，系臂上，或当病人房内烧之，一切鬼邪不敢近耳。

一客忤者，中恶之类也，多于道间门外得之，令人心腹绞痛胀满，气喘，入心胸，如不急治，亦能杀人，捣墨，水和服一钱。

一飞尸者，游走皮肤，穿脏腑，每发刺痛，变作无常。

一遁尸者，附骨入肉，攻凿血脉，每发不可得近，见尸丧，闻哀哭便作。

一风尸者，淫濯四肢，不知痛之所作，每发昏沉，得风雪便作。

一沉尸者，缠骨结脏，冲心胁，每发绞切，遇寒冷便作。

一尸疰者，举身沉重，精神错杂，觉昏废，每节气至，则辄至，大恶。

上俱宜服苏合香丸方见诸气。

一论中恶客忤，心腹胀满痞痛，如锥刀刺痛，气急口噤，停尸猝死者，以热汤或酒送下，若不下，扶起头灌之，令下喉，须臾瘥。未苏，更与三丸，腹当鸣转，即吐下，便愈。若口已噤，亦须折齿灌之，药入喉即瘥。忌芦笋、猪肉、冷水、肥腻之物。

备急丹

大黄　巴豆_{去壳、油}　干姜_{各等分}

上为细末，炼蜜为丸，如小豆大。每服三丸，量老幼、虚实用之。

一论卒鬼、系鬼、痱鬼，心腹痛如锥刺，下血便死，不知人事，及卧魇、啮脚踵不觉者，诸恶毒气病方，此是汉文帝时太仓公淳于意方，故名。

仓公散

白矾　皂荚　雄黄　藜芦_{各等分}

上四味，共为细末。每用如豆大，纳竹管中，吹入病人鼻内，得嚏则气通，便活。若未嚏，更吹之，以得嚏为度，能起死回生。

一方治急时气、缠喉风，渐入咽塞，水谷不下，牙关紧急，不省人事，名如圣散，加全蝎七枚，吹鼻吐痰。

一论沾妖鬼、猫鬼，病人不肯言鬼方。用鹿角屑捣末，以水调方寸匕，即言实也。

一论凡遇尸丧，玩古庙，入无人所居之室，及造天地鬼神坛场，归来暴绝，面赤无语者，名曰尸疰，亦曰鬼疰，即中祟之谓也，进药便死。宜移病人东首，使主人焚香，面北礼拜之，后更行火醋熏鼻法，则可复苏，否则七窍进血而死。

一论凡感臭秽、瘴毒暴绝者，名曰中恶，不治即死，宜烧炭火一杓，以醋沃之，令患人鼻受醋气，则可复苏。既苏，以藿香正气散服之_{方见霍乱}。

一凡男女交感而死，在男子，名曰脱阳，在女子，名曰脱阴。男子虽死，阳事犹然不萎，女子虽死，阴器犹然不闭。亦有梦中脱死者，其阳必举，阴必泄，尸容有喜色，为可辨也。皆在不救。

一论初到客舍馆驿，及久无人居之冷房，睡中为鬼物所魇，但闻其人吃吃作声，便令人叫唤，如不醒，可用牛黄、雄黄各一钱，朱砂五分，共为细末。每用一钱，床下烧，一钱酒灌之。

丹溪治一妇人如痫，或作或辍，恍惚不省人事。一日略苏醒，诊视间，忽闻床上有香气，继又无所知识。丹溪曰：气因血虚，口口而虚，邪因虚入，理或有之。遂以秦承祖灸鬼法灸之。病者哀告曰：我自去，我自去。即愈。

一论凡馆舍久无人到，积湿容易侵入，预制此法，即可远此害，极宜暑月烧之，以却瘟疫，并散邪气。

太仓公辟瘟丹

茅术一斤　台乌　黄连　羌活　白术各半斤　川芎　草乌　细辛紫草　独活　防风　甘草　藁本　白芷　香附　当归　荆芥　天麻官桂　甘松　干姜　三奈　麻黄　牙皂　麝香　芍药各四两

上为末，红枣肉为丸，如弹子大。每一丸烧之。

一卒中恶，捣韭菜汁灌鼻中。又宜葱心黄刺鼻中，血出良。

论祟脉

凡面色黯惨，或斜视如淫。凡脉乍大乍小，乍浮乍沉，乍长乍短，乍有乍无，或错杂不伦，或刮驶暴至，或沉伏，或双弦，或钩啄，或滚运，或横隔，或促散，或尺部大于寸关，或关部大于尺寸，皆是染祟得之。刮驶钩啄，多见于脾；洪运滚滚，多见于肝；横隔促散，多见于心脉。大抵祟脉，心脉虚散，肝脉洪盛，尤可验焉。盖心藏神，肝藏魂，心虚则惊惕昏迷，神不守舍，而神气得以入其魂耳。

补遗

一治客忤卒死。

还魂汤

麻黄三两，去节　杏仁七十个，去皮、尖　甘草一两

上剉。水二碗，煎至一碗，去渣，灌之，通治诸卒死。

一男子被鬼击，身有青痕作痛者，金银花煎汤，饮之即愈。《本草》谓此药大治五种飞尸，此其验也。

【点评】凡原因不明，突然发生的一些疾病，难于名状，常理

无法解释，认为与中鬼邪有关，归入邪祟门。治疗有灸鬼法、焚药辟秽法、吹鼻取嚏法，也有内服汤药。承祖灸鬼法、苏合香丸、备急丹、藿香正气散、太仓公避瘟丹、还魂汤、单味金银花汤等都是治疗这类疾病的重要方法。

五绝

五绝：一曰自缢，二曰墙壁压，三曰溺水，四曰魇魅，五曰冻死。

凡五绝，皆以半夏为末，冷水为丸，如豆大。纳鼻中愈，心温者，一日可治。

又治卒死，半夏末如豆大许，吹鼻中。

扁鹊治产后晕绝，半夏为末，冷水丸如豆大，纳鼻孔中即已。

一救自缢死者。

凡自缢高悬者，徐徐抱住解绳，不得截断上下，安被放倒，微微捻正喉咙，以手掩其口鼻，勿令透气。一人以脚踏其两肩，以手挽其顶发，常令弦急，勿使缓纵。一人以手摩捋其胸臆，屈伸其手足，若已僵直，渐渐强屈之。一人以脚裹衣，抵其粪门，勿令泄气。又以竹管吹其两耳，候气从口出，呼吸眼闭，仍引按不住。须臾，以小姜汤或清粥灌，令喉润，渐渐能动乃止。此法自旦至暮，虽已冷可活；自暮至旦，阴气盛为难救，心下微温者，虽一日以上，亦可活，百发百中。一法，以半夏为末，吹鼻中。

一治自缢气已脱，极重者，只灸涌泉穴，男左女右，灸脚三壮即活。一法，男用雄鸡，女用雌鸡，刺鸡冠血，滴入口中即活。

一救水溺死者。

先以刀斡开溺者口，横放箸一只，令其牙衔之，使可出水，又令一健夫屈溺人两足，着肩上，以背相贴，倒驼之而行，令出其水。仍先取燥土或壁土置地上，以溺者仰卧其上，更以土覆之，止露口眼，自然水气吸入土中，其人即苏。仍急用竹管，各于口、耳、鼻、脐、粪门内更迭吹之，令上下气相通，又用半夏末搐其鼻，又用皂角末棉裹塞粪门，须臾出水即活。一方，艾灸脐中即活。

一冻死及冬月落水，微有气者，脱去湿衣，随解活人热衣包暖，用米炒热，囊盛，熨心上，冷即换之，或炒灶灰亦可。候身温暖，目开气回，后以温酒，或姜汤、粥饮灌之。若先将火灸，必死。一用雄黄、焰硝各等分为末，点两眼角。

一压死及坠跌死，心头温者，急扶坐起，将手提其发，用半夏末吹入鼻内，少苏，以生姜汁同香油打匀灌之，次取药服，如无药，以小便灌之。一取东边桃柳枝各七寸，煎汤灌之。

一中恶魇死者，不得近前呼叫，但唾其面，不醒，即咬脚跟及拇指，略移动卧处，徐徐唤之。原无灯不可点灯照，待少苏，用皂角末吹鼻取嚏，或用韭汁灌鼻内亦可。

【点评】本篇记载了自缢、墙壁压、溺水、魇魅、冻死五种情况的有效急救法。

井冢

一凡夏月不可淘井，井中及深冢中皆有伏暑气，入则令人郁闷杀人，如欲入，必须先以鸡、鹅、鸭、鸟毛投之，直下至底则无伏气，毛若徘徊不下，则有毒气也。亦有纳生六畜等置其中，若有毒，其物即死。若或不死，而尤当先以酒数升，遍洒井冢中四边畔，停少时，然后可入。若觉有此气冲欲死者，还取其井中水洒人面，令饮之，又以灌其头及全体即活。若无水取他水用之。

又方，如已中毒，以水噀其面，并冷水调雄黄末一二钱，入水噀之。若转筋入腹，痛欲死者，使四人捉手足，灸脐左边二寸十四壮。又，生姜一片，劈破，酒五盏，煮浓顿服。又醋煮衣絮，令彻温，裹转筋处。又浓煮盐汤，通手洗患者手足，摩胸肋间，即苏。

【点评】本篇所载测试井中及深冢中有无毒气法及解毒法，科学而有效。

蛊毒

夫蛊毒者，有数种，皆妖魅变感之气而毒人也。令人心腹搅动，痛如有物咬，血肉皆烂，若不即治，食人五脏则死。此病有缓有急，急者十数日即死，缓者延引岁月，游走腹内，气力羸瘦，骨节沉重，发则心腹痛烦躁，而所中之物变为虫，渐食脏腑则死矣。欲验之法，令病人唾于水内，沉者是蛊，浮者即非。大抵脉数而细者死，浮而缓者生。

一治蛊毒方。

晋福散

晋矾　福建茶各一两

上为末。每服三钱，新汲水调下，即吐出也，未吐，再服必吐。

一论解一切虫毒并蛊毒，如被狐蛊毒、鼠毒、恶菌毒、河豚毒、疫死牛马驴肉毒，或蛇虫恶犬所伤，又治一切恶疮，并一切痈疽、发背，诸风瘾疹，及无名肿毒，随手取效，万无一失。凡人家出入，不可无此药。

万病解毒丸又名神仙太乙紫金丹，方见通治

一凡中蛊毒，不论远年近月，但煮一鸡卵，去壳，以小银钗插入其中，并含入口，一饭之顷，取钗视卵俱黑，即为中毒。

一嚼生大豆不觉腥者，蛊；豆皮胀烂者，蛊；噙白矾味甘不涩者，蛊；唾津液水碗中沉是蛊，浮非蛊。

一辟蛊用荸荠，俗名地栗，须用江南所产之大者，切、晒为末，常随身，每以白汤调下二钱。传闻下蛊之家，知有此物，便不敢使其术矣。

一治百蛊不愈，用白鸡鸭血灌入口中，良。

一解药毒、蛊虫蛇诸毒，大甘草节以真麻油浸，年岁愈多愈妙，取甘草嚼，或水煎服。神效。

仙传解蛊毒咒法。

凡入蛊毒人家，方入，先暗念咒三遍或七遍云：

父为蛆蚤虫，母为罗蛇女，春属七千人，吾尽识得汝。

上，入门先暗通蛊毒万福，举眼从左手直上数屋椽一遍，却低头。如有茶酒食物来，即左手潜入衣服内，拽取阴毛一茎于盘内，称归就主，如前暗念咒三遍，如有药，盘上自有虫物出来，却将毛系之，方知本主自中。

又方垢腻散，取白矾一块，令病人咀之，如觉矾甜，即是蛊毒，乃用梳齿内垢腻，不拘多少食之，即吐恶物。

【点评】古人认为世间有一种神秘的妖术，可以变生毒物以害人，能"令人心腹搅动，痛如有物咬，血肉皆烂，若不即治，食人五脏则死"。本篇记载了鉴别与治疗蛊毒的方法。

救荒辟谷

辟谷仙方

黑豆五升，洗净后蒸三遍，晒干，去皮　　火麻仁三升，汤浸一宿，滤出，晒干，胶水拌晒，去皮，淘净三遍，碓捣，拌黑豆

上为末，用糯米粥合成团，如拳大，入甑蒸，从夜至子住火，至寅取出，于瓷器内盛贮，不令风干。每服一二团，以饱为度，不得食一切食物。第一顿七日不食，第二顿七七日不食，第三顿三百日不食，渴即研火麻子浆饮，更滋润脏腑，容貌胜常。若要重吃物，用葵子三合，杵碎煎汤饮，开通胃脘，以待冲和气也。

救荒代粮丸

黑豆去皮，一升　　贯仲一两　　甘草一两　　白茯神去皮，五钱　　吴术五钱　　砂仁五钱

上切碎，用水五升，同豆熬煮，文武火烧，直至水尽，拣去各药，取豆捣烂，丸如鸡头子大，将瓦瓶密封。每嚼一丸，则任食苗叶，可以终日饱。虽异草殊木，素所不识，亦无毒不饥，与进饭粮亦同。

防俭饼

栗子、红枣、胡桃、柿饼四果，去核皮，于碓内一处捣烂揉匀，捻作厚饼，晒干收之。以防荒俭之用。

余见一僧化缘，但有所得，即置此四果，捣烂，印作砖块，纸包晒干，收叠柜内，一两月晒一次，积久至多，砌作一墙，人莫能知。后遇饥荒，人皆逃窜，而僧独留于寺中食此。予常劝一富翁制此成墙，以防饥馑行，以赈济饥人，此莫大之阴功也。

辟谷散

山药　莲肉去心，皮　芡实去壳　白扁豆去壳炒　绿豆去壳，炒，末，各八两　薏苡仁去壳，十二两　小茴炒，四两　白粳米炒黄，二升

上共磨为末。每服五钱，滚白汤调服，或用白汤调，蒸糕食之亦妙。

凡远行水火不便，或修行人欲省缘休粮，用黄芪、赤石脂、龙骨各三钱，防风五分，乌头一钱，共泡，于石臼内捣一千杵，炼蜜丸，如弹子大。要行远路，饱吃饭一顿，服一丸可行五百里，服二丸可行一千里。

长生不老辟谷丹

云南雪白大茯苓去黑皮，令净，淀粉、黄丹、白松脂、白沙蜜、黄蜡各二两，朱砂五钱，金箔二十个，水银三钱，先将蜜、蜡、松脂于净瓷碗内溶为汁，倾药在内，以木匙搅匀，候温就大丸，如指头大，用水银为衣。有死水银法：先洗手净，用水银三钱，点在手心内，以指头研如泥，见手心青色，将药三五丸搓揉，后以金箔约量摊碗内，以药丸在内摇动，使金箔都在药上，密器收贮。服时用乳香末半钱，水三小盏，煎汤，温送下，不嚼破。服后第三日觉饥，以干面和白茯苓末烙成煎饼，食半饱，以后药在丹田，永不饥渴。久则交过五脏，阴滓俱尽，长生不死。诸人得服，并无所忌。使人添气力，悦容颜，身轻体健，百病皆除，救贫拔苦，实济世之良方，长生之妙法。其间若欲饮食，俱不妨事，但七日之内吃食，药必随下，至半月药在丹田，永不出矣。服时面东持药念咒一遍，吹在药上，如此七遍毕，以乳香汤送下。咒曰：天地清宁，至神至灵，三皇助我，六甲护形，去除百病，使我长生，清清静静，心为甲庚。左招南斗，右招七

星，吾令立化，与天长生。吾奉太上老君急急如律令。

养元辟谷丹 安五脏，消百病，和脾胃，补虚损，固元气，填精补髓，能令瘦者肥，老者健，常服为佳。

用黄健牛肉不拘多少，去筋膜，切作棋子大片，用河水洗数遍，令血味尽。仍用河水浸一宿，次日再洗一二遍，水清为度。用无灰好酒入瓦坛内，黄泥封固，桑柴文武火煮一夜，取出，焙干为末，如黄沙色者佳，焦黑无用。每牛末一斤，加入后药二斤为则。

人参四两 白术去芦，陈土炒 白茯苓去皮，为末，水浮去筋，晒干 薏苡仁炒 怀山药水润，切片，同葱、盐炒黄，去葱、盐不用 芡实去壳 莲子肉葱、盐炒，去心，并葱、盐不用，各半斤 小茴香炒，四两 干姜炒，四两 白扁豆姜汁炒，半斤 砂仁炒，二两 青盐四两 甘草四两 乌梅肉二两，熬浓汁半瓶 粳米炒黄，取净粉，五斤半 川椒去目，二两

上药为末，与米粉末和匀，外用小红枣五斤，陈年醇酒五斤，煮枣极烂，去核，加炼蜜二斤半，共和为丸，如弹子大。每服二丸，不拘冷热，汤水任下嚼吃。一日服三五次，可不饥。按此方实五道之妙用，平时预合，荒乱之时可以避难济饥。虽两月不食，不损胃中元气，宣之宣之。如渴，只饮冷水。

【点评】本篇记载了救荒与辟谷方法。其中龚氏劝富翁效法僧人制"防俭饼"砖墙，以备荒年赈济饥人的故事令人感慨！而用含水银、朱砂等有毒中药制成的"长生不老辟谷丹"，认为此方能辟谷，并"使人添气力，悦容颜，身轻体健，百病皆除，救贫拔苦，实济世之良方，长生之妙法"。不可取。

灸法

定例

一定分寸。取本人男左女右手中指，相屈如环，即以秆心从中节旁侧量两头横纹角，即截断为一寸，用之不误，最为的当。

　　一点穴法，皆要平正四体，勿使喎斜，灸时恐穴不正，徒坏好肉矣，若坐卧立并不得拳缩。坐点则坐灸，卧点则卧灸，立点则立灸，反此一动则不得其真穴矣。然下火灸，则先阳后阴，先上后下，先左后右，先多后少，宜审用之。

　　一论艾炷大小。经云：凡灸，欲艾根下广三分，若不及三分，使火气不得远达，病不能愈，则是炷欲大，惟头与四肢欲小耳，但去风邪而已，小儿及体弱者如麦大。

　　一点艾火，古忌松、柏、枳、橘、榆、桑、枣、竹八木，切宜避之。今用清麻油点灯，传火于艾茎，点发其艾是也。兼滋润灸疮，至愈，仍不疼痛，用蜡烛尤佳。

　　一着艾时宜正巳午时，方可用火。若午后未时，气盛不可下火，并失饥伤饱，忧愁恐怒，怒骂喜笑，天阴雨下，风雷闪电，并皆忌之。

　　一下艾时，必先以蒜切片擦穴上，然后安艾，不然则动止之间，其艾必落矣。

　　一着艾火痛不可忍，预先以手指紧罩其穴处，更以铁物压之，即止。

　　一着火有眩晕者，神气虚也，仍以冷物压灸处，其晕自苏。再停良久，以稀粥或姜汤与饮之，以壮其神，复如前法，以终其事。

　　一着艾火后，须要疮发，所患即瘥，不得疮发，其疾不愈。若见灸疮不发者，用故鞋底灸令热，熨之，三日而发。仍以小鸡、鲢鱼、豆腐等热毒者与之食，谓以毒攻，其疮必发。若气血虚弱者，调之以药饵。

　　一灸后疮未发，宜马柏树叶贴之。

　　一灸后切宜避风冷，节饮酒，戒房事，远七情。可择幽静之所养之为善。

　　一灸疮痛不止，用柏叶、芙蓉叶，端午午时采，阴干，为细末，每遇灸疮黑盖子脱了，水调少许，如膏贴纸上，贴之即愈。

　　一灸疮洗法，以葱、艾、薄荷等物煎水温洗，令逐风邪。

　　一灸疮已发，黑烂疼痛，用桃枝、柳枝、胡荽、黄连煎水温洗。

　　一灸疮出血，用百草霜为末，掺之即止。

一灸疮已发，可用膏药贴之，一二日一易，使疮脓出多而疾除也。其膏必用真麻油入治病之药，或祛风除湿，养气滋血，诚疗损补虚之药，随症入之为妙。

取穴法

脊骨二十一节，大椎三节，至尾骶共二十四节。

合谷一名虎口：手大指、次指歧骨间陷中，手阳明大肠脉所过，为原，虚实皆按之。

曲池：肘外辅骨，屈肘两骨中，以手拱胸取之。手阳明大肠脉所入为合穴。

颊车一名白关：耳下曲颊端，近前陷中，开口有空。

肺俞：项后第三椎下，两旁相去脊中各一寸五分。《千金》：对乳引绳度之，或以搭手，左取右，右取左，当中指末是，正坐取之。

心俞：五椎下，两旁相去脊中各一寸五分，正坐取之。

肝俞：九椎下，两旁相去脊中各一寸五分，正坐取之。

脾俞：十一椎下，两旁相去脊中各一寸五分，正坐取之。

肾俞：十四椎下，两旁相去脊中各一寸五分，与脐平，正坐取之。

膏肓俞：四椎下，近五椎上，两旁相去脊中各三寸，正坐曲脊，伸两手，以臂着膝前，令端直，手大指与膝头齐，以物支肘，毋令摇动取之。《铜人》：灸百壮，多至五百壮。如病人已困，不能正坐，当令侧卧，挽上臂，令取穴灸之。又当灸脐下气海、丹田、关元、中极四穴中取一穴，又灸足三里，以引火气入内。

腰俞：二十一椎节下间宛宛中，以挺身伏地，舒身两手相重，支额，纵四体，后乃取其穴。

百会：前顶后一寸五分，顶中央旋毛中，可容豆，直两耳尖。

中脘：脐上四寸，居心蔽骨与脐之中。胃之募，手太阳、少阳、足阳明、任脉之会。上纪者，中脘也。

丹田：脐下二寸。三焦募也。

关元：脐下三寸。小肠之募，足三阴、任脉之会。下纪者，关元也。

气海：脐下一寸半宛宛中。男子生气之海。

三里：膝下三寸，骱骨外廉，大筋内宛宛中，两筋肉分间，举足取之。极重按之则跌上动脉止矣。

灸诸病法

一论中风，口噤不开，牙关紧闭，及中气，皆效。

人中一穴　颊车二穴　三里二穴　合谷二穴

一论卒中恶风，心烦，闷痛欲死，秘穴，立效。取两足大指下横纹，随年壮灸之。

一论中风，口噤不开。机关二穴，在耳下八分微前，至五壮，即语。

一论风中血脉，则口眼㖞斜，中腑则肢体废，中脏则性命危。凡治莫如发表、调气血、治痰诸法，然后可扶持疾病。若要收全功，火艾为良也。

一论风中血脉，口眼㖞斜。

听会二穴，在耳前陷中，张口得之，有穴，动脉应手　颊车二穴，在耳下二韭叶许，陷者宛宛中，开口得之　地仓二穴，在横口吻旁四分外，近下有脉微动者是

凡㖞向右者，为左边脉中风而缓也，宜灸左㖞陷中二七壮。㖞向左者，为右边脉中风而缓也，宜灸右陷中二七壮。

一论风中腑，手足不遂等症。

百会一穴，在顶中央旋毛中　肩髃二穴，在肩端两骨间陷者宛宛中，举臂取之　曲池二穴，在肘外辅骨屈肘横纹头陷中，以手拱胸取之　风市二穴，在膝外两筋间平立，舒下两手着腿，中指尽处宛宛中　三里二穴，在膝下三寸，胫骨外廉大筋内，筋骨之间陷者宛宛中　绝骨二穴，在足外踝上三寸动脉中

凡觉手足痒，或不仁，或痛，良久乃止，此将欲中腑之候，宜灸此七穴。病在左则灸右，在右则灸左。

一论风中脏，气塞涎上，不语昏危者，下火立效。

百会一穴，在顶中央旋毛中　风池一穴，在颞颥后发际陷中　大椎一穴，在项后第一椎上陷者是　肩井二穴，在肩上陷中，缺盆上，大骨前一寸半，以三指按，当其中

指下　曲池二穴，同前　　间使二穴，在掌后三寸，两筋间　　足三里二穴，同前

凡觉心中愦乱，神思不怡，或手足麻痹，此将中脏之候。不问是风、湿、气，可速灸此七穴，但以次第灸之，各五七壮，日别灸之，随年壮止，妙。素有风人，尤须留意，此灸法可保无虞。此法能灸卒死。凡人风发强，忽怕痛不肯灸，忽然卒死，谓是何病，风入脏故也。

一论暴哑不能言者，速灸脐下四寸，并小便阴毛际骨陷中，各灸一七壮，重者二七壮，并男左女右手足中指头尽处，各灸三壮。神效。

一论癫痫，不拘五般，以两手中指相合灸之。神效。

一治痫疾昼发，灸阳跷申脉，在外踝下赤白肉际。夜发灸阴跷照海，在内踝下赤白肉际，各二七壮。

一狐魅神邪及癫狂，诸般医治不瘥者，以两手并两足大拇指用软绳急缚之，灸三壮，要四处着艾，半在肉，半在甲，要四处尽烧，一处不烧则不效矣。此法神效。

一论魇死秘法，凡夜梦魇死者，皆由平日神气不足，致使睡卧神不守舍，魂不附体。凡魇死者，切不可执灯照之，但向暗中呼其名即醒。又一法，啮患人足踵，即大指甲侧，即苏。又法，用牙皂末吹入鼻中亦妙。若经一二更者，亦可灸之。又一法，灸大敦穴七壮，即醒。

一论妇人月家得此，不时举发，手足挛拳，束如鸡爪，疼痛，取左右膝骨两旁各有一个小窝，共四穴，俗谓之鬼眼，各灸三壮，即愈。

一治阴毒腹痛，脉欲绝者，先以男左女右手足中指头尽处各灸三壮，又灸脐下一寸五分，名气海穴，脐下三寸，名关元穴，各灸七壮极效。

一论真阴证，四肢厥冷，腹痛如锥刺，急服大附、姜、桂。如冰，此中焦寒冷之甚，宜急灸脐上二穴、脐下二穴、脐左右两穴，每七壮。神效。

一论中寒阴症神法，但手足温暖，脉至，知人事，无汗，要有汗即生，不暖不醒者死。

气海穴，在脐下一寸五分，丹田在脐下二寸，关元在脐下三寸，艾灸三七壮。

一论哮吼神法。

胸中两边名郁中、膻中，百会一穴，用艾灸之，立已。

一论霍乱吐利及伤寒，忽患咳逆，连声不绝。

乳根在正直乳下，容一指许，骨间陷中，但妇人则屈乳头度之，乳头齐处是穴。艾炷如小麦大，灸三壮，男左女右，火到肌即瘥，只是三壮，不可多灸。

一论呃逆，即咳逆，灸气海三五壮。气海，直脐下一寸半。

一论灸疟秘法，无问新久。令病人仰卧，以线量两乳中间，折其半，从乳至下头尽处是穴。男左女右灸之。

一治疟如神，令病人跣足，于平正处并脚立，用绳一条，自脚板周匝截断，却于项前般过背上，两头绳尽处脊骨中是穴，先点记，待将发，急以艾灸之三七壮，其寒热自止。此法曾遇至人传授，妙不可言，名曰背监穴也。

一论腹中有积，及大便闭结，心腹诸痛，或肠鸣泄泻。以巴豆肉捣为饼，填脐中，灸三壮，可至百壮，以效为度。

一论灸远年咳嗽不愈者。将本人乳下大约离一指头，有其低陷之处，与乳直对不偏者，此名为直骨穴。如妇人即按其乳头，直向下，看其乳头所到之处，即是直骨穴之地位，灸艾三炷，其艾只可如赤豆大，男灸左，女灸右，不可差错，其嗽即愈。如不愈，则其病再不可治。

一论灸劳虫，于癸亥日灸两腰眼低陷中之穴，每穴灸艾七炷，若灸十一炷，尤妙。须先隔一日前点穴方睡，至半夜子时，一交癸亥日期便灸，其虫俱由大便中出，即用火焚之，弃于江河中。如虫有黑嘴者，则其在内已伤人肾脏矣，此不可治，虫宜谨避。瘵有数虫，如蜈蚣，如小蛇，如虾蟆，如马尾，如乱丝，如烂面，如苍蝇，如壁油虫，上紫下白，形锐足细而有口，或如白蚁，孔窍中皆出，此皆劳瘵根毒。若传至三人，则如人形，如鬼状。

一论四花穴治骨蒸劳热，以稻杆心量口缝，如何阔，断其多少，以如此长裁纸四方，当中剪小孔，别用长稻杆踏脚下，前取脚大指为止，后取脚曲𨁴横文中为止，断了，却还在结喉下，垂向背后，看稻杆止处，即以前小孔纸当中安，分为四花，灸纸角也，可灸七壮。此四穴正合太阳行背二行膈俞、胆俞四穴。

一论泄泻三五年不愈者。百会穴五七壮即愈_{有灸至二三十壮而愈者}。

一论小儿、大人吐泻日久垂死者。

天枢_{二穴，在脐旁各开二寸是}　气海_{一穴，在脐下一寸半}　中脘_{一穴，在脐上四寸}

一论霍乱已死，而腹中尚有暖气者。以盐纳脐中，以艾灸不计其数。

一论翻胃垂死。男左女右，手拿棍一条，伸手放在地上，与肩一般高，肩上有窝，名肩井穴，灸三壮即效。

一论翻胃噎膈神效。

膏肓_{二穴，令病人两手交在两膊上，则膝骨开，以手指揣摸第四椎骨下两旁各开三寸，四肋三间之中，按之酸痛是穴，灸时手按两膊上，不可放下，灸至百壮为佳}　膻中_{一穴，在膺部中行两乳中间陷中，仰卧取之，灸七壮}　三里_{二穴，在膝下三寸节外膁两筋间，灸七壮}

一论头痛连齿，时发时止，连年不愈，谓之厥逆头痛。

曲鬓_{二穴，在耳上，将耳卷前，正尖之上，可灸五七壮，左痛灸左，右痛灸右。}

一论牙疼痛，随左右所患肩尖微近后骨缝中，小举臂取之，当骨解陷中，灸五壮。灸毕，项大痛，良久乃定，永不发。

一论牙齿痛，百药不效。用艾炷如麦大，灸两耳当门尖上三壮，立已。

一论治心痛神法。两手肘后陷处酸痛是穴。先用香油半钟，重汤煮，温服。即用艾，入水粉，揉烂为炷。每处灸五壮。其痛立止。

一论偏坠气痛妙法。蓖麻子一岁一粒，去皮捣烂，贴头顶囟上，却令患人仰卧，将两脚掌相对，以带子绑住二中指，于两指合缝处，艾麦粒大，灸七壮，即时上去。神效。

一论蛊病及痞块。

中脘_{一穴，或两分三寸}　右关_{二穴}　分水_{一穴，在右}　章门_{一穴，在左}

再用线比患人五手指之长，作朝圆贲，以铜钱调下背，至此钱所止脊骨处。

一论痞积妙法。以双线系开元旧钱一个，悬于颈上适中处所，钱胸前直垂而下，孔对脐为率，却将顶上之线悬于喉上，向背后垂下，至钱孔对脐而止，用墨点孔之中，再钱之两边点处，各灸一火，至十余壮。更服他药，痞积即消，其效甚速。

一论黄胆，病人脊骨自上数至下第十三椎下，两旁各量一寸，灸三七壮，即效。

一论衄血良法。项后发际两筋间宛宛中，灸三壮，立止。凡衄血，自此入脑注鼻，实妙法也。

一治衄秘法。急用线一条，缠足小指，左孔取左，右孔取右，俱出则俱听取，于指头上灸三壮，如绿豆大。若衄多时不止者，屈手大指就骨节尖上灸各三壮，左取右，右取左，俱衄则俱取。

一论下血不止秘法。命门一穴，用篾二条，自地至脐心截断，令患人平立取之，即向后，自地比至脊尽处是穴，又须按其穴处疼，方可灸，不疼则不灸也。灸可七壮止，断根永不发。

一论脱肛秘法，百会一穴，尾骶一穴，各灸三壮，炷如小麦大，当正午时用桃、柳枝煎汤浴净，灸之，立效。

一论灸肠风、脏毒、便血久不止者。以患人平立，量脊骨与脐平处椎上，灸七壮，或年代深者，更于椎上两旁各一寸，灸七壮，无不除根。

一灸痔疾，先以柳枝浓煎汤，洗痔，艾灸其上，连灸三五壮，忽觉一道气转入肠中，因大转泻，先血后秽。

灸诸疮法

一论一切疮毒大痛，或不痛，或麻木。如痛者灸至不痛，不痛者灸至痛，其毒随火而散。盖火以畅达，拔引郁毒，此从治之法也，有回生之功。

隔蒜灸法

用大蒜头去皮，切三文钱厚，安疮上，用艾炷于蒜上灸之，三壮换蒜，复灸，未成者即消，已成者亦杀其大势，不能为害。如疮大，用蒜捣烂，摊患处，将艾铺上，烧之，蒜败再换。如不痛或不作脓，及不起发，或阴疮，尤宜多灸，而仍不痛、不作脓、不起发者，不治，此气血虚之极也。

一论脑项后疽，一名天疽，俗名对口。男左女右，脚中指下俯面第三纹正中，用好蕲艾灸七壮。

一论发背痈疽，初起未破。用鸡卵半截盖疮上，四围用面饼敷上，用艾灸卵壳尖上，以病人觉痒成泡为度，臭汗出即愈。

一灸疗疮，用大蒜捣烂成膏，涂疗四围，留疮顶，以艾炷灸之，以爆为度，如不爆，难愈。宜多灸百余壮，无不愈者。又灸痘疗，蛇、蝎、蜈蚣、犬咬，瘰疬，皆效。

一论灸痔神法，用克薄虫[①]，其虫圆而扁，去足，将此虫令放痔上，用艾炷灸七壮，立效。

一论痔漏肿痛，脓水粘，痛不可忍。用艾炷如梧桐子大，灸尾闾骨尖上七壮，全愈。

一论瘰疬，已破未破，以男左女右手搦拳后纹尽处，豌豆大艾炷，灸三壮，三四日已。

一论瘰疬，用养荣汤，其瘰皆消，唯一二个不消者，用癞虾蟆一个，剥取皮，盖瘰疬上，又用艾灸皮上七壮，立消。

一治两脚俱是疙瘩，肿毒骨痛，用独蒜切片，铺放痒痛处，每蒜一片，用艾灸二壮，去蒜，再换再灸，至愈为效。

一论赤白汗斑神法。或以针刺之出血，亦已。宜灸夹白穴，先于两乳头上涂墨，令两手直伸夹之，染黑处即是穴也。

一论破伤风及风犬咬伤，此方最易而效良。用胡桃壳半个，填稠人粪满，仍用槐白皮衬扣伤处，用艾灸之。若遍身汗出，其人大困则愈。远年者将伤处如前灸之亦效。

一论癫狗咬伤，并治瘰疬。用：

穿山甲 锉，黄土炒　熟艾　斑蝥

上为末，和匀作炷，如黄豆大。每一齿伤处用乌桕叶贴疮口，灸十四壮，如无乌桕叶，以干人粪薄薄贴之。

---

① 克薄虫：即䗪虫。

一人被人打死或踢死，急救，百会穴在头顶中，艾灸三壮，立苏。

一论妇人难产及胞衣不下。急于产妇右脚小指尖上灸三壮，炷如小麦大，立产。

一论妇人无子，及经生子久不怀孕，及怀孕不成者。以女人右手中指节纹一寸，反指向上量之，用草一条，量九寸，舒足仰卧，所量草自脐心直垂下，至草尽处以笔点定，此不是穴，却以原草平折，以折处横安前点处，其草两头是穴，按之有动脉，各灸三壮，如箸杪大，神验。

一论小儿初生三四日至七日，口噤不吮乳，多啼者，是客风中于脐，循流至心脾二经，遂使舌强唇撮。灸承浆一穴，取法：在唇棱下宛宛中是穴，次灸颊车二穴各七壮，在耳下曲颊骨后是穴。

一论小儿脐风，以艾灸脐下即活。

又方，用线比两口角，折中，以墨记之，放脐中，四下灸七壮。又方，新针七个，刺两眉、口圆圈一百余下。又方，用四角草燃火，将小儿在火上左右各转三遭，令出汗即已。

一论小儿慢惊，慢脾危症，药力不到者，但看两脚面中间陷处，有太冲脉，即灸百会穴，其穴直取前后发际折中，横取两耳尖折中，在头之中心端正旋毛处是也。如有双旋，及旋毛不正者非。艾炷约小麦许，但三五壮而止。灸后仍与醒脾散等补药。

一论小儿雀目，夜不见物，灸手大指甲后一寸膁内横文头白肉际各一炷，如小麦大。

一论小儿吼气。无名指头灸之，良，愈。

一论小儿脱肛泻血，每厕脏腑撮痛不可忍者。灸百会二壮。

一论小儿惊风。男左乳黑肉上，女右乳黑肉上，周岁灸三壮，二三岁儿灸五七壮。神效。

一灸蛇毒。人被蛇所伤，用艾当咬处灸之，引去其毒，即瘥。

益府秘传太乙真人熏脐法 能补诸虚百病，益寿延年。

麝香五分为末，入脐内，后用药末放麝香上，将面作团围住，上用槐皮灸一百二十壮，不时须换槐皮 龙骨 虎骨 蛇骨 附子 南木香 雄黄 朱砂 乳香 没药 丁香 胡椒 夜明砂 五灵脂 小茴 两头尖 青盐上各等分，共为细末。入脐中，用艾灸之。

夫肺为五脏之华盖，声音之所出入，皮毛以之滋润，肾水由之而生。腠理不密，则为风寒暑湿乘虚而入矣。有七情当调抑之，有郁结当解利之。或不审而伤于辛燥之药，则气不散，留滞于肺中，多生黏痰，而喘急咳嗽。或伤于房劳，饮食不节，致使吐血咳血，作寒作潮，头晕体倦，精神怯弱，饮食不思等症。医者治之无益，则必用此急治，其效可胜言哉。用麝香以引透诸药入五脏六腑之中，大无不入，小无不至；丁香坚守其胃，启饮食之进；青盐入肾以实其子，使肺无泄漏；夜明砂以补其血，散内伤之有余，乃伏翼之粪，食蚊子，盖取其早餐雨露，夜饮人血，而得天人之气，故能补五劳七伤之病，非此不能达也；乳香、没药、木香、小茴，升降其气，不致咳嗽；龙骨、蛇骨、朱砂、雄黄，以削病根；两头尖巡视各经络，有推前泄后之功；附子、胡椒补其元气，使血行血室，气归气宅，痰散为津液；五灵脂运操其肺，削有余，补不足，用槐皮之浆，闭押诸药之性，使无走窜之患；用艾灸之，有拔病除毒、起死回生之功。使其患劳瘵失血、阴虚遗精白浊、阳事不举、精神倦怠、痰火等症，妇人赤白带下、子宫冷极无子，凡百重病，无所不能疗者。用此灸法，则接人性命，夺造化之成功，延年益寿，得卢扁之妙术矣。其法，先用面作一圈，将药一料，分作三分，先以麝香入脐，后以面圈，置药在内，按紧，以槐皮盖上，以蕲艾灸之三十壮，但觉热气自上而下，或自下而上，一身热透，其人必倦怠，沉沉而睡矣，至六十壮，必大汗如淋，上至泥丸，下至涌泉，骨髓内风寒暑湿，脏腑中五劳七伤，尽皆拔除，至一百壮，则病鲜有不冰释者矣。灸时慎风寒，戒油腻、生冷、酒色。其效难以尽述，当珍藏之。毋轻泄千古秘妙也。

【点评】灸法一篇内容丰富，详细介绍了灸法的取穴、病人的体位，艾柱之大小、固定方法，用火、艾灸的时间、不良反应的处理、不同病证的具体灸法、灸法的效果等。本篇是灸治法的重要参考文献。

方名索引